MANUEL TECHNIQUE

D'HISTOLOGIE

PH. STÖHR

Manuel technique

d'Histologie

TRADUIT SUR LA DERNIÈRE ÉDITION ALLEMANDE

PAR MM.

H. TOUPET et **CRITZMAN**

Ancien interne des hôpitaux.
Moniteur d'anatomie pathologique
à la Faculté.

Interne des hôpitaux.

AVEC UNE PRÉFACE DU PROFESSEUR CORNIL

246 FIGURES

PARIS

G. STEINHEIL, ÉDITEUR

1890

TABLE DES MATIÈRES

DEUXIÈME PARTIE

Anatomie microscopique et technique spéciale.

PRÉFACE

Le traité de M. le professeur Ph. Stohr comprend à la fois
la description histologique très exacte, concise autant qu'il
est possible, et l'indication des meilleures méthodes techniques. L'outillage du laboratoire, la confection des liquides
conservateurs, dissociants, fixateurs, colorants, l'art de faire
les préparations, les divers modes d'examen exposés à propos de chacun des chapitres du livre, toute cette technique complexe, variée, délicate, est exposée avec une rigueur,
une clarté parfaite. Ces deux parties parallèles, la description
microscopique des tissus et des organes, et la technique sont
imprimées dans un texte différent et se complètent l'une par
l'autre. Ajoutons que toute l'histologie, tous les organes,
sont décrits dans ce livre enrichi de 246 bons dessins et c'est
merveille que tout puisse tenir dans un volume de 335 pages.
C'est un manuel classique, complet et pratique d'histologie
normale qui sera un guide excellent pour l'étudiant, pour
le jeune docteur admis à travailler dans un laboratoire.

Pour arriver à ce résultat, M. le professeur Stohr a naturellement éliminé tout ce qui est discussion, historique, théo-
ries, citation de noms d'auteurs, etc., pour ne conserver que
les données nécessaires et fondamentales de la science qu'il
enseigne. C'est l'histologie réduite à son expression la plus
simple, la plus didactique, avec les plus récentes découvertes
et les derniers perfectionnements apportés dans les modes
de préparation.

MM. les docteurs Toupet et Critzman, en donnant cette traduction qu'ils ont faite avec beaucoup de soin et de clarté, rendent à ceux qui veulent étudier pratiquement l'histologie un grand service. Ce n'est pas qu'il soit facile, même avec un livre bien fait pour guide, d'apprendre seul toute la technique, de la mettre en usage et de comprendre les détails de la structure des tissus. Le plus souvent l'étudiant est arrêté par l'ignorance de choses d'une simplicité telle que l'auteur ne juge pas à propos de les mentionner. Aussi est-il nécessaire aux jeunes travailleurs de se faire admettre dans un des nombreux laboratoires ouverts aujourd'hui à toutes les bonnes volontés; mais avec un bon livre élémentaire, et quelques conseils du personnel d'un laboratoire, l'étudiant peut se tirer d'affaire presque seul.

Par la comparaison du manuel de Stohr avec les livres de microscopie publiés en français, nous sommes persuadé qu'il prendra parmi eux une excellente place. Assurément les méthodes sont loin d'y être exposées avec le même luxe de renseignements que dans le *Traité technique* de Ranvier ou que dans l'*Anatomie microscopique* de Lee et Henneguy. Il ne faudrait pas non plus y chercher des descriptions, ni des détails originaux personnels à l'auteur. Mais d'un autre côté tous les tissus, tous les organes sont complètement décrits dans le manuel technique de Stohr, avec d'excellents dessins, et c'est là un avantage que l'on ne trouve dans aucun des livres analogues édités dans notre langue.

V. CORNIL.

PREMIÈRE PARTIE

TECHNIQUE GÉNÉRALE

1. — INSTALLATION DU LABORATOIRE

I. Instruments.

Du microscope. — Zeiss d'Iéna, Hartnack de Postdam, Seibert de Wetzlar et Leitz également de Wetzlar fabriquent des microscopes dont j'ai pu moi-même apprécier souvent toutes les qualités. Habituellement je recommande le modèle moyen de Leitz muni des objectifs 3 et 7 et des oculaires I et III ; il suffit pour la plupart des recherches microscopiques. Le grand modèle de Leitz, avec le même appareil optique est encore préférable, parce que la partie mécanique est plus perfectionnée, et qu'on peut, pour les recherches bactériologiques, y adapter l'éclairage Abbé. C'est ce dernier modèle qui m'a servi pour l'examen des pièces décrites dans ce volume. Avant de faire l'achat d'un microscope, le commençant fera bien de prendre l'avis d'un homme compétent. Le microscope doit être tenu à l'abri de la poussière ; quand on s'en sert journellement le mieux est de le protéger à l'aide d'une cloche en verre, en évitant les rayons solaires.

Les deux tubes qui forment le corps du microscope s'encrassent facilement : on les nettoie à l'aide d'un morceau de papier de soie.

Le nettoyage des lentilles et du miroir se fait, soit à l'aide d'une peau douce, comme la peau de chamois, soit à l'aide d'une petite compresse de toile, imbibée de quelques gouttes d'alcool pur, quand il s'agit par exemple d'enlever du baume ; ce dernier procédé est surtout délicat. Il ne faut pas que l'alcool pénètre dans la sertissure des lentilles et dissolve le baume de Canada qui sert de ciment. On essuie rapidement avec la compresse humectée la tache qui salit la lentille, et on la sèche ensuite soigneusement.

Les vis du microscope seront nettoyées au pétrole.

Rasoirs. — Un bon rasoir, dont un côté doit être plan, est indispensable. Il doit toujours avoir le tranchant bien affilé; pour cela il faut le passer légèrement sur le cuir toutes les fois qu'on s'en sert. L'aiguisage proprement dit du rasoir ne doit être confié qu'au fabricant d'instruments.

On devra se munir d'une *pierre à repasser* de bonne qualité;

De *ciseaux droits fins* ;

D'une *pince à mors plats*.

Il est bon d'avoir *deux paires d'aiguille*s fixées sur un manche de bois. On peut facilement en recourber une paire, on les passe dans une flamme et on leur donne la courbe voulue. On les chauffe à nouveau et on les fixe dans un bloc de paraffine. Il importe que la seconde paire soit très propre et très polie. Quand on veut faire des dissociations fines, il faut aiguiser et polir les aiguilles sur la pierre et sur le cuir. Les aiguilles à cataracte peuvent être utilisées avantageusement.

Une *spatule en platine* pour transporter les coupes des liquides sur la lame porte-objet est sinon indispensable, du moins très utile. Il faut en outre des *épingles*, des *plaques de liège*, un *pinceau fin* ;

Un *crayon jaune* pour écrire sur verre ;

Les *lames porte-objet* doivent être de verre débarrassé de toute impureté. Celles dont nous usons habituellement sont de 1 à 1,5 mm. d'épaisseur.

Les *lamelles couvre-objet* de 15 mm. de côté sont en général suffisamment grandes. Leur épaisseur ne doit pas dépasser 0,2 mm. ni être inférieure à 0,1 mm.

Une douzaine de *flacons* en verre à large goulot pouvant contenir environ 30 cent. cubes de liquide. Les flacons bouchés à l'émeri sont généralement trop chers; ils sont d'ailleurs peu pratiques, les bouchons étant presque toujours irrégulièrement rodés.

Quelques *cristallisoirs* à couvercle rodé, ayant 7 à 10 cent. de haut sur 6 à 10 cent. de large, enfin quelques *godets* en terre.

Une *éprouvette graduée* d'une capacité de 100 à 150 cent. cubes. Un *entonnoir* en verre à ouverture supérieure large de 8 à 10 cent.

Une *pipette* ; on peut s'en préparer à la lampe. Pour cela on prend un tube de verre de 1 cent. de diamètre sur 10 cent. de longueur, et on l'étire à la flamme. On fixe sur le bout non étiré un tube de caoutchouc long de 6 cent. environ qu'on obture à l'aide d'une ficelle placée à son extrémité libre.

Une douzaine de *verres de montre* de 5 cent. de diamètre environ.

Une douzaine de *petits cristallisoirs* de 10 cent. de long sur 12 de large.

Des *baguettes de verre* à pointe effilée d'une épaisseur de 3 mm. environ et d'une longueur d'à peu près 15 cent.

Les réactifs peuvent être conservés dans n'importe quel flacon ou bouteille, pourvu qu'on ait eu soin de le nettoyer (1).

Quelques feuilles de *papier à filtre*, des étiquettes gommées de toutes les dimensions, des chiffons de vieille toile, un essuie-mains, des brosses à bouteille.

Enfin un seau pour les déchets.

II. Réactifs.

Règles générales. — Un grand nombre de réactifs s'altèrent à la longue, il est bon d'en avoir de petites provisions seulement ; il y a même des réactifs qu'on ne se procurera que peu de temps avant leur emploi. Chaque flacon doit porter sur une grande étiquette le nom et la formule du réactif qu'il contient et la façon de s'en servir. Tous les flacons doivent être bien bouchés. Le niveau du liquide n'arrivera jamais jusqu'à la face inférieure du bouchon.

1. — Eau distillée, 3 à 6 litres.

2. — Solution saline à 0,75 0/0.

      Eau distillée . . . .   200 cent. cubes
      Sel de cuisine . . . .   1,5 grammes.

Le bouchon du flacon doit être pourvu d'une longue baguette de verre arrivant jusqu'au fond de la bouteille. Le liquide s'altérant facilement, il est bon de le changer souvent.

3. — Alcool. a) *Alcool absolu.* En avoir sur sa table 200 cent. cubes. L'alcool absolu du commerce est généralement à 96° (2). Il suffit parfaitement dans la plupart des recherches microscopiques. Veut-on avoir un alcool complètement dépourvu d'eau, il suffit de jeter dans le flacon contenant l'alcool absolu du commerce, quelques fragments de sulfate de cuivre calciné (15 gr. de sulfate de cuivre pour 100 cent. cubes d'alcool). Si le sulfate de cuivre bleuit, il faut remplacer les fragments ou simplement les calciner à nouveau. La chaux vive est encore un excellent déshydratant, mais elle agit avec plus de lenteur.

---

(1) Le nettoyage peut être fait simplement à la brosse et à l'eau ; dans certains cas l'eau ne suffit pas et il faut avoir recours à l'acide chlorhydrique pur, ou à la lessive de potasse ; on termine par un rinçage à l'eau ordinaire, puis à l'eau distillée et enfin à l'alcool.

(2) Pour transformer 100 cent. cubes d'alcool à 96° en alcool à 90° il suffit d'ajouter à ces 100 grammes 6 cent. cubes d'eau distillée.

b) *Alcool à* 90°, 3 à 5 litres.

c) *Alcool à* 70°. On en prépare 500 cent. cubes en mélangeant 365 cent. cubes d'alcool à 96° (alcool absolu du commerce) à 135 cent. cubes d'eau distillée.

d) *Alcool au tiers* de Ranvier. On prend 35 cent. cubes d'alcool à 96° et l'on ajoute 65 cent. cubes d'eau distillée.

4. — ACIDE ACÉTIQUE. 50 cent. cubes environ. L'acide acétique officinal est à 30 0/0.

5. — ACIDE ACÉTIQUE CRISTALLISÉ (dans le commerce à 96 0/0). A se procurer au moment de l'employer (10 cent. cubes environ).

6. — ACIDE AZOTIQUE. Il faut avoir sur sa table 100 cent. cubes d'acide azotique concentré dont la densité est de 1,18 (il contient 32 0/0 d'acide hydraté).

7. — ACIDE CHLORHYDRIQUE PUR, 50 cent. cubes.

8. — ACIDE CHROMIQUE. On prépare une solution à 10 0/0 (10 grammes d'acide chromique cristallisé dans 90 cent. cubes d'eau distillée). Avec cette solution on peut préparer des solutions secondaires, à 0,1 0/0 (10 cent. cubes de la première solution dans 990 cent. cubes d'eau distillée, et à 0,5 0/0, 50 cent. cubes de la première solution dans 950 cent. cubes d'eau distillée).

9. — BICHROMATE DE POTASSE. Se prépare en dissolvant 25 grammes de réactif dans 1000 cent. cubes d'eau distillée. Le bichromate de potasse se dissout très lentement (3 à 6 jours environ).

10. — LIQUIDE DE Müller.

Sulfate de soude. . . . .   30 grammes.
Bichromate de potasse pulvérisé.   60   »

à dissoudre à la température ordinaire du laboratoire dans 3000 cent. cubes d'eau distillée ; cette dissolution, pour se faire, demande 3 à 6 jours. Afin d'aller plus vite il est bon de préparer la solution à chaud, ou mieux de placer le flacon près d'un poêle.

11. — ACIDE PICRIQUE. Il faut toujours avoir sous la main 50 grammes d'acide picrique cristallisé, et 500 cent. cubes d'une solution picriquée aqueuse sursaturée. Le fond du flacon, contenant la solution aqueuse, doit présenter une couche d'acide picrique de 2 à 3 mm. de hauteur. La solution se fait facilement.

12. — ACIDE SULFO-PICRIQUE de Kleinenberg. On verse dans 200 cent. cubes d'une solution saturée d'acide picrique 4 cent. cubes d'acide sulfurique pur, il se produit un précipité abondant. Une heure environ après, on filtre ce mélange, on étend le produit de cette filtration de 600 cent. cubes d'eau distillée. Le résidu resté sur le filtre est jeté.

13. — Acide osmique. On se procure, dans une pharmacie dès qu'on en a besoin, 50 cent. cubes de la solution d'acide osmique à 2 0/0. (Réactif très cher). Doit être conservé à l'abri de la lumière, dans un flacon fermé ; si celui-ci est bien bouché la solution peut être conservée sans altération aucune pendant des mois entiers.

14. — Acide chromo-osmio-acétique. On commence par préparer une solution d'acide chromique à 1 0/0 (5 cent. cubes de la solution à 10 0/0 dans 45 cent. cubes d'eau distillée) ; à cette solution on ajoute 12 cent. cubes d'acide osmique à 2 0/0 ; et on finit par l'acide acétique dont on verse 4 centigr. Ce mélange peut être conservé à la lumière et ne s'altère pas rapidement (1).

15. — Nitrate d'argent. On se procure au moment de s'en servir un gramme de nitrate d'argent en solution dans 100 cent. cubes d'eau distillée. Il faut le conserver à l'abri de la lumière.

16. — Chlorure d'or. Il faut préparer également au moment de l'employer une solution de chlorure d'or à 1 0/0 ; à conserver à l'abri de la lumière.

17. — Acide formique. Pour colorer au chlorure d'or on a besoin de 50 cent. cubes d'acide formique.

18. — Potasse concentrée (35 0/0) ; 30 cent. cubes dans un flacon bouché avec un bouchon de caoutchouc non vulcanisé et muni d'une baguette de verre.

19. — Glycérine. On tient sur sa table de travail 100 cent. cubes de glycérine pure, et une solution de 5 cent. cubes de glycérine pure dans 25 cent. cubes d'eau distillée. Pour que cette solution ne s'altère pas on aura soin d'y ajouter soit 5 à 10 gouttes d'une solution phéniquée à 1 0/0, soit un cristal d'hydrate de chloral. Le bouchon sera également muni d'une baguette de verre.

20. — Essence de lavande, 20 cent. cubes. L'essence de girofle, moins chère et par conséquent plus employée, empeste le laboratoire et ceux qui s'y trouvent.

21. — Résine damar. On peut s'en procurer dans le commerce dans des flacons *ad hoc* servant aux peintres. Lorsqu'elle est trop épaisse on peut la diluer avec quelques gouttes d'essence de térébenthine. Elle est d'une consistance convenable lorsque, prise en goutte avec une baguette de verre, elle ne s'étire pas en longs fils. On la préfère au baume de Canada qui

---

(1) Les tissus fixés dans ce triple mélange déjà vieux se colorent souvent fort mal parce que l'acide acétique s'évapore ; cet inconvénient peut être évité si l'on a soin d'ajouter aux solutions déjà anciennes 5 à 10 gouttes d'acide acétique.

éclaircit trop les préparations ; elle a cependant l'inconvénient de sécher moins rapidement.

A conserver dans un flacon pourvu d'un bouchon porteur d'une baguette en verre.

22. — MASTIC POUR LUTER LES LAMELLES. Térébenthine de Venise, étendue d'éther sulfurique jusqu'à former un liquide un peu épais. On filtre dans un entonnoir chauffé à doubles parois, et on fait concentrer au bain de sable, jusqu'à ce qu'une goutte déposée sur le porte-objet se solidifie assez rapidement pour ne plus adhérer au doigt. — A cause du danger d'incendie il faut faire préparer ce mastic au dehors.

23. — HÉMATOXYLINE DE BOEHMER. On prend 1 gramme d'hématoxyline cristallisée, qu'on dissout dans 10 cent. cubes d'alcool absolu, d'autre part on dissout à chaud 20 grammes d'alun dans 200 cent. cubes d'eau distillée, et on filtre après refroidissement. Le lendemain on mélange les deux solutions ; le mélange est laissé pendant huit jours dans un vase *à ciel ouvert* ; on filtre (1) ensuite avant de l'employer. Le développement de moisissures dans l'intérieur de la solution n'altère en aucune façon son pouvoir colorant. Cette solution doit être faite d'avance.

24. — HÉMATOXYLINE DE WEIGERT. Cette hématoxyline est destinée à mettre en évidence des fibres nerveuses à myéline de la moelle et du cerveau. On la prépare au moment de s'en servir.

Un gramme d'hématoxyline cristallisée pour 10 cent. cubes d'alcool absolu, plus 90 cent. cubes d'eau distillée. On fait bouillir, et on filtre après refroidissement.

Pour employer la solution de Weigert il est nécessaire de traiter les préparations, par les solutions suivantes :

24 a). — SOLUTION SATURÉE DE CARBONATE DE LITHINE. On dissout 3 à 4 grammes de carbonate de lithine dans 100 cent. cubes d'eau distillée ; on tient cette solution toute préparée.

24 b). — SOLUTION D'HYPERMANGANATE DE POTASSE à 0,25 0/0.

> Hypermanganate de potasse. . . . . 5 grammes
> Eau distillée. 200   »

à tenir toute préparée.

24 c). — MÉLANGE ACIDE.

> Acide oxalique pur. . . . . 1 gramme
> Sulfure de potassium 1   »
> Eau distillée. . . . . 200 cent. cubes.

---

(1) L'alun précipite en cristaux après refroidissement et après le séjour de l'hématoxyline de Boehmer dans le vase ouvert. Ces cristaux ne peuvent plus être employés.

Ce mélange sera préparé un jour avant son emploi. A conserver dans un flacon bien bouché.

25. — CARMIN NEUTRE. On dissout 1 gramme de bon carmin dans 50 cent. cubes d'eau distillée plus 5 cent. cubes d'ammoniaque. Le liquide rouge cerise ainsi obtenu est laissé à l'air libre jusqu'à ce qu'il ne dégage plus une odeur ammoniacale (3 jours environ), on filtre ensuite. Il faut préparer la solution d'avance. L'odeur de cette solution devient bientôt très désagréable, son pouvoir colorant ne s'affaiblit cependant pas.

26. — PICRO-CARMIN. On dissout 1 gramme de carmin pur dans un mélange de 50 cent. cubes d'eau distillée et de 5 cent. cubes d'ammoniaque. Agiter avec une baguette de verre. Après la dissolution complète du carmin (5 minutes environ) on ajoute 50 cent. cubes d'eau picriquée saturée. Le tout est laissé pendant deux jours à l'air libre. On filtre ensuite. Les moisissures, même lorsqu'elles abondent dans la solution, n'affaiblissent nullement le pouvoir colorant de cet excellent réactif.

27. — CARMIN ALUNÉ. On dissout 1 à 4 grammes d'alun dans 100 cent. cubes d'eau distillée chaude. On ajoute ensuite 1 gramme de carmin pur, on fait bouillir ce mélange pendant 10 à 20 minutes ; on filtre après refroidissement ; pour terminer on ajoute au liquide d'un beau rouge rubis, 2 à 3 gouttes d'acide phénique liquéfié (1).

28. — CARMIN BORATÉ. On fait dissoudre à chaud 4 grammes de borax dans 100 cent. cubes d'eau distillée. Après refroidissement on ajoute, en agitant continuellement, 3 grammes de carmin pur. On termine en y versant 100 cent. cubes d'alcool à 70 (voyez page 4). On filtre le liquide ainsi obtenu 24 heures après ; la filtration se fait très lentement (il faut 24 heures et plus).

Le carmin boraté exige un traitement complémentaire par l'alcool à 70° chlorhydraté. On le prépare en versant 4 à 6 gouttes d'acide chlorhydrique pur à 100 cent. cubes d'alcool à 70°.

Ces deux solutions peuvent être préparées d'avance.

29. — SAFRANINE EN SOLUTION.

       Safranine . . . .   2 grammes
       Alcool à 50°. . . . .   60 cent. cubes

La coloration à la safranine exige un traitement ultérieur par l'alcool absolu chlorhydraté (8 à 10 gouttes d'acide chlorhydrique pur dans 100 cent. cubes d'alcool absolu).

30. — ÉOSINE EN SOLUTION.

       Éosine . . . .   1 gramme
       Alcool à 50°. . . . .   60 cent. cubes

(1) L'acide phénique est très caustique ; il doit donc être manié avec prudence.

Préparer d'avance.

31. — Vésuvine et violet de méthyle B. en solutions aqueuses saturées (1 gr. de matière colorante pour 50 cent. cubes d'eau distillée).

32. — Nigrosine.

Nigrosine . . . . 1 gramme
Eau distillée . . . . 100 cent. cubes

II. — DES PRÉPARATIONS MICROSCOPIQUES

Peu de parties de l'organisme animal sont susceptibles d'un examen microscopique sans avoir subi une préparation préalable. Tout d'abord, pour se prêter à un examen microscopique, les organes doivent posséder une certaine transparence ; cette transparence nous pouvons l'obtenir soit en décomposant les organes en leurs éléments, par dissociation, soit en les divisant en coupes très minces ; cette dernière méthode n'est applicable qu'aux organes présentant une certaine consistance. Or ces organes sont fort peu nombreux. Ils sont tantôt trop mous, tantôt trop durs (calcifiés). Dans le premier cas il faut les durcir, dans le second les ramollir par décalcification ; mais le durcissement et la décalcification ne sauraient être appliqués aux organes frais sans nuire à leur structure. Ces méthodes doivent donc forcément être précédées d'une fixation préalable des moindres particules organiques. Les coupes ne sont donc possibles le plus souvent qu'après fixation préalable et durcissement consécutif (ou décalcification). D'ailleurs les coupes elles-mêmes exigent des manipulations ultérieures ; elles peuvent être rendues transparentes rapidement à l'aide d'agents qui éclaircissent, méthode surtout applicable, et avec succès, aux pièces fraîches, ou bien cet éclaircissement peut être réalisé après coloration préalable de la coupe. Les matières colorantes sont de précieux auxiliaires pour le micrographe ; elles trouvent leur emploi dans les pièces fraîches, voire même dans les organes vivants. Un grand nombre de découvertes importantes sont dues à l'emploi des colorants. Injectées dans les vaisseaux, les masses colorantes nous renseignent sur la distribution et le trajet des plus fins ramuscules vasculaires.

I. Matériaux pour l'étude microscopique.

Ce sont les amphibies qui conviennent le mieux pour l'étude des éléments ou tissus simples. Les grenouilles, la salamandre tachetée, dont les éléments anatomiques sont très volumineux, sont surtout à recommander. Les mammifères au contraire se prêtent mieux à l'étude des organes. Pour la grande majorité des cas nos mammifères domestiques suffisent. C'est ainsi que les lapins, les cochons d'Inde, les rats, les souris, de même que les jeunes chiens, chats, etc. sont souvent avantageusement employés. On ne négligera cependant aucune occasion de se procurer des organes de l'homme. Dans les cliniques chirurgicales, les pièces absolument fraîches ne sont pas rares, et pendant l'hiver, un grand nombre de pièces sont encore utilisables 2 et 3 jours après la mort.

Il est bon en général de fixer les organes lorsqu'ils sont encore chauds ; à cette fin on préparera, avant de sacrifier un animal, tous les flacons avec le liquide conservateur destiné à fixer les pièces qu'on va enlever (1), en ayant soin de les munir d'une étiquette, indiquant l'organe, le liquide conservateur et la date.

II. Mort et autopsie des animaux.

Pour tuer les amphibies voici comment il faut s'y prendre. On sectionne avec de forts ciseaux la colonne cervicale (2), puis au moyen d'un stylet insinué dans le canal rachidien et dans la cavité crânienne on détruit la moelle et le cerveau. Les mammifères peuvent être sacrifiés soit à l'aide d'une incision profonde au niveau du cou, allant jusqu'à la colonne vertébrale, soit en leur couvrant le museau d'un linge imbibé de chloroforme.

Les petits embryons de 4 cent. de longueur peuvent être mis tout entiers dans le liquide fixateur, on les enlève au bout de 6 heures et on leur ouvre la cavité abdominale et la cavité thoracique. Lorsqu'on fait l'autopsie d'un animal, il faut autant que possible confier les extrémités à un aide. Les animaux de petite taille peuvent être fixés sur une plaque de liège à l'aide d'épingles. Les organes seront enlevés proprement (de préférence à l'aide de pinces et de ciseaux) ; il faut éviter à tout prix de comprimer les pièces ou de les saisir avec les doigts. Les pinces ne porteront que sur les bords des pièces. Les impuretés qui adhèrent à la pièce comme le sang, le mucus, les matières intestinales, ne seront pas enlevées par grattage avec un scalpel, mais bien en les lavant dans le liquide fixateur.

Avec la méthode que nous allons indiquer, il est presque impossible de ne pas tremper les instruments (ciseaux, pinces, aiguilles) dans des milieux acides, il faudra donc les nettoyer immédiatement, les passer à l'eau et les sécher soigneusement. Il faut surtout éviter de tremper une baguette souillée d'acide ou de matières colorantes dans un autre liquide, les réactifs sont altérés de cette manière et les préparations sont fortement compromises. Il en est de même des verres de montre, des cristallisoirs et

(1) C'est une cruauté inutile que d'enlever des organes d'un animal vivant.
(2) Les grenouilles seront tenues de la main gauche par les extrémités postérieures enveloppées d'un chiffon.

autres petits récipients qu'il faut toujours nettoyer immédiatement après s'en être servi.

Les récipients qui servent à isoler, à fixer, à durcir, à colorer, doivent toujours être couverts. (Les verres de montre doivent toujours être recouverts d'un autre verre de montre, toutes les fois qu'une manipulation exige plus de dix minutes.) On évitera également la lumière directe du soleil.

III. Méthodes pour isoler les éléments.

On isole les éléments soit par dissociation, soit en faisant agir quelque liquide dissolvant qui rend la dissociation souvent superflue. Il est difficile de faire une bonne dissociation. Il faut s'armer de beaucoup de patience et suivre rigoureusement les préceptes suivants: Les aiguilles doivent être bien aiguisées et bien propres, on les passera avant de s'en servir sur la pierre à repasser. Le fragment aura 5 mm. de côté au plus, il doit être dissocié sur la lame dans une seule goutte de liquide. La lame reposera sur un fond noir si la pièce est incolore, sur un fond clair si elle est foncée. Si l'élément est fibrillaire (s'il s'agit d'un faisceau musculaire par exemple) on place les deux aiguilles à une même extrémité et on le partage en deux faisceaux suivant sa longueur. On recommence la même manœuvre pour un de ces faisceaux secondaires et ainsi de suite jusqu'à ce qu'on ait obtenu des fibres fines complètement isolées (1). L'examen préalable à un faible grossissement sans lamelle montre si la dissociation est assez fine, et s'il faut l'arrêter ou la continuer (2).

LIQUIDES A EMPLOYER POUR ISOLER LES ÉLÉMENTS.

a) *Pour les épithéliums.*

L'alcool au tiers de Ranvier (page 4) est un excellent milieu de dissociation, on prend des fragments de 5 à 10 mm. de côté (des fragments de muqueuse intestinale par exemple), et on les plonge dans 10 cent. cubes d'alcool au tiers ; 5 heures après (10 à 24 heures et plus lorsqu'il s'agit d'un épithélium pavimenteux et ratifié) on enlève prudemment avec des

______

(1) Il est quelquefois difficile de diviser les fragments fibrillaires en deux faisceaux. On se contente de les diviser sur les trois quarts de la longueur, on recommence la même manœuvre, et l'on obtient ainsi des fibres isolées adhérant les unes aux autres par une de leurs extrémités.

(2) Les préparations dissociées dans peu de liquide sont souvent obscures au microscope, surtout lorsqu'elles ne sont pas recouvertes d'une lamelle. Il suffit pour obvier à cet inconvénient, d'ajouter une goutte de liquide, et de recouvrir d'une lamelle.

pinces les fragments qu'on place sur une lame dans une goutte du même
liquide. On frappe légèrement sur la pièce, et un grand nombre de cellules épithéliales s'en détachent. Quelquefois il y a de véritables lambeaux
d'épithélium qu'il suffit d'agiter avec une aiguille pour obtenir une
dissociation complète ; on recouvre d'une lamelle et l'on examine. Si
l'on veut colorer les pièces, on porte les fragments à leur sortie de
l'alcool dans 6 cent. cubes de picro-carmin (pag. 7). 2 à 4 heures après on
les porte avec beaucoup de soin dans 5 cent. cubes d'eau distillée ; on les
laisse 5 minutes, puis on les place sur la lame dans une goutte de glycérine étendue d'eau, et l'on recouvre d'une lamelle. La préparation peut
être conservée.

b) *Pour les fibres musculaires et les glandes.*

La lessive de potasse à 35 0/0 (pag. 5) est ce qui convient le mieux. Des
fragments de 10 à 20 mm. de côté sont plongés dans 10 à 20 cent. cubes de
ce liquide; une heure environ après, le fragment se trouve dissocié avec une
pipette ou des aiguilles ; on place les éléments sur la lame dans une goutte
de la même solution de potasse, on recouvre d'une lamelle, et l'on examine.
La potasse diluée agit tout différemment. Elle détruit les éléments anatomiques, et si après les avoir traités par la potasse concentrée on examine
les éléments dans une goutte d'eau, on ne voit rien ou à peu près rien, la solution tout à l'heure concentrée devient diluée et en très peu de temps les
éléments sont détruits. Lorsqu'une solution concentrée de potasse ne
donne pas de bonnes dissociations, c'est qu'elle est trop vieille ; il faut
donc toujours employer une solution fraîchement préparée. Il est bon
aussi de savoir que même les bonnes préparations ne peuvent pas être
conservées.

Le mélange de chlorate de potasse et d'acide azotique donne également
d'assez bons résultats. Pour le préparer on ajoute à 20 cent. cubes d'acide
azotique pur (voyez page 4) 5 grammes environ de chlorate de potasse
jusqu'à ce qu'il se forme au fond du vase un dépôt insoluble. Un séjour de
14 heures environ dans ce liquide suffit pour désagréger suffisamment une
pièce. Celle-ci est ensuite portée dans 20 cent. cubes d'eau distillée où
elle peut rester sans inconvénient pendant un laps de temps variant d'une
heure à 8 jours. Enfin, pour dissocier on porte la pièce sur une lame dans
une goutte de glycérine diluée (page 5). Lorsque l'acide azotique est bien
enlevé par les lavages la préparation peut être colorée et conservée. Il
ne faut pas essayer de colorer au picro-carmin les fragments avant de les
dissocier parce qu'ils deviennent trop friables.

c) Pour les canaux glandulaires.

Le meilleur liquide est l'acide chlorhydrique pur. On plonge de petits fragments (1 cent. de côté environ) dans 10 cent. cubes d'acide, et on les y laisse de 10 à 20 heures. Puis on traite par l'eau distillée pendant 24 heures environ, eau qu'on renouvelle plusieurs fois. En étalant le fragment sur une lame de verre, dans une goutte de glycérine diluée, on peut dissocier très facilement. Les préparations ainsi faites peuvent être conservées.

IV. Méthodes de fixation.

Règles générales. 1. — Pour fixer une pièce anatomique il faut toujours employer une quantité de liquide fixateur égale au moins à 50 ou 100 fois le volume de la pièce.

2. — Le liquide doit rester continuellement limpide. Dès qu'on constate un léger trouble il faut le renouveler. Ce trouble peut apparaître une heure et même plus tôt après que l'objet a été plongé dans le liquide fixateur.

3. — Les fragments à fixer doivent être petits et ne jamais dépasser 1 à 2 centimètres. Si l'on veut conserver toute la pièce pour choisir plus tard les fragments à examiner, il faut avoir soin d'y pratiquer, après un séjour de 5 à 10 heures dans le liquide, de larges incisions. Les pièces seront suspendues, ou bien elles seront isolées du fond du récipient par une couche de ouate.

1. L'alcool absolu convient très bien à la fixation des glandes, de la peau, des vaisseaux sanguins, etc. en même temps qu'il fixe, l'alcool absolu durcit. Les objets fixés dans l'alcool absolu peuvent être coupés 24 heures après l'immersion (1). Il est donc surtout indiqué lorsqu'il s'agit de faire des examens rapides. L'emploi de l'alcool absolu exige les précautions suivantes : 1° l'alcool absolu, lors même qu'il ne présente aucun trouble, doit être renouvelé 3 à 4 heures après avoir reçu des pièces. 2° Les fragments mis dans l'alcool absolu ne doivent pas toucher ou adhérer au fond du vase (2). On arrive à éviter cet inconvénient soit en suspendant les pièces au moyen d'un fil, soit en les isolant du fond par une mince couche de ouate.

(1) Il ne faut pas trop tarder à couper les pièces fixées dans l'alcool absolu, car à la longue ces pièces peuvent s'altérer ; le mieux est de les couper après 3 à 8 jours de fixation. Les coupes des pièces, ayant séjourné 24 heures seulement dans l'alcool absolu se colorent quelquefois mal.

(2) Les points qui ont touché le fond du vase paraissent sur les coupes fortement comprimés.

L'alcool à 90° agit autrement que l'alcool absolu ; il fait rétracter les pièces ; il ne peut donc être employé à la place de l'alcool absolu.

2. L'ACIDE CHROMIQUE s'emploie sous forme de solution aqueuse à deux titres différents.

a) La première solution (pag. 4) de 0,1 à 0,5 0/0 convient surtout pour les organes à tissu conjonctif lâche. Cette solution forte, tout en donnant au tissu conjonctif une excellente consistance, présente le désavantage de rendre les colorations difficiles ; mais, en revanche, elle fixe bien les figures karyokinétiques. Les pièces y séjournent de 1 à 8 jours ; au bout de ce temps elles sont lavées à l'eau courante, puis à l'eau distillée (quelques minutes) et enfin elles sont durcies dans l'alcool progressivement renforcé à l'abri de la lumière.

b) La seconde solution est à 0,05 0/0 ; on la prépare en ajoutant à la solution à 0,1 0/0 un volume égal d'eau. Les pièces sont traitées comme avec la solution *a*, avec cette différence qu'elles ne séjournent dans la solution *b* que 24 heures environ. Les solutions d'acide chromique pénètrent lentement, il est bon d'y plonger de petits fragments seulement de 5 à 10 mm. de côté

3. L'ACIDE SULFO-PICRIQUE DE KLEINENBERG (pag. 4). Les pièces délicates (embryon) ne doivent guère y séjourner plus de 5 heures ; les pièces plus résistantes peuvent y rester 12 à 20 heures ; on durcit, dans l'alcool progressivement renforcé sans avoir préalablement lavé les pièces à l'eau.

4. LIQUIDE DE MULLER (pag. 4). Les pièces sont plongées dans de grandes quantités de ce liquide (400 cent. cubes environ). Elles y séjournent d'une à 6 semaines (1). Après ce temps on sort les pièces et on les lave à l'eau courante si possible pendant 4 à 8 heures ; on les passe quelques minutes à l'eau distillée et l'on durcit dans l'alcool progressivement renforcé, à l'abri de la lumière. Quand on ne suit pas à la lettre les indications précédentes, on risque de voir les pièces s'altérer ; c'est une des raisons pour lesquelles le liquide de Müller a été délaissé, même par des histologistes consommés.

5. ACIDE OSMIQUE (pag. 5). Cet acide irrite fortement les muqueuses ; il faut donc le manier avec prudence. On fixe soit en plongeant les pièces très petites de 5 mm. de côté au plus dans une solution d'acide osmique (à 1 0/0 généralement), 1 à 6 cent. cubes de la solution suffisent, soit en exposant les pièces humides aux vapeurs du même acide. Cette dernière ma-

---

(1) Les pièces peuvent séjourner dans le liquide de Müller bien plus longtemps, au delà même de 6 mois. Dans ce cas elles sont assez dures pour pouvoir être coupées sans durcissement préalable par l'alcool.

nœuvre s'exécute de la façon suivante. On verse 1 cent. cube d'eau osmiquée à 2 0/0 dans un petit flacon de 5 cent. de haut environ. On ajoute ensuite une partie d'eau distillée. On adapte au flacon un bouchon en liège. Sur la face inférieure de ce bouchon on fixe la pièce avec des épingles, et l'on bouche hermétiquement le flacon. Dix minutes ou une heure après (suivant le volume de la pièce) on enlève la pièce et on la plonge directement dans le flacon. Le séjour des pièces dans l'acide est dans les deux cas de 24 heures environ. Les flacons doivent être bien bouchés et tenus à l'abri de la lumière. Passé ce temps, les pièces sont sorties, lavées à l'eau courante pendant une demi-heure à une heure, rincées dans l'eau distillée, et durcies dans l'alcool progressivement renforcé.

6. Acide chromo-acéto-osmique (pag. 5). Excellent pour fixer les figures karyokinétiques. De petits fragments très frais, chauds encore si c'est possible, sont plongés dans 4 cent. cubes de ce liquide ; ils y séjournent d'un à 2 jours, voire même plus ; ensuite les fragments sont lavés pendant 1 heure environ dans de l'eau courante, rincés à l'eau distillée, et durcis dans l'alcool progressivement renforcé.

Les liquides fixateurs qui ont déjà servi ne peuvent plus être employés ; il faut les jeter.

V. Durcissement.

L'alcool absolu excepté, tous les autres moyens de fixation exigent un durcissement consécutif. Le meilleur durcissant est l'alcool progressivement renforcé. Les liquides de durcissement, de même que les liquides fixateurs, doivent être employés en assez grande quantité, et lorsque l'alcool se trouble ou se colore il faut le changer (1). Voici d'ailleurs comment il faut procéder : Les pièces fixées dans un liquide quelconque une fois lavées à l'eau (2) sont placées pendant 12 à 20 heures dans l'alcool à 70°. Ce temps écoulé, les pièces sont sorties de l'alcool à 70° et portées dans l'alcool à 90°, dans lequel le durcissement est complété en 24 à

(1) Les pièces fixées dans l'acide chromique ou dans le liquide de Müller, lorsqu'elles n'ont pas été trop lavées à l'eau (ce qu'il faut d'ailleurs éviter), perdent dans l'alcool des substances qui précipitent à la lumière du jour, mais si l'on a soin de tenir le flacon d'alcool contenant les pièces dans l'obscurité, les précipités ne se produisent pas, l'alcool jaunit tout en restant limpide. C'est pour cette raison que nous avons recommandé de durcir ces sortes de pièces à l'abri de la lumière. Il suffit de placer le flacon dans un coin obscur du laboratoire. Tant que l'alcool jaunit d'une manière intense, il faut le changer tous les jours, fût-il même à 90°.

(2) Excepté les pièces fixées à l'acide picrique qui sont directement plongées dans l'alcool à 70°. Dans ce cas l'alcool sera renouvelé plusieurs fois pendant le premier jour.

48 heures. Dans ce dernier alcool les pièces peuvent séjourner pendant des mois.

L'alcool à 90° qui a déjà servi est recueilli dans un flacon et peut servir soit à brûler, soit à durcir des fragments de foie pour l'inclusion des objets à couper.

VI. Décalcification.

Les pièces ne doivent pas être plongées à l'état frais dans le liquide à décalcifier, il faut les fixer et les durcir au préalable. Les petits os (ceux du métacarpe compris), les dents, les parcelles de grands os enlevées à la scie et ayant 3 à 4 cent. de longueur, sont plongées dans 300 cent. cubes de liquide de Müller. 2 à 4 semaines après on les lave à l'eau courante et on les plonge dans 150 cent. cubes d'alcool progressivement renforcé. Après un séjour de trois ou plusieurs jours dans l'alcool à 90°, l'os est porté dans le liquide à décalcifier, qui dans l'espèce est l'acide chlorhydrique dilué. (Acide chlorhydrique pur 9 à 27 cent. cubes, eau distillée 300 cent. cubes). Ici encore il faut de grandes quantités de liquide (300 cent. cubes au minimum), qu'on renouvelle au commencement tous les jours, et ensuite tous les 4 jours jusqu'à complète décalcification. On contrôle le degré de décalcification en piquant les pièces avec une vieille aiguille et en les coupant avec un scalpel (1). L'os décalcifié est flexible, mou, et se laisse facilement couper. Les os du fœtus, la tête des embryons, seront décalcifiés dans l'acide chlorhydrique plus faible (acide chlorhydrique 1 cent. cube, eau distillée 99 cent. cubes) ou dans 500 cent. cubes d'une solution saturée d'acide picrique. Pour les os adultes la décalcification n'est guère terminée avant plusieurs semaines ; pour les petits os et les os du fœtus, il suffit en général de 3 à 12 jours.

Dès que la décalcification est terminée, les os sont lavés pendant 6 à 11 heures dans de l'eau courante et durcis à nouveau dans l'alcool progressivement renforcé.

Il arrive souvent aux débutants de durcir une pièce avant que la décalcification soit complète, ils ne s'en aperçoivent qu'au moment de pratiquer les coupes. Il faut alors recommencer la décalcification, tout en se rappelant qu'un trop long séjour dans les liquides à décalcifier finit par altérer complètement les tissus.

---

(1) L'aiguille et le scalpel doivent être nettoyés immédiatement après avoir servi.

VII. Coupes.

Le rasoir doit être bien aiguisé (pag. 2). On ne peut faire de bonnes coupes qu'à cette condition. La lame du rasoir sera mouillée avec l'alcool toutes les fois qu'on s'en servira. Pour cela on prépare une assiette plate, remplie de 30 cent. cubes d'alcool à 90°, toutes les 3 ou 4 coupes on y mouille la lame en même temps qu'on y dépose les coupes. Le rasoir doit être tenu horizontalement, d'une main légère, le pouce du côté du tranchant, les autres doigts du côté du dos, le dos de la main tourné en haut. Avant de commencer les coupes on aplanit d'abord la surface de la pièce, en détachant d'un seul trait une tranche plus ou moins épaisse ; puis commencent les coupes proprement dites. Il faut les faire légèrement, sans brusquerie (1) ; de cette manière on peut obtenir des coupes d'une minceur et d'une régularité suffisantes. Il faut toujours en faire un assez grand nombre (10 à 20) ; on les place au fur et à mesure dans le récipient d'alcool (2), soit avec une aiguille, soit avec la lame elle-même du rasoir en même temps qu'on la plonge dans l'alcool. En plaçant ce récipient sur un fond noir on peut choisir parmi les coupes celles qui paraissent le plus mince, mais il ne faut pas croire que les coupes très minces sont toujours les plus utiles : dans quelques cas, quand, par exemple, on veut avoir une vue d'ensemble des tuniques de l'estomac, il faut des coupes assez épaisses. Pour les vues d'ensemble il est nécessaire d'avoir des coupes épaisses et larges ; pour l'étude des détails de structure il faut des coupes très minces, des coupes déchiquetées.

Si le fragment qu'on doit couper est trop petit pour être tenu avec les doigts, on l'inclut généralement dans le foie.

On prend un fragment de foie de bœuf (3) ou mieux de foie amyloïde ou graisseux de l'homme ; dans les laboratoires d'anatomie pathologique il est facile de s'en procurer ; dans les laboratoires de physiologie on peut prendre du foie de chien. On découpe des fragments d'environ 3 cent. de haut sur 2 cent. de largeur et 2 d'épaisseur ; ces fragments sont immédiatement jetés dans l'alcool à 90° qu'on renouvelle le lendemain ; deux ou trois jours après, les fragments de foie ont acquis le degré de dureté voulue. Pour inclure l'objet à couper, on pratique une fente plus ou moins profonde dans le fragment hépatique et l'on y insinue

---

(1) On ne doit pas appuyer sur le rasoir, on le tire seulement à travers la pièce.

(2) Les coupes très fines peuvent être portées directement sur la lame de verre porte-objet, lorsqu'elles ne doivent pas être colorées.

(3) Le foie de chien convient également très bien.

la pièce dont il s'agit. Si celle-ci est trop épaisse on peut creuser sur les parois latérales de la fente de véritables gouttières destinées à recevoir les parties saillantes de la pièce. Il est complètement inutile de fixer avec un ou deux tours de fil.

J'ai toujours pratiqué mes coupes sur des objets inclus dans le foie ; on peut de cette manière faire des coupes très fines, pourvu qu'on se soit exercé pendant quelques semaines.

VIII. Méthodes de coloration.

Lorsqu'on veut se servir d'une matière colorante il faut toujours commencer par la filtrer. Pour confectionner un filtre on prend un carré de papier à filtre de 5 cent. de côté qu'on plie de la manière connue : on le place ensuite dans un cadre de liège, soutenu par quatre épingles assez longues. Cet entonnoir improvisé peut servir pendant longtemps pourvu qu'il ne filtre qu'une matière colorante toujours la même.

1. COLORATION DES NOYAUX AVEC L'HÉMATOXYLINE DE BŒHMER (v. pag. 6). On filtre 3 à 4 cent. cubes de la solution colorante dans un verre de montre. On y met ensuite les coupes ; le temps nécessaire à la coloration est très variable. Si les coupes proviennent de pièces fixées et durcies dans l'alcool, il suffit en général d'une à trois minutes de séjour dans le bain colorant ; si les pièces ont été fixées dans le liquide de Müller, le séjour doit être un peu plus long, 5 minutes environ (1). Sorties du bain colorant les coupes sont portées dans un petit cristallisoir rempli d'eau distillée, où elles sont lavées, c'est-à-dire agitées avec l'aiguille, dans le but de les débarrasser de l'excès de matière colorante ; 2 minutes après, les coupes sont transportées dans un autre cristallisoir rempli de 30 cent. cubes d'eau distillée. Dans le second bain les coupes séjourneront au moins pendant 5 minutes ; pendant ce temps elles perdent leur coloration bleu-rougeâtre, pour devenir d'un beau bleu foncé ; cette dernière teinte est d'autant plus jolie que les coupes auront plus longtemps séjourné dans l'eau. On peut les y laisser jusqu'à 24 heures (2).

(1) Les coupes fixées dans l'acide chromique fort, de même que les pièces encore légèrement acides, se colorent peu ou même pas du tout. On peut obvier à cet inconvénient soit en conservant les pièces pendant 2 à 3 mois dans l'alcool à 90° souvent renouvelé, soit en portant les coupes, avant leur coloration, pendant 5 à 10 minutes dans un bain d'eau distillée, 5 cent. cubes environ, auquel on ajoute 3 à 7 gouttes de potasse à 35 0/0 ; on les passe ensuite dans un bain d'eau simple et finalement dans la solution colorante. Après un séjour de 5 à 10 minutes dans cette dernière solution les coupes se colorent généralement.

(2) Au début les coupes paraissent complètement bleues, ce n'est que quelques

La solution colorante qui a déjà servi est versée au travers du filtre dans le flacon à hématoxyline. Le verre de montre doit être immédiatement nettoyé. Les débutants feront bien de laisser les coupes pendant 1, 3, 5 minutes dans le bain colorant, et de voir ensuite quelle est la durée du séjour qui donne les plus belles colorations. Dans la coloration par l'hématoxyline, l'important c'est de bien laver les coupes.

2. COLORATION DES NOYAUX AVEC LE CARMIN ALUNÉ. (V. pag. 7). On filtre 3 à 4 cent. cubes de matière colorante dans un verre de montre, et l'on y plonge les coupes pendant 5 minutes au moins ; l'avantage du carmin aluné est de ne jamais surcolorer les coupes, quelle que soit la durée du bain, il n'en est pas de même pour l'hématoxyline ; par contre le carmin ne colore que les noyaux, tandis que l'hématoxyline colore également le protoplasma, en lui donnant un ton gris, ou gris violet.

3. COLORATION DIFFUSE. Coloration du protoplasma et des substances intra-cellulaires.

a) Coloration lente. — On ajoute à 20 cent. cubes d'eau distillée une goutte de carmin neutre ; au fond du vase on dispose un papier à filtrer (1). Les coupes passent une nuit dans ce bain. Plus la solution ainsi préparée est rose clair, plus la coloration exige du temps, et plus aussi cette coloration est belle. Lorsqu'on débute on craint toujours que le liquide ne soit pâle et trop dilué pour fournir une belle coloration ; il suffit d'attendre jusqu'au lendemain, et la coloration rose foncé et même rouge des coupes démontrera le contraire.

Cette coloration est rarement employée seule, mais elle rend service lorsqu'on veut faire des colorations doubles ; on commence *d'abord* avec la solution carminée et l'on continue *ensuite* par l'hématoxyline.

b) Coloration rapide. — On prépare un bain colorant avec 3 à 4 cent. cubes d'eau distillée additionnée de 10 gouttes environ de la solution d'éosine (pag. 7). Les coupes qu'on veut colorer séjourneront dans ce bain de 1 à 5 minutes ; on les rince ensuite dans de l'eau distillée (voy. coloration par l'hématoxyline) pour les porter finalement pendant 10 minutes environ dans un bain de 30 cent. cubes environ d'eau distillée. Cette coloration peut être employée seule ou combinée à l'hématoxyline ; dans ce dernier cas, on fait *d'abord* la coloration par l'hématoxyline, et *ensuite* celle par l'éosine.

4. COLORATION DE LA SUBSTANCE CHROMATIQUE (pour karyokinèse). On

minutes après, 1 heure quelquefois, que la différenciation se fait au point d'être visible à l'œil nu.

(1) Si on ne le fait pas, les coupes ne seront colorées que par une seule de leurs faces.

prépare un bain colorant avec 3 cent. cubes de la solution de saffranine (pag. 7). Les coupes y séjourneront de 16 à 48 heures ; plus elles y resteront, mieux cela vaudra. On verse ensuite le bain de saffranine avec les coupes dans un cristallisoir rempli d'eau distillée. Les coupes absolument opaques sont facilement sorties de l'eau avec une aiguille et portées dans un bain décolorant constitué par 5 cent. cubes d'alcool chlorhydrique (voy. saffranine, pag. 7). Lorsque les coupes ne perdent plus que peu de matière colorante (le plus souvent 1/2 à 2 minutes après l'immersion), on les porte dans 5 cent. cubes d'alcool absolu où elles séjournent 1 minute environ ; on les sort de ce dernier bain pour les éclaircir et les monter. Un séjour trop prolongé dans l'alcool chlorhydrique ou dans l'alcool absolu peut amener une décoloration complète des coupes. Si la coloration ne réussit pas, c'est que le mélange des trois acides, l'acide acéto-chromo-osmique, contient très peu d'acide acétique.

5. Coloration des noyaux dans la masse d'un fragment, avant de pratiquer les coupes.

Les pièces fixées et durcies sont plongées dans 30 cent. cubes de carmin boraté, pendant 24 heures si elles ne dépassent pas 5 mm. de côté, pendant 2 à 3 jours si elles sont plus volumineuses. Sorties de ce bain, elles sont directement portées dans 25 cent. cubes environ d'alcool chlorhydrique ; la solution de carmin boraté, qui a servi, est remise dans le flacon. Quelques minutes après l'alcool prend une teinte rouge, il faut le renouveler ; un quart d'heure après il est de nouveau changé, le renouvellement se fait jusqu'à ce que l'alcool ne devienne plus rouge (1).

La pièce est ensuite plongée dans l'alcool à 90° ; et si après 24 heures elle n'est pas assez durcie pour être coupée, on la remettra pendant 24 heures encore dans l'alcool absolu.

6. Picro-carmin. Le picro-carmin donne une double coloration. Les noyaux et le tissu conjonctif sont colorés en rouge et le protoplasma en jaune.

On filtre 5 cent. cubes de la solution colorante dans un verre de montre. Le temps que le picro-carmin exige pour agir est très variable, et dépend surtout de la nature des tissus on l'indiquera pour chaque organe. La coloration faite, on remet le picro-carmin dans le flacon, et les coupes sont portées pendant 10 à 30 minutes dans 10 cent. cubes environ d'eau distillée. (Lorsqu'on colore sous la lamelle ce temps n'existe naturellement pas). Si la coupe doit être déshydratée par l'alcool absolu, le temps que

____

(1) Cette manœuvre peut exiger de 1 à 3 jours, pendant le premier jour l'alcool chlorhydrique est renouvelé toutes les 2 heures, et dans les jours suivants toutes les 4 heures.

celui-ci agira ne dépassera pas 1 à 2 minutes, car l'alcool dissout l'acide picrique et enlève ainsi la coloration jaune (1).

Le picro-carmin est surtout employé pour l'examen des pièces fraîches ; si la solution est bonne on obtient de très jolies colorations, qui ressortent encore plus nettement après l'action de la glycérine acidulée (p. 5).

7. COLORATION DES NOYAUX AVEC LES COULEURS D'ANILINE. Les couleurs d'aniline qui colorent le mieux les noyaux sont la *vésuvine* et le *violet de méthyle* B (pag. 8). On filtre 4 cent. cubes de la solution colorante dans un verre de montre; les coupes plongées dans ce bain y restent de 2 à 5 minutes et se colorent d'une manière intense ; on lave ensuite dans 5 cent. cubes d'eau distillée, puis dans l'alcool absolu ; quelques minutes après (3 à 5) les coupes s'éclaircissent au point qu'on peut reconnaître des détails de structure même à l'œil nu (les glandes de la peau par exemple) ; on les met dans un second bain d'alcool absolu où elles séjournent 2 minutes environ, et on monte finalement dans le baume. Cette méthode est excellente ; elle donne des colorations nucléaires très belles et très durables ; mais elle exige une trop grande dépense d'alcool absolu.

8. IMPRÉGNATION A L'ARGENT. Pour la mise en évidence des contours cellulaires et la coloration des ciments intercellulaires par le nitrate d'argent, il faut se garder de se servir d'instruments métalliques ; on emploiera toujours des *baguettes de verre* ; les épingles seront remplacées par des piquants de hérisson.

On prépare un bain avec 10 à 20 cent. cubes de nitrate d'argent au centième ou a un titre plus faible, suivant les indications (pag. 5), et on y plonge les pièces pendant un laps de temps variant de 1/2 à 10 minutes. Au bout de ce temps le bain est devenu laiteux, les pièces en sont sorties à l'aide d'une baguette de verre, rincées et puis placées dans une assiette de porcelaine blanche contenant 100 cent. cubes environ d'eau distillée ; le tout est exposé à la lumière solaire. Quelques minutes après une coloration brunâtre indique que la réduction est complète. Dès que l'objet est devenu d'un brun foncé (habituellement au bout de 5 à 10 minutes), on le sort de l'eau distillée pour le reporter dans un verre de montre contenant de l'eau distillée salée ; on l'y laisse séjourner 5 à 10 minutes et on le plonge ensuite dans 30 cent. cubes d'alcool à 70°. Le tout est conservé à l'abri de la lumière. Après un délai variant de 3 à 10 heures on remplace l'alcool à 70° par l'alcool à 90°. Les objets seront plongés dans la solution argentée à l'abri de la lumière, la réduction au contraire se

____

(1) Cette décoloration peut être évitée en ajoutant à l'alcool absolu un petit cristal d'acide picrique.

fera au grand jour (1). S'il n'y a pas de soleil on conserve l'objet imprégné de nitrate d'argent et lavé à l'eau distillée à l'abri de la lumière dans 30 cent. cubes d'alcool à 70° et on l'expose au premier rayon de soleil.

9. Imprégnation au chlorure d'or. Sert à mettre en évidence les terminaisons nerveuses.

Toutes les manipulations avec la solution de chlorure d'or seront faites avec des baguettes et des épingles de verre ou de bois. Les instruments métalliques sont absolument proscrits.

On *chauffe* 8 cent. cubes de la solution de chlorure d'or à 1 0/0 (pag. 5) plus 2 cent. cubes d'acide formique, jusqu'à ébullition. Le mélange doit, avant de servir, avoir bouillonné trois fois. On laisse refroidir, puis on y plonge de petits fragments (de 5 mm. de côté tout au plus) qu'on y laisse pendant 1 heure environ dans l'obscurité. Ces fragments sont ensuite lavés dans de l'eau distillée ; on les expose finalement à la lumière ordinaire du jour, la lumière solaire n'est pas nécessaire, dans un bain constitué par 40 cent. cubes d'eau distillée plus 10 cent. cubes d'acide formique. La réduction se fait très lentement (2), souvent après 24 ou 48 heures. Une fois la réduction faite les fragments sont placés dans 30 cent. cubes d'alcool à 70°, et le lendemain dans une égale quantité d'alcool à 90° ; pour empêcher que la réduction se fasse d'une manière trop intense, il est bon de conserver les pièces à l'abri de la lumière pendant 8 jours environ.

IX. Injections.

L'injection des vaisseaux sanguins et lymphatiques avec des masses colorées constitue un art spécial, qu'on n'apprend qu'avec beaucoup de peine. Les meilleures descriptions ne peuvent pas suppléer la pratique. Comme ce livre est destiné aux débutants, il est inutile d'insister sur cette technique longue et difficile.

Lorsqu'on veut pratiquer une injection il faut avoir une bonne seringue pourvue de canules de toutes les dimensions. La masse d'injection varie suivant les cas ; je recommande le bleu de Berlin (de Grübler) 3 grammes dans 600 cent. cubes d'eau distillée. On commencera par l'injection d'organes séparés, tel que le foie par exemple, qui donne des résultats utiles même lorsque les vaisseaux n'ont été qu'incomplètement remplis. Les pièces injectées sont fixées par le liquide de Müller (page 4) pendant

---

(1) La réduction peut s'effectuer également à la lumière ordinaire du jour ; mais elle est lente et donne des contours peu nets.

(2) Les fragments prennent à leur surface un ton violet foncé.

2 à 4 semaines, et elles sont ensuite durcies dans l'alcool progressivement renforcé (pag. 3). Les coupes ne doivent pas être trop minces.

X. Montage et conservation des préparations histologiques.

Les coupes, pour être examinées au microscope, doivent être portées sur une lame porte-objet, et recouvertes d'une lamelle. Ces coupes peuvent être examinées dans trois sortes de milieux : 1° l'eau, et, lorsqu'on veut éclaircir et conserver une coupe, 2° la glycérine et 3° la résine damar.

Pour *transporter* une coupe sur une lame porte-objet, on procède de la manière suivante. On dépose sur la partie centrale de la lame une gouttelette du liquide choisi, puis à l'aide d'une spatule on sort la coupe de son milieu et on l'étale au moyen d'une aiguille. Si les coupes sont très fines, il vaut mieux les recueillir directement sans l'aide d'une spatule, en allant avec la lame chercher la coupe dans son milieu : la coupe est doucement entraînée et étalée sur cette lame à l'aide d'une baguette de verre. La gouttelette est déposée après que la coupe a été étalée. Une fois bien étalée la coupe est recouverte d'une lamelle (1), qu'on doit toujours saisir par ses bords et jamais par ses faces. On la dépose doucement sur la coupe, en commençant par la soutenir obliquement sur le bord gauche, et on la laisse tomber progressivement en la maintenant au moyen d'une aiguille glissée sous la face inférieure et tenue de la main droite. Une autre manière plus facile de recouvrir les coupes consiste à déposer la gouttelette sur une des faces de la lamelle, et à la laisser tomber doucement sur la coupe étalée. Le liquide dans lequel se trouve la coupe doit exactement remplir tout l'espace situé entre la lame et la lamelle. Si le liquide est en quantité insuffisante (on s'en aperçoit aux bulles d'air qui se trouvent sous la lamelle), on en ajoute une goutte sur le bord de la lamelle ; si au contraire il y a trop de liquide, et cela arrive fréquemment aux débutants, on enlève le superflu à l'aide de petits carrés de papier à filtre déposés sur le bord de la lamelle. La surface externe de la lamelle doit toujours être *complètement desséchée.* Pour chasser les petites bulles d'air de la préparation on soulèvera et abaissera avec attention la lamelle à l'aide d'une aiguille.

Remarque 1. — Il faut toujours examiner les coupes colorées ou non colorées *dans une goutte d'eau,* ou d'eau salée. C'est de cette manière seulement qu'on arrivera à voir certaines formations conjonctives, qui

(1) L'examen des coupes sans être recouvertes n'est guère possible qu'avec les faibles grossissements ; il s'agit, dans ces cas, de voir si une coupe est suffisamment dissociée ou colorée. Dans tous les autres cas la lamelle couvre-objet est indispensable.

disparaissent complètement après l'action éclaircissante de la glycérine et de la résine damar ; ces préparations ne peuvent pas être conservées.

Rem. 2. — Les coupes montées dans la glycérine peuvent être conservées ; pour éviter le déplacement de la lamelle on borde celle-ci avec le lut (pag. 6). Les bords de la lamelle doivent pour cela être *complètement desséchés* ; ce n'est qu'à une surface sèche que le lut adhère. A cette fin on enlève l'excès de glycérine avec de petits morceaux de papier à filtre ; puis avec un linge imbibé d'alcool à 90° on lave tout le pourtour de la lamelle sans toucher à celle-ci. On y arrive facilement en entourant l'index droit à la manière d'un doigt de gant d'un linge imbibé d'alcool. Ensuite, à l'aide d'une baguette de verre ou d'un crochet en fer chauffé à la lampe, on prend quelques gouttes dans un petit bloc de lut et l'on commence à déposer une goutte sur chaque coin de la lamelle ; ceci fait, on chauffe à nouveau le crochet à la lampe et l'on trace un cadre de 1 à 3 mm. de largeur tout autour de la lamelle.

Les préparations conservées dans la glycérine deviennent le 2e ou 3e jour très transparentes. L'hématoxyline et d'autres matières colorantes pâlissent dans ce milieu assez rapidement : le carmin et le picro-carmin au contraire s'y conservent très bien.

Rem. 3. — Le montage dans la résine damar constitue la méthode de choix. La résine damar conserve presque toutes les colorations ; par contre elle éclaircit trop ; ce qui fait qu'en montant les coupes dans cette résine on perd un grand nombre des fins détails de structure.

Les coupes ayant séjourné dans l'eau ou l'alcool ne peuvent être montées au baume *qu'après avoir été soigneusement déshydratées*. A cette fin on les plonge dans un petit bain d'alcool absolu. Les coupes très fines n'y séjourneront que 2 minutes ; les coupes épaisses 10 minutes ou plus à volonté (1) ; à l'aide d'une aiguille ou d'une spatule on porte les coupes dans un bain éclaircissant contenant 3 cent. cubes d'huile de lavande (2) ; en posant le petit cristallisoir sur un papier noir on peut se rendre compte de la transparence progressive des coupes. Il faut prendre garde de souffler sur le bain d'huile de lavande, autrement l'huile se trouble immédia-

(1) Il est à recommander aux débutants de plonger les coupes d'abord dans 4 cent. cubes d'alcool à 90° et ensuite dans une égale quantité d'alcool absolu.

(2) On peut, à leur sortie de l'alcool absolu, transporter les coupes directement sur une lame, enlever l'excès d'alcool et ajouter une goutte d'huile de lavande ; au commencement l'huile fuira, et on sera forcé de la remettre avec une aiguille à plusieurs reprises sur la coupe ; après éclaircissement, que l'on constate à un faible grossissement, on enlève l'excès d'huile, et on recouvre d'une lamelle portant une gouttelette de baume ; en examinant ces coupes on peut troubler l'huile par l'haleine ; il est bon de remplacer la gouttelette troublée par une autre gouttelette fraîche.

tement. Si, malgré ce traitement, il y a des points obscurs (1) dans la coupe, c'est qu'elle n'a pas été suffisamment déshydratée ; il faut la plonger de nouveau dans un bain d'alcool absolu. Une fois la coupe bien éclaircie, on l'étale sur une lame bien desséchée, et on enlève l'excès d'huile avec un peu de papier de soie ou au moyen de l'index garni d'un linge fin. On recouvre le tout d'une lamelle portant à sa face inférieure une gouttelette de résine damar. Veut-on placer plusieurs coupes sous une même lamelle, on les range l'une à côté de l'autre, puis, après avoir étalé sur la lamelle une goutte de baume bien égalisée, on recouvre la préparation. Les grosses bulles d'air seront chassées de la préparation par l'apposition d'une gouttelette de baume sur le bord de la lamelle ; les petites bulles disparaissent d'elles-mêmes.

Il arrive souvent, lorsqu'on débute, de voir le baume se troubler au point d'obscurcir certaines parties de la préparation. Cela tient à une déshydratation incomplète de la coupe ; lorsque le trouble n'est pas bien accentué il suffit, pour le faire disparaître, de chauffer légèrement la préparation. Si le trouble est plus prononcé, on plonge toute la préparation dans un bain d'essence de térébenthine ; une demi-heure après, on soulève avec précaution la lamelle, et l'on place la *coupe seule* dans un bain d'essence de térébenthine ; une fois le baume dissous, on déshydrate la coupe complètement dans un bain de 4 cent. cubes d'alcool absolu, qu'on renouvelle 5 minutes après ; puis, essence de lavande, montage dans la résine damar. La résine damar sèche très difficilement ; il faut donc toujours placer les préparations horizontalement.

La série des manipulations qu'une pièce fraîche doit subir pour arriver à la coupe colorée et montée est longue : fixer dans le liquide de Müller pendant 14 jours, durcir dans l'alcool progressivement renforcé, colorer les coupes avec l'hématoxyline ou le carmin, monter dans la résine damar, telles sont les opérations principales : la marche à suivre est la suivante :

Un fragment d'un centimètre de côté (2) est plongé dans 100 cent. cubes de liquide de Müller, qu'on renouvelle dès qu'il s'est troublé (au bout d'une heure environ). 24 heures après on le renouvellera encore ; et puis on y laisse la pièce pendant 14 jours.

Ce laps de temps écoulé :

(1) Ces points sont blanchâtres à la lumière directe, d'un brun noirâtre à la lumière transmise.

(2) La quantité de liquide fixateur est calculée d'après le centimètre cube qui sert d'unité de mesure ; il est inutile d'ajouter que lorsqu'un objet dépasse cette unité on augmente proportionnellement la quantité de liquide.

Lavages à l'eau (courante autant que possible) 1 à 4 heures ;
Bain avec 20 cent. cubes d'eau distillée, 15 minutes environ ;
Immersion dans l'alcool à 70°, 50 cent. cubes environ ; à l'abri de la lumière, 24 heures environ ;
Immersion dans l'alcool à 90°, 50 cent. cubes environ, 24 heures ;
Renouveler l'alcool à 90°.

L'objet ainsi fixé et durci peut être coupé après un temps plus ou moins long. La coupe sortie de l'alcool est placée dans :
20 cent. cubes de solution carminée diluée, 24 heures environ ;
Puis dans 5 cent. cubes d'eau distillée, 10 minutes environ ;
Puis dans 5 cent. cubes d'hématoxyline, 5 minutes ;
Puis dans 20 cent. cubes d'eau distillée, 10 à 20 minutes ;
Puis dans 5 cent. cubes d'alcool absolu, 10 minutes ;
Puis dans 3 cent. cubes d'essence de lavande, 2 minutes ;
Enfin on monte dans la résine damar.

XI. Examen des pièces fraîches.

C'est à dessein que j'ai réservé cet examen pour la fin, car c'est le plus difficile, et il suppose un œil déjà exercé. L'habitude de cette sorte d'examen ne se contracte guère qu'en étudiant longuement des préparations histologiques durcies, coupées et colorées. Une fois pénétré de certains détails de structure, il est assez facile de les retrouver sur des pièces fraîches, moins nettement il est vrai. Les règles à observer pour examiner les pièces fraîches sont les suivantes.

La lame et la lamelle doivent être absolument dégraissées, on les lave à l'alcool et on les essuie avec un linge bien propre. On dépose une goutte d'eau salée à 0,75 0/0 sur la lame, et dans cette goutte on place un petit fragment de la pièce fraîche. En recouvrant la préparation d'une lamelle il faut éviter toute pression ; lorsque les objets sont très délicats on interpose entre la lame et la lamelle deux minces lanières de papier ; si on ne soumet pas la préparation à un autre traitement, on la bordera à la paraffine. Pour cela on fait fondre sur un vieux scalpel ou autre instrument analogue un petit morceau de paraffine de la grosseur d'une lentille, et on le fait couler sur le bord de la lamelle non par la pointe du scalpel, mais par le tranchant. On comble les vides qui peuvent se produire avec le scalpel chauffé à nouveau. Mais dans la plupart des cas on fait agir sous le microscope certains réactifs (acide acétique, potasse, matières colorantes). Il s'agit dans ce cas de remplacer le liquide qui se trouve sous la lamelle, par un autre liquide. Dans ce but on dépose sur le bord *droit* de la lamelle avec une baguette de verre une goutte de liquide, de picro-carmin par exemple. Si la goutte n'arrive pas jusqu'au contact de la lamelle, il ne faut pas pencher la préparation, mais la déplacer avec l'aiguille. On voit alors la solution saline et la matière colorante se mélanger. Pour établir un courant de picro-carmin sous la lamelle, on pose contre le bord *gauche* un petit carré de papier à filtrer. On voit alors le picro-carmin pénétrer sous la lamelle. A ce moment on enlève le papier et on laisse agir la matière colorante ; la coloration finie, ce dont on s'assure sous le microscope, on place sur le bord *droit* de la lamelle une goutte de glycérine diluée par exemple, et acidulée avec une fine gouttelette d'acide acétique. De cette manière on peut introduire sous la lamelle n'importe quel liquide, et observer son action sur la pièce qu'on examine. Certains de ces liquides, le picro-carmin entre autres, doivent rester longtemps en contact avec les pièces fixées à l'acide osmique ; pour empêcher l'évaporation, on place la préparation dans une chambre humide. Celle-ci peut être réalisée en plaçant sur une assiette en porcelaine remplie d'eau un cube portant en escalier des baguettes de verre. Le tout est placé sous une cloche de verre dont les bords plongent dans l'eau.

XII. Conservation des préparations.

Les préparations finies on doit les étiqueter immédiatement ; au lieu d'étiquettes en papier gommé, on peut employer des carrés de bristol qu'on colle sur chaque extrémité de la lame ; de cette manière on peut mettre les préparations les unes sur les autres, sans risquer de les comprimer ; les étiquettes doivent être grandes, et porter le nom de l'animal, de l'organe, et la technique employée. Les boîtes à préparations qu'il faut adopter sont celles dans lesquelles les préparations sont à plat et non de champ.

III. — MANIEMENT DU MICROSCOPE

La description des pièces qui constituent le microscope a été faite ailleurs, la figure 1 rappellera les principales parties et le nom qu'on leur a donné.

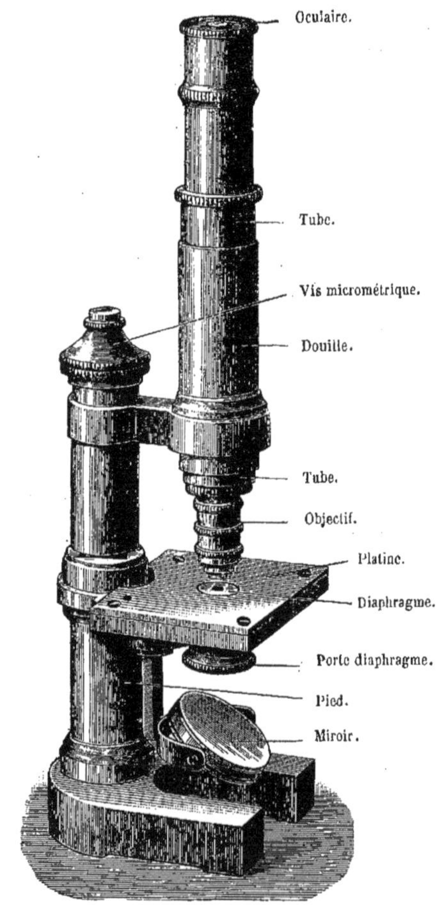

[Fig. 1. — *Microscope de Leitz. No III. 17*, demi gr. nature.

La première condition pour qu'un microscope fonctionne bien, c'est de

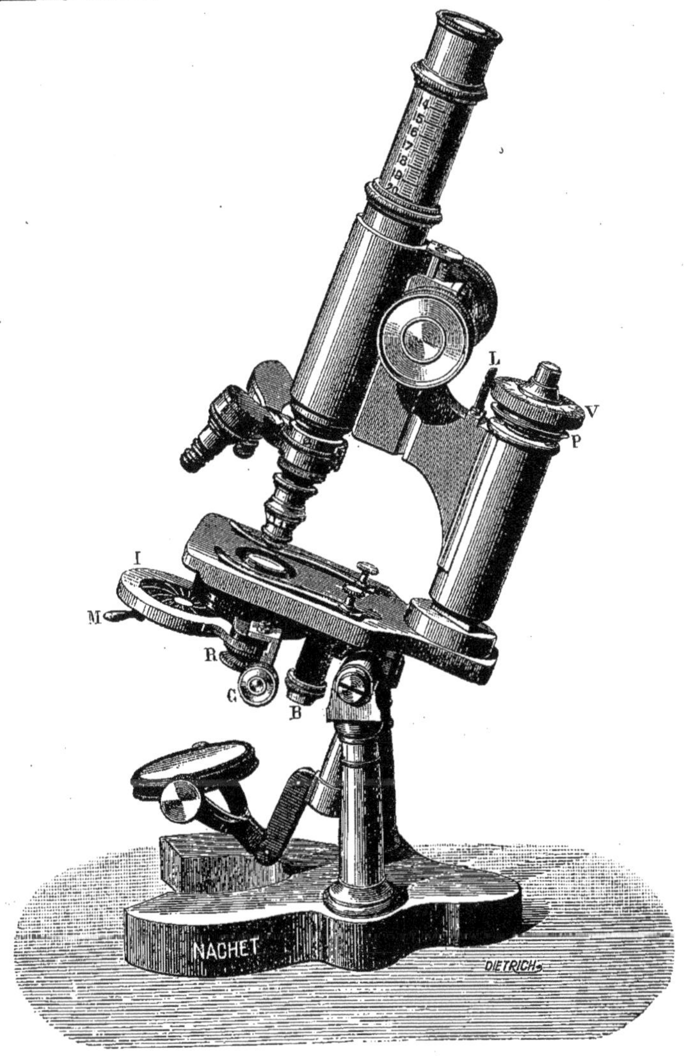

Fig. 1 bis. — *Microscope* de Nachet.

Nous croyons être utile aux étudiants français en mettant en regard du microscope de Leitz, recommandé par le prof. Stœhr, un nouvel instrument français spécialement construit par M. Nachet pour les études histologiques et bactériologiques.

Le microscope comprend, comme disposition principale, l'application du condensateur à grand angle dit de Abbe, avec diaphragme Iris pouvant se déplacer latéralement au moyen de la vis C. La vis de rappel rapide B sert à ajuster le système au foyer.

Le mouvement lent est excessivement précis et fixé sur le nouveau système à pivots, introduit dans les microscopes en 1885 par Nachet. Le prix de la monture seule est de 300 fr. (*Note de l'Éditeur*).

tenir très proprement toutes ses parties constitutives, le miroir, les objectifs et les oculaires; il ne faut jamais toucher leurs surfaces avec les doigts ; en regardant à travers un objectif près d'une fenêtre on se rend compte de sa propreté à la clarté de l'image réfléchie. Pour visser l'objectif au tube, on tient l'objectif immobile et l'on visse sur lui le tube ; puis on introduit l'oculaire ; on reconnaît que celui-ci n'est pas propre, en le faisant tourner dans le tube ; si la poussière tient à l'oculaire elle tourne avec lui.

Ceci fait, on cherche *un bon éclairage*; pour cela on retire le tube de sa gaîne, et à travers la gaîne vide et le trou du diaphragme, on regarde le miroir qu'on tourne jusqu'à ce qu'on ait obtenu la lumière désirée (1). Les meilleures sources de lumière sont : la lumière blanche d'un nuage éclairé par le soleil, ou la lumière solaire tamisée à travers des rideaux blancs ; le ciel bleu, tout en rendant des services, est moins bon ; il faut éviter la lumière solaire directe. Le soir à la lampe, la lumière réfléchie par un abat-jour à fond blanc convient très bien. La lumière de la lampe peut être rendue moins crue sans rien changer à la netteté des images par l'interposition entre le miroir et la lampe d'une plaque de verre colorée en vert. Il est bien entendu que l'observateur sera à l'abri de la lumière solaire, et que le microscope sera éloigné de la fenêtre d'environ 2 mètres.

L'instrument ainsi disposé, on peut commencer l'examen. On se servira toujours, pour commencer, de faibles grossissements, on aura recours ensuites aux grossissements forts. *Il faut surtout éviter l'emploi d'oculaires forts*. L'oculaire le plus faible ou moyen (Leitz, OC. 1) est celui qui convient le mieux ; les oculaires trop forts diminuent et obscurcissent le champ du microscope, et rendent l'examen difficile (2). On peut même se dispenser, dans beaucoup de cas, de tirer le tube. Le diaphragme à petite ouverture convient aux forts grossissements, celui à grande ouverture est bon pour les grossissements faibles. Pour les objectifs 3 et 7 il ne faut employer que le miroir concave. Pour commencer la mise au point, on abaissera le tube en lui imprimant un mouvement circulaire en spirale ; pour la terminer, la main droite tourne la vis micrométrique et la main gauche tient la préparation; les différents plans de la préparation seront vus grâce aux petits mouvements d'abaissement et d'élévation imprimés au tube par

(1) La lumière transmise par le miroir dans cette position constitue ce qu'on appelle l'éclairage central; pour reconnaître certaines nuances délicates, les différences de niveau, l'éclairage oblique ou latéral est préférable. Pour cela le miroir est placé latéralement; il faut enlever le diaphragme et laisser l'orifice de la platine absolument dégarni.

(2) Toutes les figures comprises dans ce livre ont été dessinées avec un oculaire faible.

la vis micrométrique. Il faut s'habituer, en regardant dans le microscope, à tenir les deux yeux ouverts.

Dessin des préparations.

Pour l'étude des coupes microscopiques le dessin est un adjuvant précieux. L'observation devient plus nette, le dessin fait découvrir certains détails passés inaperçus jusqu'alors ; l'observation la plus attentive ne remplace pas le dessin; même quand on est peu exercé il faut essayer de reproduire les préparations à un faible et à un fort grossissement. Pour bien dessiner il faut placer le papier à la hauteur de la platine du microscope ; avec l'œil gauche on regarde dans le microscope et l'on tient l'œil droit fixé sur le crayon et le papier. Au début on éprouve bien quelques difficultés, mais on acquiert très rapidement une pratique suffisante.

Mensuration.

Pour mesurer les éléments microscopiques il est nécessaire d'avoir un oculaire micromètre et un micromètre-objet. Le micromètre-objet est mis sur la platine et on le regarde à travers l'oculaire micrométrique ; on compte ainsi le nombre de divisions du micromètre objectif répondant à une ou plusieurs divisions du micromètre oculaire. Comme la valeur des divisions du micromètre-objet est connue, on calcule facilement la grandeur d'un élément, qui, dans un grossissement donné, recouvre une ou plusieurs divisions du micromètre oculaire. Voici d'ailleurs un exemple qui rendra l'intelligence de la chose plus facile. Avec l'objectif 3 et l'oculaire 1 de L e i t z, le tube restant en place, 5 divisions du micromètre oculaire recouvrent une division du micromètre objectif; chaque division du micromètre-objet représente 0,05 centièmes de millimètre. Par conséquent 5 divisions du micromètre oculaire répondent à 0,05 centièmes de millimètre, et une division du même micromètre oculaire à 0,01 centième de millimètre; si maintenant un élément microscopique, une fibre musculaire striée, par exemple, dont on veut mesurer la largeur, occupe avec ce grossissement 4 divisions du micromètre oculaire, cette fibre aura une largeur de 0,04 centièmes de millimètre.

Il est souvent difficile, surtout à de faibles grossissements, de compter les fines divisions du micromètre oculaire ; on peut dans ces conditions s'aider des grandes stries qui limitent les divisions de 5 en 5. Ainsi par exemple avec l'objectif 3 et l'oculaire 1 de L e i t z, *le tube étant tiré*, 40 divisions du micromètre oculaire recouvrent 5 divisions du micromètre-objet,

donc ces 40 divisions répondent à 5/20 de mil. $= 0,25$ mm. et, par conséquent 1 division du micromètre oculaire répond avec ce grossissement
à 0,0062 mm. et 2 divisions à 0,0124 mm. etc....

Avec l'objectif 7 et l'oculaire 1 de Leitz, le tube étant en place, 30 divisions du micromètre oculaire recouvrent 1 division du micromètre-objet.
Donc ces 30 divisions répondent à 0,05 mm., 1 division à 0,0017 mm. ou 17μ.
Enfin, avec l'objectif 7 et l'oculaire 1 de Leitz, le tube étant tiré, 40 divisions du micromètre oculaire recouvrent 1 division du micromètre-objet ;
par conséquent 40 divisions $= 0,05$ mm., 1 division $= 0,0012$ ou 12 μ.

Celui qui veut entreprendre un grand nombre de mensurations fera bien
de dresser une table de 1 à 20 et de dizaine en dizaine jusqu'à 100. Il
est inutile d'ajouter que les mensurations que nous avons données ne
s'appliquent qu'aux instruments venant de chez Leitz. Pour *chaque* instrument la mensuration sera appliquée d'après la méthode indiquée plus
haut.

Pour finir, nous recommandons à ceux qui veulent faire du microscope,
de la patience, beaucoup de patience; si les préparations ne réussissent pas,
il ne faut pas s'en prendre à la méthode qui a souvent fait ses preuves,
mais à celui qui l'exécute. Ceux qui ne peuvent s'astreindre à suivre à la
lettre les prescriptions données précédemment, n'auront pas le droit de se
plaindre si leur travail n'est pas fructueux.

DEUXIÈME PARTIE

ANATOMIE MICROSCOPIQUE ET TECHNIQUE SPÉCIALE

L'anatomie microscopique a pour but l'étude des éléments organiques et de leurs moyens d'union. Elle comprendra donc : 1° l'étude des parties élémentaires, c'est-à-dire l'étude des *cellules* et de *leurs dérivés* ; 2° l'étude des *organes*, c'est-à-dire de la résultante de l'union systématique de ces parties élémentaires.

Certains agrégats élémentaires sont constitués presqu'exclusivement par une seule variété de cellules ; ils portent aussi le nom de *tissus simples*, par opposition avec d'autres dans la structure desquels entrent des cellules de différentes sortes, et qui portent le nom de *tissus composés*. On considère comme tissus simples, les tissus *épithélial, conjonctif, musculaire* et *nerveux*. Les tissus composés ou mieux organisés ne sont que la réunion de deux ou plusieurs tissus simples. Mais en réalité la plupart des tissus simples sont eux-mêmes des tissus composés. C'est ainsi que le tissu musculaire, par exemple, est constitué par des cellules musculaires, par du tissu conjonctif, par des vaisseaux et des nerfs, qui à leur tour sont encore formés par les tissus les plus différents.

La division des éléments de l'organisme en divers tissus semble donc artificielle ; elle est cependant légitime, surtout au point de vue de leur développement embryonnaire.

A. — DES CELLULES ET DE LEURS DÉRIVES

1. Généralités sur les cellules.

Chacun des organes de l'animal est constitué par les cellules et leurs dérivés, et par les substances *intercellulaires*. La cellule est un élément à
étendue limitée, capable, dans certaines conditions, de se nourrir, de se développer et de se reproduire. Ce sont ces propriétés qui font que la cellule
est considérée comme un *organisme élémentaire*.

Toute cellule est constituée par deux parties essentielles : le protoplasma et le noyau.

1° *Protoplasma*. — Le protoplasma (ou substance cellulaire) est une
substance molle finement granuleuse, insoluble dans l'eau, se gonflant
facilement et formée par des substances albuminoïdes de l'eau et des sels.
A l'aide de forts grossissements on reconnaît que les granulations protoplasmiques ne sont qu'un réseau filamenteux contenant dans ses mailles
une substance fondamentale homogène, la substance inter-filamenteuse (1).

2° *Noyau*. — Le noyau est la plupart du temps une vésicule nettement
délimitée, le plus souvent claire, possédant une enveloppe cuticulaire, la
membrane nucléaire, et un réseau filamenteux plus ou moins fin. Dans
les mailles de ce réseau, se trouve une substance molle, (protoplasma
nucléaire, suc nucléaire), et de plus, un ou plusieurs nucléoles. Un grand
nombre de matières colorantes colorent le réseau nucléaire et le nucléole,
dont la substance porte pour cette raison le nom de *chromatine*, ou substance chromatique ; la substance fondamentale du noyau au contraire ne
se colore pas et pour cette raison (2) on la désigne sous le nom de substance achromatique (*achromatine*). Les noyaux eux aussi sont formés par
de l'albumine, de l'eau et des sels, auxquels s'adjoint une substance particulière au noyau, la nucléine.

---

(1) Voici les synonymes d'après certains auteurs : Masse filamenteuse = Spongio-
plasma = Protoplasma.
Masse inter-filamenteuse = Hyaloplasma = Paraplasma.
Les deux derniers noms ne devraient pas être employés à cause de leur confusion
possible avec le protoplasma ou substance cellulaire.

(2) Certains milieux fixateurs, le liquide de M ü l l e r par exemple, de même que
certaines matières colorantes, telle que l'hématoxyline, peuvent colorer la substance
achromatique.

La plupart des cellules possèdent un seul noyau, quelques cellules en possèdent plusieurs (certaines cellules migratrices, les cellules géantes, etc.). Les cellules dépourvues de noyau, comme les cellules cornées de l'épiderme ou les globules rouges du sang des mammifères, en ont possédé un, à un moment donné de leur développement.

Signalons comme partie non essentielle de la cellule, la *membrane cellulaire*, qu'un grand nombre de cellules ne possèdent pas : elle résulte soit de la condensation extrême de la couche périphérique du protoplasma, soit de la formation d'une cuticule mince et homogène. Quant aux granulations pigmentaires et gouttelettes graisseuses, aqueuses ou muqueuses qu'on voit dans le protoplasma de certaines cellules, elles ne sauraient être considérées que comme des parties accidentelles. Il en est de même du *noyau secondaire*, qu'on rencontre dans certaines cellules, dans les cellules glandulaires, dans l'œuf etc. ; il résulte d'une segmentation du noyau principal. Le but de cette segmentation n'est pas cependant la multiplication de la cellule, mais bien la destruction de la portion nucléaire ainsi séparée.

La *forme* des cellules varie à l'infini. Les formes qu'elles peuvent affecter sont les suivantes : *forme sphérique*, c'est la forme ordinaire des cellules pendant la vie embryonnaire ; chez l'adulte elle est plus rare, il n'y a guère que les leucocytes qui soient parfaitement sphériques ; *forme discoïde*, globules rouges du sang par exemple ; *forme polyédrique*, telles les cellules du foie ; *forme cylindrique*, comme dans l'épithélium intestinal ; *forme cubique* (cellules pavimenteuses) comme par exemple les cellules épithéliales de la capsule du cristallin ; *forme aplatie*, endothélium vasculaire ; *forme de fuseau*, cellules conjonctives, par exemple.

Les cellules peuvent en outre être *étirées en longues fibres*, telles les fibres musculaires lisses par exemple, ou *étoilées* comme les cellules nerveuses.

La forme du *noyau* correspond généralement à celle de la cellule. Ce noyau est en effet elliptique dans les cellules cylindriques, fusiformes et étoilées ; il est arrondi dans les cellules sphériques ou cubiques. Les noyaux lobulés, ou polymorphes se rencontrent dans les cellules géantes et dans les leucocytes ; ces formes ne sont qu'une des expressions de l'activité cellulaire, indiquant soit une

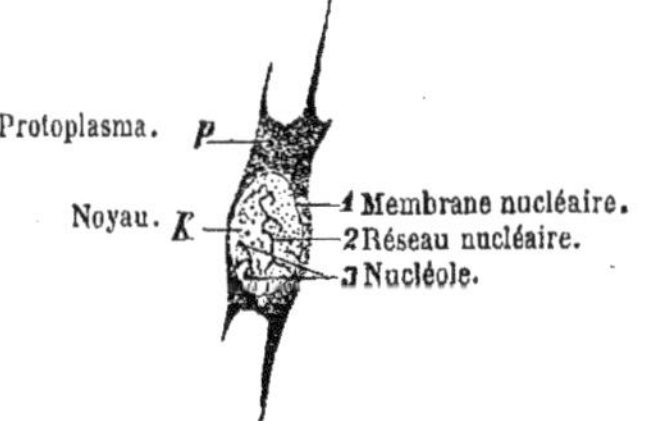

Fig. 2. — *Cellule conjonctive de la peau du triton.* (Gross. 560.) Les gros filaments du réseau nucléaire sont seuls apparents. A ce grossissement, les fins filaments apparaissent comme des points, et les nucléoles semblent faire partie du réseau nucléaire.

modification dans la forme ou dans le siège de la cellule, soit une division commençante.

La *grandeur* des cellules varie de 4 μ (1), dimension absolument microscopique, à la grosseur des œufs d'oiseaux et d'amphibies.

Les *propriétés vitales* de la cellule ne nous occuperont qu'au point de vue de leur manifestation sous le microscope ; le reste rentre dans le domaine de la physiologie ; nous n'examinerons que les phénomènes de motilité, de reproduction et de sécrétions cellulaires visibles au microscope.

a) Les phénomènes de motilité se manifestent soit sous la forme de mouvements amiboïdes, soit sous la forme de mouvements vibratiles (cils vibratiles), soit enfin sous la forme de contraction de certaines fibres (fibres musculaires). Les mouvements amiboïdes sont les plus importants. Très fréquents, ces mouvements ont été observés sur presque toutes les variétés de cellules de l'organisme animal. Sur les leucocytes, où les mouvements amiboïdes sont bien accusés, on voit le protoplasma cellulaire émettre des prolongements plus ou moins fins, qui se divisent pour se réunir à nouveau, et engendrent les figures les plus variées. Les prolongements peuvent rentrer dans le corps cellulaire, d'autres fois ils se fixent en un point quelconque, et déterminent ainsi une progression de la cellule entière, réalisant ainsi le phénomène de la *migration cellulaire* qui joue un si grand rôle dans l'économie animale. Ces prolongements peuvent entourer des granulations ou de petites cellules et les faire passer dans le corps de la cellule. Ce phénomène est connu sous le nom d'*intussusception de la cellule* (3). Les mouvements amiboïdes sont très lents ; chez les animaux à sang chaud on ne les reproduit qu'en employant la chaleur artificielle. Pour les mouvements vibratiles et contractiles voir pages 42 et 48.

Il y a encore certains phénomènes de motilité qu'on observe aussi bien sur des cellules vivantes que sur des cellules mortes ; ce sont les mouvements moléculaires ; ils sont dus à l'oscillation des plus petites granulations de la cellule, à la suite de courants de liquides. On peut souvent les observer dans les corpuscules de la salive.

---

(1) Un micron = μ = 0,001 mm.

(2) Les amibes sont des organismes uni-cellulaires qui présentent à un haut degré les mouvements décrits dans le texte.

(3) Il ne faut pas confondre l'intussusception de la cellule avec sa *nutrition* qui, elle, est un phénomène provoqué par une série de processus très compliqués , processus chimiques à l'intérieur de la cellule, courants osmotiques, imbibition, compression, etc.

b) Formation et reproduction des cellules. -- Jadis on distinguait deux sortes de genèses cellulaires : la genèse libre de la cellule, ou génération équivoque, et la genèse par divi-sion cellulaire. Suivant la doctrine de la genèse spontanée, les cellules pourraient naître dans un liquide approprié, le *cytoblastème*. Cette théorie est à l'heure actuelle complètement abandonnée , aujourd'hui on ne reconnaît qu'un seul mode de formation cellulaire, la formation par la division de cellules préexistantes. *Omnis cellula e cellula* (1). Lorsque la cellule se divise le noyau se divise d'abord, puis le protoplasma. et la division se fait en deux parties sensiblement égales (2). Dans ce processus, il y a une augmentation et un groupement déterminé du réseau nucléaire. Ce groupement n'est irrégulier que *dans un petit nombre de cas*, souvent dans les leucocytes. La division du noyau en deux parties précède celle du protoplasma. Ce mode de division porte le nom de *division cellulaire directe*.

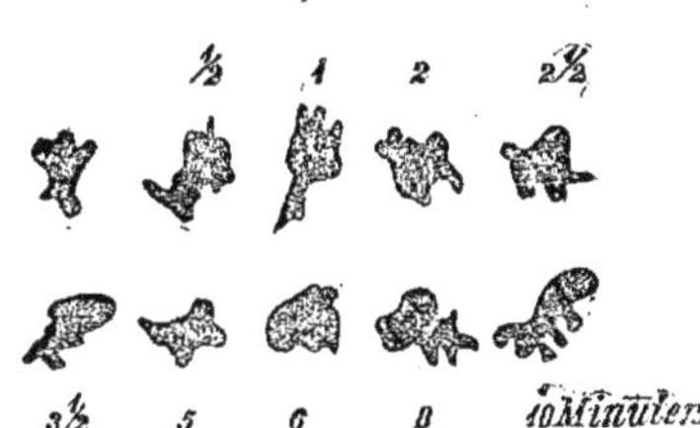

Fig. 3. — *Leucocyte d'une grenouille.* (Gross. 500). Changements de forme survenus dans l'espace de 10 minutes. Observation continuée toutes les demi-minutes d'abord, puis toutes les minutes et toutes les deux minutes (**Technique n° 71**).

Dans la plupart des cas le groupement des filaments nucléaires est soumis à des lois déterminées. Cette sorte de division porte le nom de *division indirecte* division par *mitose* (3). Voici d'ailleurs comment cette division s'opère : le noyau augmente de volume, la chromatine devient plus abondante, et le réseau nucléaire se transforme en plusieurs filaments tortueux (4), *spirem* (fig. 4, 2). Pendant ce temps la membrane nucléaire et le nucléole disparaissent. Les filaments se fragmentent ensuite transversalement. Chaque fragment prend la forme d'une petite anse; ces anses d'abord irrégulièrement disposées (5) ne tardent pas à se grouper de manière que la

(1) Il en est de même du noyau, qui naît toujours d'un autre noyau préexistant ; la théorie de la genèse équivoque des noyaux, d'après laquelle les noyaux viendraient directement du protoplasma, et par conséquent indépendamment du noyau cellulaire, est loin d'être confirmée.

(2) Si la division du noyau est régulière, elle porte le nom de *segmentation* ; si les contours de la division sont irréguliers, le processus est désigné sous le nom de *fragmentation*. Les noyaux polymorphes ne sont souvent que des phases prémonitoires de la fragmentation.

(3) μίτος, le fil, parce que le réseau nucléaire devient filamenteux.

(4) Certains auteurs admettent que le réseau cellulaire se transforme en un seul fi plusieurs fois enroulé autour de lui-même.

(5) Le fuseau nucléaire et les rayons polaires ne sont pas visibles sur la fig. 4. Il en est de même des corpuscules polaires.

portion convexe se dirige vers le centre clair du noyau et les extrémités libres vers la périphérie. C'est à cette dernière figure de la division nucléaire qu'on donne le nom d'*aster*. Un peu plus tard, chaque anse se

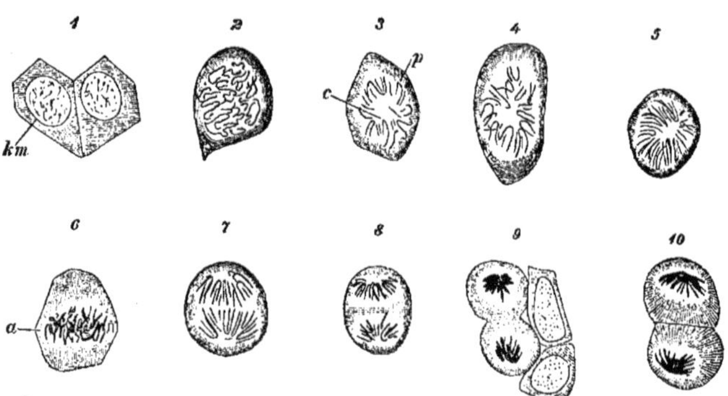

Fig. 4. — *Différentes phases de la division indirecte observées sur les cellules épithéliales de la cornée du triton.* (Gross. 560.) 1. Deux cellules épithéliales dont le noyau laisse voir sa membrane *km*, et son réseau nucléaire fortement coloré. — 2. La membrane nucléaire a disparu. — 3. Filaments nucléaires fragmentés, la convexité des anses est tournée en partie vers le centre *c*, en partie vers la périphérie *p*. — 4. Plaque stellaire ; la convexité des anses est tournée vers le centre. — 5. Les anses à la suite du dédoublement sont devenues minces et nombreuses. — 6. Metakinesis, *a*. Plaque équatoriale. — 7. Tonnelet. — 8. Amphiaster. — 9. Division du protoplasma cellulaire. Les deux cellules voisines laissent voir leur noyau, le réseau nucléaire n'est pas visible parce que la coloration est insuffisante. — 10. La division de la cellule est complète, les noyaux ne sont pas encore revenus à l'état de repos. (**Technique n° 2**).

scinde en deux anses secondaires ; le nombre des anses est doublé, en même temps que chaque anse est devenue plus mince. Les anses minces provenant de la division d'une anse large portent le nom d'anses sœurs. Au même moment apparaissent de fins filaments achromatiques dont l'ensemble forme un fuseau, *fuseau nucléaire* (Karyaster). Aux extrémités du fuseau, du côté des pôles, là où les filaments s'entrecroisent, le protoplasma cellulaire est rayonné, et forme ce que l'on appelle les cytaster. Les anses pendant ce temps restent à l'équateur du fuseau nucléaire, loin des pôles.

Survient alors un mouvement des anses, *metakinesis*, (*6*) qui s'opère de la façon suivante : de deux anses sœurs, l'une se dirige vers un pôle, l'autre vers le pôle opposé ; les anses se trouvent ainsi divisées en deux groupes, et le noyau a dès lors l'aspect d'un *tonnelet*. Les anses, dans ces groupes, ont toujours leur extrémité convexe dirigée du côté du pôle auquel elles se rendent, elles forment ainsi une étoile double *amphiaster* (*8*). Alors commence à l'équateur de la cellule une division du protoplasma, qui bientôt est partagé en deux portions égales (*10*).

Le groupe d'anses dévolu à chaque cellule se réunit de nouveau en peloton (Fig. 4, *2*) *dispire*, et finalement il reprend la forme du noyau au repos (Fig. 4, *1*). Le fuseau achromatique nucléaire et le cytaster disparaissent.

La division cellulaire d'après le type que nous venons de décrire ne réalise que deux noyaux ; il est rare, et c'est presque toujours un fait pathologique, de voir plus de deux noyaux se former par mitose.

La durée d'une division cellulaire oscille entre une demi-heure (chez l'homme) et 5 heures (chez les amphibies). La multiplication cellulaire peut encore se faire par *endogenèse*, et par bourgeonnement ; la multiplication endogène s'observe sur des cellules, pourvues d'une enveloppe résistante (œuf, cellules cartilagineuses) ; le processus de cette division est le même que celui décrit plus haut ; mais les cellules mères et filles restent dans la même enveloppe (fig. 42). Le bourgeonnement consiste dans *l'émission de bourgeons* par la périphérie de la cellule ; ces bourgeons, en se séparant de la cellule, forment des cellules indépendantes...

Les cellules filles présentent toujours les caractères des cellules mères. On n'a jamais vu une cellule épithéliale, par exemple, se diviser pour donner naissance à des cellules conjonctives.

c) Phénomènes de sécrétion. — Les cellules d'une glande subissent des modifications qui varient avec son état de fonctionnement ou de repos. Dans un grand nombre de glandes ces modifications sont peu importantes. C'est ainsi que les cellules des glandes séreuses à l'état de repos se distinguent par leur petit volume et leur aspect sombre, tandis que à l'état de réplétion elles sont gonflées et très claires.

Il n'en est plus de même pour les cellules des glandes muqueuses par exemple. Le phénomène de la sécrétion peut être ici suivi de plus près. A l'état de repos la cellule cylindrique d'une glande muqueuse pos-

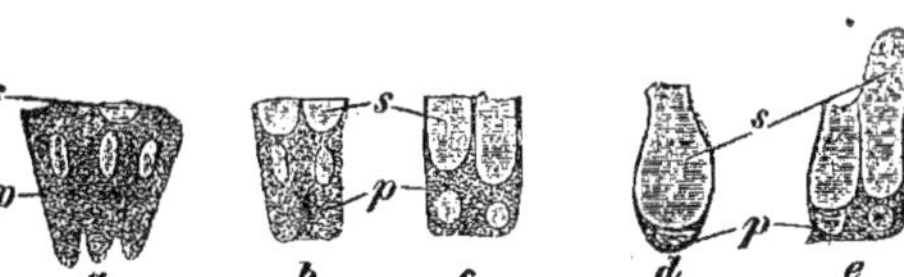

Fig. 5. — *Cellules épithéliales dissociées, provenant de la muqueuse gastrique de l'homme*: Gross. 560 ; *p*. protoplasma ; *s*. substance sécrétée. *a*. Deux cellules à l'état de repos ; la cellule du milieu montre un commencement de métamorphose muqueuse ; *e*. La paroi supérieure de la cellule placée à droite est aplatie, le contenu s'est échappé ; le protoplasma granuleux se multiplie à nouveau, et le noyau redevient rond. (**Technique n° 93**).

sède un protoplasma granuleux, et un noyau central elliptique (fig. 5 *a*). Lorsque la sécrétion commence, le protoplasma granuleux de la portion de la cellule, qui regarde la lumière de la glande, se transforme en une masse claire (*b, s*) séparée plus ou moins nettement de la portion du protoplasma qui est encore au repos (*b, p*). La sécrétion continue, les masses protoplasmiques transformées augmentent (*c*). Les parties de la cellule qui ne subissent pas cette transformation, c'est-à-dire le noyau et une partie du protoplasma, sont refoulés sur la base de la cellule, le noyau s'arrondit de plus en plus et quelquefois il s'aplatit (*d*). La cellule ainsi remplie de matière sécrétée a notablement augmenté de volume ; à un moment donné la paroi cellulaire se déchire au niveau de la face libre de la cellule, les matières accumulées sortent progressivement, pendant que le protoplasma ainsi que le noyau du fond de la cellule commencent leur travail de régénération, de sorte qu'à la fin de la sécrétion la cellule a repris les caractères d'une cellule à l'état de repos. Le plus grand nombre des cellules glandulaires ne se détruisent pas par l'acte de la sécrétion ; elles sont à même de le recommencer plusieurs fois de suite ; il faut faire une exception pour les cellules des glandes sébacées , c'est le détritus de ces cellules qui forme le sébum.

La *durée de la vie* d'une cellule est limitée ; les éléments anciens sont détruits, et de nouveaux viennent prendre leur place. Jadis ce processus était identifié à celui de la sécrétion. C'est une erreur. Les cellules mortes ont un petit noyau et très peu de protoplasma ; souvent le noyau est refoulé sur les bords de la cellule, la matière chromatique diminue, et parfois ce noyau présente des vacuoles.

L'*accroissement* de la cellule est en général dû à l'augmentation du protoplasma ; comme cette augmentation est généralement irrégulière, la forme de la cellule reste rarement la même après qu'avant l'accroissement ; la cellule devient allongée, aplatie, ramifiée, etc. Les cellules, à quelques exceptions près, sont généralement molles, et leur forme subit l'influence des agents mécaniques, c'est ainsi que les cellules épithéliales de la vessie, cylindriques à l'état de vacuité, deviennent aplaties lorsque cet organe se trouve à l'état de réplétion.

2. Des différentes espèces de cellules.

I. Leucocytes (Cellules lymphatiques). — Les leucocytes ou globules blancs sont des cellules sans enveloppe, à protoplasma granuleux et visqueux, renfermant un ou plusieurs noyaux. Douées de mouvements amiboïdes (voy. p. 36), ces cellules n'ont pas une forme déterminée ; à l'état de repos elles sont globuleuses (fig. 6 et 7) ; elles mesurent de 4 à 14 μ. La dénomination des leucocytes varie avec le point où on les observe. C'est ainsi que dans les vaisseaux chylifères et lymphatiques ils portent le nom de *corpuscules du chyle ou de la lymphe* et que dans les vaisseaux sanguins on les décrit sous le nom de *globules blancs* ; dans la moelle des os ils portent le nom de *cellules médullaires*. On les rencontre en outre dans les tissus adénoïdes, dans le tissu conjonctif, entre les épithéliums et entre les cellules glandulaires, ils arrivent là au moyen de leurs mouvements amiboïdes par une sorte de migration, d'où le nom de *cellules migratrices* qu'on leur donne encore.

II. GLOBULES ROUGES. — Ces cellules sont des éléments mous, extensibles, très élastiques, à surface lisse et glissante. Chez l'homme et les mammifères les globules affectent la forme de disques circulaires aplatis, excavés sur chacune des deux surfaces, rappelant ainsi la for-

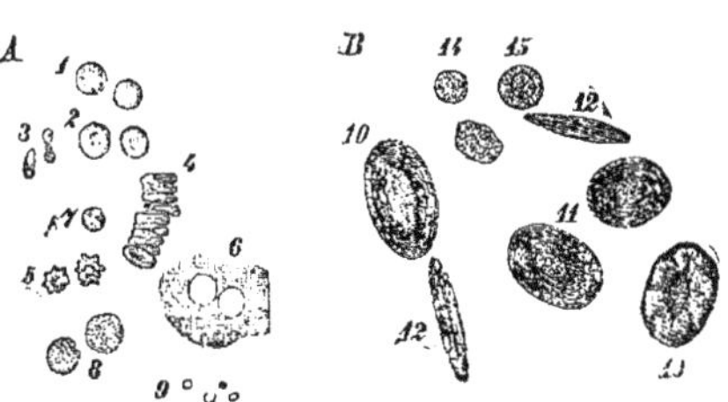

Fig. 6 et 7. — *Corpuscules sanguins* (gross. 560). A. Sang humain. B. Sang de grenouille. 1 à 6. Globules rouges discoïdes. 1. Plan optique inf. 2. Plan optique sup. 3 et 4 globules vus de côté. 5. Glob. crénelés par dessiccation, 6. Après addition d'eau. 7. Glob. rouges sphériques. 8. Glob. blancs. 9. Plaquettes du sang.— 10-13. Globules rouges de la grenouille. 10. Glob. tout à fait frais, noyau peu apparent. 11. Glob. vu à quelques minutes plus tard, noyau plus visible. 12. Glob. vu de côté, 13. après addition d'eau. 14. Glob. blanc vivant. 15. Glob. blanc mort. **(Technique n⁰⁸ 67 à 69).**

me d'une lentille bi-concave (1). Parmi les mammifères il faut excepter le chameau et le lama dont les globules ont une forme ovalaire.

Chez l'homme les globules sont discoïdes et mesurent 7,5 μ de diamètre sur 1,6 μ d'épaisseur.

Les globules rouges des mammifères de nos pays sont généralement plus petits que ceux de l'homme ; ce sont ceux du chien qui s'en rapprochent le plus (7, 3 μ). Ces globules sont constitués par un *stroma* (protoplasma) dont les lacunes sont remplies par la matière colorante du sang, l'*hémoglobine*. Cette matière donne au globule une coloration jaunâtre ou mieux jaune verdâtre ; on n'y trouve ni noyau, ni membrane d'enveloppe. Les globules rouges des poissons, amphibies, reptiles et oiseaux se distinguent de ceux des mammifères, en ce qu'ils affectent une forme ovalaire et biconvexe, qu'ils sont plus grands (chez la grenouille ils mesurent 22 μ. de long sur 15 μ. de large) et qu'ils ont un noyau circulaire ou ovale dans leur partie centrale. Leurs autres propriétés se confondent d'ailleurs avec celles des globules des mammifères.

III. CELLULES ÉPITHÉLIALES. — Ce sont des éléments cellulaires à protoplasma nettement délimité, et pourvus d'un noyau. Elles manquent souvent de membrane d'enveloppe. Il est fréquent de voir cette membrane limitante remplacée par une condensation de la couche périphérique du protoplasma cellulaire.

(1) On trouve en outre dans le sang humain des corpuscules sphériques colorés, plus petits que les globules rouges (5 μ) ; ces corpuscules sont peu nombreux.

Molles et dépressibles, ces cellules se moulent sur les éléments contigus. De là une grande diversité dans leur conformation extérieure.

On peut cependant en dégager deux formes principales : la forme plate et la forme cylindrique ou mieux prismatique. Ces deux formes extrêmes se trouvent reliées entre elles par une foule de formes de transition.

Les cellules épithéliales aplaties, cellules *plates*, cellules *pavimenteuses*, possèdent rarement une forme régulière ; il n'y a guère que l'épithélium pigmenté (v. *Rétine*) qui soit constitué par des cellules assez régulières, hexagonales ; la plupart du temps leur contour est très irrégulier.

Les cellules épithéliales *cylindriques*, vues de côté, sont des éléments allongés, dont la hauteur dépasse de beaucoup la largeur, vues de champ elles sont hexagonales; en réalité elles sont prismatiques. L'épithélium *cubique* est composé de cellules dont la hauteur égale la largeur (fig. 8, *1*). Un grand nombre de cellules cylindriques sont pourvues à leur surface libre d'une sorte de plateau ou ourlet (fig. 8, *3*, *s*.) souvent strié, qui n'est qu'une

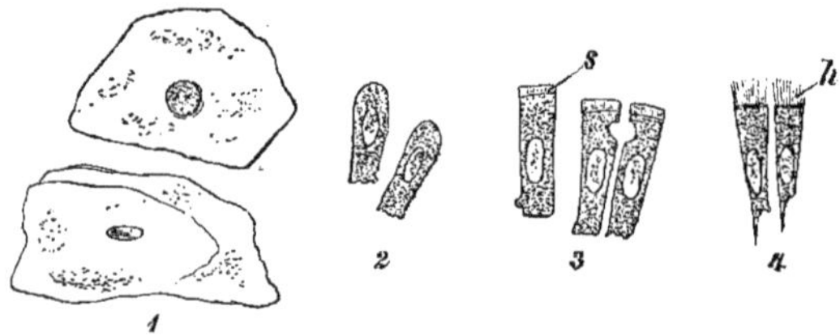

Fig. 8. — *Cellules épithéliales du lapin.* (Gross. 560). 1. Cellules plates (épithélium de la muqueuse buccale). 2. Cellules cylindriques (épithélium cornéen). 3. Cellules cylindriques à plateau, s. (épithélium intestinal). 4. Cellules à cils vibratils, h. (Épithélium bronchique). (**Technique n° 82**).

production cellulaire, une formation cuticulaire. Quelquefois ce plateau porte des filaments très mobiles, se mouvant toujours dans la même direction. Ainsi constituées, ces cellules portent le nom de cellules cylindriques à cils vibratiles.

Les cellules épithéliales sensorielles, très différentiées, seront décrites avec les organes des sens.

Les cellules épithéliales s'unissent les unes aux autres, soit par des surfaces plates (au moyen d'une substance inter-cellulaire ou ciment, peu abondant d'ailleurs) ; ou bien elles s'unissent par des prolongements de formes variées qui s'engrènent dans des dépressions correspondantes des cellules contiguës et sont souvent l'effet de la compression. Cette union peut être également réalisée par des saillies que l'on voit à la surface de certaines cellules épithéliales. Ce ne sont pas à proprement parler des prolongements, mais des sortes de filaments d'union, qui traversent la substance inter-cellulaire et assurent une adhérence intime entre les cellules épithé-

____

(1) Ces cellules portent encore le nom de cellules pavimenteuses.

liales voisines. Les cellules pourvues ainsi de dents et de pointes sont généralement connues sous le nom de cellules épithéliales dentelées. Ces prolongements ont été encore récemment nommés *ponts inter-cellulaires* (fig. 9).

Une couche continue de cellules épithéliales, recouvrant une surface interne ou une surface externe, porte le nom *d'épithélium*. Cette couche est tantôt simple, tantôt formée de plusieurs rangées superposées, c'est là ce qui nous permet de distinguer :

1° *Épithélium pavimenteux simple*. (Fig. 10) — Épithélium pigmentaire de la rétine, épithélium des alvéoles pulmonaires, du péritoine, des

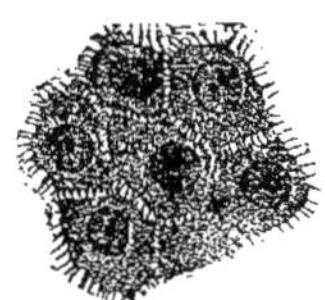

Fig. 9. — *Épithélium pavimenteux stratifié*. Coupe perpendiculaire passant par le corps muqueux de l'épiderme (Gross. 560). Sept cellules réunies par les ponts intercellulaires. **(Technique n° 58).**

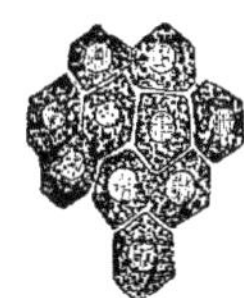

Fig. 10. — *Épithélium pavimenteux disposé sur une seule couche*. Épithélium pigmentaire de la rétine humaine. (Gross. 560). **Technique n° 159 *b*.).**

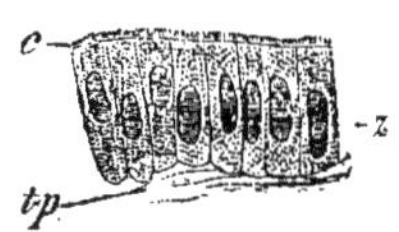

Fig. 11. — *Épithélium cylindrique disposé sur une seule couche*. Intestin humain (Gross. 560). *c*. Plateau strié. *z*. Cellules cylindriques. *tp*. Tunique propre. **(Technique n° 93).**

réseaux vasculaires de Haller, du labyrinthe membraneux, enfin l'épithélium des cavités articulaires, des gaînes tendineuses, des bourses séreuses, des voies sanguines et lymphatiques (1).

A cette classe appartient également l'épithélium cubique constitué par une seule rangée de cellules. Un revêtement épithélial de cette nature se rencontre sur le plexus choroïde, sur la face interne de la cristalloïde, dans le corps thyroïde, et dans la plupart des glandes de l'économie.

2° *Épithélium cylindrique simple*. (Fig. 11) — Épithélium du tube intestinal et d'un grand nombre de conduits excréteurs des glandes.

3° *Épithélium vibratile simple*. — Dans les fines ramifications bronchiques, dans l'utérus, les trompes, dans les sinus du nez, dans le canal central de la moelle.

4° *Épithélium pavimenteux stratifié*. — Les couches successives de cet épithélium ne sont pas toutes constituées par des cellules aplaties. La couche la plus inférieure se compose de cellules cylindriques ; les couches

(1) Les cinq dernières enveloppes épithéliales ont été désignées (pour des raisons embryogéniques) sous le nom *d'endothélium*, et leurs cellules sous le nom de *cellules endothéliales*.

immédiatement supérieures ne possèdent que des cellules dentelées, irrégulièrement polygonales, et à forme extrêmement variée. Ce n'est qu'à
mesure que l'on se rapproche de la surface que les cellules s'aplatissent de plus en plus (fig. 12).

L'épithélium pavimenteux stratifié se trouve dans la bouche, le pharynx, l'œsophage ; on le retrouve également sur les cordes vocales, sur la conjonctive oculaire, dans le vagin et dans l'urèthre de la femme.

Le tégument externe possède lui aussi un épithélium pavimenteux stratifié, mais avec cette modification que les cellules des couches les plus superficielles sont représentées par de petites écailles cornées complètement dépourvues de noyau. Dans les ongles et les poils nous trouvons les mêmes cellules écailleuses, mais ici elles ont conservé leur noyau.

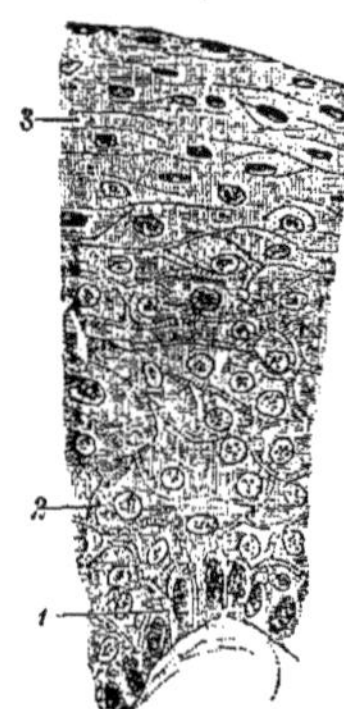

Fig. 12. — *Épithélium pavimenteux stratifié*. larynx humain. (Gross. 240). 1. Cellules cylindriques. 2. Cellules dentelées. 3. Cellules plates. **(Technique n° 112)**.

5° *Épithélium cylindrique stratifié.* — N'existe chez l'homme que sur la conjonctive palpébrale. La disposition des cellules est celle que nous allons décrire dans le paragraphe qui suit.

6° *Épithélium vibratile stratifié.* — Seules les couches superficielles sont cylindriques et pourvues de cils vibratiles ; les couches profondes sont constituées par des cellules rondes, et les couches moyennes par des éléments fusiformes (fig. 13).

Cette variété d'épithélium tapisse le larynx, la trachée et les grosses bronches, les fosses nasales et la partie supérieure du pharynx, la trompe d'Eustache et l'épididyme.

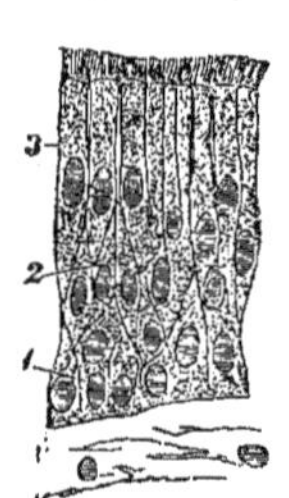

Fig. 13. — *Épithélium cilié stratifié* (Gross. 560). Muqueuse nasale de l'homme, région respiratoire. **(Technique n° 179)**.

IV. Les cellules conjonctives ne se distinguent que par leur siège ; leur forme varie à l'infini ; on décrit des cellules conjonctives aplaties, polygonales, d'autres qui sont incurvées dans des directions différentes, ou encore des cellules rondes, ovales, fusiformes, étoilées (fig. 34, 35, 36 et 37).

Contrairement aux cellules épithéliales, les cellules conjonctives sont séparées les unes des autres par une notable quantité de substance intercellulaire (fig. 33). Le protoplasma de la cellule connective, en dehors du noyau qui est constant, renferme souvent des granulations pigmentaires ; les cellules deviennent alors pigmentaires, éléments assez rares chez l'homme, puisqu'on ne les trouve que dans certains points de la peau et dans quelques membranes de l'œil ; ils entrent par contre pour une plus grande part dans la constitution des animaux inférieurs. Quelquefois les cellules conjonctives, se chargeant de *gouttelettes graisseuses,* acquièrent un volume considérable, elles prennent une forme sphérique et les histologistes les désignent sous le nom de cellules adipeuses. Dans la cellule adipeuse, le protoplasma est réduit à un mince croissant périphérique. C'est au niveau de ce croissant que se trouve un noyau très aplati.

La masse protoplasmatique est quelquefois d'une minceur telle qu'elle devient invisible.

V. Cellules du tissu adipeux (fig. 14 et 15). Ces cellules ont un aspect identique à celui des cellules adipeuses, mais s'en distinguent par le fait qu'elles ne sont unies les unes aux autres par aucune substance intermédiaire, et qu'elles forment, dans certains points de l'organisme, des amas traversés par de nombreux vaisseaux sanguins et lymphatiques et par des filets nerveux. Ces amas forment le tissu adipeux, si important au point de vue des échanges nutritifs. Chez les individus fortement amaigris la graisse, à quelques gouttelettes près, disparaît complètement des cellules ; et à sa place on voit apparaître un protoplasma pâle, mêlé à un liquide muqueux ; de sphérique qu'elle était auparavant la cellule devient aplatie. Ce sont là les cellules connues en histologie sous le nom de cellules *séroadipeuses.*

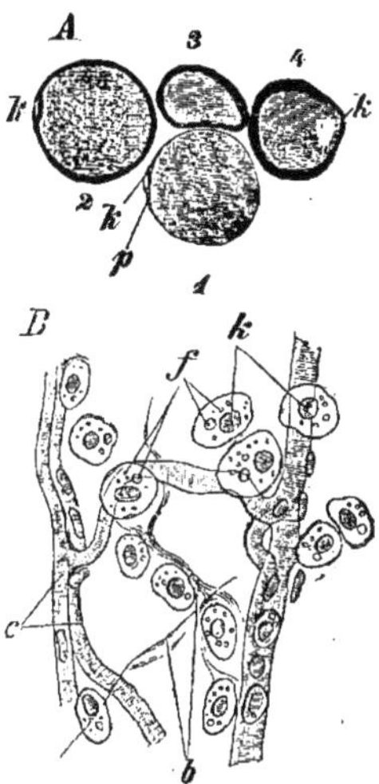

Fig. 14 et 15. — *Cellules graisseuses provenant du creux axillaire.* (Gross. 240). Les cellules représentées dans la fig. 14, proviennent d'un individu légèrement amaigri, celles représentées dans la fig. 15, proviennent d'un sujet extrêmement maigre. 1. Mise au point au niveau de l'équateur de la cellule. 2. Cellule vue sur un plan plus élevé 3 et 4. Cellules déformées par la pression, *p.* Traces de protoplasma autour du noyau aplati. *k. f.* Gouttelettes de graisse. *c.* Capillaires sanguins. *b.* Faisceaux conjonctifs. (**Technique n° 9.**)

VI. Fibres musculaires. Les fibres musculaires affectent dans l'économie animale deux formes essentiellement différentes ; on distingue en effet des fibres musculaires striées et des fibres musculaires lisses. Les unes et les autres ont un corps cellulaire très allongé.

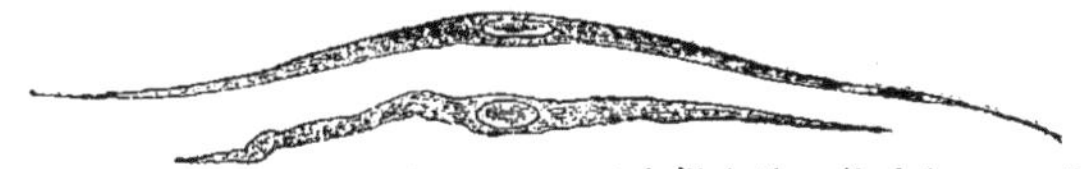

Fig. 16. — *Deux cellules musculaires lisses provenant de l'intestin grêle de la grenouille,* isolées par la solution de potasse à 35 °/0 (Gross. 240). Les noyaux ont perdu leur forme caractéristique sous l'influence de la potasse (**Technique n° 36**).

a) Les *fibres musculaires lisses* (fibro-cellules contractiles), (fig. 16) sont des cellules fusiformes, cylindriques ou bien légèrement aplaties, aux extrémités effilées. Leur longueur varie entre 45 μ et 225 μ, leur largeur entre 4 μ et 7 μ. On a trouvé, dans l'utérus gravide, des fibres musculaires lisses mesurant un demi-millimètre et même plus. Les fibres-cellules sont constituées par un protoplasma (1) homogène pourvu d'un noyau allongé en bâtonnet. Ce noyau est caractéristique de la fibre musculaire lisse. Les fibres-cellules sont intimement unies les unes aux autres et forment généralement des enveloppes membraneuses. On les trouve dans le tube digestif, dans les voies respiratoires, dans la vésicule biliaire, dans les bassinets, urétère, vessie, dans les organes génitaux, dans les vaisseaux sanguins et lymphatiques, dans l'œil et dans le tégument externe. Elles se contractent lentement et ne sont pas soumises à l'influence de la volonté.

b) *Fibres musculaires striées.* La nature cellulaire de cette sorte de fibres n'est prouvée que par l'embryogénie ; l'allongement extraordinaire qu'elles subissent, les divisions répétées de leur noyau, la différenciation particulière de leur protoplasma font que ces éléments cellulaires se présentent à nous comme des unités anatomiques d'une grande complexité. Elles affectent la forme de longues fibres cylindriques , arrondies ou émoussées à leurs extrémités ; dans quelques cas ces fibres se ramifient (muscles de l'œil, de la langue, du tégument externe) (fig. 17 et 18).

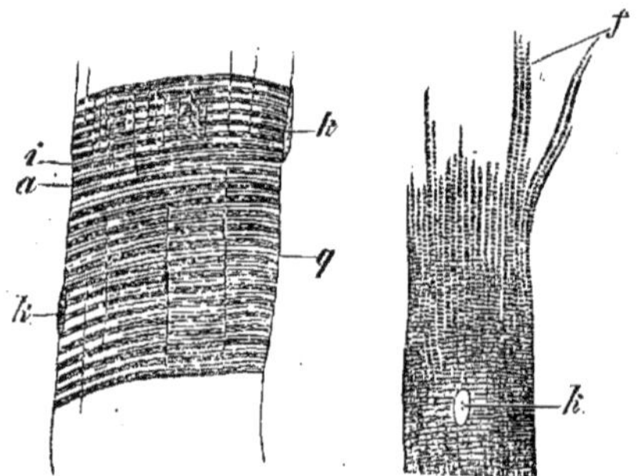

Fig. 17 (Gross. 560). — *Fragment d'un faisceau musculaire humain*; a. Strie anisotrope; i. strie isotrope; q. disque mince; k. noyau. (**Technique n° 28 a.**).

Fig. 18.— *Faisceau musculaire de la grenouille* (Gross. 240). Divisions en fibrilles f; k. Noyau (**Technique n° 31**).

Leur longueur varie entre 5,3 et 12,3 cent. (1), leur épaisseur entre 15 et 50 μ. Les muscles de la face sont constitués par des fibres plus délicates que celles des muscles du tronc. Au microscope la fibre musculaire striée présente alternativement des stries transversales foncées plus larges et des stries claires plus étroites. La substance des stries transversales foncées est biréfringente (*substance anisotrope*), celle des stries clai-

(1) Quelques auteurs ont décrit une striation longitudinale de ce protoplasma. La fibre musculaire lisse serait donc constituée par des fibrilles.

(1) Il est probable que les fibres peuvent atteindre une plus grande longueur ; il est difficile pourtant de démontrer l'isolement sur toute leur longueur étant à peu près impossible.

res est uniréfringente (*isotrope*). A un plus fort grossissement chaque strie transversale se subdivise en stries secondaires de même direction ; c'est ainsi que chaque strie isotrope présente une ligne transversale (fig. 17) et foncée (*disque mince*) au-dessus et au-dessous de laquelle on voit l'*espace clair*. Dans la strie foncée anisotrope, quelques auteurs ont pu observer une ligne transversale claire, *strie intermédiaire*. Les disques minces et la strie intermédiaire manquent souvent.

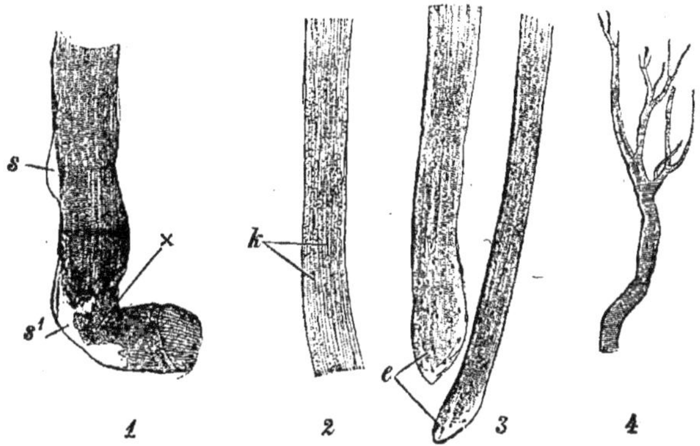

Fig. 19. — *Fragments d'un faisceau de muscle strié de la grenouille* (gross. 50). 1. Faisceau soumis à l'action de l'eau ; *s*. Sarcolemme. En X la substance musculaire a été brisée. La striation transversale n'est pas apparente, la striation longitudinale est au contraire très nette. — 2. Faisceau soumis à l'action de l'acide acétique ; *k*. Noyaux. La fine ponctuation correspond aux granulations interstitielles. — 3. Faisceau traité par la solution de potasse concentrée ; *e*. Extrémité arrondie d'un faisceau. Les nombreux noyaux sont gonflés, vésiculeux. Dans les figures 2 et 3, le grossissement ne permet pas de voir la striation transversale (**Techn. n°ˢ 29, 30, 32**). 4. Fibres musculaires tuméfiées de la langue de la grenouille. (**Techn. n° 33**).

En dehors de cette striation transversale, les fibres musculaires striées présentent encore une striation longitudinale plus ou moins accusée. Certains réactifs (les solutions d'acide chromique p. ex.) mettent en évidence cette dernière striation ; ils peuvent même déterminer la segmentation de la fibre musculaire dans le sens de la longueur, en fibres striées secondaires, décrites sous le nom de fibrilles. La fibrille striée représente l'élément primitif de la fibre musculaire (1); pour former celle-ci les fibril·les s'unissent en s'accolant parallèlement les unes aux autres et constituent le faisceau fibrillaire primitif, la colonnette musculaire. Cette union est assurée par le sarcoplasme, qui les unit en même temps aux faisceaux

(1) Chez beaucoup d'animaux, sous l'influence de certains réactifs (acide acétique, acide chlorhydrique, etc.), la fibre musculaire au lieu de se décomposer en fibrilles se décompose en *disques*. Fibrilles et disques peuvent être encore réduits en disques plus petits *anisotropes* (*sarcous elements*), considérés par quelques auteurs, comme les éléments primitifs de la fibre musculaire.

fibrillaires avoisinants. Le *sarcoplasme* n'est que le restant du protoplasma cellulaire originel, qui ne s'est pas différentié en fibrille. La disposition de cette enveloppe sarcoplastique ne peut être étudiée que sur des coupes transversales. Elle apparaît aussi sous la forme d'un réseau transparent, dont les mailles sont occupées par les coupes transversales des faisceaux primitifs. C'est l'apparence de ces derniers sur une coupe transversale qu'on désigne généralement sous le nom de *champ de Cohnheim*. Le sarcoplasme renferme des amas granuleux (*granulations interstitielles*) et des noyaux. Ces noyaux sont de forme ovale à grand axe parallèle à la direction de la fibre musculaire. Chez les mammifères ces noyaux se trouvent à la surface de la fibre musculaire sous le sarcolemme, chez les autres vertébrés les noyaux sont dans la fibre musculaire elle-même.

Chaque fibre musculaire est enveloppée d'une gaine homogène, le *sarcolemme* ; la fibre striée se compose ainsi de fibrilles, de sarcoplasme et de sarcolemme.

Les fibres musculaires striées se trouvent dans les muscles du tronc et des extrémités, dans les muscles de l'œil, de l'oreille, de la langue, du pharynx, de la moitié supérieure de l'œsophage, et dans presque tous les muscles du larynx. Les organes génitaux et le rectum en possèdent également. Chez quelques animaux, le lapin par exemple, on distingue deux sortes de muscles striés : 1° les muscles rouges, le demi-tendineux, le soléaire par exemple ; 2° les muscles blancs, comme le grand adducteur. En présence de l'électricité, ces deux variétés de muscles striés se comportent différemment : les muscles rouges se contractent progressivement, les fibres blanches se contractent brusquement. Au microscope, la fibre rouge est d'une striation transversale moins régulière ; sa striation longitudinale est plus nette ; elle renferme en même temps un plus grand nombre de noyaux arrondis. Ces deux sortes de fibres striées se retrouvent également chez l'homme ; mais, au lieu d'être isolées, elles se trouvent intimement mélangées dans les mêmes muscles. La contraction des fibres striées, contrairement à celle des fibres lisses, est rapide et soumise à l'influence de la volonté.

Les *fibres musculaires du cœur* occupent une place à part. Elles sont striées, il est vrai, mais de par leur développement et de par leur aspect microscopique, elles ne sont que des fibro-cellules contractiles modifiées. Chez les animaux inférieurs, les grenouilles par exemple, elles sont fusiformes, à noyau allongé, et à protoplasma strié surtout dans le sens transversal (fig. 20, A). Chez les mammifères, les fibres myocardiques affectent la forme de courts cylindres se terminant souvent en forme de gradins (fig. 20, B).

Le protoplasma de ces cellules s'est différencié en fines fibrilles transversales, entre lesquelles on retrouve des traces du protoplasma primitif non différencié. Cette disposition permet de reconnaître une striation longitudinale souvent très nette. Autour du noyau, simple ou double, on voit une couche de protoplasma homogène et souvent aussi des granulations graisseuses. Les fibres myocardiques sont dépourvues de sarcolemme. Elles présentent en outre comme caractère différentiel, chez les animaux supérieurs notamment, leurs anastomoses obliques ou transversales (fig. 20, X).

VII. Les CELLULES NERVEUSES (*cellules ganglionnaires*) sont des cellules de formes très différentes et de dimension variant de 10 à 100 *p*. Il y en a de fusiformes et de sphériques. Souvent elles sont irrégulièrement étoilées, leur protoplasma envoie des prolongements en différents sens : ceux-ci se divisent à leur tour et finissent par former un lacis de fibrilles très ténues.

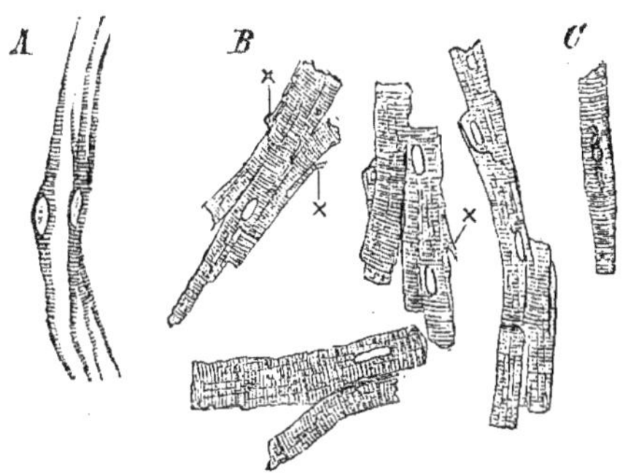

Fig. 20. — *Fibres musculaires cardiaques isolées par la potasse.* (Gross. 240). A. cœur de grenouille. — B. cœur de lapin. X. ramifications transversales (**Techn. n· 32**). — C. fibres vues sur une coupe longitudinale d'un muscle papillaire du cœur humain. Granulations graisseuses aux pôles du noyau,(**Techn. n· 62**).

Ces prolongements portent le nom de *prolongements protoplasmiques* (fig. 21 et 22, *p.*). De tous ces prolongements il y en a toujours un qui reste indivis, pendant tout son trajet ; il se recouvre d'une gaîne de myéline et se trouve ainsi transformé en fibre nerveuse à myéline (voy. plus loin). Dans le tube nerveux, le prolongement constitue le cylindre-axe, d'où le nom de prolongement axile qu'on lui donne. Certaines cellules ganglionnaires en sont dépourvues (V. *Rétine*). Les cellules ganglionnaires à deux prolongements portent le nom de cellules *bipolaires*, celles qui en ont plusieurs sont connues sous le nom de cellules *multipolaires* ; il est aussi parfois question de cellules *unipolaires* ou encore *apolaires* ; mais on peut aisément démontrer que le prolongement unique d'un grand nombre de cellules unipolaires des ganglions spinaux est constitué en réalité par deux prolongements, suivant la même direction, et se séparant à angle droit après avoir parcouru un certain trajet. Ces cellules sont encore connues sous le nom de cellules à prolongement en T. Les cellules apolaires ne sauraient être regardées que comme des formes embryonnaires, ou des produits dus à un artifice de préparation.

Chaque cellule ganglionnaire se compose d'un protoplasma granuleux et finement strié, contenant souvent des granulations pigmentaires brunjaunâtres, et d'un noyau vésiculeux (fig. 22, *c*, et fig. 78) nettement nucléolé. Ce noyau est caractéristique pour les cellules ganglionnaires ; elles manquent de membranes d'enveloppe.

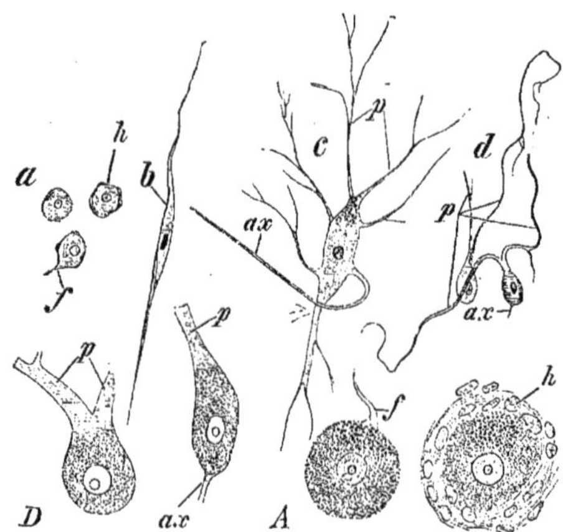

Fig. 21 et 22. — *Différentes formes de cellules nerveuses*. A. Cellule sphérique unipolaire du ganglion de Gasser de l'homme (gross. fig. 21, 80, fig. 22, 240). Deux cellules seulement montrent leur prolongement *f*: Deux autres *h*, sont pourvues d'une enveloppe nucléée. (Techn. n° 37). — *b*. Cellule en fuseau. — *c*. Cellule multipolaire de la moelle du bœuf (gross. 80, Techn. n° 38). — *d*. Cellules multipolaires (cellules de Purkinje) provenant du cervelet humain (gross. fig. 22, 80, fig. 21, 240.) *p*. Prolongements protoplasmiques. — *Ax*. Prolongement axile. (**Techn. n° 38**). — Les noyaux de *b*. *c*. *d*. ont perdu leur forme caractéristique au cours de la préparation.

Les cellules ganglionnaires se trouvent dans le système nerveux central, dans les ganglions ; on les rencontre, mais plus rarement, sur le trajet des fibres émanées soit de l'axe cérébro-spinal, soit du sympathique.

Les cellules ganglionnaires sont anastomosées les unes avec les autres, au moyen des prolongements qui en émanent de tous côtés, et forment en s'entrecroisant le lacis dont nous venons de parler. Dans les cornes antérieures de la moelle, les grandes cellules ganglionnaires s'anastomosent à l'aide de prolongements aplatis et ramifiés.

Les fibres nerveuses doivent nous occuper immédiatement après les cellules nerveuses, quoique leur nature cellulaire soit encore fortement controversée.

VIII. Les FIBRES NERVEUSES sont de deux sortes ; les fibres *à myéline* et les fibres *sans myéline*. Ces deux formes ne sont pas aussi nettement différentes qu'on pourrait le croire. Il n'est pas rare de voir des fibres nerveuses contenir de la myéline sur une partie de leur trajet, et en être dépourvues sur une autre partie ; même au point de vue embryogénique, la différence n'est pas tranchée ; cependant au point de vue pratique il est bon de conserver cette distinction.

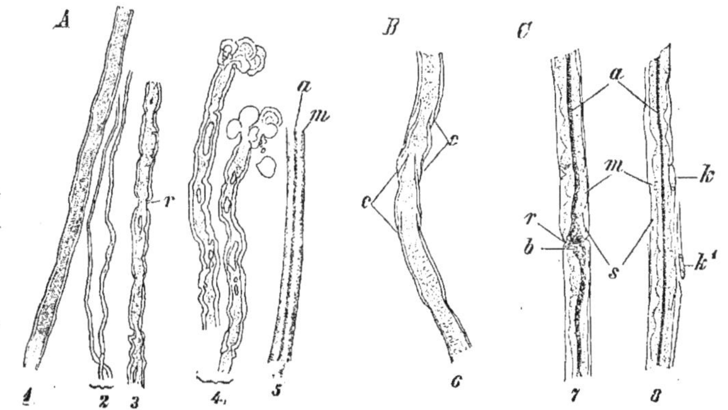

Fig. 23, 24 et 25. — A. *Fibres nerveuses à myéline provenant du sciatique de la grenouille.* (Gross. 240) 1. 2. 3 fibres à l'état frais dans l'eau salée. (**Techn. n· 39, a**). — 3. Fibre avec des étranglements. — 4. Fibres nerveuses ayant subi l'action de l'eau. (**Techn. n· 40**). — 5. Fibres traitées par l'alcool absolu (**Techn. n· 41**) *m*, myéline qui s'est échappée de la gaîne. *a.* Cylindre-axe. — B et C. Fibres nerveuses du lapin. (Gross. 560). — *b*, à l'état frais ; — *c.* Segments cylindro-coniques. (**Techn. n· 39 a**). — 7. 8 fibres après durcissement ; *a*, Cylindre-axe — *b*, Renflement biconique. — *r*, Étranglement annulaire — *m*, Myéline détachée en *s* de la gaîne de Schwann. — *k.* Noyau de la gaîne de Schwann — *k'*, Noyau de l'endonèvre. (**Techn. n· 44.**)

a) Fibres à myéline. A l'état frais ces éléments se présentent sous la forme de fibres brillantes parfaitement uniformes de 1 à 20 μ d'épaisseur ; leur constitution n'est révélée que par les réactifs. La partie la plus importante de la fibre nerveuse est représentée par le fin filament cylindrique, de nature élastique, qui occupe le centre du tube nerveux, et porte le nom de *cylindre-axe* (fig. 23, *a*). On remarque sur toute sa longueur une fine striation longitudinale, preuve de sa constitution fibrillaire. La striation transversale, qui apparaît si nettement (fig. 26) après l'action du nitrate d'argent, n'a pas encore été interprétée d'une façon satisfaisante. Le cylindre-axe est complètement entouré d'une gaîne formée par une substance graisseuse, liquide et fortement réfringente, la *myéline*.

Cette gaîne n'est pas continue, elle est entaillée à intervalles irréguliers

par des enfoncements obliques (Incisures de Lantermann), et se trouve
ainsi divisée en autant de fragments, connus sous le nom de *segments cy-
lindroconiques* (fig. 24, B).

La myéline, substance absolument homogène pendant la vie, subit après
la mort, lorsqu'on ajoute certains réactifs, une transformation partielle ;
au début la fibre présente un double contour (1), puis la myéline se seg-
mente pour ainsi dire et, se rétractant, elle se présente sous la forme de
petites masses sphériques (3 et 4). Immédiatement au-dessus de la gaine
médullaire on trouve la *gaîne de Schwann*, mince membrane homogène,
dont la face interne est tapissée d'une série de noyaux ovalaires, allongés
dans le sens du grand axe, et entourés d'une petite quantité de protoplasma. A des intervalles déterminés on voit que la fibre nerveuse pré-

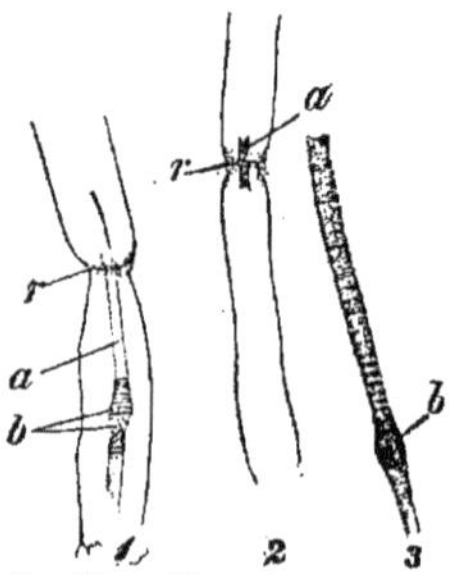

sente certains étranglements annulaires ; à ce
niveau la myéline disparaît de sorte que le cylindre-axe et la gaîne Schwann se touchent.
Ces points portent le nom d'*étranglements annulaires* (fig. 23, *3*). Au voisinage de l'étranglement annulaire le cylindre-axe se trouve
pourvu d'un renflement biconique (*b*). L'imprégnation par le nitrate d'argent démontre l'existence d'un cément au niveau des étranglements (fig. 26).

FIG. 26. — *Fibres à myéline de la
grenouille après l'action du nitrate
d'argent.* (Gross. 560). I. Étranglement annulaire. *a.* Cylindre-axe,
noirci seulement sur un court trajet,
b. renflement biconique ; pendant la
dissociation le cylindre-axe a glissé.
— **2.** *a.* cylindre-axe en place, noirci
seulement sur un court trajet. Par
cette méthode la myéline n'est pas visible. — 3. Cylindre-axe dont on ne
voit pas la gaîne. (**Techn. n° 42**).

Chaque fibre à myéline est divisée, par le
fait de ces étranglements annulaires, espacés à
intervalles réguliers, en autant de segments
(segments inter-annulaires).

Les fibres nerveuses à myéline se trouvent
dans les troncs et rameaux des nerfs cérébro-
spinaux ; on les trouve également dans quel-
ques nerfs du système du grand sympathique. Dans la moelle et le cerveau
elles perdent leur gaîne de Schwann. La grosseur d'une fibre ne signifie
rien au point de vue de son rôle moteur ou sensitif ; la seule chose qu'on
puisse dire c'est que plus le trajet d'une fibre nerveuse est long plus le
volume de cette fibre est considérable. Les fibres nerveuses à myéline ne
se divisent qu'à leur extrémité périphérique. La durée de leur existence
est assez limitée ; elles dégénèrent ; le cylindre-axe et la myéline se transforment en une substance grenue, parsemée de noyaux ; c'est aux dépens
de cette dernière substance que se développeront de nouvelles gaînes de
myéline et de nouveaux cylindres-axes.

(1) D'où le nom de fibres nerveuses à double contour ou à bords foncés.

b). **Les fibres nerveuses sans myéline** (*fibres pâles, fibres de Remak*) sont des filaments transparents, finement striés longitudinalement et d'épaisseur variable. Un cylindre-axe (faisceau de fibrilles fines) et une gaîne de Schwann pourvue de noyaux, tels sont les éléments qui les constituent. On trouve les fibres sans myéline dans le cerveau, dans la moelle ; mais c'est surtout dans le système nerveux du grand sympathique qu'on les rencontre. Elles y affectent même une disposition spéciale. Au lieu de parcourir leur trajet parallèlement comme les fibres à myéline, les fibres de Remak se divisent, s'unissent et forment ainsi des réseaux à mailles allongées. Dans les transformations terminales des nerfs cérébro-spinaux, on trouve les fibres nerveuses sans gaîne de Schwann, réduites par conséquent à leur cylindre-axe.

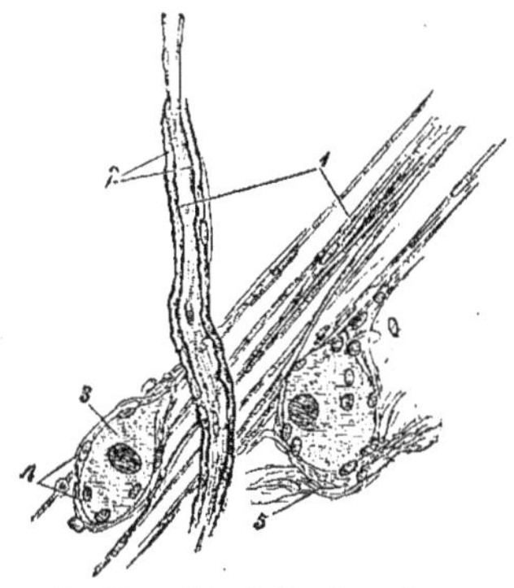

Fig. 27. — *Dissociation du nerf sympathique du lapin.* (Gross. 240) 1, fibre sans myéline. — 2. Fibre mince à myéline.— 3. Cellules ganglionnaires, l'acide osmique a fait perdre au noyau son aspect caractéristique. — 4. Noyaux de l'enveloppe conjonctive. — 5, Faisceaux fins de tissu conjonctif. Le pro'oplasma qui entoure les noyaux des fibres nerveuses sans myéline n'est pas visible à ce grossissement. (**Techn. n° 43**).

3. — Les substances intercellulaires.

Pendant la première période embryonnaire l'organisme animal est presqu'exclusivement constitué par des cellules ; ce n'est que plus tard qu'apparaît une plus ou moins grande quantité de substances occupant les interstices des cellules. Cette substance est un produit cellulaire. Elle peut être due soit à une sécrétion des cellules, soit à une transformation des couches périphériques des corps cellulaires ou des cellules elles-mêmes. Le mode de cette genèse est encore assez obscur et très controversé.

Les substances intercellulaires peuvent être en petite quantité et alors elles prennent le nom de *cément* ; ce cément est dépourvu de toute apparence de structure et siège principalement entre les cellules épithéliales, les cellules connectives, les fibres musculaires lisses, etc., d'autres fois elles prennent une telle importance par leur quantité qu'elles l'emportent sur les éléments cellulaires. Dans ces conditions ce n'est plus un cément, c'est une *substance fondamentale.* Celle-ci peut être hyaline, sans structure aucune, tel le tissu muco-gélatineux du cordon ombilical, ou bien elle peut avoir une structure propre.

Parmi les substances fondamentales ayant une structure spéciale, nous pouvons citer :

I. La SUBSTANCE FONDAMENTALE DU TISSU CONJONCTIF FIBRILLAIRE. Les éléments de ce tissu sont représentés par des fibrilles conjonctives (fibres conjonctives) (1).

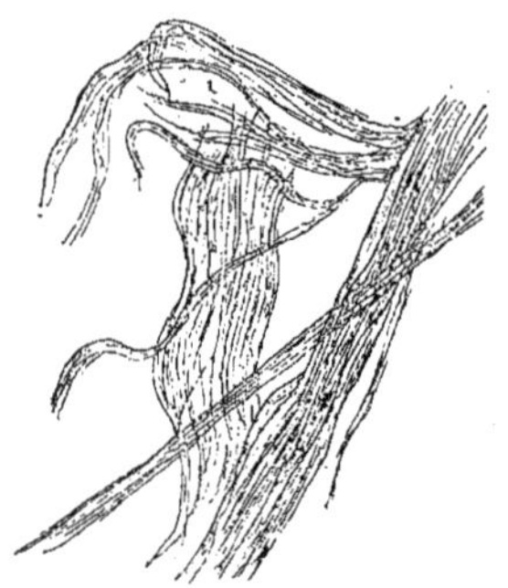

FIG. 28. — *Faisceaux conjonctifs de différente grosseur, provenant du tissu conjonctif intermusculaire de l'homme* (Gross. 240. — Techn. n· 5).

Ces fibrilles sont des filaments extrêmement fins réunis en faisceaux, faisceaux conjonctifs, par une substance connective hyaline. Les faisceaux conjonctifs sont mous, flexibles, peu extensibles, et sont en outre caractérisés par leurs bords pâles, par leur striation longitudinale, par leurs ondulations (2) et par leur réaction chimique. Lorsqu'on les traite par l'acide picrique ils se divisent en fibrilles. Les acides dilués les gonflent jusqu'à transparence parfaite. Les alcalis les détruisent ; par l'ébullition, ils se transforment en gélatine.

Il n'est pas rare de voir le tissu conjonctif fibrillaire devenir homogène au niveau des points où il arrive directement en contact avec une couche épithéliale. C'est ainsi que les membranes basales (*basement membrane*) les membranes propres (3), les membranes hyaloïdes, ne sont que du tissu conjonctif modifié.

La substance fondamentale du cartilage hyalin devrait, elle aussi, être rangée dans la classe du tissu conjonctif fibrillaire, car, s'il est vrai que par nos méthodes habituelles d'examen cette substance ne paraît avoir aucune structure, lorsqu'on la soumet à certaines manipulations (à la digestion artificielle par exemple), sa structure fibrillaire apparaît clairement. D'ailleurs à la lumière polarisée la substance fondamentale du cartilage hyalin se comporte comme une substance fibrillaire. Elle est solide, très élastique, et donne, par la coction, de la chondrine.

II. La SUBSTANCE FONDAMENTALE DU TISSU OSSEUX est également constituée par des fibrilles à chondrine, mais celles-ci contiennent en outre des sels calcaires (principalement des phosphates basiques de chaux) ; cette sorte

---

(1) Ici fibres et fibrilles ont la même signification. Il n'en est plus de même lorsqu'il s'agit du tissu musculaire strié. Il faut un certain nombre de fibrilles pour constituer une fibre musculaire.

(2) D'où le nom de tissu conjonctif *ondulé* ou *lâche*.

(3) La membrane propre d'un grand nombre de glandes, celle des glandes salivaires par exemple, est constituée par des cellules aplaties nucléées, qui circonscrivent la glande à la manière d'une coupe.

d'incrustation calcaire leur donne une grande dureté et une grande solidité. La substance fondamentale des dents est analogue à celle des os, avec l'extrême dureté en plus.

III. Substance élastique. L'élément primitif de ce tissu est la fibre élastique (fig. 29, 30 et 31), qui se distingue par son contour net et foncé,

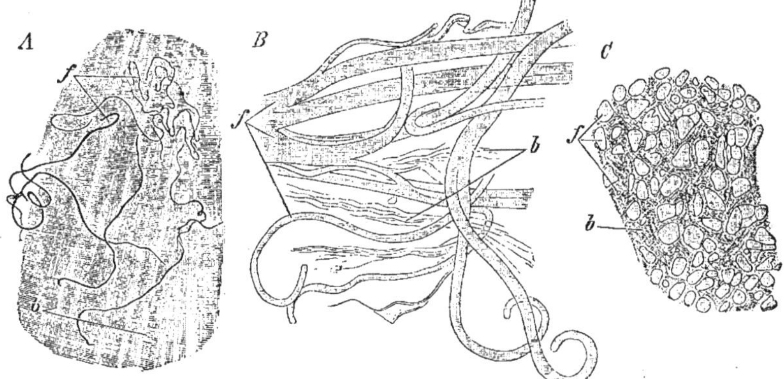

Fig. 29, 30 et 31. — *Fibres élastiques* (gross. 560). A. *f*, Fibres élastiques fines provenant du tissu conjonctif intermusculaire de l'homme. *b*. Faisceaux de tissu conjonctif dissous dans l'acide acétique.— B. *f*, Fibres élastiques très larges provenant du ligament cervical du bœuf. *b*. Faisceaux conjonctifs. (**Techn. n· 11**), — C. Fibres élastiques *f*, sur une coupe transversale du ligament cervical du bœuf. (**Techn. n· 12**).

par sa grande réfringence, et par sa remarquable résistance à l'action des acides et des alcalis. Les fibres élastiques sont d'une épaisseur très variée — jusqu'à 11 μ — ; elles se disposent généralement en réseaux plus ou moins fins, à mailles plus ou moins larges. Les réseaux élastiques à mailles étroites et à grosses fibres se rapprochent des membranes élastiques (fig. 32) qui sont tantôt homogènes, tantôt finement striées, percées d'un plus ou moins grand nombre d'orifices (d'où le nom de membranes fenêtrées). Les membranes élastiques doivent probablement leur formation à la fusion des fibres élastiques larges.

Dans les substances intercellulaires il faut aussi ranger les *formations cuticulaires*, qui ne sont en somme que des sécrétions concrétées à la surface des cellules.

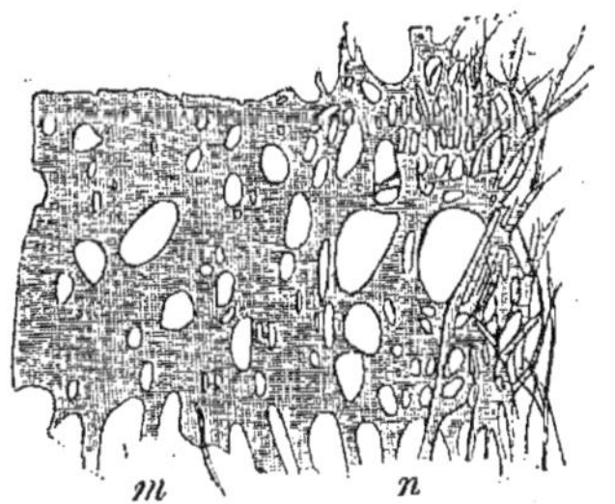

Fig. 32. — *Réseau de fibres élastiques larges* provenant de la membrane fenêtrée de l'endocarde gauche de l'homme. (Gross. 560. **Techn. n· 13**).

TECHNIQUE.

N° 1. Noyau des cellules. — Ce sont les larves d'amphibies qui se prêtent le mieux à l'étude de la constitution du noyau et de ses modes de division. Les larves de salamandre, si abondantes dans nos mares pendant les mois de juin et juillet, sont faciles à trouver.

On prend des larves de 3 à 4 cent. de longueur, on les met dans 20 cent. cubes d'acide osmo-chromo-acétique immédiatement après leur capture. Ces larves y meurent rapidement. Un ou deux jours après on coupe dans la queue d'une de ces larves un fragment d'un cent. de long. A l'aide de deux pinces on essaie de dépouiller ce fragment de son enveloppe cutanée. Si l'opération a réussi, on râcle prudemment à l'aide d'un scalpel l'épithélium de ce fragment cuticulaire. Le reste, le mince chorion, est durci dans environ 50 cent. cubes d'alcool progressivement renforcé, (page 15) ; on colore à la safranine (page 7) et l'on monte dans le baume. Avec de forts grossissements on voit de belles formes nucléaires, figure 2.

Les muscles striés de la queue, de même que les membranes musculaires lisses de l'intestin fournissent également de très belles préparations.

N° 2. Karyokinèse. — Pour la *division des noyaux*, dont les détails se voient déjà assez bien avec la technique qui précède, je recommande la méthode suivante. Après avoir fixé les larves de salamandre, par un séjour de 48 heures environ dans l'acide osmo-chromo-acétique, on les lave une heure durant dans un courant d'eau, et on les durcit dans l'alcool progressivement renforcé.

Deux jours après on excise à l'aide de petits ciseaux fins le bord de la cuticule cornée, puis à l'aide de pinces on enlève cette cuticule, qui est d'une minceur extrême. Cette opération réussit en général assez facilement ; on colore finalement à la safranine (page 7) et on monte dans la résine de damar.

Pendant cette opération la cuticule cornée doit toujours avoir sa face convexe en haut. Déjà à un faible grossissement on aperçoit dans les cellules épithéliales un grand nombre d'images karyokinétiques, qui se distinguent par leur teinte rouge intense. Lorsqu'on emploie de forts grossissements, on obtient des images analogues à celles représentées dans la figure 4.

N° 3. Cellules épithéliales à cils vibratiles. — Pour avoir à l'état vivant des cellules épithéliales à cils vibratiles on procède de la façon suivante. On tue une grenouille (page 10) on la place sur le dos et d'un coup de ciseaux on enlève la mâchoire inférieure. La voûte palatine se trouve ainsi mise à nu. On excise de la muqueuse de cette voûte une étroite bandelette de 5 mm. de longueur environ ; on la place sur le porte-objet dans quelques gouttes d'eau salée, et l'on recouvre d'une lamelle. A un faible grossissement le débutant ne distinguera que des courants entraînant de gros corpuscules sanguins (fig. 7). Le mieux est d'employer dès le début de forts grossissements, en ayant soin de porter l'examen surtout sur les bords de la lamelle. Au commencement, le mouvement uniforme dont les cils sont agités empêche de les voir isolément, on les a justement comparés à un champ de blé battu par le vent ; mais déjà au bout de quelques minutes le mouvement se ralentit, et les cils deviennent visibles. Si le mouvement a complètement cessé, il suffit, pour le ranimer, d'ajouter à la préparation une goutte de potasse concentrée, mais ainsi réveillé il dure fort peu ; c'est pourquoi il faut avoir continuellement l'œil fixé à l'oculaire du microscope. Lorsqu'on ajoute à la préparation de l'eau simple, le mouvement cesse immédiatement.

I. — Organes de soutènement et d'union.

A cette classe appartiennent : 1° *le tissu conjonctif,* 2° *le cartilage,* 3° *les os et les dents.*

Ces organes doivent être rapprochés à cause : 1° de leur communauté d'origine (feuillet moyen du blastoderme) ; 2° de leur communauté de structure, les éléments cellulaires y étant de beaucoup inférieurs en nombre et en étendue à la substance intercellulaire très développée ; 3° enfin à cause de leur communauté de fonction. Ce sont les organes de soutien et d'union de tout l'organisme.

Nous trouvons encore en faveur de ce rapprochement un nouvel argument dans ce fait que dans la série animale les différents éléments de ce groupe peuvent se suppléer. C'est ainsi que chez certains poissons la sclérotique est cartilagineuse, que chez certains oiseaux elle est en partie osseuse, et que chez tous les mammifères elle est conjonctive.

1. — Tissu conjonctif.

Il y a plusieurs variétés de tissu conjonctif, à savoir : *a)* le tissu conjonctif muqueux (tissu cellulaire lâche); *b)* le tissu conjonctif fibrillaire; *c)* le tissu conjonctif réticulé.

a) Tissu conjonctif muqueux. Ce tissu est constitué par un grand nombre de faisceaux conjonctifs fins, sans forme définie, réunis par une substance amorphe au milieu de laquelle on distingue des cellules arrondies ou étoilées. Ce tissu, qui est très répandu chez les animaux inférieurs, ne se trouve dans les classes animales plus élevées que dans le cordon ombilical de très jeunes embryons.

b) Le tissu conjonctif fibrillaire est constitué par une substance fondamentale fibrillaire renfermant en outre des cellules et des fibres élastiques.

Cette substance fondamentale a déjà été décrite à la page 54. Les faisceaux conjonctifs circonscrivent des espaces plus ou moins grands, connus sous le nom de fentes conjonctives, et remplis d'un liquide muqueux. Ces fentes rentreraient, d'après certains auteurs, dans le système lymphatique.

Les *éléments cellulaires* (fig. 34, 35, 36 et 37) sont représentés dans cette variété de tissu conjonctif par des cellules irrégulièrement polygonales ou étoilées, incurvées et pliées en différents sens.

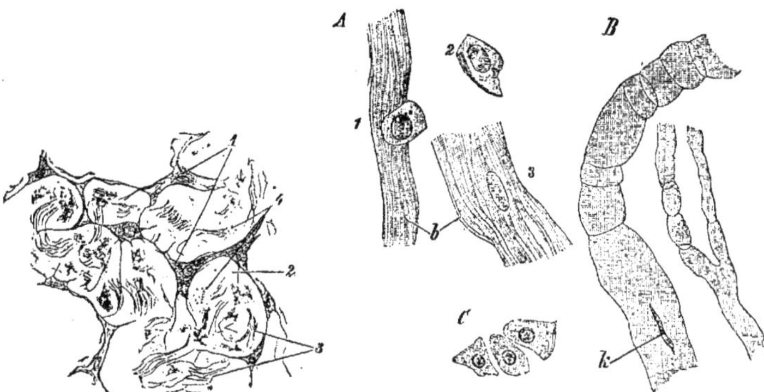

FIG. 33. — *Coupe transversale du cordon d'un embryon humain d'environ 4 mois.* (Gross. 240). 1. Cellules. — 2. Substance intermédiaire. — 3. Faisceaux conjonctifs coupés obliquement. — 4. Faisceaux coupés perpendiculairement. (**Techn, n· 4**).

FIG. 34 et 35. — A. *Cellules conjonctives du tissu conjonctif intermusculaire.* (Gross. 560). 1. Cellules plates adhérant en partie à un faisceau conjonctif. — 2. Cellule coudée. — 3. Cellule dont le protoplasma n'est pas visible. *b*, faisceaux conjonctifs. (**Techn, n· 6**).

B. *Faisceau conjonctif, entouré par des prolongements cellulaires. K.* noyau. (**Techn. n· 8**).

C. Cellules plasmatiques de la paupière d'un enfant. (**Techn, n· 171**).

L'aplatissement et l'incurvation s'expliquent par l'adaptation de ces cellules aux espaces qui les contiennent. Il n'est pas rare de voir les pro-

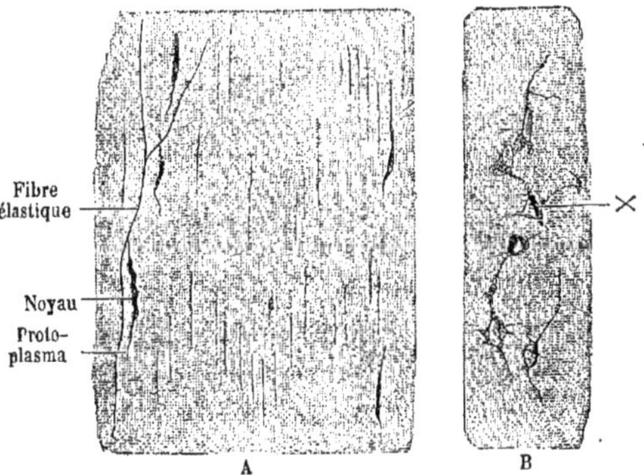

FIG. 36 et 37. — *Fragments d'un tendon de la queue du rat.* (Gross. 240). A. Cellules tendineuses, vues de profil. — B. vues de face. En X. le noyau est coudé, une partie (vue de profil) est sombre, l'autre partie (vue de face) est claire. (**Technique n· 16**).

longements des cellules étoilées embrasser la totalité d'un faisceau conjonctif. Si l'on soumet un de ces faisceaux à l'action de l'acide acétique, on le voit se gonfler dans toute sa longueur, excepté là où il est enserré par les prolongements des cellules étoilées. Au niveau de ces prolongements le faisceau paraît comme étranglé ; il prend un aspect moniliforme. On considérait autrefois ces prolongements comme des fibres, d'où le nom de *fibres annulaires* sous lequel ils sont connus (fig. 35, B). D'autres cellules sont arrondies, à protoplasma abondant, et pourvues d'un gros noyau ; relativement grandes, ces cellules portent le nom de cellules *plasmatiques* et se rencontrent surtout dans le voisinage des petits vaisseaux sanguins (fig. 34, C). Les *mastzellen*, qui se distinguent par leur grande affinité pour les couleurs d'aniline, appartiennent à la même catégorie que les cellules plasmatiques.

Toutes les cellules que nous venons de décrire sont désignées sous le

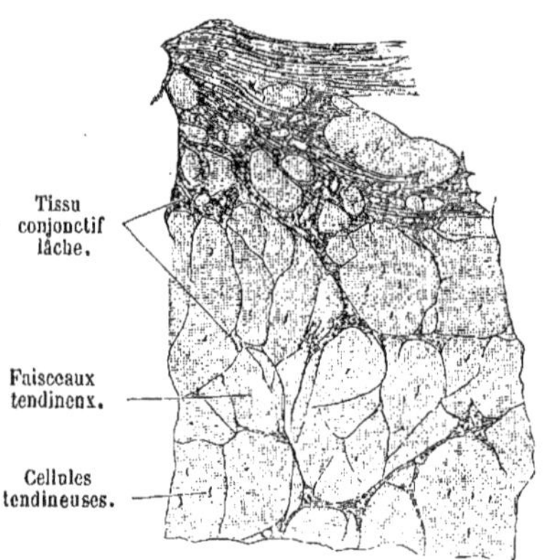

FIG. 38. — A. *Coupe transversale d'un tendon desséché provenant d'un homme adulte.* (Gross. 50. **Technique n· 14**).

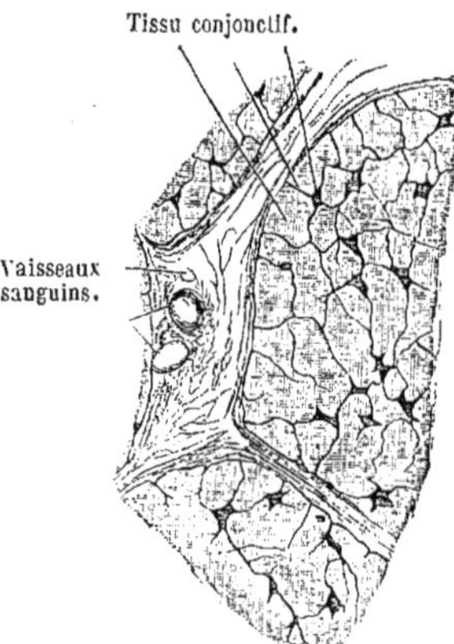

FIG. 39. — Coupe du même fragment fixé par l'acide chromique. (**Technique n· 15**).

nom de *cellules conjonctives fixes*, par opposition aux *cellules migratrices*, éléments analogues aux leucocytes, qui se trouvent également, en plus petit nombre il est vrai, dans le tissu conjonctif fibrillaire. Ces cellules présentent de grandes variations, quant à leur nombre et à leur distribution. Presque tous les tissus conjonctifs à faisceaux fibrillaires contiennent des *fibres élastiques*. L'épaisseur et l'abondance de ces fibres varient à l'infini.

La *graisse* doit être mentionnée comme partie accessoire du tissu conjonctif fibrillaire. Elle apparaît sous forme de gouttelettes dans les cellules conjonctives aplaties, qui se trouvent ainsi transformées en cellules graisseuses.

Les divers éléments du tissu conjonctif fibrillaire s'unissent pour constituer soit des masses informes, « *tissu conjonctif amorphe* », soit des masses ayant une forme déterminée, « *tissu conjonctif figuré* ». Le *tissu conjonctif amorphe* se distingue par la laxité et la direction irrégulière de ses faisceaux fibrillaires. Il sert de moyen d'union entre les organes voisins en même temps qu'il les sépare les uns des autres. C'est pour cela qu'on lui donne aussi le nom de *tissu interstitiel*. Il n'est pas rare de rencontrer de la graisse dans les cellules de ce tissu conjonctif amorphe.

Le *tissu conjonctif à forme définie* se distingue par l'union plus intime et le trajet plus régulier de ses faisceaux. A cette variété appartiennent le derme, les muqueuses, les séreuses, les enveloppes résistantes du système nerveux, des vaisseaux sanguins, de l'œil, d'un grand nombre de glandes, le périoste et le périchondre. Ces membranes seront décrites ultérieurement. On y range encore les tendons, les aponévroses et les ligaments.

Les *tendons* se caractérisent par le parallélisme et l'union intime de leurs fibres, ainsi que par leur pauvreté en fibres élastiques. Ils sont constitués par des faisceaux fibrillaires résistants, faisceaux tendineux, maintenus en place par un tissu conjonctif lâche.

Chacun de ces faisceaux conjonctifs (faisceau secondaire) est constitué par un certain nombre de fibrilles parfaitement parallèles, maintenues au contact par une mince couche de substance intercellulaire ; ils sont eux-mêmes décomposables en faisceaux plus petits, faisceaux primitifs. Les éléments cellulaires du tendon se trouvent intercalés entre ces faisceaux primitifs ; ce sont des cellules conjonctives tantôt fusiformes ou étoilées, tantôt quadrilatères et aplaties ; elles sont disposées en séries et entourent incomplètement les faisceaux primitifs en forme de tuiles. Les prolongements qu'elles émettent les unissent les unes aux autres. Les fibres élastiques n'existent guère que dans le tissu conjonctif lâche qui enveloppe les faisceaux. Dans les faisceaux tendineux eux-mêmes, on n'en trouve que très peu sous forme de réseaux à mailles très minces et très lâches. Les vaisseaux sanguins sont exclusivement contenus dans le tissu conjonctif engaînant. Les lymphatiques siègent de préférence à la surface des tendons. Les quelques nerfs qui s'y trouvent sont des fibres dépourvues de myéline et plongeant dans des appareils terminaux rappelant les plaques terminales motrices.

La structure des *aponévroses* est identique à celle des tendons.

Les *ligaments* se distinguent des tendons par leur contenu plus ou moins abondant en fibres élastiques.

c) *Tissu conjonctif réticulé*. Les opinions actuellement émises sur la structure de ce tissu sont très variées ; c'est ainsi que certains auteurs n'y voient qu'un fin réseau constitué par les anastomoses des cellules étoilées. C'est à cette conception que répond le nom de « *cytogène* » (1), donné à ce tissu. D'aucuns considèrent ce réseau comme formé par des fibres conjonctives, auxquelles seraient accolées des cellules plates et nucléées. Il est possible, en effet, d'isoler chez les vertébrés supérieurs, à l'aide de méthodes compliquées, les contours des cellules aplaties sur les fibres mêmes ; d'ailleurs le fait qu'un tissu fibrillaire peut se transformer, même chez un adulte, en tissu réticulé, et que l'accolement de cellules plates aux faisceaux fibrillaires est presque la règle pour le tissu conjonctif, plaide beaucoup en faveur de cette dernière opinion. Les mailles du tissu conjonctif réticulé sont bondées de leucocytes. Cette dernière forme de tissu réticulé se rencontre surtout dans les glandes lymphatiques ou mieux dans les nodules lymphatiques. C'est pour rappeler cette apparence glandulaire qu'on l'appelle aussi *tissu adénoïde*.

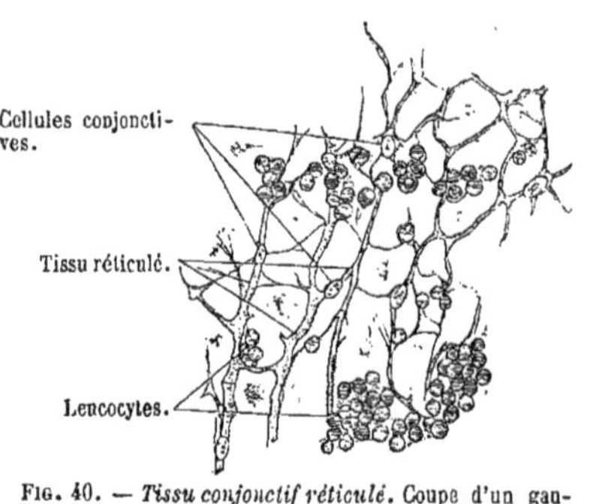

Fig. 40. — *Tissu conjonctif réticulé.* Coupe d'un ganglion lymphatique humain traité par le pinceau. (Gross. 560. Technique n° 76).

2. — Cartilage.

Le cartilage est résistant, élastique, se coupant facilement, de coloration laiteuse ou jaunâtre ; il est constitué par des *cellules* et par une *substance fondamentale*. La forme des cellules est peu caractéristique. Les formes arrondies ou aplaties latéralement sont les plus communes. Elles siègent dans des excavations de la substance fondamentale, qu'elles remplissent complètement. Une capsule fortement réfringente, souvent concentriquement striée, entoure ces cellules ; c'est la *capsule des cellules cartilagineuses*. La substance fondamentale est tantôt uniforme, homogène, tantôt traversée de fibres élastiques ou de fibrilles conjonctives, ce qui a permis de distinguer : *a*) le cartilage hyalin; *b*) le cartilage élastique, et *c*) le cartilage fibreux.

a) Le *cartilage hyalin* a la coloration légèrement bleuâtre du verre opale. On le rencontre dans l'appareil respiratoire, dans le nez, les côtes, les articulations ; il se trouve en outre dans les synchondroses, et chez

(1) La qualification de *cytogène* conviendrait également au tissu conjonctif muqueux.

l'embryon dans un grand nombre de points, où il sera remplacé plus tard par du tissu osseux. Il est caractérisé par une substance fondamentale absolument *uniforme*. Celle-ci peut subir dans certains cas spéciaux des modifications particulières ; c'est ainsi que dans certains points la substance fondamentale des cartilages du larynx et des côtes se transforme en fibres rigides (fig. 41 et 42). Cette transformation donne au cartilage un aspect brillant tout particulier, quand on l'examine à l'œil nu. Avec l'âge la substance fondamentale du cartilage hyalin s'incruste de sels calcaires, qui apparaissent d'abord sous la forme de petites granulations, pour

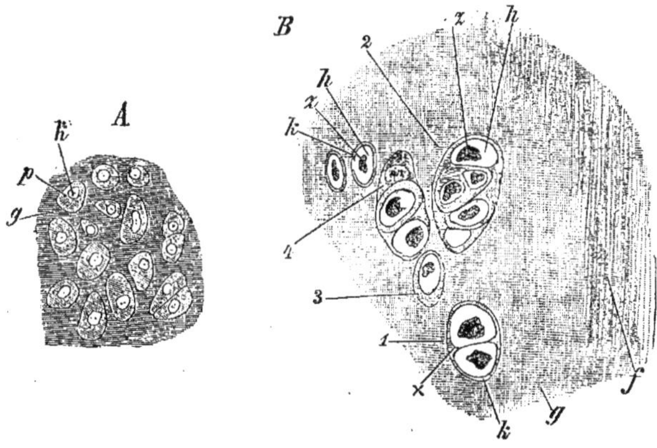

Fig. 41 et 42. — *Cartilage hyalin* (Gross. 240). A. Appendice xyphoïde de la grenouille à l'état frais et vu de face. *k*. noyau. — *p*. Protoplasma de la cellule cartilagineuse, remplissant complètement la loge cartilagineuse. — *g*. Substance fondamentale hyaline (**Technique n· 17**).
B. *Coupe transversale d'un cartilage* costal de l'homme, enlevé plusieurs jours après la mort et examiné dans l'eau. Le protoplasma des cellules cartilagineuses *z* s'est détaché de la capsule cartilagineuse *h* ; le noyau de la cellule cartilagineuse n'est pas visible. — **1**. Deux cellules dans une seule capsule, *k*. — En X commence à se développer une cloison de séparation. — **2**. Cinq cellules entourées d'une seule capsule. La cellule la plus basse est tombée, de sorte qu'on voit la capsule vide. — **3**. Capsule cartilagineuse coupée obliquement ; c'est pour cela que cette capsule paraît plus large d'un côté. — **4**. La capsule cartilagineuse est à peine coupée, on aperçoit la cellule par transparence. — *g*. Substance intermédiaire hyaline, enveloppée en *f*. par des fibres solides.

prendre à la fin la disposition d'une capsule entourant complètement la cellule cartilagineuse.

Les cellules du cartilage hyalin présentent des formes très diverses, qui sont en rapport avec la croissance. C'est ainsi que dans une capsule cartilagineuse on peut voir deux cellules (fig. 42, *1*), représentant le résultat de la division indirecte d'une cellule primitive ; dans d'autres cas, les deux cellules sont déjà séparées par une mince cloison de substance hyaline ; cette cloison d'ailleurs, ne tarde pas à devenir complète, chacune des deux cellules se divise à son tour, et l'on voit alors une seule capsule contenir des groupes de 4 à 8 et plus, de cellules cartilagineuses (fig. 42, *2*). Ces apparences s'expliquent par un mode de division spécial, la division *endogène*. Les cellules cartilagineuses des adultes contiennent fréquemment des gouttelettes graisseuses.

b) Le *cartilage élastique* est d'une coloration légèrement jaunâtre. On ne le trouve que dans l'oreille, l'épiglotte, dans les cartilages de Wrisberg et Santorini, et dans les éminences vocales des cartilages aryténoïdes. La structure est la même que celle du cartilage hyalin, avec cette différence que la substance fondamentale est traversée de réseaux plus ou

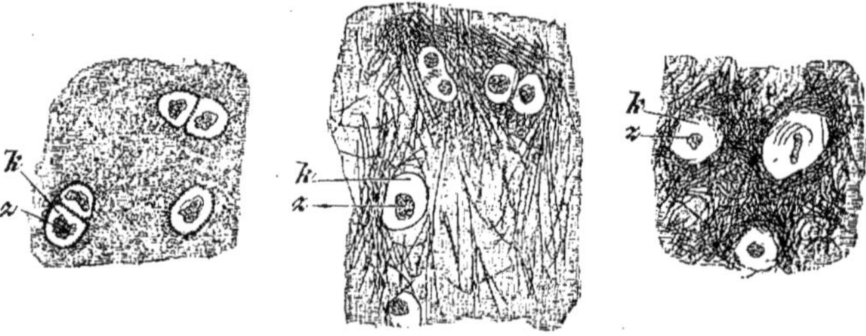

FIG. 43, 44 et 45. — *Cartilage élastique*. (Gross. 240). *z*. Cellule cartilagineuse, le noyau n'est pas visible. *k*. Capsule cartilagineuse. FIG. 43. Coupe de l'apophyse vocale d'un cartilage aryténoïde d'une femme de 30 ans. Substance élastique sous forme de grains, FIG. 43 et 45. Coupes de l'épiglotte d'une femme de 60 ans. FIG. 44. Réseau élastique fin. FIG. 45. Réseau élastique plus large (**Techn. n· 19**).

moins serrés de fibres élastiques tantôt fines, tantôt assez volumineuses. Les fibres élastiques ne procèdent pas directement des cellules. C'est la substance fondamentale qui, en se transformant, leur donne naissance. Elles apparaissent d'abord au voisinage des cellules cartilagineuses sous forme de granulations; plus tard les granulations se disposent en séries longitudinales et donnent naissance aux fibres (fig. 43).

Certains auteurs voient dans ces fibres élastiques le résultat d'une transformation du protoplasma cellulaire, d'autres vont même plus loin et les font provenir des noyaux.

c) Le *cartilage fibreux* se rencontre dans les disques intervertébraux, dans les sourcils glénoïdiens des articulations, dans les cartilages inter-articulaires, et aussi au niveau des points d'insertion des tendons sur les os. La substance fondamentale de cette sorte de cartilage est constituée par des faisceaux fibreux lâches (fig. 46, *g*) affectant des directions très variées. Les cellules cartilagineuses en très petit nombre (*z*) et à parois épaisses sont disposées en petits groupes ou en traînées à des distances assez notables les unes des autres.

A l'exception du cartilage articulaire, tous les autres cartilages sont revêtus à leur surface d'une membrane fibreuse, *le périchondre*; cette membrane est constituée par des faisceaux conjonctifs et des fibres élastiques

irrégulièrement disposées. Au point où le cartilage est immédiatement en
contact avec le périchondre, celui-ci
passe insensiblement à l'état de tissu
cartilagineux. Grâce à cette disposition
le périchondre adhère solidement au
cartilage. Les vaisseaux sanguins arrivent par le périchondre ; dans le cartilage jeune, ils se creusent un trajet dans
le tissu cartilagineux lui-même, mais,
dans le cartilage adulte, ils font complètement défaut. La nutrition se fait de la
périphérie au centre par diffusion. L'existence, dans le cartilage, de canaux
analogues à ceux du tissu osseux, est
plus que douteuse (1) malgré l'opinion
de certains auteurs.

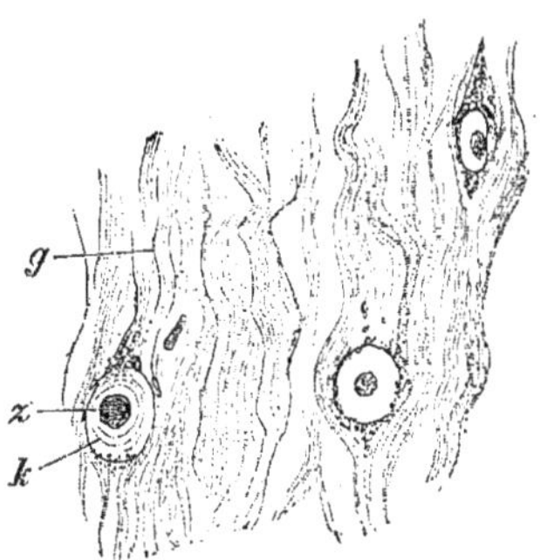

Fig. 46. — *Coupe horizontale d'un ligament intervertébral de l'homme.* (Gross 240).
g. Substance fondamentale conjonctive. *z.* Cellule cartilagineuse; on ne distingue pas le
noyau. *k.* Capsule cartilagineuse entourée de
grains calcaires. (**Technique n· 20**).

3. — Tissu osseux.

Il suffit de scier un os long pour voir que sa structure n'est pas partout
la même. La masse périphérique est constituée par une substance très
solide, dure, qui à première vue semble absolument uniforme. C'est la
substance compacte. Lorsqu'on se rapproche du canal central, la substance compacte est remplacée par de petites plaques ou par des trabécules osseux, dirigés en différents sens, et formant un réseau irrégulier,
c'est la *substance spongieuse.* Les mailles de cette substance sont remplies
d'une matière molle, *la moelle osseuse.* A la surface de l'os on trouve
une membrane fibreuse, *le périoste.* Dans les os *courts* les proportions entre
la substance compacte et la substance spongieuse sont renversés. La
substance spongieuse l'emporte de beaucoup sur la substance compacte,
qui ne forme guère qu'une mince couche à la périphérie de l'os. Les os
plats ont une couche de tissu compact tantôt mince, tantôt plus épaisse ;
leur partie centrale est formée de tissu spongieux. Les épiphyses des os
longs se comportent à cet égard comme les os courts ; elles sont constituées presque dans leur totalité par du tissu spongieux.

(1) Les observations qui affirment l'existence de ces canaux sont reconnues erro-
nées. Les prétendus canaux ne sont que des déformations artificielles dues à l'emploi de l'alcool absolu ou de l'éther.

a). DE LA STRUCTURE FINE DES OS.

1. — *Tissu spongieux*. Les fines lamelles osseuses qui forment ce tissu sont constituées par une substance fondamentale traversée par un grand nombre de canalicules. La substance fondamentale (v. page 54) n'est qu'un mélange intime de parties organiques et inorganiques ; d'où la dureté, la résistance et l'élasticité de ce tissu. Elle paraît homogène ou finement striée et contient un grand nombre de cavités de 15 à 27 μ

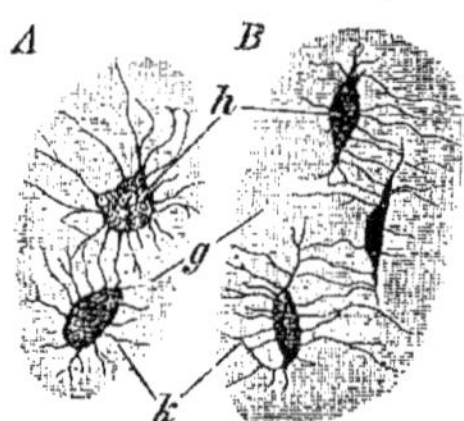

Fig. 47. — *Os humain desséché et usé à la pierre.* (Gross. 560). *h*. Cavités osseuses. A. vues de face. B. vues de profil. *k*. Canalicules osseux. *g*. Substance osseuse fondamentale. (**Technique n· 21**).

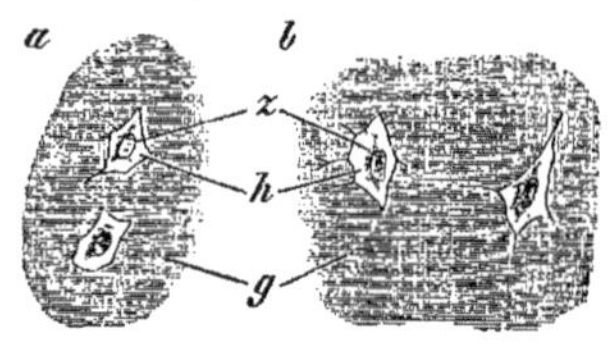

Fig. 48. — *a*. Coupe de l'humérus d'un embryon humain de 4 mois. *b*. Coupe de l'écaille du temporal d'un homme adulte. (Gross. 560). *z*. Cellules osseuses siégeant dans les cavités osseuses. *h*. Les canalicules osseux sont à peine visibles. *g*. Substance fondamentale. (**Technique n· 27**).

de longueur. Ce sont des *cavités osseuses* (autrefois « *corpuscules osseux* ») (fig. 47, *h*.) Elles communiquent entre elles par de fins et de nombreux prolongements ramifiés, les *canalicules osseux* (*k*), qui débouchent également ment à la surface de la lamelle osseuse.

Il s'établit de cette manière tout un système de canalicules, qui traversent la substance fondamentale dans toute son étendue. Les cavités osseuses contiennent des cellules nucléées, aplaties et de forme ovalaire. On ignore si ces cellules envoient des prolongements dans les canalicules osseux, et si elles sont ainsi en connexité les unes avec les autres. Les lamelles de la substance spongieuse ne contiennent pas de vaisseaux.

2. — *La substance compacte* est d'une structure plus compliquée. Outre ce système de fins canalicules que nous venons de décrire, elle contient des canaux plus volumineux de 22 à 110 μ qui se divisent dichotomiquement en haut et en bas, formant ainsi un réseau à larges mailles. Ces canaux contiennent les vaisseaux sanguins et portent le nom de *canaux de Havers*. Dans les os longs, dans les côtes, dans la clavicule et dans le maxillaire inférieur les canaux de Havers affectent une direction parallèle à l'axe longitudinal de l'os. Dans les os courts, il y a une direction qui domine ; dans les vertèbres, par exemple, c'est la direction verticale. Dans les os plats, les canaux de Havers ont un trajet parallèle à la sur-

face de l'os, il n'est pas rare de les voir rayonner autour d'un point central ; cette disposition s'observe par exemple sur le pariétal. Les canaux de Havers débouchent librement à la surface externe (fig. 49, X) et

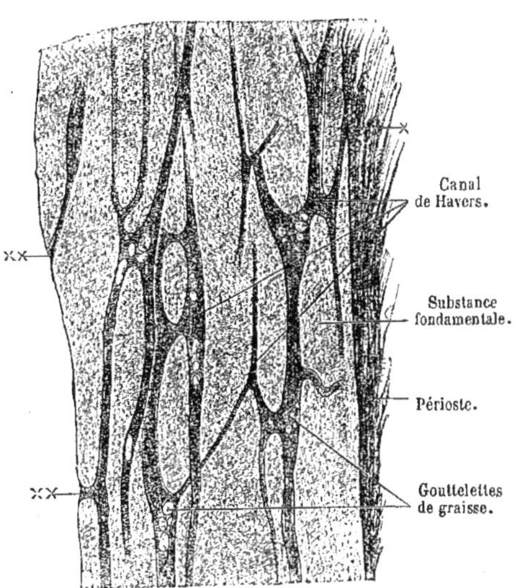

Fig. 49. — *Coupe longitudinale d'un fragment de métacarpien humain.* (Gross. 30). Dans la préparat on voit des canaux de Havers qui contiennent de la graisse. En X, les canaux de Havers s'abouchent au dehors ; en XX, ils communiquent avec la cavité centrale de l'os. (Technique n· 23).

interne (fig. 49, XX) de l'os. La substance fondamentale du tissu compact est constituée par des lamelles stratifiées ; celles-ci ne sont que des fibrilles osseuses réunies en faisceaux ; ces derniers placés les uns à côté des autres, donnent naissance à cette disposition lamellaire. La direction de ces couches lamellaires permet de les distinguer en trois systèmes : un système de lamelles à direction circulaire et disposées en anneau autour des canaux de Havers ; elles apparaissent sur des coupes transversales, sous forme d'anneaux, au nombre de 8 à 15, et disposées concentriquement autour d'un canal de Havers. Ce sont *les lamelles de Havers* ou *les lamelles spéciales.* Les couches de lamelles de Havers peuvent, soit se toucher par leur périphérie, soit être séparées, en partie, par des lamelles osseuses affectant une direction différente. Nous désignons ces lamelles, qui traversent irrégulièrement les systèmes de lamelles de Havers, sous le nom de *lamelles interstitielles* ou *lamelles intermédiaires* ; elles sont en connexion avec un troisième système de lamelles, périphérique celui-là, et à direction parallèle à la surface de l'os. C'est le système des *lamelles fondamentales externes.* A la surface interne de l'os on trouve quelquefois des lamelles ayant la même disposition ; ce sont les *lamelles fondamentales internes.* Les lamelles fondamentales contiennent encore une autre variété de canaux vasculaires ; ceux-ci, en nombre variable, se distinguent des canaux de Havers en ce qu'ils ne sont pas entourés d'un système de lamelles concentriques. Ces canaux portent le nom de *canaux de Volkmann,* et les vaisseaux qui y sont contenus, celui de « *vaisseaux perfo-*

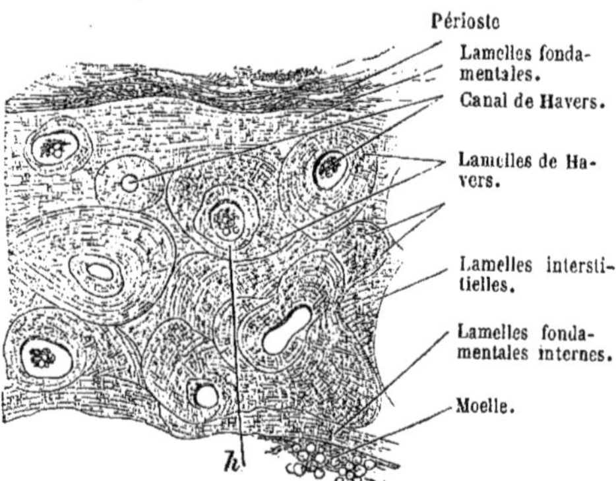

Fig. 50. — *Fragment d'une coupe transversale d'un métacarpien de l'homme.* (Gross. 50). Dans certains canaux de Havers on trouve encore de la graisse. *h.* Lumière du canal de Havers. (**Technique n° 23**).

rants » ; ces vaisseaux présentent des connexions multiples avec les vaisseaux des canaux de Havers ; c'est par une transition insensible que les canaux de Volkmann passent à l'état de canaux de Havers.

Les cavités osseuses occupent dans la substance compacte des positions parfaitement déterminées. Dans les systèmes de lamelles de Havers, l'axe longitudinal de ces cavités est parallèle à l'axe longitudinal des canaux de Havers ; elles sont incurvées dans le sens de la paroi de ces canaux, de sorte que, sur des coupes transversales, elles paraissent rangées concentriquement autour d'eux. Dans les lamelles interstitielles les cavités osseuses sont irrégulières ; dans les lamelles fondamentales elles sont parallèles à la surface de ces lamelles.

3. — La *moelle osseuse* occupe le canal central des os longs, les mailles de la substance spongieuse et aussi les gros canaux de Havers. Au point de vue de la coloration on distingue une moelle osseuse *rouge,* et une moelle osseuse *jaune.* Les éléments constitutifs de ces deux espèces de moelle sont absolument les mêmes ; la différence n'est due qu'à une plus ou moins grande quantité de graisse ; la moelle rouge se trouve dans le tissu spongieux des os courts et plats, de même que dans les épiphyses des

os longs, et même dans la diaphyse chez les jeunes animaux. La moelle jaune remplit le canal médullaire des os longs. Chez les vieillards et les personnes malades la moelle devient muqueuse, jaune rougeâtre, elle porte alors le nom de moelle *gélatineuse ;* elle est surtout caractérisée alors par sa pauvreté en matières grasses.

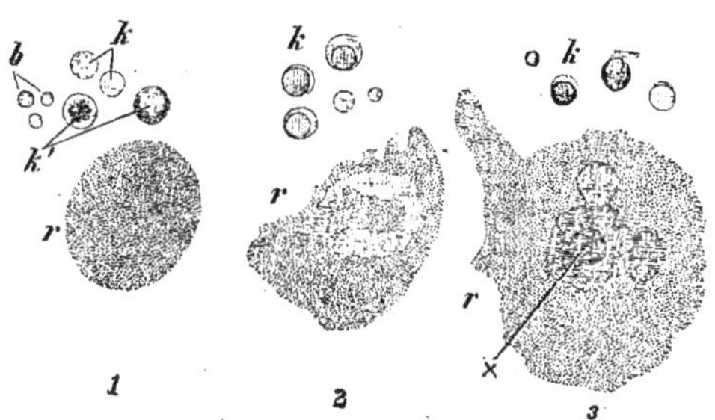

Fig. 51. — *Éléments de la moelle osseuse à l'état frais.* Corps vertébral de veau. (Gross. 500). — 1. Dissociation dans l'eau salée. — 2. Coloration au picro-carmin. — 3. Préparation après addition de glycérine acidulée. *k.* Cellules de la moelle osseuse. *K'* Deux cellules de la moelle osseuse contenant des amas de pigment, la cellule située à gauche est vue de face, celle qui est située à droite est vue de profil. *b,* globule rouge du sang non nucléé. *r.* Cellules géantes. La cellule placée à droite montre deux noyaux qui se détachent de ses parties latérales, et un autre en X qui se détache de sa surface. **(Technique n° 24).**

Les éléments de la moelle osseuse sont assez nombreux: Il y a d'abord une petite quantité de tissu conjonctif fibrillaire, des cellules adipeuses, des leucocytes, portant ici le nom de cellules médullaires, et des cellules géantes (*myéloplaxes.*) Ces dernières sont des éléments volumineux, irréguliers, constitués par du protoplasma et un ou plusieurs noyaux.

Il y a des cellules géantes à noyau transparent, et des cellules géantes à noyau brillant, se colorant fortement. La forme des noyaux est très variable. Ils sont tantôt arrondis, tantôt lobulés ; ils peuvent en outre se présenter sous une forme rubanée ou annulaire et constituer même des réseaux. (fig. 51, *2, r*) Les cellules à noyaux multiples proviennent de la segmentation partielle du noyau d'une cellule à un seul noyau (fig. 51, *3, r*). Quelquefois le protoplasma cellulaire prend part à la division du noyau (bourgeonnement v. page 39) et il en résulte des cellules à un seul noyau (1). Il y a enfin dans la moelle rouge des cellules à noyau, dont le protoplasma coloré en jaune rappelle le protoplasma des globules rouges. Elles sont considérées comme des cellules-mères des globules rouges (hématoblastes). Les granulations pigmentaires jaunâtres qu'on trouve dans différentes cel-

(1) Quelques auteurs ont voulu voir dans les cellules à noyaux multiples le fait d'une fusion de plusieurs cellules entre elles. Cette opinion n'est plus admissible depuis qu'on a pu voir la segmentation nucléaire sur des cellules vivantes.

lules sont considérées comme le résidu d'une destruction sur place des globules rouges.

4. — Le *périoste* est une membrane constituée par un tissu fibreux dense ; on peut lui distinguer deux couches : 1° une couche *externe* remarquable par sa richesse vasculaire ; cette couche est intimement unie aux tissus voisins (tendons, aponévroses, etc.) ; 2° une couche *interne* pauvre en vaisseaux sanguins, mais très riche en fibres élastiques ; celle-ci est tapissée par places de cellules cubiques, dont l'importance est considérable dans le développement de l'os. Le périoste adhère d'une façon plus ou moins intime à la couche osseuse sous-jacente. Cette adhérence est due aux vaisseaux sanguins qui vont à l'os ou qui en partent et en partie aussi aux fibres de Sharpey. On donne ce nom à des faisceaux conjonctifs particuliers, en grande partie non calcifiés, qui pénètrent dans le système des lamelles périphériques et aussi dans le système des lamelles intermédiaires immédiatement adjacentes, pour se diriger en divers sens. Les fibres de Sharpey existent dans tous les os, qu'ils soient développés aux dépens du cartilage ou aux dépens du tissu conjonctif. Leur nombre est variable ; elles contiennent souvent des fibres élastiques. Ces dernières fibres restent parfois isolées dans les lamelles fondamentales périphériques.

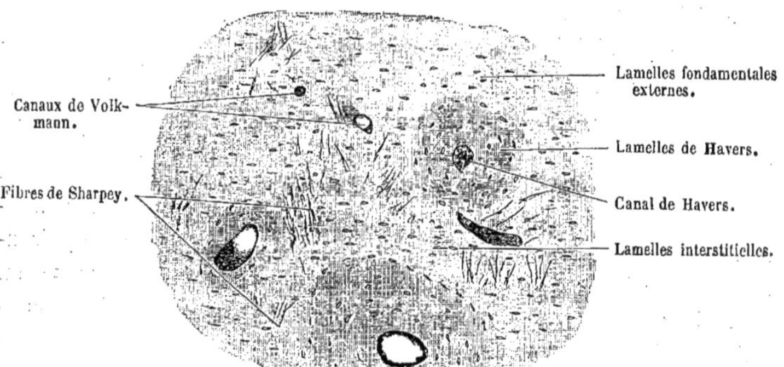

Fig. 52. — *Coupe ransversale du fémur d'un homme adulte.* (Gross. 80). Préparation polie à la pierr ponce. (**Technique n· 22**).

Les *vaisseaux sanguins* du périoste, de l'os et de la moelle osseuse s'anastomosent largement entre eux, et aussi avec les vaisseaux avoisinants. De petites branches artérielles et veineuses partent des nombreuses artères et veines du périoste, pour pénétrer de tous les côtés dans les canaux de Havers et de Volkmann, et aller s'anastomoser avec les vaisseaux de la moelle. Celle-ci reçoit le sang par l'artère nourricière de l'os, qui, avant de se terminer dans la moelle en un riche réseau vasculaire, abandonne au tissu osseux compacte quelques branches plus ou moins importantes. Les veines qui font suite aux capillaires de la moelle sont dépourvues de valvules. Il est très probable que les vaisseaux sanguins manquent de parois propres sur certains points de leur parcours intra-médullaire.

Les *nerfs* sont situés en partie dans le périoste, où ils se terminent en partie dans certains renflements qui portent le nom de corpuscules de Vater et en partie dans les canaux de Havers et dans la moelle osseuse. Ces nerfs sont tantôt à myéline, tantôt sans myéline.

b). Moyens d'union des os.

Les os peuvent être unis sans articulation, par *synarthrose* ou avec articulation par *diarthrose*.

I. — *Synarthroses*. Cette union est réalisée tantôt par des ligaments, *Syndesmoses*, tantôt par du *cartilage*, *Synchondroses*.

a) Syndesmoses. Les ligaments qui constituent cette sorte d'union osseuse sont en partie *fibreux*, avec une structure analogue à celle des tendons, et en partie *élastiques*. Les ligaments élastiques sont formés par des fibres très élastiques et nombreuses, qui ne sont disposées ni en faisceaux, ni en lamelles, mais restent séparées les unes des autres par un tissu conjonctif lâche (voy. fig. 31). A cette classe appartiennent : le ligament cervical postérieur, le ligament stylohyoïdien, et les ligaments jaunes des vertèbres.

Les sutures osseuses appartiennent, elles aussi, aux syndesmoses ; les dents de chaque rebord osseux s'envoient réciproquement de petits rubans fibreux.

b) Synchondroses. Le cartilage des synchondroses est rarement hyalin pur, ordinairement il est mélangé de fibro-cartilage, surtout au voisinage de l'os. Les cellules du cartilage hyalin sont souvent calcifiées.

Les ligaments intervertébraux, qui appartiennent aux synchondroses, présentent vers leur partie centrale une masse gélatineuse molle, contenant de nombreux groupes de cellules cartilagineuses. Cette masse centrale répond aux restes de la corde dorsale, ébauche embryonnaire de la colonne vertébrale.

II. — *Diarthroses*. Nous avons à considérer ici les extrémités articulaires des os, leur pourtour cartilagineux, le cartilage inter-articulaire ou ménisque, et enfin les capsules articulaires.

Les *extrémités articulaires des os* sont revêtues d'une mince couche de cartilage de 0,2 à 5 mm. d'épaisseur, qui va en diminuant du centre à la périphérie. Les cellules cartilagineuses, superficielles, sont disposées parallèlement à la surface du cartilage articulaire, elles sont aplaties ;

dans les couches moyennes les cellules sont arrondies et souvent réunies en groupes ; enfin, dans les couches les plus profondes, les cellules cartilagineuses sont souvent disposées en séries longitudinales, perpendiculaires à la surface articulaire. A cette dernière couche se trouve annexée une couche mince de cartilage calcifié qui établit la jonction entre le cartilage hyalin et l'extrémité osseuse (fig. 53).

Tous les cartilages articulaires ne présentent pas la même structure ; c'est ainsi que les articulations costales, l'articulation sterno-claviculaire, l'articulation acromio-claviculaire et la tête du cubitus, ne sont pas pourvues de cartilage hyalin, mais d'un fibro-cartilage. L'articulation temporo-

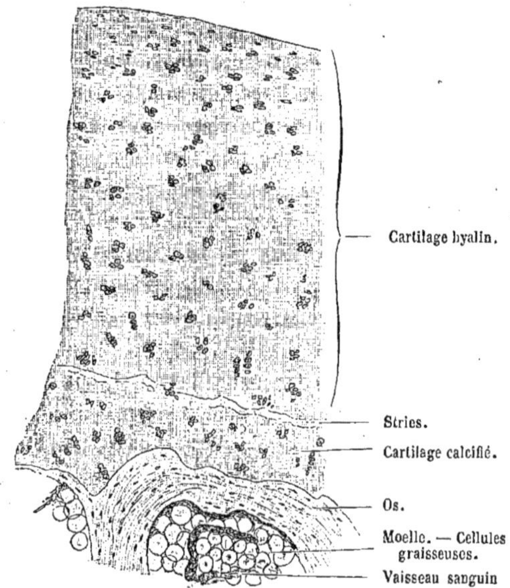

FIG. 53. — *Coupe perpendiculaire de la tête d'un métacarpien d'un homme adulte.* (**Technique n° 25**).

maxillaire, de même que la cavité glénoïde du radius, sont revêtues d'un tissu conjonctif résistant.

Les *bourrelets glénoïdiens* et les *ménisques* sont constitués par du fibro-cartilage.

Le cartilage articulaire des adultes est dépourvu de vaisseaux et de nerfs, il en est de même des ménisques et des bourrelets glénoïdiens.

Les *capsules articulaires* se composent d'une tunique externe fibreuse, *capsule articulaire fibreuse*, d'épaisseur variable et d'une structure identique à celle des ligaments décrits plus haut ; au-dessous on trouve une couche interne, brillante, *la membrane synoviale*. Celle-ci est constituée, au niveau des points où elle touche immédiatement la capsule fibreuse, par un tissu conjonctif lâche contenant des fibres élastiques et par place des cellules graisseuses. En dedans de cette couche on trouve une seconde couche mince à faisceaux conjonctifs parallèles et tapissée sur sa face articulaire par un épithélium disposé sur une seule couche (endothélium). Les cellules épithéliales sont petites (11 à 17 μ), arrondies ou polygonales et possèdent un gros noyau.

La synoviale forme souvent des replis remplis de graisse. A l'extrémité de ces replis sont les franges synoviales, prolongements de formes très variées, la plupart du temps visibles seulement au microscope. Ces franges siègent de préférence à la périphérie des surfaces articulaires et donnent à la synoviale un aspect rougeâtre velouté. Leur structure est simple : une gangue conjonctive recouverte d'une ou de deux couches épithéliales.

C'est dans la couche de tissu conjonctif lâche que siègent les *principaux vaisseaux* de la synoviale. De ces vaisseaux partent des capillaires qui pénètrent dans la mince couche conjonctive interne et dans les franges synoviales. Toutes ces franges ne sont pas vasculaires. Les lymphatiques sont immédiatement sous-jacents à l'épithélium.

Les nerfs se trouvent dans la couche de tissu conjonctif lâche et se terminent le plus souvent dans des corpuscules de Vater.

La synovie ou liquide articulaire ne contient pas d'éléments figurés. Elle est constituée en plus grande partie par de l'eau, tenant en dissolution 6 0/0 de matières solides (Albumine, mucus, sels).

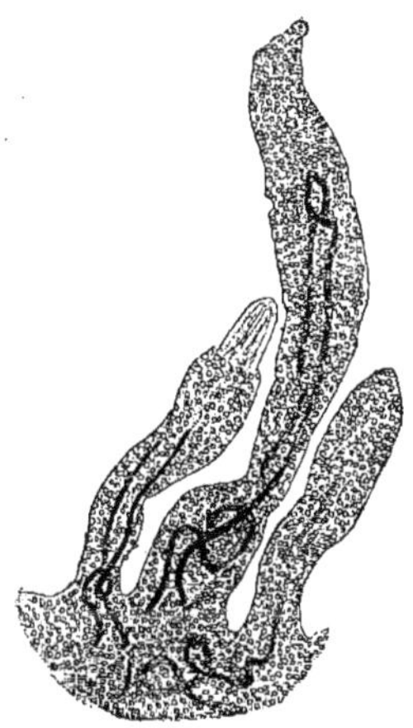

Fig. 54. — *Franges synoviales vasculaires du genou de l'homme.* (Gross. 50). A l'extrémité de la frange gauche l'épithélium est tombé de sorte que le tissu conjonctif apparaît. (**Techn. n· 26**).

c). DÉVELOPPEMENT DES OS.

Le tissu osseux est un tissu qui apparaît relativement tard. Pendant la période embryonnaire, les muscles, les nerfs, les vaisseaux, la moelle, etc., se trouvent déjà formés, alors qu'il n'existe encore aucune trace de tissu osseux. A cette période le squelette embryonnaire est formé par du cartilage hyalin. A l'exception de quelques parties du crâne et de presque toutes les parties de la face, les portions du squelette qui s'ossifieront plus tard, ne sont constituées que par du cartilage. C'est ainsi que, par exemple, l'extrémité supérieure de l'humérus, le radius, le cubitus, le carpe et d'autres parties du squelette de la main ne sont représentées que par du cartilage plein, et non pas creusé d'un canal central comme le seront plus tard les os qui en proviennent. Le squelette cartilagineux n'est que progressivement remplacé par le squelette osseux ; tous ces os, qui à la période embryonnaire n'étaient que du cartilage, sont décrits sous le nom d'os *primaires*. Les autres os, qui ne passent pas par l'état cartilagineux, portent le nom d'os *secondaires* ou d'os *conjonctifs*.

Au tissu osseux primaire appartiennent : tous les os du tronc, des extrémités, la plus grande partie de la base du crâne, à savoir : l'occipital à l'exception de la partie supérieure de l'écaille, le sphénoïde, le rocher, les osselets de l'oreille interne, l'ethmoïde, et le canal nasal inférieur.

Aux os secondaires appartiennent: les parties latérales du crâne, la voûte crânienne, et presque tous les os de la face.

a) Développement du tissu osseux primaire, ou de l'os cartilagineux.

Dans l'histoire du développement de l'os cartilagineux, deux processus sont à considérer : 1° la substance osseuse naît à l'intérieur du cartilage préexistant, c'est l'ossification *enchondrale*; 2° la substance osseuse naît dans le voisinage immédiat du cartilage, à la surface de celui-ci, c'est l'ossification *périchondrale*. Ces deux processus commencent presque en même temps (le processus périchondral un peu plus tôt), mais ils doivent être décrits séparément.

1° *Ossification enchondrale*. Sur un point déterminé du cartilage, on voit les cellules augmenter de volume, se diviser, de sorte que dans une même capsule il y a plusieurs cellules. La substance fondamentale se trouble et l'on y remarque de fines granulations calcaires. C'est là le premier processus qui est si évident qu'on le voit à l'œil nu. En anatomie descriptive on appelle ces points des *points d'ossification* (ou mieux de *calcification*, fig. 55). Les parties cartilagineuses éloignées des points d'ossifications poursuivent leur accroissement en longueur et largeur ; au niveau du point de calcification lui-même, elles restent stationnaires, de sorte qu'il se forme à ce niveau un étranglement de la pièce squelettique (fig. 55). Pendant ce temps apparaît à la surface du point de calcification un tissu riche en vaisseaux et en jeunes cellules, le *tissu ostéogénétique*. Ce tissu pénètre dans le cartilage et détruit la substance fondamentale calcifiée ; les cellules cartilagineuses sont ainsi mises en liberté, et se mêlent aux cellules du tissu ostéogénétique ; le point de calcification se trouve, par le fait de cette destruction, creusé d'une petite cavité ; c'est l'espace médullaire primordial.

Autour de cet espace, la gangue cartilagineuse subit de nouveau le processus de calcification et de multiplication cellulaire que nous avons dé-

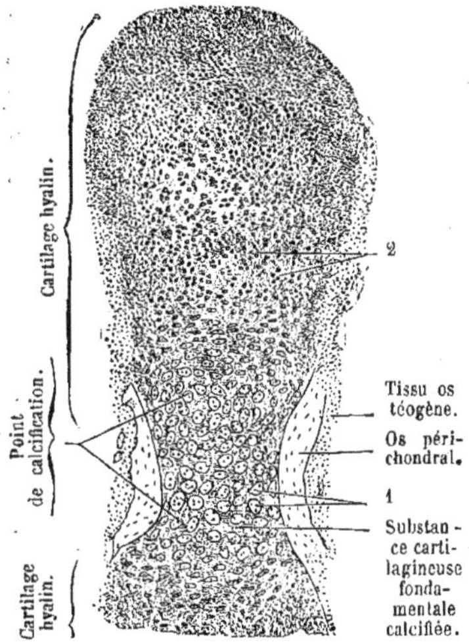

FIG. 55. — *Coupe longitudinale du gros orteil d'un embryon humain de 4 mois*. La coupe représente les deux tiers de la première phalange (Gross. 50). 1. Capsules cartilagineuses augmentées de volume contenant plusieurs cellules cartilagineuses.

Ce faible grossissement ne permet pas de reconnaître les cellules elles-mêmes, on ne voit que leur noyau punctiforme. 2. Cartilage en croissance. On voit les cellules cartilagineuses disposées en groupes de 3 à 4 cellules. Les cellules de chaque groupe sont elles-mêmes en multiplication. **(Technique n° 27).**

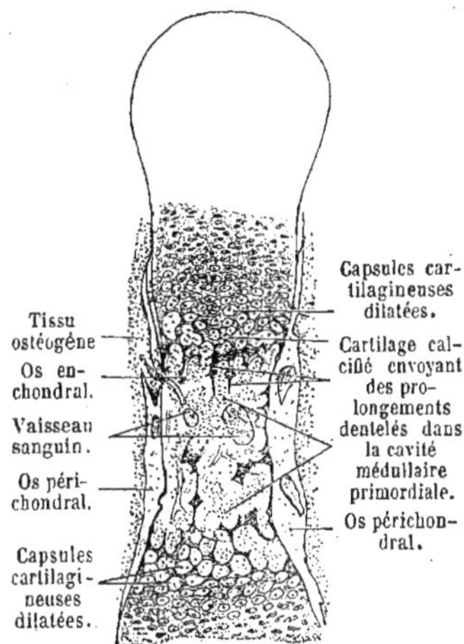

FIG. 56. — *Coupe longitudinale du doigt d'un embryon humain de 4 mois.* — La coupe représente les deux tiers de la seconde phalange. (Gross. 50). — L'os enchondral n'est constitué que par de fines lamelles. Pour un grossissement plus fort, voy. fig. 57. **(Technique n° 27).**

crit. Peu à peu l'espace ou canal médullaire s'agrandit, la destruction du cartilage continuant toujours. Des groupes entiers de cellules cartilagineuses voient leur capsule éclater, pendant que la gangue calcifiée située entre ces groupes, se maintient encore sous la forme de prolongements dentelés faisant saillie dans l'espace médullaire (fig. 56). L'espace médullaire n'est à ce moment qu'une cavité anfractueuse, remplie de cellules et de vaisseaux sanguins. Ces cellules portent le nom de *cellules de la moelle cartilagineuse*. Elles auront plus tard des destinées diverses. Les unes, en conservant leur forme, deviennent soit des cellules de la moelle osseuse, soit des cellules graisseuses ; d'autres, fait important, deviennent *ostéoblastes*, c'est-à-dire qu'un certain nombre de ces cellules se déposent sur la paroi de l'espace médullaire, à la façon d'un épithélium à une seule couche, et y produisent de la substance fondamentale osseuse (fig. 57).

Tout à fait au début, les ostéoblastes siègent à la surface de la substance fondamentale osseuse, plus tard ils pénètrent dans cette substance même et deviennent cellules osseuses (fig. 57). L'activité de ces ostéoblastes ne tarde pas à recouvrir la paroi de l'espace médullaire d'une couche osseuse, mince au début, mais qui s'épaissit progressivement ; les prolongements dentelés que nous avons décrits plus haut, se trouvent bientôt entourés de jeunes productions osseuses. De cette manière, le cartilage, plein auparavant, se trouve transformé en un os spongieux dont les trabécules contiennent encore des restes de la gangue cartilagineuse calcifiée (fig. 58. *E, g.*)

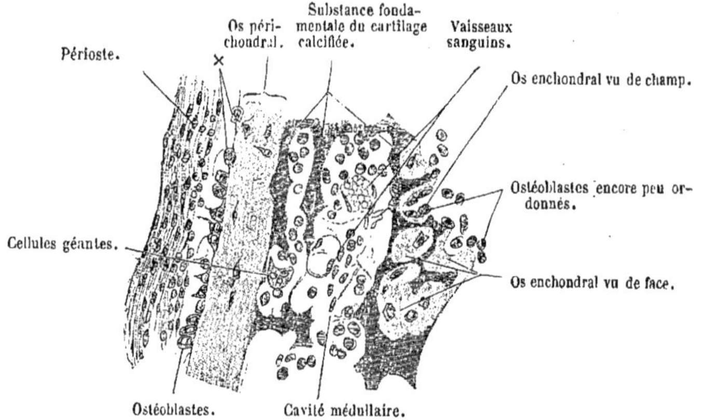

Fig. 57.— *Coupe longitudinale de la première phalange d'un doigt d'embryon humain de 4 mois.* (Gross. 240). Dans l'os enchondral, on voit déjà des cavités osseuses avec des cellules osseuses. Les deux ostéoblastes en X sont déjà à moitié entourés de substance osseuse. (**Technique n° 27**).

2° *De l'ossification périchondrale.* Cette ossification se fait par les ostéoblastes que nous avons déjà vu naître du tissu ostéogénétique, dont le siège était la surface du point de calcification (fig. 55). Grâce à l'activité de ces ostéoblastes, des couches de substance osseuse se déposent à la surface du cartilage (fig. 55) ; mais ces masses osseuses se distinguent de celles produites par le processus enchondral par le fait qu'elles ne contiennent pas de restes de gangue cartilagineuse calcifiée ; cela se comprend aisément, l'ossification ici se fait non pas *dans* le cartilage, mais bien *autour* du cartilage. C'est sur l'os périchondral que l'on peut suivre la formation des premiers canalicules de Havers (fig. 58). L'écorce périchondrale ne se développe pas à la manière d'une couche uniforme et d'une épaisseur partout égale ; on observe sur un grand nombre de points des enfoncements (fig. 58, *h h*) qui logent des vaisseaux entourés d'ostéoblastes ; au début, ces enfoncements ne sont que des gouttières ouvertes du côté de la périphérie ; l'épaississement progressif des couches périchondrales amène l'occlusion de ces gouttières (*h*), qui représentent alors des canaux à contenu vasculaire ; ce sont les *canaux de Havers*. Les os-

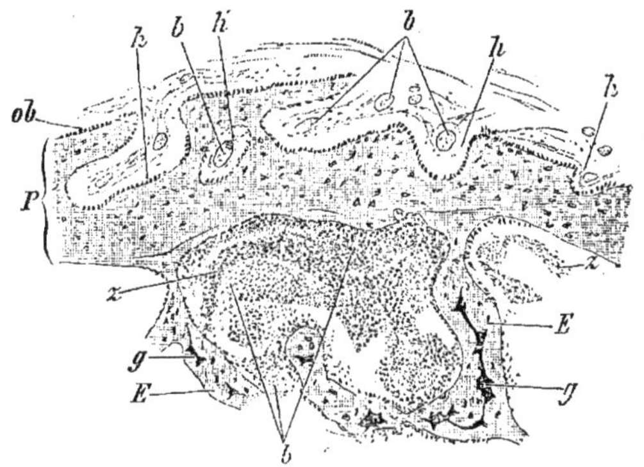

Fig. 58. — *Coupe transversale de la diaphyse humérale d'un embryon humain de 4 mo is.* (Gross. 80) P, couche osseuse périostale bordée d'ostéoblastes *ob-hhh*. Canaux de Havers en formation. *h*, Canal de Havers formé. — E, couche osseuse enchondrale bordée d'ostéoblastes, et contenant encore *g*. des restes de substance cartilagineuse calcifiée. — *z*. Cellules médullaires ; *b*. Vaisseaux sanguins. Les parois de ces vaisseaux ne sont visibles qu'en partie. (**Technique, n· 27**).

téoblastes, enfermés dans les canaux de H a v e r s, donnent naissance à des couches osseuses qui représenteront les lamelles de H a v e r s.

La destruction du cartilage d'une part, auquel se substitue du tissu osseux par l'ossification enchondrale, l'adjonction d'autre part, à la péri-

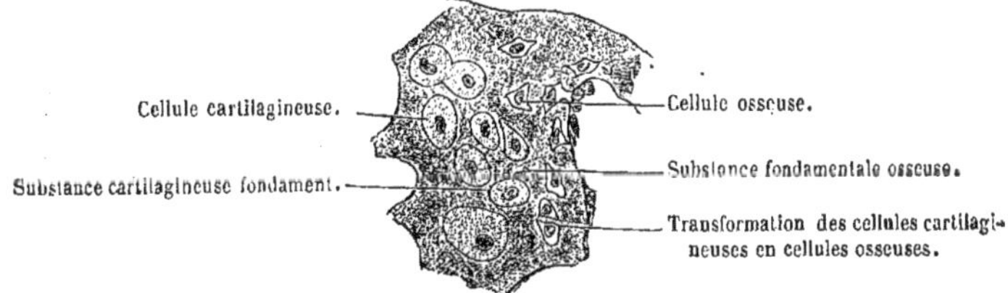

Fig. 59. — *Coupe transversale du maxillaire inf. d'un jeune chien.* (Gross. 240). Type métaplastique. (**Technique n· 27**).

phérie de nouvelle substance osseuse par le processus périchondral, transforment en os une pièce primitivement cartilagineuse.

Le squelette primordial se détruit donc ; le squelette ultérieur ou définitif est une néoformation due à un développement progressif du tissu osseux. Ce mode d'ostéogénèse porte le nom de *type néoplastique*, en opposition avec un deuxième mode, rare il est vrai, où le cartilage ne se détruit pas, mais se transforme simplement en os comme cela arrive pour l'angle de la mâchoire inférieure. Dans ce cas, la gangue cartilagineuse devient gangue osseuse, et les cellules cartilagineuses deviennent cellules osseuses. C'est le *type métaplastique* (fig. 59).

b) Développement du tissu osseux secondaire ou os conjonctif.

Le point de départ du tissu osseux n'est plus ici du cartilage, mais du tissu conjonctif. Certaines fibres conjonctives s'incrustent de sels calcaires, les cellules embryonnaires de leur voisinage se transforment en ostéoblastes (fig. 60) et l'os est formé de la manière précédemment décrite.

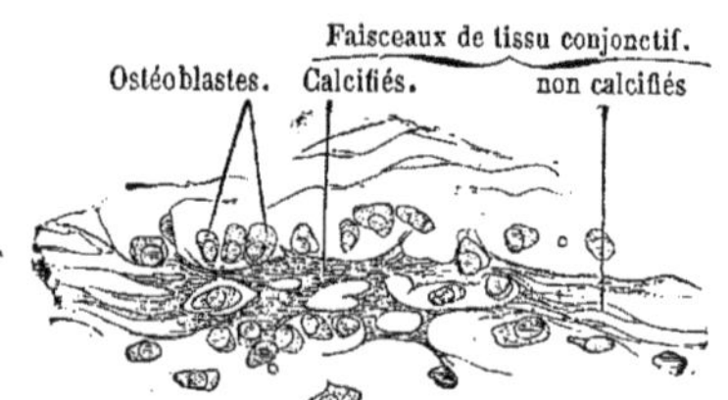

Fig. 60. — *Coupe parallèle du frontal d'un embryon humain.* (Gross. 240. **Technique n· 27**).

Dans le chapitre qui précède nous n'avons envisagé que le processus microscopique lié à la première formation du tissu osseux. L'accroissement ultérieur de l'os se fait pour les os longs de la manière suivante. *L'accroissement longitudinal* est assuré par l'allongement continu de l'espace médullaire primordial et par l'ossification enchondrale du cartilage en croissance continue. *L'accroissement en épaisseur* est réalisé par le dépôt continuel de nouvelles couches osseuses périostales (1).

Les os conjonctifs plats s'accroissent par la formation incessante de nouvelles masses osseuses sur les bords — accroissement en largeur — et sur les surfaces — accroissement en épaisseur. L'accroissement de l'os n'est cependant pas dû en totalité au dépôt de nouvelles couches osseuses. A côté de ce processus, *accroissement appositionnel*, il faut aussi admettre l'*accroissement interstitiel* de l'os, sorte d'expansion de la substance osseuse déjà formée.

Il ne faudrait pas croire que la substance osseuse une fois formée persiste indéfiniment ; au contraire elle subit assez tôt une sorte de fonte partielle. Cette fonte n'a pas lieu seulement au niveau des surfaces qui limitent la cavité des os longs, là où la résorption est normale, mais aussi

(1) L'apparition de plusieurs points de calcification et le rôle du cartilage épiphysaire sont du domaine de l'anatomie descriptive.

au niveau d'autres points où plus tard il se développera de la substance osseuse. (Voyez **Technique** n° **23**.)

Partout où il y a résorption de substance osseuse on rencontre des

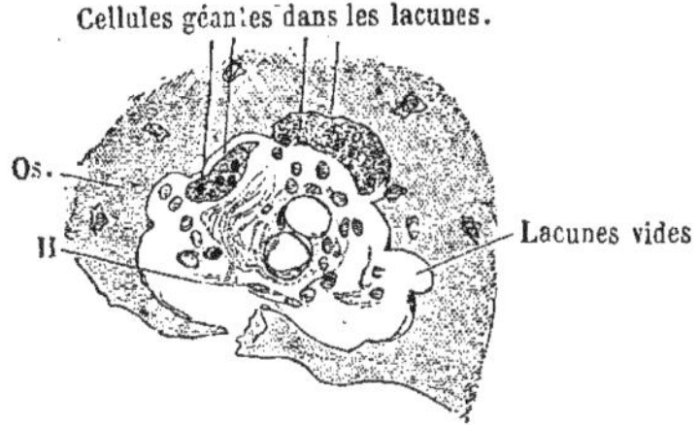

Fig. 61. — *Coupe transversale de l'humérus d'un chat nouveau-né.* (Gross. 240). H. canaux de Havers contenant deux vaisseaux et des cellules médullaires. (**Technique n· 27**).

cellules géantes au fond d'espèces de fossettes creusées dans l'épaisseur de l'os. Ce sont les lacunes de Ho ws hip. Les cellules géantes portent dans ce cas le nom d'ostoclastes (fig. 61.)

TECHNIQUE

N° 4. Tissu conjonctif gélatiniforme. — On prend le cordon ombilical d'un embryon humain de 2 à 4 mois, ou celui d'un embryon de porc de 3 à 6 cent. de longueur et on le plonge dans le liquide de Müller (page 14) dans lequel il séjournera de 3 à 4 semaines. On le durcit ensuite dans environ 30 cent. d'alcool progressivement renforcé (page 5). Le cordon sera encore assez mou. Pour y faire des coupes transversales il faudra donc l'inclure dans un fragment de foie, et le comprimer assez fortement pendant qu'on fera les coupes. Celles-ci seront colorées au picro-carmin (12 heures de séjour) ou à l'hématoxyline (cinq minutes de séjour). La préparation ainsi colorée sera examinée dans une goutte d'eau distillée (fig. 33) ; les fins prolongements cellulaires et les faisceaux conjonctifs ne sont pas visibles dans la glycérine ou dans le baume. Les réseaux cellulaires ne se voient pas bien au voisinage des coupes des vaisseaux, on choisira donc pour l'examen de la préparation des points assez éloignés des vaisseaux. Plus l'embryon est âgé, plus le nombre des faisceaux conjonctifs est grand. Pour conserver les préparations on les montera dans la glycérine étendue d'eau.

N° 5. Tissu conjonctif fibrillaire, tissu conjonctif fasciculé. — Le tissu conjonctif intermusculaire, par exemple celui qui se trouve étalé en mince feuillet entre le grand dentelé et les intercostaux, est découpé en petites bandelettes de 1 à 2 cent. de longueur. On prend un de ces fragments que l'on dissocie légèrement à l'aide des aiguilles et on le transporte sur une lame sèche. (Voy. Demi-dessication, n° 39, a.) On recouvre avec une lamelle après avoir ajouté une goutte d'une solution de chlorure de sodium. Sur cette préparation on voit les faisceaux conjonctifs pâles avec leur trajet sinueux (fig. 28) ; avec un peu d'attention on y distingue les fibres élastiques à contours nets et à aspect brillant, et même en certains points favorables le noyau des cellules conjonctives.

N° 6. Cellules du tissu conjonctif fibrillaire. — Pour voir apparaître ces cellules, il suffit d'ajouter à la préparation une goutte de picrocarmin (page 7). Dans la plupart des cas on n'apercevra que le noyau de la cellule coloré en rouge, surtout lorsque la cellule adhère dans toute son étendue au faisceau conjonctif (fig. 34, A, 3). Dans quelques cas rares on peut également voir le corps cellulaire pâle et de forme variée (fig. 34, A, 1 et 2).

N° 7. Fibrilles. — On plonge un fragment tendineux de 2 cent. de longueur dans 100 cent. cubes d'une solution aqueuse saturée d'acide picrique. Le lendemain on dissocie le tendon dans le sens longitudinal à l'aide de deux pinces. On enlève de l'intérieur du tendon un faisceau de 5 mm. de longueur environ. On dissocie ce faisceau sur une lame sèche (voy. n° 39, a); on y ajoute une goutte d'eau distillée et on recouvre le tout d'une lamelle. A un fort grossissement, qu'il faut toujours employer, on voit les fibrilles sous la forme de filaments pâles et très fins.

N° 8. Cellules enveloppantes (fibres en spirale). — On prend à l'aide de ciseaux un cent. carré environ de la lame conjonctive qui soustend le cercle artériel de Willis. On lave un instant dans un verre de montre rempli d'une solution de chlorure de sodium, et à l'aide d'aiguilles on porte sur une lame dans une goutte de la même solution et l'on recouvre d'une lamelle. Déjà à un faible grossissement, en dehors des nombreux capillaires sanguins et des faisceaux conjonctifs ordinaires, nettement limités, on voit d'autres faisceaux brillants, distincts du reste du tissu conjonctif ; un plus fort grossissement et l'emploi d'un diaphragme plus étroit permettent de reconnaître la nature fibrillaire de ces faisceaux. Si, après avoir mis l'un de ces faisceaux dans le champ du microscope, on insinue sous la lamelle quelques gouttes d'acide acétique, l'acide arrivant à son contact liquéfie pour ainsi dire le faisceau, la striation longitudinale disparaît et fait place à des noyaux allongés. Cette sorte de liquéfaction n'est pas régulière ; de distance en distance on voit des étranglements. Avec un éclairage faible, on distingue la fibre (prolongement cellulaire) qui donne naissance à l'étranglement (fig. 35). Pour mettre en évidence la cellule elle-même, il faut prendre du tissu provenant de jeunes enfants, et suivre d'ailleurs la technique que nous venons d'indiquer.

N° 9. Cellules du tissu graisseux. — On excise du creux axillaire d'un individu amaigri un petit fragment de cette graisse à apparence gélatineuse, d'un rouge jaunâtre ; on l'étale rapidement en couche très mince sur une lame sèche ; on ajoute aussitôt une goutte d'eau salée et l'on recouvre d'une lamelle. Là où la couche est très mince, on voit des images analogues à celles de la fig. 19, B ; on peut colorer les cellules en mettant sur les bords de la lamelle une goutte de picro-carmin, et conserver dans la glycérine étendue d'eau. On peut prendre des cellules graisseuses dans un point quelconque de l'organisme et les examiner de la même façon. On peut en variant la mise au point se rendre compte de la forme sphérique des cellules (voy. fig. 14, A).

N° 10. Fibres élastiques fines. — On fait la préparation indiquée au n° 5 et l'on ajoute sous la lamelle une goutte d'acide acétique (page 26). Les faisceaux conjonctifs se gonflent jusqu'à devenir transparents : les fibres élastiques au contraire ne se modifient aucunement, et leurs contours ressortent nettement (fig. 29, A).

N° 11. Fibres élastiques plus volumineuses. — Un fragment de 1 cent. environ du ligament cervical postérieur du bœuf est dissocié dans une goutte d'eau salée (fig. 30, B). On peut colorer la préparation ainsi faite par le picro-carmin et monter ensuite dans la glycérine étendue d'eau.

N° 12. Coupes transversales de fibres élastiques volumineuses. — On laisse dessécher de 4 à 6 jours un fragment de ligament cervical postérieur de 10 cent. environ de longueur, et l'on traite comme il est indiqué au **n° 14**.

N° 13. Membranes fenêtrées. — Un fragment de l'endocarde, de 5 mm. de côté environ, est porté sur une lame dans une goutte d'eau. On recouvre d'une lamelle et sur le bord de celle-ci on laisse tomber une à deux gouttes de lessive de potasse (page 26). L'examen portera surtout sur les bords de la préparation (fig. 32).

L'artère basilaire donne également de bonnes membranes fenêtrées ; on excise environ un cent. de l'artère ; on porte ce fragment sur la lame, et d'un coup de ciseaux on l'ouvre longitudinalement. On y ajoute ensuite une goutte d'eau, et l'on dissocie l'artère en fragments ténus à l'aide d'un scalpel, ce qui est très facile. On recouvre d'une lamelle et on pose une goutte de lessive de potasse (page 27). Les petits orifices de la membrane apparaissent comme des noyaux brillants.

N° 14. Tendons. — On prend un fragment de tendon de 5 à 10 cent. de long qu'on laisse dessécher à l'air sans l'exposer au soleil. Des tendons minces comme ceux du fléchisseur du pied par exemple se dessèchent rapidement ; à la température ordinaire de la chambre, il suffit en général de 24 heures pour avoir un tendon assez desséché ; les tendons plus volumineux exigent plusieurs jours. On fait dans ce fragment de tendon à l'aide d'un scalpel et non pas d'un rasoir une section transversale bien nette. De cette surface on détache à l'aide du même scalpel de minces copeaux, qu'on jette dans un petit récipient rempli d'eau distillée; on les y laisse séjourner deux minutes environ et on les examine ensuite dans une goutte d'eau distillée (fig. 38). Veut-on les conserver, on les colore au picro-carmin pendant cinq minutes et l'on monte dans la glycérine étendue d'eau (page 5). Souvent on voit une striation qui parcourt dans toute sa largeur une coupe transversale ; cette situation est due au tranchant du scalpel. Une seconde coupe sera montée dans l'eau distillée et l'on ajoutera sur le bord de la lamelle une goutte d'acide acétique.

On ne tarde pas à assister à la liquéfaction sur les bords de la préparation des faisceaux touchés par l'acide.

Nᵒ 15. Pour l'étude de la **structure fine du tendon** et de ses cellules avec leurs prolongements, il est bon de prendre un petit fragment d'un tendon aussi frais que possible. Pour que l'opération réussisse, il faut que le tendon soit mince, celui du grand palmaire convient très bien. Ce fragment de 3 cent. de longueur est plongé dans 100 cent. cubes d'une solution d'acide chromique à 0,5 pour cent, où on le laisse séjourner pendant 4 semaines environ. La solution sera plusieurs fois renouvelée pendant ce laps de temps.

Enlevés de l'acide chromique, les fragments seront lavés à l'eau courante pendant une à deux heures, et durcis dans 40 cent. cubes environ d'alcool progressivement renforcé (page 15). Les coupes doivent être faites à l'aide d'un rasoir bien affilé, car souvent les tendons deviennent friables et s'émiettent à la coupe. Il est peu important que les coupes soient très minces. On les conserve non colorées dans la glycérine étendue d'eau. On voit déjà à un faible grossissement des images très fines ; avec un éclairage faible, et l'interposition d'un diaphragme, les préparations sont beaucoup plus nettes que celles obtenues par la technique indiquée nᵒ 14. Un grossissement plus fort donne des images analogues à celles représentées dans la fig. 39. Les cavités noires et anfractueuses contiennent généralement des cellules tendineuses.

Nᵒ 16. Cellules tendineuses. — On prend des fragments de 0,5 à 1 cent. de longueur dans la queue d'une souris ou d'un rat et on les plonge dans environ 5 cent. cubes de carmin aluné. Le lendemain ou plus tard on dissocie rapidement ces fragments très gonflés sur une lame parfaitement desséchée. Il n'est nullement nécessaire d'isoler de très fins faisceaux fibrllaires ; il faut seulement que les fibres soient bien étendues ; on ajoute une goutte d'eau distillée et l'on recouvre d'une lamelle.

A un faible grossissement, on voit des séries de cellules sous la forme de longues stries foncées ; cet aspect est dû à ce qu'on ne voit les noyaux que par leur bord. Sur certains points les noyaux vus de face sont d'un rouge mat. Le corps cellulaire, le protoplasma, ne sont visibles qu'à de forts grossissements. Vue de profil, la cellule apparaît sous la forme d'un trait net, foncé (fig. 36), tandis que de face elle est très pâle et à peine apparente (fig. 37, B). La cellule est souvent repliée de sorte qu'elle est visible de profil et de face à la fois. On distingue quelquefois les fibrilles conjonctives sous forme de stries fines et parallèles ; quant aux fibres élastiques on les reconnaît toujours à la netteté de leur contour. Ne pas manquer d'examiner, à l'aide de la vis micrométrique, toute l'épaisseur de la préparation en variant la mise au point.

Pour conserver, il suffit de remplacer l'eau distillée par la glycérine étendue d'eau.

Nᵒ 17. Cartilage hyalin. — On excise l'appendice xyphoïde d'une grenouille ; on porte cet appendice toujours très mince sur une lame sèche, on recouvre d'une lamelle et on examine rapidement avec de forts grossissements. La cellule cartilagineuse remplit complètement la cavité cartilagineuse (fig. 41, A). Pour observer plus longtemps il faut ajouter une goutte d'eau salée.

N⁰ 18. Cartilage hyalin des côtes. — On pratique des coupes dans ce cartilage sans aucune autre préparation. Le rasoir sec suffit. On monte les coupes dans un peu d'eau. On choisira de préférence dans le cartilage costal lès points qui sont brillants à la coupe. Ces points contiennent des fibres rigides (fig. 42, B). Veut-on conserver, il suffit d'ajouter quelques gouttes de glycérine étendue d'eau. Le cartilage frais ne se colore pas bien ; on le mettra d'abord dans l'alcool absolu, ou dans le liquide de Müller, puis dans l'alcool et l'on colorera finalement à l'hématoxiline de Bœhmer (page 6). Le montage dans le baume éclaircit trop la préparation, et fait disparaître les détails.

N⁰ 19. Cartilage élastique. — On prend un cartilage aryténoïde de l'homme (mieux encore du bœuf); la teinte jaunâtre de l'éminence vocale indique le point où se trouve le cartilage élastique. Il faut faire en sorte que la limite du cartilage hyalin et du cartilage élastique soit comprise dans la coupe ; on examine les coupes dans l'eau. Pour conserver, voyez n⁰ 18. Le développement des fibres élastiques peut souvent être étudié sur les cartilages des adultes, notamment sur le cartilage de l'épiglotte et les éminences vocales des cartilages aryténoïdes (fig. 43).

N⁰ 20. Fibro-cartilage. — Les disques intervertébraux d'un homme adulte sont découpés en fragments de 1 à 2 cent. de côté. On les fixe pendant 24 heures dans 100 cent. cubes de la solution picro-sulfurique de Kleinenberg (page 14) et on les durcit ensuite dans 50 cent. cubes d'alcool progressivement renforcé (page 15). Après avoir séjourné pendant trois jours dans l'alcool à 90°, ils sont colorés *in toto* au carmin boraté (page 7), de nouveau durcis dans l'alcool et coupés ensuite. On monte dans le baume (fig. 46). Les coupes qui passent par les bords des disques donnent également du cartilage hyalin. Les coupes portant sur les parties centrales du disque montrent des groupes de cellules cartilagineuses (voy. page 63).

N⁰ 21. Coupes osseuses. — Les os destinés à être coupés ne seront pas desséchés avant d'être macérés. Dès qu'un os ou un fragment osseux est isolé, il faut le plonger immédiatement dans l'eau et l'y laisser pendant plusieurs mois. Cette eau sera souvent changée. On le dessèche ensuite, et l'on place un fragment dans les mors d'un étau, après l'avoir disposé entre deux morceaux de liège ou enveloppé d'un linge. A l'aide d'une scie à découper, on enlève dans le sens longitudinal et dans le sens transversal des lamelles de 1 à 2 mm. d'épaisseur, puis avec de la cire à cacheter, on fixe solidement la lamelle sur un bouchon ; la cire doit déborder la lamelle. On plonge le tout dans l'eau pendant un moment et ensuite on polit la lamelle au moyen d'une lime plate très fine ; la lime sera plongée pendant cette opération plusieurs fois dans l'eau, pour enlever les particules qui y adhèrent, et pour empêcher que la cire ne s'échauffe par le frottement.

On enlève ensuite la lamelle osseuse en faisant fondre la cire qui la maintient sur le bouchon, et on la fixe par la face usée, et on lime de nouveau jusqu'à ce que la lamelle soit devenue si mince qu'on aperçoive la cire par transparence. On porte le tout dans l'alcool à 90°, dans lequel la lamelle ne tarde pas à se détacher, la cire étant soluble dans l'alcool. On use ensuite cette lamelle à la pierre ponce. A cet effet on la place entre deux pierres ponces que l'on frotte l'une sur l'autre ; elle se trouve bientôt fixée à l'une des pierres ponces par une sorte de ciment formé des débris de la pierre et des parcelles de l'os ; l'autre polit sa face libre. On frotte pour finir la lamelle sur une pierre à rasoir, on l'essuie et l'on sèche avec du papier filtre ; pour la polir on la passe sur un cuir à rasoir, qu'on enduit de craie. Cette dernière manipulation rend à la lamelle son ancien brillant. Il faut que la lamelle soit très mince ; on s'en assure pendant qu'on lime en l'examinant de temps à autre à un faible grossissement. Une fois la minceur voulue atteinte, on porte la lamelle sur une lame de verre, on recouvre et l'on borde à la paraffine (fig. 47).

On examine la préparation ainsi faite avec de faibles d'abord, puis avec de forts grossissements. Les cavités et les canaux osseux, étant remplis d'air, apparaissent avec l'éclairage ordinaire du microscope teintés en noir.

N° 22. Fibres de Sharpey. — On prépare une lamelle osseuse suivant la méthode exposée **n° 21**. Cette lamelle doit être prise sur la diaphyse d'un os long. On la sèche bien et on la met pendant deux à cinq minutes dans l'essence de térébenthine, et l'on monte dans le baume. Ces fibres qui sont invisibles sur des préparations faites par les autres méthodes (**n°s 21** et **23**) apparaissent nettement sur ces dernières lamelles même à de faibles grossissements (fig. 52).

N° 23. Canaux de Havers et lamelles osseuses. — On pratique des coupes longitudinales et transversales sur des os préalablement décalcifiés dans une solution d'acide azotique de 3 à 9 pour cent (page 6) et durcis après décalcification. Il est bon de choisir le métacarpien d'un adulte. Les fragments compactes des os plus volumineux, comme le fémur par exemple, demandent un temps plus long pour être décalcifiés, quelquefois plusieurs semaines. Il ne faut pas détacher le périoste. Pour voir les canaux de Havers sur des coupes longitudinales, il faut faire des coupes très épaisses (2, 5 mm. et plus), et monter dans la glycérine étendue d'eau (fig. 49). Pour les coupes transversales et les systèmes de lamelles, point n'est besoin non plus de coupes très minces. Pour bien voir les lamelles il suffit d'examiner la coupe dans quelques gouttes d'eau distillée, en donnant au miroir une position telle que la préparation ne soit éclairée que par une de ses moitiés. C'est de la même manière qu'on réussit à voir les fins canalicules qui, partant des canaux de Havers, s'enfoncent perpendiculairement dans les lamelles (fig. 50). On monte dans la glycérine étendue d'eau, mais alors le système des lamelles disparaît en partie. Tous les systèmes ne se rencontrent pas dans n'importe quel point de l'os. Les lamelles fondamentales externes et internes manquent souvent.

Vient-on à pratiquer des coupes dans le voisinage des épiphyses, on voit la manière dont la substance compacte se continue avec le tissu spongieux. Les cavités et canaux osseux sont moins nets sur des préparations humides que sur les coupes usées et desséchées. Cette différence tient à ce que le liquide conservateur pénètre dans les cavités, et en chasse l'air. (Comparez fig. 47 et fig. 48.)·

Les anneaux concentriques formés par les lamelles de Havers sont assez fréquemment interrompus dans leur continuité par une ligne irrégulière. Cette disposition est due à ce que la substance osseuse en dehors de cette ligne a été résorbée. Toute celle qui est en dedans est de formation nouvelle. C'est ainsi que l'on explique ces vacuoles connues sous le nom d'*espaces de Havers* (fig. 50, *h*).

N⁰ 24. Moelle osseuse. — On se procure la moitié d'une vertèbre d'un veau qu'on vient de sacrifier. On râcle avec un scalpel la substance spongieuse, et des couches profondes de cette substance on prélève une certaine quantité de moelle rouge. Il n'est pas nécessaire d'en prendre de grandes quantités, il suffit de charger 2 ou 3 fois la pointe du scalpel. On met sur la lame de verre dans une goutte d'eau salée, on dissocie légèrement, on interpose un cheveu et on recouvre d'une lamelle. La présence de quelques petites parcelles de tissu spongieux empêche l'application exacte de la lamelle ; il faut avoir soin de les enlever autant que possible avant de recouvrir la préparation. A un fort grossissement on voit, en dehors des petites parcelles osseuses déjà mentionnées, des cellules adipeuses, des corpuscules du sang, des cellules médullaires de grandeurs différentes, enfin des cellules géantes, dont les noyaux sont rarement visibles (fig. 51, 1). Si l'on dépose sur le bord de la lamelle quelques gouttes de picro-carmin, les noyaux se colorent, au bout d'une ou deux minutes on peut déjà les voir, mais ils sont encore pâles (fig. 51, 2). Si on remplace alors le picro-carmin par l'eau salée et ensuite par la glycérine étendue d'eau et acidifiée, les noyaux se foncent et marquent nettement leur contour (fig. 51, 3). L'interposition d'un cheveu empêche les cellules de fuir en dehors de la lamelle.

N⁰ 25. Cartilage articulaire. — Pour l'étude de ce cartilage on choisit des têtes métacarpiennes d'individus adultes et l'on procède comme il a été indiqué au n⁰ **23**. On fait des coupes longitudinales que l'on conserve dans la glycérine diluée (fig. 53). Les stries parallèles qu'on rencontre souvent dans le cartilage hyalin sont dues au tranchant du rasoir. Les granulations du cartilage calcifié disparaissent par la décalcification.

N⁰ 26. Franges synoviales. — Sur un cadavre aussi frais que possible on met à nu l'articulation du genou et on excise de sa capsule fibreuse sur le bord de la rotule un fragment de 4 cent. de côté. A l'aide des ciseaux on prélève de la face interne brillante de ce fragment une parcelle de 2 à 3 mm. qu'on place sur une lame dans une goutte d'eau salée, et l'on examine à un faible grossissement sans recouvrir d'une lamelle. On voit sur les bords de la préparation les franges dont les vaisseaux sanguins contiennent encore souvent des globules rouges ; les noyaux brillants des cellules épithéliales se trouvent serrés les uns contre les autres (fig. 54). Si l'on veut conserver la préparation, on recouvre d'une lamelle, on ajoute quelques gouttes de picro-carmin et l'on monte dans la glycérine étendue d'eau ; la préparation perd beaucoup de sa netteté.

N° 27. Développement du tissu osseux. — Ce développement peut être étudié sur des embryons humains âgés de 4 à 5 mois ou sur des embryons d'animaux tels que le mouton, porc ou bœuf. Leur longueur mesurée de la pointe du museau à la racine de la queue ne doit pas dépasser 10 à 14 cent. On se les procure facilement à l'abattoir, en demandant tous les utérus pleins. On met les embryons tout entiers dans le liquide de Müller (2 à 3 embryons par litre). On les y laisse séjourner un mois environ. Le liquide sera souvent renouvelé. On lave ensuite pendant 6 heures environ dans l'eau courante et l'on durcit dans 200 — 400 cent. cubes d'alcool progressivement renforcé (page 15). Après un séjour d'une semaine ou plus dans l'alcool à 90°, on coupe la tête et les extrémités tout près du tronc. Ces parties seront décalcifiées dans environ 200 cent. cubes d'eau distillée additionnée de 2 à 4 cent. cubes d'acide azotique pur. Quatre ou cinq jours après, pendant lesquels on a eu soin de changer le liquide de décalcification 2 à 3 fois (page 16) les extrémités (1) seront sorties du liquide, lavées pendant un temps variant de 1 à 6 heures à l'eau courante, et durcies de nouveau dans l'alcool progressivement renforcé. Après avoir passé 5 jours dans l'alcool à 90°, ces extrémités sont découpées en fragments de 1 cent. de longueur environ ; on les durcit, s'ils sont encore trop mous, dans 30 cent. cubes d'alcool absolu, pendant 1 ou 2 jours.

Pour étudier les premières phases du développement du tissu osseux (fig. 55, 56, 57) on pratique, sur les phalanges incluses dans du tissu hépatique, des coupes longitudinales, allant de la face antérieure à la face postérieure. S'il s'agit d'animaux, on prend les métacarpiens. Les coupes ne sont bonnes que si elles passent par l'axe de l'os ; les coupes périphériques donnent des images peu nettes. Pour l'étude des stades plus avancés elle se fait de préférence sur les coupes transversales de l'humérus et du fémur.

Les coupes passant par la diaphyse montrent mieux le tissu osseux périchondral, celles qui passent par les épiphyses sont préférables pour le tissu osseux enchondral. Les ostéoblastes les plus nets se voient sur des coupes transversales de la mâchoire inférieure, ces mêmes coupes peuvent servir à l'étude du développement des dents.

Pour les stades encore plus avancés on peut employer le squelette d'animaux nouveau-nés dont les phalanges présentent encore eu partie des phases primaires du développement osseux (2). La décalcification est un peu plus longue, elle demande jusqu'à huit jours.

L'os *conjonctif* sera utilement étudié sur des coupes de l'occipital et du frontal d'embryons. On plonge ces coupes pendant 10 minutes dans 4 cent.

---

(1) La tête ne se décalcifie pas aussi rapidement. Il faut la laisser au moins deux jours encore dans la solution d'acide azotique à 2 pour cent.

(2) Les os du carpe sont encore aux premières phases.

cubes d'hématoxyline de Bœhmer, on les enlève pour les replonger pendant 10 autres minutes dans 10 cent. cubes d'eau distillée. Sorties de l'eau, les coupes seront colorées au picro-carmin (10 minutes dans 4 cent. cubes de picro-carmin) et laissées ensuite dans 10 cent. cubes d'eau distillée pendant un quart d'heure à une heure environ. On monte finalement dans le baume.

Si la coloration est réussie ; le cartilage est bleu, surtout au niveau des points décalcifiés, et l'os est rouge. Dans certains cas le cartilage se colore mal en bleu, il faut alors mettre les coupes non pas dans la solution ordinaire d'hématoxyline, mais dans 5 cent. cubes d'eau distillée auxquels on ajoute 5 gouttes d'hématoxyline filtrée pure. Après un séjour de 6 à 24 heures le cartilage sera d'un beau bleu. Le picro-carmin colore souvent d'une manière inégale la substance osseuse ; les parties les plus jeunes du tissu, le bord des trabécules sont colorés d'une manière plus intense.

II. — Organes du mouvement actif.

1. — Muscles striés.

Après avoir examiné dans un des chapitres précédents la structure intime des éléments qui constituent le tissu musculaire strié, il nous reste à
établir le mode d'union des fibres pour constituer des muscles, leurs connexions avec les tendons, les aponévroses, et enfin la disposition et la distribution de leurs vaisseaux et de leurs nerfs.

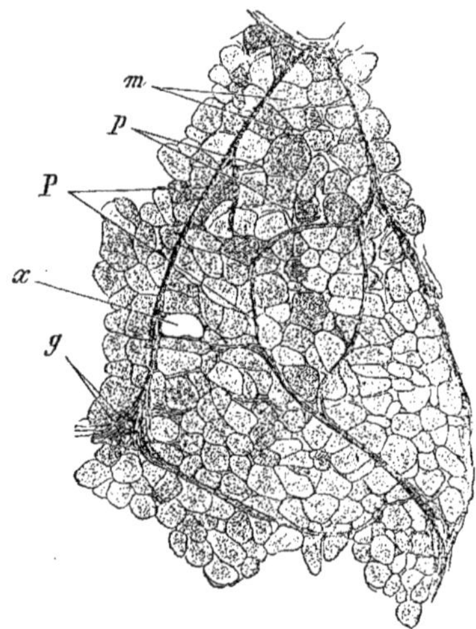

Fig. 62. — *Coupe perpendiculaire de l'adducteur de la cuisse d'un lapin*. (Gross. 60). P, périmysium
interne, contenant *g*, deux coupes transversales de vaisseaux. — *m*. Faisceaux musculaires. Ces faisceaux
sont écartés les uns des autres en plusieurs endroits de sorte que l'on peut voir le périmysium *p* de chaque
fibre. En *x* la coupe transversale d'un faisceau musculaire est tombée. (Technique n° 34).

Pour se réunir, les fibres musculaires se placent en séries parallèles les
unes à côté des autres dans le sens longitudinal ; un tissu conjonctif lâche,
le *périmysium*, les maintient en place ; les fibres transversales sont rares ;
on n'en trouve guère que dans la langue. Les fibres musculaires ne sont
jamais immédiatement en contact par leur sarcolemme. Chaque fibre musculaire prise isolément est toujours séparée des fibres voisines par une
enveloppe conjonctive, délicate, qui l'entoure (*périmysium*) (fig. 62, *p*)
et qui est en connexion avec les enveloppes analogues des fibres contiguës.

La réunion d'un nombre plus ou moins grand de fibres musculaires forme un *faisceau musculaire*. Le tissu conjonctif qui entoure ce faisceau est plus épais et porte le nom de *périmysium interne* (P). Plusieurs faisceaux réunis forment un muscle (1). Ce muscle est entouré d'une enveloppe conjonctive encore plus épaisse que les deux autres et qui porte le nom de *périmysium externe*. Toutes ces enveloppes conjonctives sont en connexion l'une avec l'autre.

L'union des muscles avec les tendons et les membranes fibreuses, périoste et aponévroses, est assurée par le périmysium de chaque fibre musculaire. Ce périmysium passe dans le tendon ou l'aponévrose. Le sarcolemme ne prend aucune part à cette union. Il se termine en cul-de-sac à l'extrémité de la fibre musculaire (fig. 63).

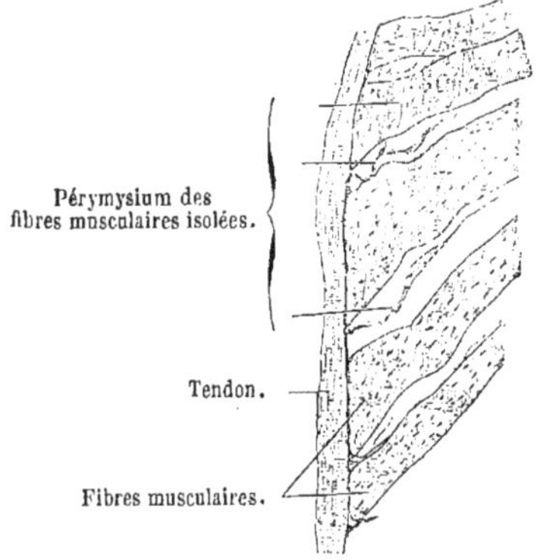

Fig. 63. — *Coupe longitudinale du muscle gastrocnémien de la grenouille*. Tissu conjonctif de la paroi limitante. Coupe transversale d'un noyau de fibre lisse. (Gross. 50, **Technique n· 35**).

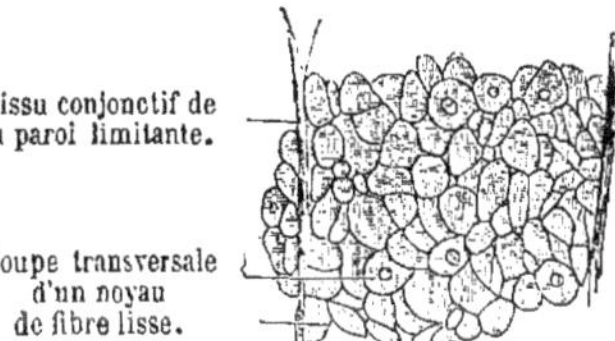

Fig. 64. — *Coupe transversale de la couche circulaire de l'intestin humain*. (Gross. 560, **Technique n· 94**).

Le périmysium est constitué par un tissu conjonctif fibrillaire, par des fibres élastiques, et contient quelquefois des cellules adipeuses. Il livre passage aux nerfs et aux vaisseaux sanguins et lymphatiques qui se rendent au muscle. Le périmysium d'une fibre musculaire isolée ne contient que des capillaires et des branches nerveuses terminales.

Les *vaisseaux sanguins* abondent dans les muscles striés. Les capillaires sont très fins et forment un réseau à mailles allongées rectangulaires. Les lymphatiques suivent le trajet des petits vaisseaux sanguins.

(1) La division en faisceaux secondaires, tertiaires, etc. est absolument arbitraire; elle n'est pas visible sur un grand nombre de préparations.

Les *nerfs* seront décrits au chapitre concernant les terminaisons nerveuses.

2. — Muscles lisses.

Les fibres musculaires lisses sont intimement unies les unes aux autres par un cément homogène. Il n'y a guère de cloisons conjonctives qu'entre des faisceaux assez volumineux (fig. 64).

Les fibres musculaires lisses s'accolent soit parallèlement et donnent ainsi naissance à des membranes (*muscles intestinaux*), soit en s'entrelaçant ; ils forment alors des organes à réseau musculaire très compliqué tels que l'utérus ou la vessie par exemple.

Les vaisseaux sanguins d'un certain volume rampent dans les cloisons conjonctives, tandis que les capillaires pénètrent entre les fibres musculaires et y forment des réseaux allongés. Les lymphatiques, qui y sont très nombreux, ont à peu près la même disposition.

TECHNIQUE

N° 28. Fibres musculaires striées. — *a) Muscles de la grenouille.* Du muscle adducteur d'une grenouille qu'on vient de tuer, on excise dans la direction des fibres un fragment de 1 cent. de long environ. On prélève un petit morceau sur la face interne de ce fragment et on le dissocie dans une goutte d'eau salée. On ajoute ensuite une seconde goutte d'eau salée et l'on recouvre d'une lamelle sans exercer la moindre pression. A un faible grossissement (50 diamètres) on aperçoit la forme cylindrique (fig. 17 et 18), l'épaisseur variable, et quelquefois la striation transversale des fibres musculaires isolées. A un plus fort grossissement (240 diamètres) on voit nettement la striation, parfois aussi des noyaux pâles et des granulations brillantes. Les fibres musculaires qui contiennent un très grand nombre de granulations doivent être considérées comme pathologiques. Au niveau des points où les fibres musculaires ont été sectionnées transversalement, il n'est pas rare de voir la substance musculaire faire hernie à travers le sarcolemme sous forme de champignon.

b) Muscles de l'homme. J'ai trouvé une très belle striation transversale sur des muscles provenant de la salle de dissection (fig. 17). Les cadavres étaient injectés à l'acide phénique.

Veut-on conserver les préparations, on les colore au picro-carmin sous la lamelle, (5 minutes environ), et on ajoute une ou deux gouttes de glycérine étendue d'eau.

N° 29. Sarcolemme. — On ajoute à la préparation, faite suivant la technique décrite n° 28 quelques gouttes d'eau (page 27). Au bout de 2 à 5 minutes, on voit à un faible grossissement (50 diamètres) le sarcolemme se détacher sous forme de vésicules transparentes (fig. 19, 1) ;

là où la substance musculaire déchirée se rétracte, le sarcolemme a une apparence finement striée.

N° 30. Noyaux. — On fait une préparation comme il est indiqué au n° **28**, *a*, et on ajoute ensuite une goutte d'acide acétique (n° 15). Déjà à un faible grossissement on voit les noyaux ratatinés, mais à contour très net. Ils affectent la forme de minces tractus fusiformes (fig. 18).

N° 31. Fibrilles. — On prend un muscle frais de grenouille et on le met dans 20 cent. cubes d'une solution d'acide chromique à 0,1 pour cent.

Environ 24 heures après en dissociant les fibres musculaires dans l'eau on peut voir leurs parties terminales se décomposer en fibrilles (fig. 19, 2). Veut-on conserver la préparation, il suffit de placer le muscle dans de l'eau (une heure environ) ensuite dans 20 cent. cubes d'alcool à 33° pendant 10 à 20 heures. On dissocie et l'on remet le muscle ainsi dissocié dans l'alcool à 70°. Lorsque, après un séjour de plusieurs semaines dans l'alcool souvent renouvelé, les pièces ont perdu l'acide chromique dont elles étaient imprégnées, on peut colorer au picro-carmin la préparation faite par dissociation (page 27) et après coloration complète (dans une chambre humide, page 27) on monte dans la glycérine étendue d'eau.

N° 32. Terminaisons des fibres musculaires. — Le gastro-cnémien frais d'une grenouille est placé dans 20 cent. cubes de potasse concentrée (recouvrir le vase). 30 ou 60 minutes après (plus, lorsque la température ambiante est basse) le muscle touché avec une baguette de verre, se décompose en fibres, sinon, c'est que la lessive était trop diluée (V. page 12). Un certain nombre de ces fibres sont portées sur la lame et examinées dans la lessive de potasse concentrée au même degré. Les fibres ne doivent pas être examinées dans l'eau ou la glycérine ; car, en diluant aiñsi la lessive, on ne tarderait pas à détruire les fibres musculaires. Le tout est recouvert d'une lamelle. A un faible grossissement on voit les extrémités des fibres musculaires et un grand nombre de noyaux brillants, vésiculaires (fig. 19, 3).

N° 33. Fibres musculaires ramifiées. — On prend une grenouille et après l'avoir tuée on lui excise la langue. On porte celle-ci dans 20 cent. cubes d'acide azotique pur auxquels on ajoute 5 grammes environ de chlorate de potasse (1). 15 heures après on retire à l'aide de deux baguettes de verre la langue de cette solution et on la met dans 30 cent. cubes d'eau distillée qu'on renouvelle plusieurs fois. La langue peut rester dans l'eau pendant 8 jours, mais après 24 heures on peut déjà l'utiliser.

Pour faire la préparation, on transporte la langue dans un verre à expérience rempli à moitié d'eau et l'on agite vivement, pendant quelques minutes ; cette manœuvre désagrège complètement la langue.

On verse dans un verre de montre, et on laisse déposer. Du dépôt formé on prélève une parcelle qu'on examine dans une goutte d'eau. On peut isoler encore sur la lame, mais en général cette dissociation est superflue.

---

(1) Il faut un excès de chlorate de potasse. Avec 5 grammes il en reste au fond du vase non dissous.

L'examen se fera à un faible grossissement. On colore au picro-carmin sous la lamelle (page 27) et l'on monte dans la glycérine étendue d'eau (fig. 19, 4).

Nᵒ 34. Faisceaux de muscles striés. — Avec un rasoir bien aiguisé on pratique une incision profonde perpendiculairement aux fibres dans un muscle à fibres parallèles tel que l'adducteur du lapin. Une autre incision dans le même sens et de la même profondeur est faite 2 à 3 cent. plus bas. On réunit ces deux incisions par des incisions longitudinales, et le carré musculaire, ainsi circonscrit, est enlevé sans tiraillement d'aucune sorte. On fixe dans 100 cent. cubes d'une solution d'acide chromique à 0,1 pour cent (page 4). 14 jours après on sort la pièce de la solution chromique, on la lave à l'eau courante pendant 2 à 3 heures, et on la durcit à l'alcool progressivement renforcé (page 15). Les coupes transversales pratiquées dans ce fragment musculaire seront examinées sans coloration dans la glycérine diluée (fig. 62). On voit ainsi des fibres musculaires d'épaisseur très variable, celles qui sont tout à fait minces correspondent à l'extrémité des fibres. Malgré leur forme cylindrique, les fibres musculaires, au lieu de paraître arrondies sur les coupes transversales, paraissent polygonales par pression réciproque. La teinte de la coupe est très variée ; il y a des fibres qui sont complètement foncées, tandis que d'autres sont absolument claires. Pourquoi cette différence ? je l'ignore. Le périmysium de chaque fibre musculaire pris en particulier se voit mieux à un fort grossissement (240 diamètres).

Nᵒ 35. Muscles et tendons. — Une grenouille ayant été mise à mort, on dépouille la peau d'une de ses pattes, et avec des ciseaux on excise cette patte immédiatement au-dessus du genou (origine du gastro-cnémien). Le tout, jambe et patte, est fixé dans 50 cent. cubes de la solution picro-sulfurique de **Kleinenberg** (page 14). Après 24 heures on porte directement dans 5 cent. cubes d'alcool à 70° pour durcir progressivement (page 15). 6 jours après, on excise le gastro-cnémien en comprenant dans l'incision une partie du tendon d'Achille, on le colore dans la solution de carmin boraté (page 7) ; puis nouveau durcissement dans l'alcool à 90°. On pratique ensuite des coupes longitudinales sagittales, en allant de la face postérieure à la face antérieure. On monte dans le baume (page 24). La striation transversale a souvent complètement disparu (fig. 63).

Nᵒ 36. Fibres musculaires lisses. — Le meilleur mode de préparation consiste à prendre l'estomac ou l'intestin d'une grenouille qu'on vient de tuer, puis à mettre un fragment de ces organes dans 20 cent. cubes de lessive de potasse. On traite ensuite comme il a été indiqué nᵒ 32 (fig. 16).

III. — Organes du système nerveux.

Après avoir décrit les éléments du système nerveux, fibres et cellules nerveuses, il nous faut examiner la façon dont ces éléments s'unissent pour constituer le système nerveux central et le système nerveux périphérique.

1. Système nerveux central.

a). MOELLE ÉPINIÈRE.

Déjà à l'œil nu on voit que la moelle est constituée par deux substances différentes, une substance blanche et une substance grise, dont la situation et les rapports doivent être étudiés sur une coupe transversale.

La *substance blanche* entoure la substance grise. On trouve sur sa face antérieure un sillon médian profond, le sillon longitudinal antérieur, et sur sa face postérieure un septum (anciennement sillon longitudinal postérieur) qui divise presque complètement la substance blanche en deux moitiés, une moitié droite et une moitié gauche. Chacune de ces moitiés est subdivisée par l'émergence des racines médullaires antérieures et postérieures, en trois *cordons* ; un cordon latéral, c'est le plus vaste, un cordon antérieur et un cordon postérieur. Chaque cordon postérieur se subdivise à son tour, au niveau de la région cervicale inférieure et dorsale supérieure, en deux parties : dont une médiane formant le *cordon de Goll*, le funiculis gracilis, et une latérale, formant le *faisceau cunéiforme*.

La *substance grise* affecte sur les coupes transversales de la moelle la forme d'un H. Elle est donc constituée par deux colonnes latérales réunies par une troisième colonne transversale, la *commissure grise*. Chacune de ces colonnes comprend une corne antérieure plus volumineuse, et une corne postérieure plus mince. Sur la partie latérale de la corne antérieure, occupant le même plan que le canal central, se trouve la *corne latérale*, nettement accusée au niveau de la partie supérieure de la moelle dorsale.

Des cornes antérieures naissent en plusieurs faisceaux les racines antérieures des nerfs spinaux ; des cornes postérieures naissent les racines médullaires postérieures. Au niveau des parties latérales de la base de chaque corne postérieure on trouve des prolongements enlacés de la substance grise, formant ce qu'on appelle le *procès réticulaire*. Un peu en arrière de celle-ci se trouve une masse gélatiniforme, visible à l'œil nu, c'est la *substance gélatineuse de Rolando*. Au centre de la commissure grise

se trouve la coupe transversale du canal central, canal qui traverse la
moelle du haut en bas, et qui est entouré d'une zone de substance gélatineuse, analogue à la substance de R o l a n d o. Cette masse porte le nom de
substance gélatineuse centrale. Le canal central est d'une largeur de 0,5
à 1 mm. Il est fréquemment oblitéré.

La portion de la commissure grise qui se trouve en avant du canal central porte le nom de commissure antérieure ; celle qui se trouve en arrière
du canal central est connue sous le nom de commissure postérieure. La

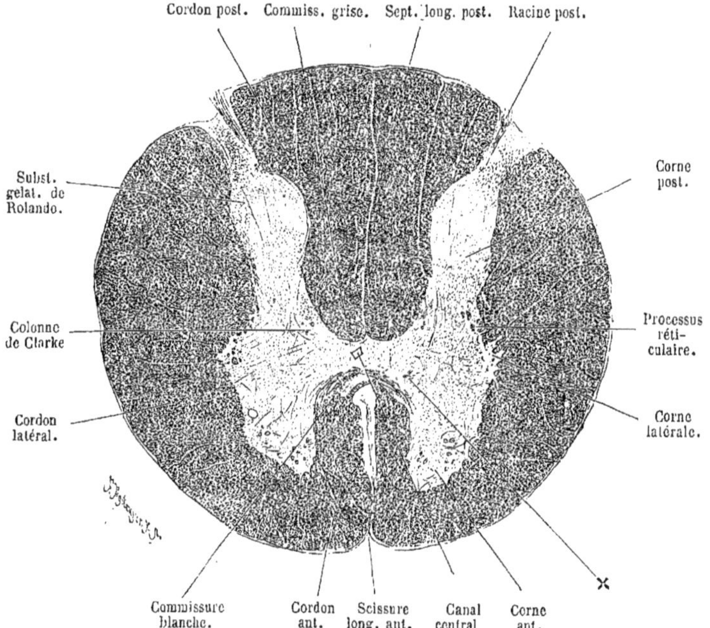

Fig. 65. — *Coupe transversale de la moelle dorsale d'un enfan lde trois semaines.* (Gross. 13). Les racines antérieures dont le trajet est oblique se voient peu dans la coupe. Les faisceaux clairs appartiennent à la
charpente fibreuse de la moelle. En X vaisseau sanguin (**Technique n· 46**).

substance grise est bien plus développée dans les régions cervicale et lombaire de la moelle que dans sa région dorsale ; à cette abondance inégale
de la substance grise correspondent des variations dans la forme de
deux branches de l'H. La partie terminale du cône médullaire n'est constituée que par la substance blanche.

La substance blanche de la moelle est constituée par des fibres à myéline, dépourvues de gaîne de S c h w a n n. Le volume de ces fibres est très
variable (page 52). Les plus volumineuses se trouvent dans les cordons an-

térieurs et dans les parties latérales des cordons postérieurs ; les plus fines dans les parties médianes des mêmes cordons et dans les cordons latéraux, au point où la substance blanche arrive au contact de la substance grise. Dans le reste de la substance blanche les fibres grosses ou fines se trou_ vent entremêlées. La plupart des fibres nerveuses suivent un trajet parallèle à l'axe longitudinal de la moelle ; elles sont donc transversalement coupées dans les coupes perpendiculaires. Il y a également quelques fibres qui suivent une direction oblique ; elles siègent en avant de la commissure grise et forment, en s'entrecroisant sous des angles plus ou moins aigus, la *commissure blanche* (fig. 65).

La substance grise se compose de fibres et de cellules nerveuses. Les fibres sont tantôt à myéline, tantôt dépourvues de myéline. Les fibres à myéline présentent des ramifications de divers ordres, les unes pénètrent dans la substance blanche, d'autres perdent leur myéline et se résolvent finalement en un mince réseau de fibrilles. On admet que, par l'intermédiaire de ce réseau, ces fibrilles sont en rapport avec les prolongements protoplasmiques des cellules ganglionnaires (page 49). Les cellules nerveuses de la substance grise sont des cellules ganglionnaires multipolaires, de grandeur très variable, dont le prolongement axile se continue avec les fibres à myéline. Elles sont tantôt dispersées, tantôt réunies en groupes. Ces derniers se rencontrent notamment dans les cornes antérieures qui contiennent également les plus grandes cellules nerveuses. Dans la portion inférieure de la moelle dorsale et dans la moelle lombaire, on voit un groupe de cellules connu sous le nom de colonne de Clarke (fig. 65). Ce groupe est situé à la partie moyenne de la corne antérieure, à côté de la commissure grise.

Le tissu de soutènement de la moelle épinière est représenté par deux sortes d'éléments de nature bien différente : 1° Les premiers ne sont que des prolongements de la pie-mère, qui pénètrent dans la substance blanche avec des vaisseaux auxquels ils forment comme une quatrième tunique. Ces prolongements conjonctifs deviennent plus minces en se rappro-

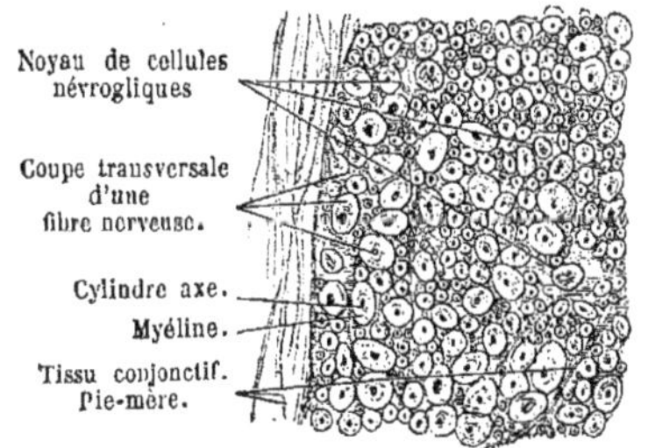

Fig. 66. — *Fragment d'une coupe transversale de substance blanche de moelle humaine.* Gross. 500. (Technique n· 47).

chant de la substance grise et se terminent avant d'y pénétrer ; 2° les seconds constituent le cément nerveux, la *névroglie*, substance molle, homogène, ayant la même origine embryonnaire que la moelle épinière.

La névroglie cimente les fibres nerveuses et les cellules ganglionnaires et joue le rôle de la substance intercellulaire des épithéliums. Elle contient en nombre très variable des cellules étoilées, aplaties, pourvues d'un noyau, et connues sous le nom de *cellules névrogliques* (fig. 67). La névroglie se coagule après la mort et apparaît alors sous la forme d'un fin réseau. A la surface de la moelle épinière et du cerveau, de même que dans la substance gélatineuse, on retrouve également un réseau fin, ayant la même origine embryonnaire que la névroglie, mais s'en distinguant par sa nature cornée ; c'est là la *substance granuleuse* ou *kératine spongieuse*, également pourvue de cellules à noyaux. Enfin les cellules cylindri-

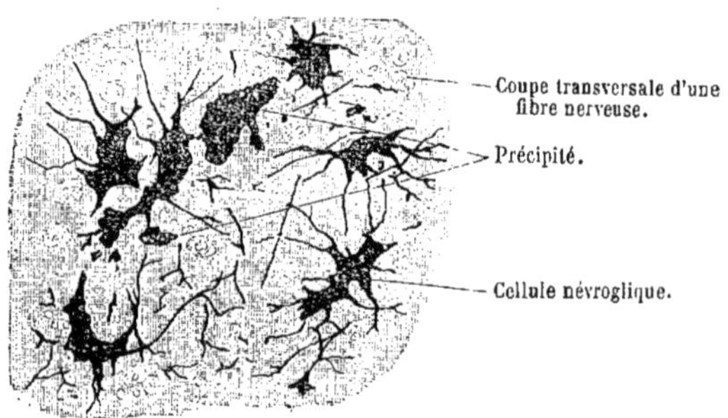

Fig. 67. — *Coupe transversale de moelle humaine*. (Gross. 240). Les coupes transversales de filets nerveux apparaissent sous forme de cercles pâles (**Technique n· 51**).

ques qui tapissent en une seule couche la lumière du canal central partagent la même origine embryogénique. Lorsqu'elles sont jeunes, ces cellules possèdent des cils vibratiles ; ultérieurement le canal s'oblitère assez souvent et les cellules cylindriques se modifient complètement. La substance qui entoure immédiatement le canal central, substance gélatineuse centrale, est presque exclusivement constituée par la kératine spongieuse. Cette kératine spongieuse et les cellules cylindriques portent aussi le nom de *filament épendymaire central* de la moelle épinière. La substance gélatineuse de R o l a n d o contient, outre la kératine des fibres nerveuses qui ne font que la traverser, des cellules ganglionnaires multipolaires.

b) CERVEAU.

Le groupement relativement simple des éléments de la moelle devient plus complexe déjà dans la moelle allongée. Aux portions préexistantes viennent se surajouter des masses de substance grise appelées noyaux ; tel l'olive par exemple. Cette complexité n'est rien encore, comparée à celle du cerveau et du cervelet. Ici le microscope est insuffisant pour nous donner une idée exacte de la constitution de l'organe, il faut que nous ayons recours à l'embryogénie et à l'anatomie pathologique ; les résultats, fournis par l'étude de certaines dégénérescences secondaires consécutives aux affections du système nerveux central, sont surtout précieux à cet égard. Dire tous ces résultats, et les moyens par lesquels ils ont été acquis, nous entraînerait au delà du cadre que nous nous sommes tracé. Nous nous contenterons donc de donner une description des quelques portions séparées du cerveau.

Le cerveau, de même que la moelle épinière, se compose de substance blanche et de substance grise, analogues quant à leur structure à la substance blanche et à la substance grise de la moelle, mais ayant une distribution beaucoup moins simple.

La substance grise se rencontre dans le cerveau en quatre endroits différents :

a) A la surface du cerveau qu'elle entoure presque complètement, c'est l'écorce cérébrale.

b) Dans les ganglions cérébraux où elle forme des foyers séparés ; corps striés, couche optique, tubercules quadrijumeaux.

c) Dans les cavités cérébrales qu'elle tapisse, et où elle forme, par sa continuité avec la substance grise de la moelle, la substance grise du canal encéphalo-médullaire.

d) A la surface du cervelet où elle forme l'écorce cérébelleuse.

Le cervelet contient en outre quelques amas séparés de substance grise.

Ces divers foyers de substance grise se trouvent reliés les uns aux autres par différents faisceaux de fibres de la substance blanche.

a) Écorce cérébrale.

On distingue dans l'écorce cérébrale deux zones principales, dont chacune se subdivise en deux

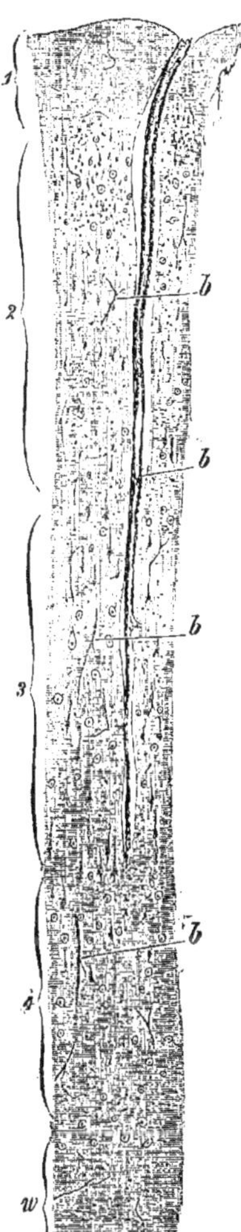

Fig. 68. — *Frag. d'une coupe perpendiculaire du cerveau humain.* (Gross. 50). Préparation des cellules. 1. Couche pour ces cellules. 2. Couche des petites cellules pyramidales. 3. Couche des grandes cellules pyramidales. 4. Couche des petites cellules nerveuses. *w*, une portion de substance blanche. *b.* vaisseau sanguin. (Technique n· 49).

couches, celles-ci n'étant pas très nettement séparées. La zone principale externe se compose : 1° d'une première couche pauvre en cellules ;
ces cellules sont petites, anguleuses ; la substance intercellulaire est constituée par des fibres à myéline de différente grosseur et formant un réseau
très serré. Les fibres sont en général parallèles à la surface ; 2° d'une seconde couche contenant de petites cellules pyramidales. Ici, en dehors du
réseau dont nous avons vu la disposition et des petites cellules ganglionnaires irrégulières, on trouve encore de petites cellules ganglionnaires
de forme pyramidale. Leur sommet est dirigé vers la surface du cerveau,
leur base, point d'origine du prolongement axile, regarde la substance
blanche ou centrale.

Entre cette couche et celle qui lui fait immédiatement suite on trouve
un épais réseau de fibres à myéline.

La zone principale interne est constituée :

1° Par la couche des grandes cellules pyramidales. Ces cellules ganglionnaires ont une forme identique à celle des petites cellules pyramidales, et ne s'en distinguent que par leur volume notablement plus considé-

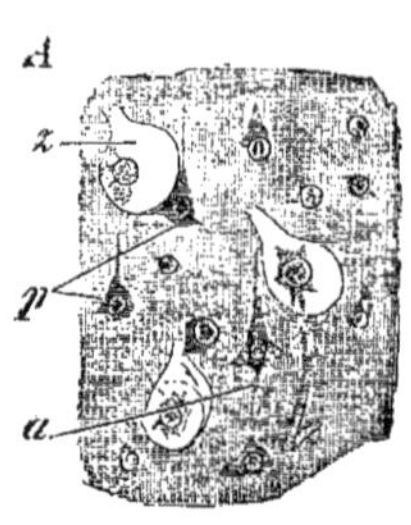
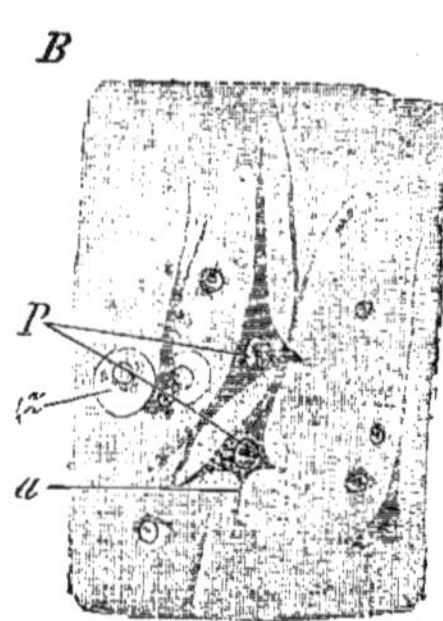

Fig. 69 et 70. — *Fragment de la coupe, de la fig. 68.* (Gross. 240). A. Couche des petites cellules pyramidales, p. — B. Couche des grandes cellules pyramidales, P. — a. Prolongement axile. Les espaces clairs autour
des cellules (z) sont probablement des espaces lymphatiques péri-cellulaires élargis par le mode de fixation.

rable. (Leur longueur varie entre 11 et 120 μ.)

Cette couche contient également des fibres à myéline réunies en faisceaux affectant une direction verticale. Naissant de la couche immédiatement sous-jacente, ces fibres traversent la couche des cellules pyramidales et se résolvent en réseau à leur surface.

2° Par une couche de petites cellules nerveuses, en assez grand nombre, sans aucun prolongement axile apparent. Des faisceaux de fibres
nerveuses, à direction verticalement ascendante, traversent cette dernière
couche.

La structure de l'écorce cérébrale subit suivant les régions certaines modifications. C'est ainsi qu'au niveau de l'hippocampe et de l'ergot de Morand les fibres nerveuses, que l'on rencontre dans la couche pauvre en cellules, sont en grand nombre et y forment un réseau étendu connu sous le nom de *substance blanche réticulaire*. Au niveau des portions qui avoisinent la scissure calcarine, dans la zone située entre la couche des petites et la couche des grosses cellules pyramidales, les fibres deviennent si nombreuses qu'elles donnent à cette région un aspect véritablement strié et forment ainsi ce qu'on connaît en anatomie sous le nom de *stries de Vicq d'Azyr*. Dans beaucoup d'autres régions on constate des modifications tantôt légères, tantôt profondes, du type que nous avons décrit ; il est souvent difficile alors de s'orienter et de bien distinguer les différentes couches.

Enfin on trouve encore, dans la trame de l'écorce cérébrale, des éléments étrangers à la substance nerveuse, tels que des prolongements conjonctifs de la pie-mère, portant des vaisseaux sanguins, la substance névroglique, et un feutrage de fibres sans myéline, faisant suite aux prolongements protoplasmiques des diverses cellules ganglionnaires.

b) Ganglions cérébraux.

La substance grise des ganglions cérébraux est constituée par des cellules ganglionnaires de différents volumes, par des fibres nerveuses à myéline et par de la névroglie. La diversité de nuances que ces ganglions présentent à l'œil nu tient à la prédominance des cellules ou des fibres nerveuses ; lorsque les cellules sont plus nombreuses, le ganglion est d'une teinte foncée rouge-brunâtre, au contraire la richesse en fibres nerveuses donne au ganglion une teinte claire, jaune grisâtre.

c) Substance grise des cavités centrales.

Cette substance s'étend du plancher du 4ᵉ ventricule au ventricule moyen et au tuber cinereum en passant par l'aqueduc de Sylvius. Elle est le point d'origine des nerfs crâniens. Des cellules ganglionnaires multipolaires en général, des fibres nerveuses et de la névroglie entrent dans sa constitution. Les cellules peuvent parfois acquérir un très grand développe-

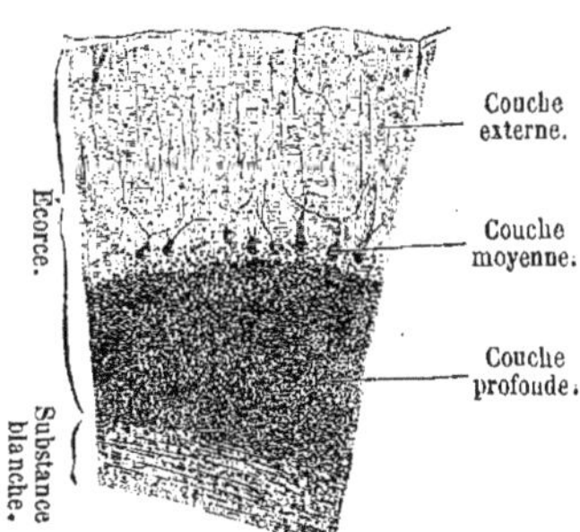

Fig. 71. — *Fragment d'une coupe perpendiculaire à travers le cervelet humain* (Gross. 50). (Technique n· 49).

ment, c'est ce qui se voit dans le noyau de l'hypoglosse ; ailleurs elles sont

remarquables par leur forme sphérique, dans les tubercules quadrijumeaux
par exemple. De même que le canal central de la moelle, le plancher du
quatrième ventricule, l'aqueduc de Sylvius, la face interne du ventricule
latéral et moyen, qui n'en sont qu'un prolongement épanoui, sont tapissés
d'une couche névroglique supportant des cellules cylindriques ou cubiques et pourvues, chez le nouveau-né et parfois chez l'adulte, de cils vibratiles.

d) Écorce cérébelleuse.

Trois couches entrent dans la constitution de l'écorce cérébelleuse. Les

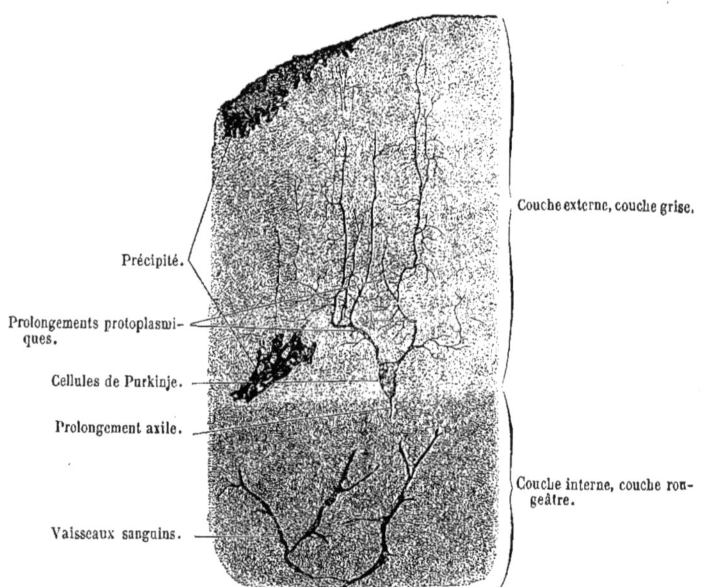

Fig. 72. — *Portion d'une coupe perpendiculaire du cervelet humain.* (Gross. 80).
Cellules de Purkinje. (**Technique n° 51**).

deux couches extrêmes, l'interne et l'externe, sont visibles à l'œil nu. La
troisième, la couche moyenne, ne peut être décelée qu'au microscope.

1° La *couche externe* ou superficielle est caractérisée par sa coloration
grisâtre.

Elle est surtout constituée par de la névroglie et quelques autres cellules qui ne sont probablement pas de nature nerveuse. Un réseau épais de
fibres nerveuses fines complète la structure de cette couche externe. Ces
fibres proviennent des prolongements protoplasmiques des cellules ganglionnaires de la couche moyenne.

2° *Couche moyenne*. Celle-ci n'est constituée que par une simple rangée de grandes cellules ganglionnaires, arrondies ou multipolaires (cellules de Purkinje). Ces cellules émettent, par leur face qui regarde la couche externe, des prolongements protoplasmiques au nombre de deux en général, et dont les premières ramifications rappellent un bois de cerf. Par sa face opposée la cellule émet le prolongement axile qui traverse la couche interne (fig. 72) pour aller gagner la substance blanche du cervelet. La région qui sépare la couche externe de la couche moyenne est horizontalement parcourue par des fibres nerveuses à myéline.

3° La *couche interne* ou couche granuleuse est constituée par un grand nombre de rangées de petites cellules, dont le noyau est très développé, tandis que le protoplasma l'est très peu. Ces cellules sont en partie des cellules ganglionnaires bipolaires, et en partie des cellules névrogliques. On rencontre encore dans cette couche un réseau de fibres nerveuses à myéline.

Abstraction faite du stroma, la *substance blanche* du cerveau et du cervelet est constituée partout de la même façon par des fibres nerveuses à myéline dont l'épaisseur varie entre 2,5 et 7 μ. Ces fibres ne possèdent pas de gaîne de Schwann.

L'*hypophyse* se compose de deux parties bien distinctes au point de vue embryogénique. 1° un lobe postérieur, d'assez petites dimensions, appartenant au cerveau et qui n'est que le prolongement de l'infundibulum. Il contient peu de fibres nerveuses, mais en revanche le tissu conjonctif et les vaisseaux y abondent ; 2° un lobe antérieur plus volumineux provenant d'un prolongement du sinus buccal embryonnaire. Ce lobe renferme, au milieu d'un tissu conjonctif vasculaire, des culs-de-sac glandulaires tapissés par un épithélium cubique tantôt clair tantôt granuleux (fig. 73). Ces tubes n'ont de lumière qu'au niveau de la jonction des deux lobes.

L'*épiphyse* ou *glande pinéale* provient d'un repli de la paroi cérébrale primitive, elle est constituée par des cellules épithéliales à fins prolongements. Le tout est enveloppé d'une capsule conjonctive qui envoie des prolongements dans l'intérieur de la glande. Dans l'épiphyse on trouve presque régulièrement le sable cérébral (acer-

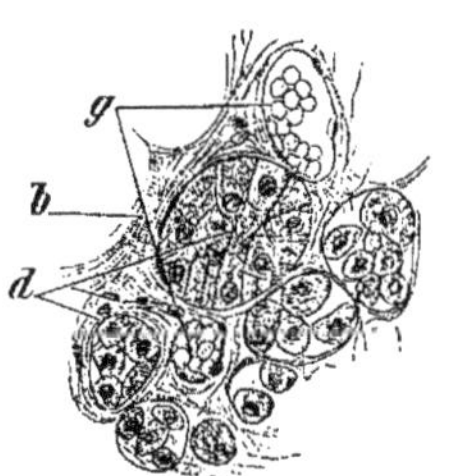

FIG. 73. — *Coupe de l'hypophyse de l'homme.* (Gross. 240). *d*. Culs-de-sac glandulaires remplis de cellules cubiques. — *g*. Coupe d'un vaisseau sanguin renfermant des globules. — *b*. Tissu conjonctif. (Technique n· 40).

vulus cerebri). Ce sont des concrétions arrondies de différentes grosseurs, à surface mûriforme (fig. 74). L'analyse y décèle une base organique, du carbonate de chaux et du phosphate magnésien.

Il n'est pas rare de rencontrer dans le cerveau (surtout chez les adultes) des corpuscules arrondis ou en forme de biscuits (fig. 75, *a*). Ces corpuscules sont nettement stratifiés et se colorent en violet sous l'action de l'iode et de l'acide sulfurique. Ils ont donc une certaine parenté avec les substances amyloïdes ; ces corpuscules amylacés se trouvent non seulement dans les parois des cavités cérébrales, mais aussi dans la substance grise et dans la substance blanche de l'encéphale.

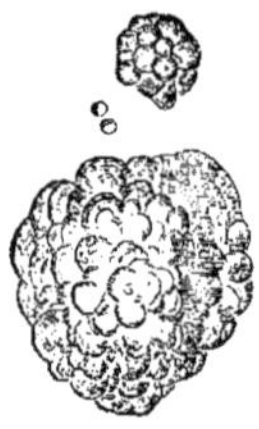

FIG. 74. — *Sable cérébral provenant de la glande pinéale d'une femme de 70 ans.* (Gross. 50). (Technique n· 52).

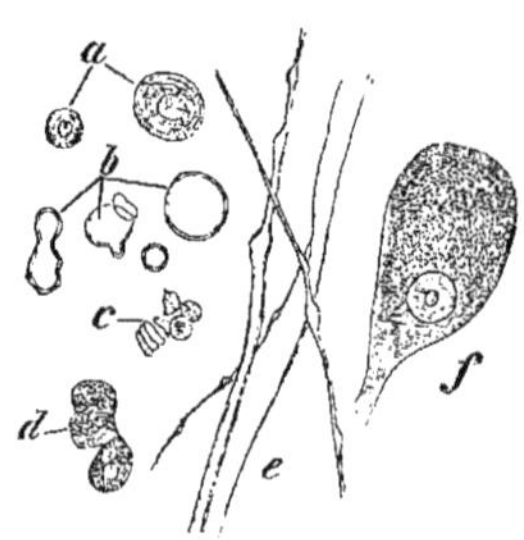

FIG. 75. — *Dissociation de la couche grise ventriculaire de l'homme.* (Gross. 240). — *a*. Corpuscules amylacés. — *b*. Gouttes de myéline. — *c*. Globules rouges. — *d*. Cellules épendymaires. — *e*. Fibres à myéline. — *f*. Cellules nerveuses. (Technique n· 53).

ENVELOPPES DU SYSTÈME NERVEUX CENTRAL.

Deux membranes conjonctives entourent le cerveau et la moelle épinière, l'une externe, la dure-mère, l'autre interne à deux feuillets, la pie-mère et l'arachnoïde.

La *dure-mère spinale* se compose d'un tissu fibreux, résistant, mélangé d'un grand nombre de fibres élastiques ; çà et là on voit quelques cellules conjonctives et quelques cellules plasmatiques (fig. 77). Sa face interne est tapissée d'une simple couche de cellules épithéliales ; elle est pauvre en vaisseaux et en nerfs.

La *dure-mère cérébrale* fait en même temps fonction de périoste de la face interne des os du crâne. Deux couches entrent dans sa composition. Une interne, répondant à la dure-mère spinale, et affectant la même structure. Une seconde couche, externe, correspondant par sa structure au périoste du canal rachidien. De structure identique, ces deux couches ne diffèrent que par la direction de leurs fibres ; les fibres de la couche externe sont perpendiculaires à celles de la couche interne. La couche externe renferme de nombreux vaisseaux qui se rendent ensuite dans les os du crâne.

L'enveloppe *cérébrale et spinale interne* est un sac séreux à deux feuillets. Le feuillet externe, l'*arachnoïde* des auteurs, est tapissé à sa face libre par une simple couche épithéliale ; ce feuillet n'a pas de connexions intimes avec la dure-mère. Le feuillet interne, ou *pie-mère*, adhère fortement à la surface du cerveau et de la moelle, et envoie des prolongements vasculaires dans la substance propre de ces deux organes. Des trabécules et des lames en très grand nombre unissent la face interne de l'arachnoïde à la face externe de la pie-mère. En certains points de l'arachnoïde, de chaque côté du sinus longitudinal supérieur, on rencontre des involutions en forme de sac herniaire, qui, s'élevant de l'arachnoïde, pénètrent, en repoussant devant elles des points correspondants de la dure-mère, dans les sinus veineux ; ce sont des *villosités arachnoïdiennes* décrites pendant longtemps comme des productions pathologiques sous le nom de *granulations de Pacchioni*. L'enveloppe cérébrale interne est constituée par de fins faisceaux conjonctifs et par des cellules plates, qui recouvrent la face interne de l'arachnoïde ainsi que les trabécules et les lames qui en émanent.

La toile choroïdienne et le *plexus choroïdien* ne sont en fait que du tissu conjonctif contenant un grand nombre de vaisseaux dont les fines ramifications réunies en touffes pénètrent dans les cavités cérébrales. Ils sont revêtus d'une simple couche d'épithélium cubique, qui, chez le nouveau-né, peut être constitué par des cellules à cils vibratiles. Ces cellules renferment dans leur intérieur des granulations pigmentaires ou des gouttelettes graisseuses.

Les *vaisseaux sanguins* du système nerveux central forment un réseau capillaire à mailles étroites dans la substance grise, et à larges mailles dans la substance blanche. Les capillaires qui constituent ces réseaux communiquent partout entre eux. Les vaisseaux possèdent en outre une seconde enveloppe, tunique adventive, souvent constituée par une simple couche de cellules épithéliales plates. Les parois des sinus veineux de la dure-mère ne sont revêtues que d'une mince membrane constituée par des cellules épithéliales aplaties.

La disposition des *vaisseaux lymphatiques* du système nerveux central est la suivante :

1° Entre la dure-mère et l'arachnoïde se trouve un espace capillaire, *espace sous-duremérien*, qui communique, du moins chez le lapin et le chien, avec les vaisseaux et ganglions lymphatiques profonds du cou, avec les gaînes lymphatiques des nerfs périphériques, avec les vaisseaux lymphatiques de la pituitaire, avec des espaces lymphatiques de la dure-mère, et enfin avec les sinus de la dure-mère, par les villosités arachnoïdiennes. Le liquide contenu dans cet espace est en très petite quantité.

2° L'*espace sous-arachnoïdien* est l'espace limité par les deux feuillets de l'enveloppe interne du cerveau. Il est traversé par les trabécules et lames dont nous avons parlé plus haut. Il communique avec les gaînes lymphatiques des nerfs périphériques, avec les vaisseaux lymphatiques de la pituitaire d'une part, et de l'autre avec la cavité des ventricules cérébraux et le canal central de la moelle. Le liquide qui se trouve dans l'espace sous-arachnoïdien est très abondant, c'est le *liquide céphalo rachidien.*

En injectant l'espace sous-arachnoïdien on voit la masse injectée pénétrer dans des espaces limités par les tuniques adventices des vaisseaux. Ce sont les *espaces lymphatiques adventices.*

Les espaces qu'on ne décèle qu'à l'aide d'une injection pratiquée dans la substance cérébrale même n'appartiennent pas à proprement parler au système lymphatique. On trouve ces espaces : 1° autour des grosses cellules ganglionnaires de l'écorce cérébrale, de même qu'autour d'un grand nombre de cellules névrogliques, où se forment des *espaces péri-cellulaires* ; 2° outre la gaîne vasculaire adventice, il existe des *espaces péri-vasculaires* ; 3° entre la pie-mère et la substance cérébrale, les *espaces épicérébraux.* L'ensemble de ces espaces constitue le système plasmatique propre du cerveau.

2. — Nerfs périphériques.

Les *nerfs cérébro spinaux* sont constitués en général par des fibres nerveuses à myéline, d'épaisseur variable ; ils renferment aussi quelques fibres isolées sans myéline. Ces nerfs paraissent blancs à la lumière directe. La manière dont ces fibres s'unissent pour constituer un nerf rappelle à peu près le mode d'union des fibres musculaires striées. On y trouvera donc une enveloppe commune, l'*épinèvre*, entourant la totalité du nerf, et constituée par un tissu conjonctif lâche riche en fibres élastiques et contenant souvent des groupes de cellules adipeuses (fig. 76). L'épinèvre envoie des prolongements conjonctifs dans l'intérieur des nerfs, formant ainsi aux faisceaux nerveux secondaires autant d'enveloppes propres. Chaque faisceau se trouve de cette manière entouré d'un système de lamelles conjonctives concentriques connu sous le nom de *périnèvre* ; celui-ci envoie des cloisons dans le faisceau nerveux secondaire et de cette manière se trouve formé l'endonèvre ; *l'endonèvre* donne à son tour naissance à de minces feuillets, *les gaînes fibrillaires*, qui sont les analogues du périmysium de la fibre musculaire et enveloppent chaque fibre en particulier.

Ces enveloppes sont en connexion directe avec les prolongements de la dure-mère et de la pie-mère. Le périnèvre et l'endonèvre ne sont pas seulement constitués par des fibres conjonctives, on y trouve encore des fibres élastiques et un nombre variable de pellicules concentriques. Chacune de ces pellicules est formée par une simple rangée de cellules conjonctives, nettement mises en évidence par l'imprégnation au nitrate d'argent. Les gaînes fibrillaires outre quelques minces faisceaux conjonctifs renferment aussi des cellules plates de ce genre. Ce n'est qu'à la périphérie que les nerfs se ramifient; mais il n'est pas rare de voir un certain nombre de faisceaux partir du tronc nerveux et aller s'anastomoser avec d'autres faisceaux. De là résulte un réseau à mailles allongées.

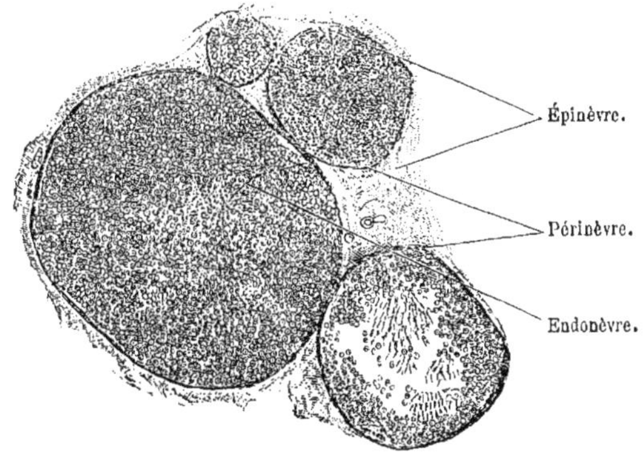

Fig. 76. — *Coupe transversale d'un nerf périphérique du lapin.* (Gross. 50). En bas de la figure et à droite, les coupes transversales des fibres sont en partie tombées; d'autres, comprimées, sont vues longitudinalement. (**Technique, n° 44, b**).

Les *nerfs sympathiques* sont tantôt d'une coloration blanche, tantôt d'une coloration grise, suivant le plus ou moins grand nombre de fibres à myéline qu'ils contiennent : Les nerfs splanchniques par exemple contiennent un grand nombre de fibres nerveuses à myéline. Dans les plexus abdominaux et pelviens, de coloration grise, les fibres pâles sans myéline prédominent en général. Pour former un faisceau ces fibres s'unissent à l'aide d'un tissu conjonctif lâche. Les grands filets sympathiques du foie, du rein et de la rate, ne s'unissent pas en faisceaux. Ils affectent plutôt une forme tubulaire à cavité centrale (cavité lymphatique ?).

Les vaisseaux sanguins suivent longitudinalement l'épinèvre et forment dans cette membrane des réseaux capillaires à mailles allongées, ils pénètrent de là dans le tronc nerveux avec le périnèvre et l'endonèvre.

Des espaces lymphatiques se trouvent creusés entre les lamelles du périnèvre et entre les fibres nerveuses, de sorte que chaque fibre nerveuse se trouve baignée par une certaine quantité de lymphe. Ces espaces sont seulement en connexion avec les espaces sous-duremérien et sous-arachnoïdien ; contrairement aux vaisseaux lymphatiques qui entourent les troncs nerveux, ils sont clos de toute part.

3. — Ganglions.

On décrit sous le nom de ganglions nerveux des groupes de cellules nerveuses situées sur le trajet des nerfs périphériques. La plupart sont visibles à l'œil nu. Les ganglions sont constitués par des fibres nerveuses réunies en petits faisceaux ; entre ces faisceaux se trouvent les cellules

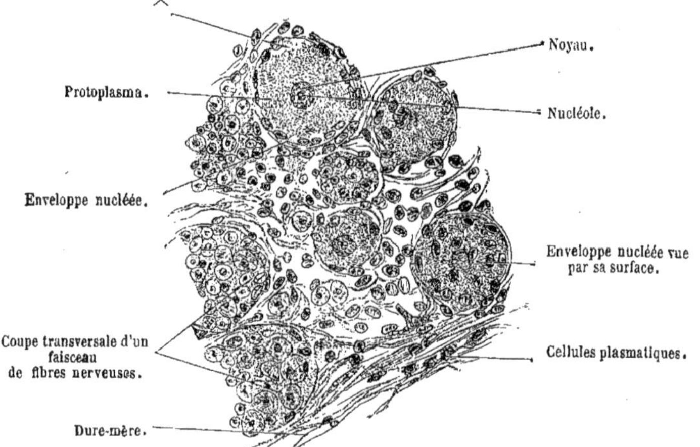

Fig. 77. — *Coupe d'un ganglion de Gasser de l'homme.* (Gross. 240). En X le protoplasma de la cellule nerveuse s'est rétracté et simule un prolongement axile. Sur la coupe des fibres nerveuses on voit la coupe du cylindre-axe. (**Technique n· 55**).

ganglionnaires, disposées tantôt en séries allongées, tantôt en groupes arrondis. Une enveloppe conjonctive, prolongement du périnèvre, entoure la face externe du ganglion. Elle envoie dans l'intérieur du ganglion des prolongements qui revêtent les nerfs et les cellules ganglionnaires. Les ganglions sont très riches en vaisseaux sanguins ; autour de chaque cellule pour ainsi dire se trouve un réseau capillaire.

Les *ganglions sympathiques* et *les ganglions spinaux* diffèrent notablement entre eux au point de vue de leur structure microscopique.

Les ganglions spinaux contiennent de grosses cellules arrondies, entourées d'une enveloppe pourvue de noyaux.

Cette enveloppe, prolongement de la gaîne de Schwann, est constituée par des cellules conjonctives plates, disposées en couches concentriques autour des cellules ganglionnaires. Les cellules ganglionnaires spinales sont unipolaires et contiennent souvent des granulations pigmentaires ; dès son départ de la cellule, leur unique prolongement reçoit une gaîne de myéline ; il n'est pas rare de rencontrer ce prolongement divisé, après un certain trajet, en deux branches sous forme de T. Les fibres nerveuses des ganglions spinaux sont à myéline et possèdent une gaîne de Schwann. Nous ne savons que très peu de chose sur le mode d'union des fibres et des cellules ; il est cependant démontré que les fibres nerveuses motrices n'ont rien à faire avec les cellules ganglionnaires ; il est probable en outre que l'une des deux branches des fibres en T prend une direction centripète et que l'autre affecte une direction centrifuge ; il résulte de cette disposition que les cellules ganglionnaires, dont le prolongement ne s'est pas encore divisé, se trouvent sur le trajet des fibres nerveuses sensitives.

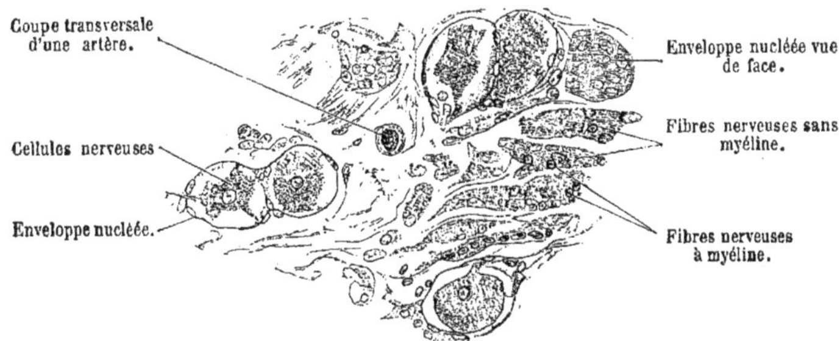

Fig. 78. — *Coupe transversale du ganglion cervical sup. de l'homme.* (Gross. 240. Technique n 56).

Nous pouvons citer comme ayant une structure analogue à celle des ganglions spinaux : le ganglion de Gasser, les ganglions jugulaire et vague, les ganglions pétreux et glosso-pharyngien, le ganglion qui se trouve dans le tronc du nerf acoustique et peut-être le ganglion géniculé du nerf facial.

Les *ganglions sympathiques* possèdent de petites cellules ganglionnaires souvent pigmentées et entourées d'une enveloppe pourvue de noyaux ; ces cellules possèdent un ou deux noyaux comme chez le lapin ou le cobaye, par exemple.

Les cellules des ganglions sympathiques sont *multipolaires* (1), les fibres nerveuses sont fines tantôt à myéline et tantôt sans myéline (fibres de Remak).

(1) Les cellules ganglionnaires sympathiques des poissons sont *bipolaires*,

4. — Terminaisons nerveuses périphériques.

a) Terminaisons des nerfs sensitifs.

Les *terminaisons* des fibres nerveuses sensitives sont très variées : on distingue : 1° des terminaisons nerveuses libres ; 2° des terminaisons nerveuses dans des *corpuscules terminaux* ; 3° des terminaisons nerveuses dans ou par des cellules en bâtonnets, *cellules sensorielles*.

1° Les *terminaisons libres* se font de la manière suivante : les fibres nerveuses, après avoir perdu leur gaîne de myéline, se divisent plusieurs fois

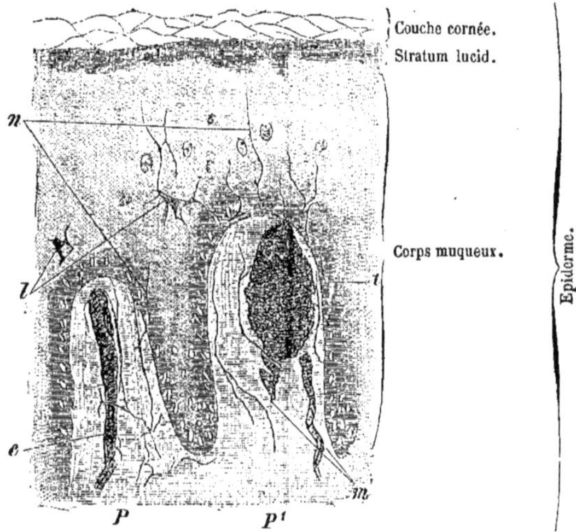

Fig. 79. — *Coupe perpendiculaire de la peau du gros orteil d'un homme de 25 ans.* (Gross. 240). Les noyaux cellulaires du corps muqueux ne sont apparents que dans les couches les plus profondes. *l.* Cellule de Langerhans. *n.* Fibre nerveuse intra-épithéliale. — PP' Deux papilles du derme. P renferme une anse vasculaire *e* dont une branche est seule visible. P' renferme un corpuscule du tact auquel se rendent deux fibres nerveuses à myéline. Outre cela il existe dans les deux papilles des fibres nerveuses sans myéline. (**Technique n· 57**),

et se terminent par des pointes très fines ; c'est surtout dans l'épithélium stratifié qu'on rencontre ces sortes de terminaisons nerveuses, elles ont été sûrement trouvées dans l'épithélium corné de la peau (fig. 225), dans la muqueuse buccale (fig. 245) et dans les couches profondes de l'épiderme. Dans ces dernières on rencontre également des cellules pourvues de longs prolongements ramifiés, les cellules de Langerhans, qui ne sont probablement que des cellules migratrices venues du chorion (fig. 79).

2° Les *corpuscules terminaux* sont rarement formés par une cellule unique ; le plus souvent ils sont constitués par plusieurs cellules spéciales entre lesquelles se place la terminaison nerveuse dont la forme est d'ailleurs variable. Nous distinguons a) des cellules tactiles simples ; b) des cellules tactiles composées ; c) des renflements terminaux, et d) des corpuscules tactiles.

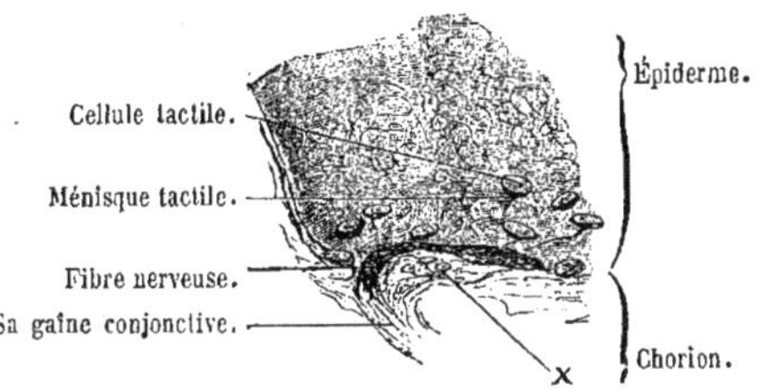

Fig. 80. — *Coupe de la peau du gros orteil d'un homme de 25 ans.* (Gross. 240). Les contours et les noyaux des cellules du corps muqueux ne sont pas visibles. X. Cellules tactiles dans le derme. Ces cellules sont rattachées aux branches d'une fibre nerveuse fine.

a) Les *cellules tactiles simples* sont de grandes cellules ovalaires, pourvues de noyaux, et mesurant de 6 à 12 μ. Elles sont situées soit dans les couches les plus profondes de l'épiderme, soit dans les parties limitrophes du chorion. Des fibres nerveuses dépourvues de leur myéline arrivent à la surface inférieure des cellules tactiles et, s'élargissant en forme de coupe, prennent le nom de disque tactile.

b) Les *cellules tactiles composées* (corpuscules de G r a n d r y ou de

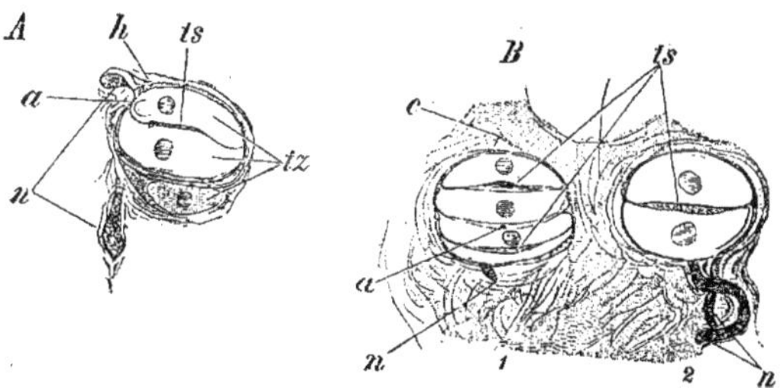

Fig. 81 et 82. — *Coupe perpendiculaire de la peau du bec du canard.* (Gross. 240). A. Cellules tactiles conglomérées (Corpuscule du tact simple), coupe parallèle à la fibre nerveuse qui pénètre dans le corpuscule. — *n.* Fibre nerveuse à myéline, dont une petite portion seulement est comprise dans la coupe. — *a.* Cylindre-axe. — *ts.* Disque tactile coupé perpendiculairement. — *h.* Enveloppe conjonctive. — *tz.* Cellules tactiles, les plus inférieures sont peu coupées.
B. Deux cellules tactiles réunies et coupées perpendiculairement à la direction de la fibre nerveuse qui les pénètre. 1. Corpuscule tactile simple composé de quatre cellules tactiles. 2. Cellule tactile jumelle. — *ts.* Disque tactile. — *a.* Coupe du cylindre-axe. — *n.* Fibres à myéline. — *c.* Chorion. (**Technique n· 58**).

M e r k e l) sont constituées par deux ou plusieurs cellules en forme de calotte ; elles sont plus grandes que les cellules tactiles simples, elles mesurent 15 μ de haut sur 50 μ de large et contiennent un noyau vésiculeux. Une fibre nerveuse à myéline arrive à cette cellule tactile composée (fig. 81 et 82) ; le cylindre-axe (*a*) s'aplatit en forme de disque (*ts*), dis-

que tactile et vient se placer entre deux cellules tactiles (*tz*). Au niveau du point de pénétration de la fibre nerveuse, la myéline disparaît et le périnèvre se continue dans l'enveloppe conjonctive de la cellule tactile composée. Les éléments formés par deux cellules tactiles portent le nom de *cellules tactiles jumelles* (fig. 82, 2) ; ceux formés par plusieurs cellules, trois ou quatre, sont désignés sous le nom de *corpuscules tactiles simples* (fig. 81, et 82, 1). Les cellules tactiles composées n'ont été vues jusqu'ici que dans l'enveloppe cutanée du bec et dans la langue des oiseaux, surtout des oiseaux aquatiques ; on les trouve presque exclusivement dans les couches les plus superficielles du chorion.

c) Les *renflements terminaux* sont des corps ovalaires allongés dont un des pôles reçoit une fibre nerveuse. Les renflements terminaux affectent des formes variées ; la forme la plus simple est celle du *renflement cylindrique* qui n'est somme toute, qu'un prolongement de la fibre nerveuse modifiée. On y distingue donc : 1° une *enveloppe* constituée par des cellules conjonctives plates, prolongement du périnèvre ; 2° un *renflement interne*, sorte de masse finement granulée, formée de plusieurs couches concentriques, et contenant peu de noyaux ; 3° un *cylindre-axe*. En pénétrant dans le renflement interne, la fibre nerveuse perd sa myéline et le cylindre-axe se prolonge sous la forme d'un ruban aplati pour aller se terminer au pôle supérieur par une extrémité soit arrondie, soit élargie en bouton. Les renflements terminaux cylindriques siègent dans la tunique propre des membranes muqueuses, par exemple dans la conjonctive bulbaire des mammifères, et dans la muqueuse buccale.

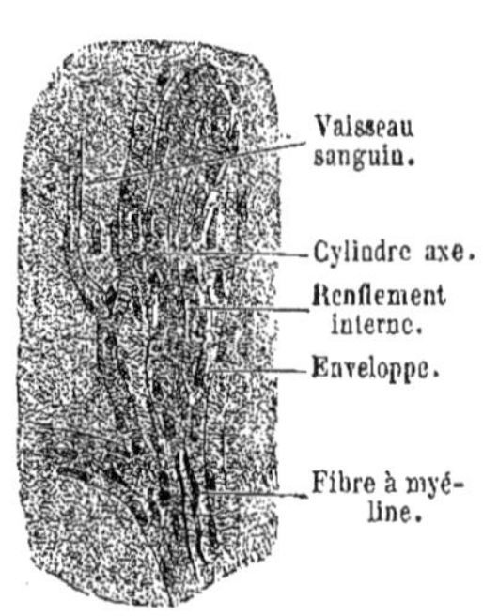

Fig. 83. — *Renflement terminal cylindrique de la conjonctive bulbaire d'un veau.* (Gross. 240, **Technique n° 59**).

Une forme *plus compliquée* est celle décrite sous le nom de *corpuscule de Vater* ou de *Pacini*. Ces corpuscules sont elliptiques, ont deux à trois millimètres de long sur un à deux millimètres d'épaisseur ; il sont translucides et se composent, comme les renflements cylindriques, d'une enveloppe, d'un renflement interne et d'un cylindre-axe. Les deux dernières parties affectent une structure analogue à celle du renflement cylindrique ; la différence de structure ne porte que sur l'enveloppe ; celle-ci est constituée par un grand nombre de capsules, qui s'emboîtent les unes dans les autres. Chaque capsule se trouve séparée de celle qui la précède et de celle qui la suit immédiatement par une simple couche de cellules conjonctives aplaties. Chaque capsule contient une certaine quantité de liquide et des fibres conjonctives en partie longitudinales et en partie transversa- les. De même que l'enveloppe des renflements cylindriques, ces capsules naissent de la gaine conjonctive (périnèvre) de la fibre nerveuse qui pénè- tre dans le corpuscule. Les capsules qui sont le plus rapprochées du ren- flement interne sont en même temps les plus minces.

Au niveau du pôle opposé au point de pénétration du nerf, les capsules sont souvent réunies par un cordon, le *ligament inter-lamellaire*, qui suit la direction du renflement interne. En même temps que le nerf, une petite artériole s'insinue dans le cor- puscule de Vater et se résout en un réseau capillaire situé entre les cap- sules périphériques.

Les corpuscules de Vater se trou- vent, soit superficiellement, comme dans le tissu conjonctif sous-cutané de la paume de la main et de la plante du pied, comme dans le nerf dorsal du pénis et du clitoris, soit profondément comme au voisinage des articulations. On les trouve enfin au voisinage du pancréas, dans le mésentère et dans d'autres organes.

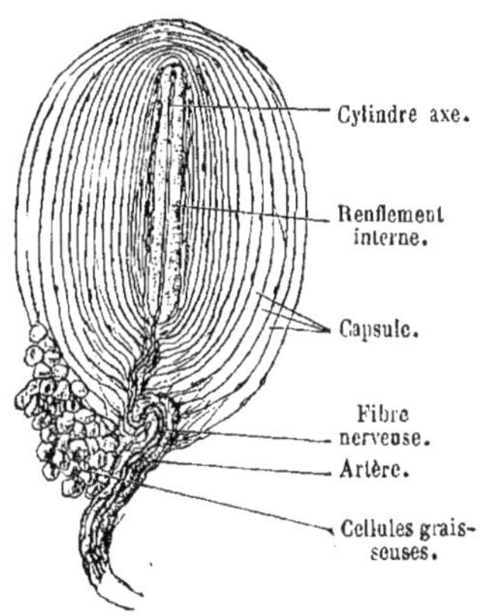

Fig. 84. — *Petit corpuscule de Vater prove- nant du mésentère du chat*. (Gross. 50). Les cellu- les situées entre les membranes capsulaires ne sont reconnaissables qu'à leur noyau à peine visible. On voit la myéline s'avancer jusqu'au renflement in- terne. **(Technique n° 60).**

Les *corpuscules de Key-Retzius*, de *Herbst* qu'on trouve chez les oiseaux ne sont autre chose que des corpuscules de Vater, avec cette différence qu'ils sont moins grands et qu'une double série de noyaux longe le renfle- ment interne.

Il est utile d'étudier, avec les renflements terminaux, les renflements terminaux sphériques, de même que les corpuscules nerveux génitaux et articulaires.

Les *renflements terminaux sphériques* ne se trouvent que dans la mem- brane conjonctive de l'œil humain. Ils ont un diamètre de 22 à 98 μ ; ils sont constitués par une enveloppe de cellules conjonctives plates et par un renflement interne qui reçoit les ramifications d'une fibre nerveuse, qui perd sa gaine de myéline au moment de pénétrer dans le corpuscule.

Il est particulièrement intéressant de voir que le renflement interne de ces corpuscules sphériques est divisé en petits territoires. Il était facile en prenant ces territoires pour des cellules d'arriver à la conception qui veut que les renflements terminaux sphériques soient la réunion de plusieurs cellules tactiles, recevant chacune une fibre nerveuse. Il est cependant plus vraisemblable que ces prétendues cellules ne sont que la coupe transversale des minces renflements internes et que les figures considérées comme des noyaux ne sont non plus que la coupe optique du cylindre-axe de ces mêmes renflements internes.

Les renflements terminaux sphériques sont donc de vrais renflements terminaux, ne se distinguant que par leur forme arrondie et par ce fait qu'ils reçoivent plusieurs fibres nerveuses au lieu d'une seule ; chacune pénètre dans un renflement interne propre et ces renflements internes, au lieu d'être rectilignes, suivent un trajet plus ou moins sinueux.

Il en est de même des *corpuscules nerveux génitaux* qu'on trouve chez quelques mammifères (lapins). Certains auteurs considèrent ces corpuscules comme des éléments composés de cellules tactiles ; mais, suivant l'opinion énoncée plus haut, ils doivent être considérés comme une forme intermédiaire entre le renflement terminal simple et le corpuscule de Vater.

Les corpuscules génitaux de l'homme ressemblent aux renflements terminaux sphériques, ils sont toutefois plus grands (0,15 à 0,2 mm.). Les corpuscules *nerveux articulaires* ont probablement la même structure.

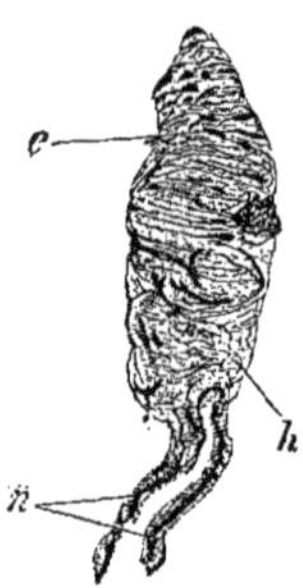

FIG. 85. — *Corpuscule tactile. Coupe perpendiculaire de la peau du gros orteil d'un homme de 25 ans.* (Gross, 560). — *n.* Fibre nerveuse à myéline. — *e.* Branches terminales avec renflements aplatis. — *h.* Enveloppe conjonctive. Les noyaux ne sont pas visibles. (Technique n· 57).

d) Les *corpuscules tactiles* (corpuscules de Wagner, de Meissner) sont elliptiques ; ils mesurent de 40 à 200 μ de long sur 30 à 60 μ de large et se distinguent par une striation transversale. Une ou deux fibres nerveuses à myéline abordent chaque corpuscule tactile (fig. 85, *n*) ; ces fibres forment des spires transversales autour du pôle inférieur du corpuscule tactile, elles se divisent plusieurs fois et se terminent par des renflements aplatis (*e*) sans myéline. Le périnèvre se continue dans l'enveloppe conjonctive externe du corpuscule tactile. Le corpuscule tactile lui-même est constitué par l'enveloppe déjà nommée et par des cellules conjonctives aplaties qui, par leurs contours et la position transversale de leurs noyaux, déterminent la striation transversale mentionnée plus haut. Le périnèvre de la fibre nerveuse se continue avec l'enveloppe conjonctive (*h*) du corpuscule tactile. Ces corpuscules se trouvent dans les papilles de la peau et siègent de préférence à la paume de la main, à la pulpe des doigts et à la plante des pieds.

En ce qui concerne les parties constitutives du corpuscule tactile, les opinions sont très divisées. En comparant les cellules de ce corpuscule avec les cellules tactiles des oiseaux, et le renflement nerveux avec le disque tactile, on arrive à la conclusion que les corpuscules tactiles ne sont qu'un plus ou moins grand nombre de cellules tactiles et de disques tactiles, et c'est précisément à cette conception que répond le terme de *disque tactile composé*.

D'autre part, les corpuscules tactiles ont été rangés parmi les renflements terminaux ; l'espace qui entoure les sinuosités de la fibre nerveuse a été considéré comme le renflement interne et les cellules ont été comparées à la double série de noyaux qui longent le renflement interne dans le corpuscule de Herpst.

La classification des corpuscules terminaux sera différente suivant qu'on admettra l'une ou l'autre opinion. Si on admet la première, voici quel serait le groupement de ces corpuscules :

I.	II.
Cellules tactiles simples.	Renflements terminaux cylindriques.
Cellules tactiles composées.	Corpuscules de Key-Retzius.
Renflements terminaux sphériques.	Corpuscules de Herpst.
Corpuscules nerveux génitaux.	Corpuscules de Vater.
Corpuscules nerveux articulaires.	
Corpuscules tactiles.	

Si au contraire on adopte la seconde, comme la plupart des auteurs, le groupement serait le suivant :

I.	II.	
Cellules tactiles simples	Renflements terminaux cylindriques simples.	
Cellules tactiles composées.	Corpuscules de Key-Retzius.	Corpuscules terminaux à renflement interne simple et droit.
	Corpuscules de Herbst.	
	Corpuscules de Vater.	
	Renflements terminaux sphériques.	
	Corpuscules nerveux génitaux.	Corpuscules terminaux à renflement interne ramifié et sinueux.
	Corpuscules tactiles.	
	Corpuscules nerveux articulaires (?)	

3° Pour les *cellules sensorielles*, voir les *organes de la vue, de l'ouïe, de l'olfaction et du goût.*

b). *Terminaison des nerfs moteurs.*

Les petits troncs nerveux qui abordent le muscle strié se divisent en branches, les branches se divisent en rameaux et ceux-ci en s'anastomosant forment le *plexus nerveux inter-musculaire.* Chaque rameau émet des ramuscules composés d'une seule fibre nerveuse, ces ramuscules se divisent et vont finalement s'unir chacun avec une fibre musculaire ; cette union se fait de la manière suivante : la fibre nerveuse s'effile et, après avoir perdu sa gaîne de myéline, elle se colle à la fibre musculaire ; la gaîne de Schwann se continue avec le sarcolemme de la fibre musculaire et le cylindre-axe se divise en ramuscules terminaux sinueux renflés à leur extrémité (fig. 86) qui réalisent en s'anastomant la *plaque motrice.* Celle-ci siège sur un disque arrondi finement granulé et contenant un grand nombre de noyaux vésiculeux (amas abondant de sarcoplasma) (fig. 86 et 87).

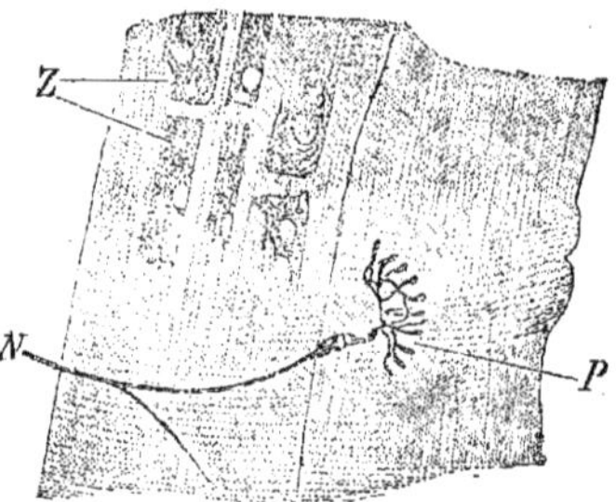
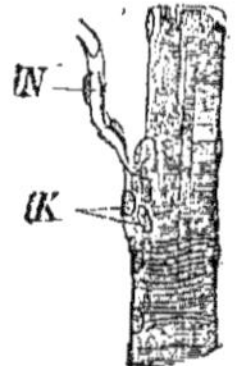

Fig. 86. — *Terminaison nerveuse motrice d'une fibre musculaire intercostale du hérisson.* (Gross. 240). La striation transversale des deux fibres musculaires n'est pas partout apparente. Sur la fibre musculaire placée à gauche de la figure, on voit des cellules conjonctives avec noyau clair Z. — N. Fibre nerveuse à myéline en train de se diviser. La myéline n'est pas visible après cette méthode de préparation. — P. Ramifications terminales, plaque motrice. (**Technique n· 61**, *a*).

Fig. 87. — *Terminaison nerveuse d'un muscle de l'œil du lapin.* (Gross. 240). — N. Fibre nerveuse à myéline. — K. Noyaux du disque. La striation transversale de la fibre musculaire n'est visible que dans la moitié inférieure de la préparation. (**Technique n· 61**, *b*).

Le nerf qui aborde les fibres musculaires lisses forme un plexus qui émet des faisceaux de fibres nerveuses dépourvues de myéline ; ces faisceaux se divisent et se subdivisent et forment plusieurs réseaux, c'est de ceux-ci que naissent finalement de fines fibrilles nerveuses qui s'unissent aux fibres musculaires lisses ; l'existence d'appareils terminaux proprement dits n'est pas encore démontrée.

TECHNIQUE.

N° 37. Cellules ganglionnaires, (préparation fraîche). — Un fragment du ganglion de Gasser est dissocié dans une goutte d'eau salée et on colore au picro-carmin sous la lamelle pendant deux minutes ; les prolongements des cellules se brisent le plus souvent.

Le même procédé peut servir à la préparation des cellules nerveuses de l'écorce cérébrale et cérébelleuse ; mais les prolongements se détruisent aussi facilement.

Pour la préparation des cellules nerveuses de l'écorce cérébrale et cérébelleuse on peut également se servir du procédé indiqué au **n° 38** ; pour les cellules ganglionnaires du sympathique voyez n° **43** et figure 27.

N° 38. Cellules nerveuses multipolaires de la moelle épinière. — On isole aux ciseaux aussi bien que possible la substance grise de la substance blanche d'une moelle épinière fraîche (veau ou bœuf) ; la substance grise ainsi isolée est divisée en fragments d'un à deux centimètres de long ; on place ces fragments dans 50 cent. cubes d'une solution très diluée d'acide chromique (5 cent. cubes d'une solution à 0,05 pour cent dans 45 cent. cubes d'eau distillée). Le liquide ne doit pas être changé. Après un séjour dans cette solution de trois à huit jours environ (la durée de l'immersion varie avec la température ambiante), la moelle épinière forme une sorte de bouillie molle qu'on porte avec attention à l'aide d'une spatule dans une solution carminée neutre non diluée ; on l'y laisse pendant 12 ou 20 heures environ. La bouillie est ensuite transférée dans 50 cent. cubes environ d'eau distillée pour enlever une partie de la matière colorante, et cinq minutes après on étale une mince couche sur une lame bien sèche. On peut déjà reconnaître avec un peu d'habitude les cellules nerveuses à leur noyau coloré en rouge vif ; le protoplasma cellulaire et les prolongements ne sont pas encore visibles, on laisse dessécher la couche complètement, et l'on monte dans le baume (Fig. 22, *c, d*.)

N° 39. Fibres nerveuses à myéline à l'état frais. — Le sciatique d'une grenouille qu'on vient de tuer est mis à nu, et on en excise au niveau de la région poplitée 1 cent. environ avec de fins ciseaux et l'on dissocie dans une goutte d'eau salée.

N° 39, a). — Il vaut mieux dissocier sur la lame sèche sans rien ajouter, le nerf étant en demi dessiccation. En fixant avec une aiguille une des extrémités et en tiraillant, on voit une petite membrane brillante se tendre entre les faisceaux nerveux séparés sur la moitié de leur longueur ; on ajoute ensuite une goutte d'eau salée et on recouvre d'une lamelle. La petite membrane contient un grand nombre de fibres nerveuses suffisamment isolées, la manipulation doit être très rapide (15 secondes environ) pour que les fibres nerveuses n'aient pas le temps de se dessécher. On s'arrêtera dès que quelques faisceaux seront isolés (voy. résultat fig. 23, 1 et 2).

N° 40. Modifications de la gaîne de myéline. — On ajoute à la préparation, faite comme il est dit au n° **39**, a, une goutte d'eau qu'on dépose

sur le bord de la lamelle ; les gouttes de myéline se forment déjà une minute après (fig. 23, 3 et 4).

N° 41. Cylindre-axe. — On dissocie à sec (comme au n° **39**, a) et au
lieu d'eau salée on ajoute une goutte d'alcool absolu. Pour voir le cylindre axe il faut une certaine habitude (voy. n° **44**, a).

N° 42. Anneaux d'étranglements et cylindre-axe. — On prend
10 cent. cubes d'une solution de nitrate d'argent à 1 pour cent et on les mélange à 20 cent. cubes d'eau distillée ; on tue ensuite une grenouille à laquelle on ouvre la cavité abdominale à l'aide d'une incision cruciale ; on
enlève les viscères pour mettre en évidence les nerfs qui descendent le long
de la colonne vertébrale ; la cavité abdominale est ensuite lavée à l'eau distillée, et une fois l'eau écoulée on verse sur les nerfs un tiers environ de la
solution de nitrate d'argent indiquée plus haut ; deux minutes après on excise avec attention ces petits nerfs et on les plonge pendant une demi-heure
environ dans le reste de la solution de nitrate, puis on les met dans 10 cent.
cubes environ d'eau distillée dans laquelle ils peuvent séjourner de 1 à
24 heures.

Vient-on à examiner le nerf dans une goutte d'eau on reconnaît à un
faible grossissement la petite membrane formée de cellules plates
(page 105) et un grand nombre de cellules pigmentaires ; souvent le nerf
est accompagné d'un vaisseau sanguin. Le nerf est ensuite dissocié, puis
recouvert d'une lamelle et l'on dépose sur le bord de celle-ci une petite
goutte de glycérine diluée. A un fort grossissement on ne voit tout d'abord
que très peu de chose des étranglements annulaires et des cylindres axes ;
mais laisse-t-on la préparation exposée pendant quelques heures à la
lumière du jour (quelques minutes seulement à la lumière solaire) on voit
ces parties se noircir. Il sera difficile au débutant de voir, de prime
abord, les renflements bi-coniques que la dissociation a souvent éloignés
de l'étranglement annulaire ; avec un peu d'habitude on voit facilement
des images comme celle de la fig. 26.

N° 43. Fibres nerveuses sans myéline. — On prend le pneumo-
gastrique d'un lapin qu'on dissocie à sec (n° **39**, a), et on ajoute ensuite
quelques gouttes d'une solution d'acide osmique à 1 p. 100 ; les fibres
nerveuses à myéline deviendront noires au bout de 5 à 10 minutes ; on
s'en assure à l'aide d'un faible grossissement. On laisse ensuite l'acide
osmique s'écouler, on le remplace par quelques gouttes d'eau distillée
qu'on rechange 5 minutes après. Ce temps passé on enlève l'eau, on ajoute
quelques gouttes de picro-carmin, on recouvre la préparation d'une lamelle
et on la porte pendant 24 à 48 heures dans la chambre humide ; ce temps
une fois écoulé, le picro-carmin est chassé par quelques gouttes de glycérine acide (1).

A un fort grossissement on voit les fibres à myéline colorées en noir
bleuâtre, tandis que celles sans myéline sont d'un gris pâle, finement
striées longitudinalement ; les mailles sont souvent très difficiles à voir et

(1) On peut dissocier de nouveau après coloration complète, et ceci est d'autant
plus facile que les éléments sont très visibles.

d'ailleurs les fibres nerveuses pâles semblent affecter une direction parallèle dans une certaine partie de leur trajet. Le sympathique, lorsqu'il
subit les mêmes manipulations, fournit un plus grand nombre de fibres
nerveuses, mais ce nerf est très difficile à trouver ; cependant en excisant
la grande corne de l'os hyoïde et en excisant l'hypoglosse qu'on rejette de
côté on aperçoit, derrière le vague, le nerf sympathique reconnaissable à
son ganglion cervical supérieur, translucide, jaunâtre, ovalaire, mesurant
de 3 à 4 mm. Vient-on à dissocier la portion qui se trouve immédiatement
sous le ganglion, on obtient un grand nombre de cellules nerveuses à deux
noyaux (1) ; il est très difficile d'isoler ces cellules de manière à voir nettement les prolongements qui en partent (fig. 27).

N° 44. Faisceaux de fibres nerveuses. — On met à nu le sciatique
d'un lapin qu'on vient de sacrifier (2), et *sans toucher le nerf* on insinue en
dessous une allumette parallèlement à sa direction. A l'aide de ligatures on
fixe le nerf à l'extrémité supérieure et inférieure du bâtonnet, on l'excise
au niveau de ces extrémités pour le plonger finalement avec l'allumette
dans 100 cent. cubes d'une solution d'acide chromique à 0,1 p. 100.

a) **Cylindre-axe.** — Après une immersion de 24 heures, les ligatures
sont enlevées ; on prélève sur le nerf un fragment de 0,5 à 1 cent. qu'on
dissocie en fins faisceaux (pas en fibrilles) ; on reporte les faisceaux dans
la solution d'acide chromique pour y séjourner 24 heures encore ; puis on
les plonge dans 50 cent. cubes d'eau distillée, et 2 ou 3 heures après on
les porte dans 30 cent. cubes d'alcool progressivement renforcé. Il est
bon de laisser les faisceaux dans l'alcool à 90° pendant plusieurs semaines, de 1 à 8 semaines ; les matières colorantes prennent alors très bien.
Après durcissement complet, on dissocie soigneusement les faisceaux
dans une goutte de picro-carmin ; la coloration exige, suivant la durée du
séjour dans l'alcool, de 12 heures à 3 jours (dans la chambre humide), on
monte dans la glycérine acidulée. Les étranglements annulaires ne sont pas
aussi nettement visibles que lorsqu'il s'agit d'une préparation fraîche ou à
l'acide osmique, ils ne se voient guère que sous la forme de lignes transversales très fines (fig. 25, 7). Les cylindres-axes légèrement rétractés, de
même que les noyaux, sont d'un beau rouge, parfois le cylindre-axe glisse
dans la gaîne de sorte que les renflements bi-coniques ne siègent plus au
niveau de l'étranglement annulaire, mais au-dessus ou au-dessous.

b) **Coupe transversale d'un faisceau nerveux.** — On peut employer pour cette préparation le fragment du nerf sciatique qui n'a pas
servi à la dissociation, il suffit de le laisser encore six jours dans l'acide
chromique ; ensuite on fait passer un courant d'eau pendant 2 ou 4 heures
sur ce fragment qu'on durcit finalement dans l'alcool progressivement
renforcé. La pièce une fois durcie on en fait des coupes transversales

(1) Dans la figure 27 on ne voit par un hasard de préparation que la forme la plus
rare de cellules nerveuses, celles qui n'ont qu'un noyau.
(2) Le lapin ne possède qu'un ondonèvre peu développé, à ce point de vue les nerfs
frais de l'homme sont préférables.

très fines à l'aide d'un rasoir bien *aiguisé* (1), la coupe est colorée au picro-carmin (pendant un temps très variable) et l'on monte à la glycérine. Le maniement des coupes exige une certaine prudence ; il faut surtout éviter toute compression par la lamelle, car si l'on exerce la moindre pression les fibres coupées transversalement, qui ne sont pas des disques mais des colonnettes, se mettent de côté et on ne peut plus apercevoir une seule fibre coupée transversalement (voir fig. 76). Si la coupe est réussie, le cylindre-axe légèrement dentelé par rétraction, se voit sous la forme d'un noyau rouge entouré d'une myéline jaunâtre, qui à son tour est encadrée d'une enveloppe rougeâtre (gaîne de Schwann, gaîne fibrillaire) ; les coupes transversales des fibres nerveuses portent le nom de *figures solaires* (voir fig. 66).

N° 45. Moelle épinière. — Pour étudier la distribution de la substance blanche et grise il faut fixer la moelle épinière d'un enfant *in toto* dans un litre environ de liquide de Muller, qu'on changera souvent ; quatre ou cinq mois après on peut faire sans aucune autre manipulation des coupes transversales de la moelle au niveau des régions cervicale, thoracique et lombaire, ces coupes seront montées dans la glycérine diluée.

N° 46. Moelle épinière, coloration des fibres à myéline. — Une des conditions de réussite réside dans l'état de conservation de l'organe ; plus la moelle est fixée à l'état frais, mieux elle se colore. La moelle épinière tout entière est plongée dans une grande quantité de liquide de Muller qu'il faut renouveler souvent (dans la 1ʳᵉ semaine, tous les jours). Si l'on ne veut examiner que certaines parties de la moelle épinière, on enlève des fragments de 2 cent. de longueur d'une moelle épinière fraîche : 1° au niveau de la région cervicale inférieure, 2° dans la partie moyenne de la moelle thoracique, 3° dans la région lombaire, et on les plonge en les suspendant dans 200, 500 cent. cubes de liquide de Muller. Après 4 à 6 semaines, pendant lesquelles le liquide sera plusieurs fois renouvelé, on porte les fragments, sans les avoir préalablement passés à l'eau, dans 150 cent. cubes environ d'alcool à 70° et le jour suivant dans une égale quantité d'alcool à 90°, le flacon sera gardé à l'abri de la lumière et on changera l'alcool plusieurs fois pendant les premiers 8 jours. On peut alors pratiquer les coupes ; celles-ci sont portées dans un petit cristallisoir contenant environ 25 cent. cubes d'alcool à 70° ; après un séjour le plus court possible, les pièces sont rapidement portées dans 30 cent. cubes environ d'hématoxyline de Weiggert à laquelle on a eu soin d'ajouter 1 cent. cube d'une solution lithinée. Après 5 ou 6 heures les coupes foncées et opaques sont sorties de l'hématoxyline, et portées dans 50 cent. cubes d'eau et 1 cent. cube de solution lithinée. Après une demi-heure de séjour pendant laquelle on a eu soin de changer plusieurs fois le liquide, les coupes ne perdent plus de matière colorante, pour la différenciation on les plonge dans 30 cent. cubes d'une solution d'hypermanganate de potasse (Réactifs, 24, *b*). Le

---

(1) Il est bon d'inclure le nerf dans un fragment de foie ou dans la moelle de sureau, à cette fin on pratique un petit trou dans la moelle et on insinue attentivement le nerf, le tout est plongé pendant une demi-heure dans l'eau, la moelle gonfle, le nerf se trouve ainsi inclus.

séjour des coupes dans cette solution varie d'une demi-minute à 3 ; on les lave ensuite à l'eau distillée pendant une minute environ et on les porte après ce lavage dans 20 cent. cubes de mélange acide (Réactifs, 24, *c*) (1). Après un séjour dans ce mélange de 10 à 50 secondes la décoloration est à peu près complète, la substance grise devient d'un jaune clair, presque blanche, la substance blanche (les fibres nerveuses à myéline) apparaît très foncée (2). Les coupes sont ensuite portées dans un premier récipient et après 5 minutes dans un second récipient contenant 30 cent. cubes d'eau distillée, et après un séjour de 10 minutes dans celle-ci, on les plonge dans 10 cent. cubes de carmin aluné, où les coupes peuvent séjourner de 3 à 15 heures. Il faut monter au baume.

Nᵒ 47. Moelle épinière, coloration du cylindre-axe et des cellules. — Pour fixer les fragments dans le liquide de Muller et pour les durcir dans l'alcool, suivre les indications du **nᵒ 46**. Les coupes transversales sont colorées dans 10 cent. cubes de picro-carmin pendant 1 à 3 jours et l'on monte au baume. Si la coloration est réussie (3), la substance grise devient rose, le cylindre-axe et les cellules nerveuses rouges, la myéline brun-jaunâtre.

A la place du picro-carmin on peut avantageusement employer une solution carminée concentrée, on plonge les coupes dans 10 cent. cubes de cette solution qui agit d'autant mieux qu'elle est plus vieille (fig. 63) ; la nigrosine (Réactifs, 56) donne également de bons résultats.

Nᵒ 48. Cerveau ; Coloration des fibres à myéline. — On emploiera la méthode décrite au nᵒ **46**. Si l'on veut conserver le cerveau humain entier, on y pratique des entailles profondes ; la quantité de liquide de Muller à employer dans ce cas doit être assez grande, jusqu'à 3 litres. . Pour que les fibres les plus fines de la surface corticale deviennent visibles, il faut plonger les coupes dans une solution d'hématoxyline et les y laisser pendant 24 heures environ, le reste de la coupe dans ces conditions est trop noir. Pour préparer les faisceaux fibrillaires qui montent entre les cellules pyramidales, il suffit d'un séjour de 5 heures dans le bain colorant.

Nᵒ 49. Cerveau ; cellules. — On excise des fragments de 2 à 3 cent. de côté dans l'écorce cérébrale et cérébelleuse et on les plonge dans 40 cent. cubes d'alcool absolu qu'on renouvelle. Après plusieurs jours, 3 à 5 généralement, on y pratique des coupes verticales qu'on traite

(1) Le récipient qui contient le mélange acide doit toujours être couvert.

(2) Si la décoloration n'est pas suffisante et si la substance grise ne devient pas d'un blanc jaunâtre, on peut recommencer l'opération, c'est-à-dire, plonger les coupes dans l'eau distillée, puis pendant une minute dans l'hypermanganate de potasse (1 à 3 minutes), puis dans l'eau distillée 1 minute et finalement dans le mélange acide. La quantité que nous avons donnée pour la solution potassique et pour le mélange acide ne suffit que pour un nombre assez restreint de coupes, par conséquent si on veut décolorer un plus grand nombre de coupes il faudra préparer une nouvelle quantité de cette solution.

(3) Souvent la coloration ne réussit pas, il est probable que cela tient à ce que la moelle fixée n'était pas très fraîche.

par l'hématoxyline de Bœhmer, on ajoute si l'on veut de l'éosine et on monte dans la glycérine. Outre les formes cellulaires déjà décrites, on trouve également des cavités vésiculaires, en quantité variable, qui contiennent des restes de cellules (protoplasma et noyau) ; il est probable que ces cavités représentent des espaces lymphatiques péri-cellulaires anormalement élargis par l'altération cadavérique de la substance cérébrale et par l'action du liquide fixateur (fig. 69 et 70).

Les pièces fixées dans le liquide de Muller et durcies dans l'alcool peuvent également servir à faire des coupes pour l'étude des cellules. Colorer et monter comme au n° **47**.

N° 50. Hypophise cérébrale. — Préparer comme au n° **47**.

N° 51. Cellules nerveuses et cellules névrogliques du cerveau et de la moelle épinière suivant la méthode de Golgi. — Des fragments de l'écorce cérébrale et cérébelleuse et de la moelle épinière de 2 à 3 cent. de côté sont fixés dans 2 à 500 cent. cubes de liquide de Müller. Après 6 semaines (1), pendant lesquelles le liquide devra être changé plusieurs fois, on prépare a) une solution de nitrate d'argent diluée (Solution nitrat. d'arg. à 1 0/0 ; 25 cent. cubes étendue de : eau distillée : 25 cent. cubes). b) Une solution plus forte dont voici la formule : (Sol. nitr. arg. 1 0/0 : 60 cent. cubes, étendue de eau distillée : 20 cent. cubes). Les fragments sortis du liquide de Muller sont portés directement dans un petit cristallisoir et arrosés d'un tiers de la solution a). Il se forme immédiatement un précipité rouge brun ; on jette la solution et le précipité formé, puis on ajoute le second tiers ; le précipité est déjà moindre, on évacue à nouveau et on verse enfin le dernier tiers. Les fragments sont sortis de cette solution et portés dans un petit cristallisoir dont le fond est garni de papier à filtrer, on les arrose de la solution b). dans laquelle ils restent. Le lendemain, ou plus tard (2), on pratique des coupes dans les pièces ainsi traitées et dont la coloration est rouge brun. On prend une assiette plate remplie d'eau distillée, dans laquelle on trempe le rasoir ; on garnit la pièce imprégnée au nitrate d'argent d'une bande assez épaisse de papier à filtrer (pour éviter de se noircir les doigts) et on pratique des coupes perpendiculaires à la surface. La première coupe est opaque et d'un rouge brun ; elle n'est pas utilisable. Les coupes suivantes sont plus appropriées à l'examen ; on les porte du rasoir sur une lame porte-objets, l'eau est enlevée et l'on monte dans une goutte de glycérine étendue d'eau ; il ne faut pas couvrir cette préparation d'une lamelle ; on examine ensuite les coupes à un faible grossissement. On voit d'abord un grand nombre de précipités qu'on ne peut pas faire disparaître, mais entre eux on observe les cellules avec leurs prolongements (fig. 67 et 72).

Toutes les cellules ne sont pas visibles, quelques-unes seulement sont

---

(1) Les pièces qui ont passé plus longtemps dans le liquide de Müller se colorent plus difficilement ; il est bon dans ce cas d'employer à la place de la solution b). la solution de nitrate d'argent à 1 0/0.

(2) Les fragments peuvent rester dans la solution de nitrate d'argent pendant des mois sans subir aucune altération ; la fig. 67 représente la coupe d'une pièce restée pendant 5 mois dans cette solution.

noircies. (Les coupes qui proviennent des couches profondes du fragment présentent peu ou point de cellules imprégnées.) Outre les cellules, les vaisseaux sanguins sont également colorés en noir ; les meilleures coupes sont enlevées doucement de la lame et mises dans l'eau distillée ; après un lavage d'une à 5 minutes elles sont placées dans un verre de montre rempli d'alcool absolu ; puis on les fait passer pendant 2 à 3 minutes dans la créosote d'abord, dans l'essence de térébenthine (1) ensuite (5 cent. cubes); pour finir on les monte sur une lame porte-objets, on y dépose une goutte de baume du Canada. Il ne faut pas non plus recouvrir la préparation d'une lamelle ; l'examen sera fait avec des grossissements moyens.

Cette méthode n'est pas spécifique pour les éléments nerveux ; il est vrai qu'elle rend les cellules nerveuses visibles, mais elle ne met nullement en évidence les fibres nerveuses. D'autre part, il y a certainement des cellules névrogliques (fig. 67) et des vaisseaux sanguins qui se colorent en noir sous l'influence de cette imprégnation au nitrate d'argent. Il est probable qu'il s'agit ici de précipités siégeant dans les espaces péri-vasculaires et péri-cellulaires.

Nᵒ 52. Sable cérébral. — On dissocie l'épiphyse dans une goutte d'eau salée. Si le sable se trouve en grande quantité, on entend les grains crier sous les aiguilles ; il y en a même de si volumineux qu'on les voit à l'œil nu. Les préparations ainsi faites doivent être examinées à un faible grossissement (fig. 74). On enlève les plus grosses granulations avec l'aiguille, on recouvre le reste d'une lamelle, on dépose sur le bord de cette lamelle 2 à 3 gouttes d'acide chlorhydrique. Les contours très accusés des granulations disparaissent rapidement avec développement de bulles gazeuses.

Nᵒ 53. Corpuscules amylacés. — Il faut prendre des cerveaux d'individus déjà âgés. A l'aide d'un scalpel on râcle la face médiane, celle qui regarde le troisième ventricule, de la couche optique ; la bouillie ainsi obtenue est dissociée dans quelques gouttes d'eau salée ; on recouvre d'une lamelle ; lorsqu'il y a des corpuscules, on le reconnaît facilement à leur coloration vert-bleuâtre et à leur disposition en couches stratifiées (fig. 75). Il ne faut pas les confondre avec des gouttelettes épanchées de myéline (b) qui sont toujours claires et à double contour. Ces préparations décèlent en outre un grand nombre de globules rouges de sang, des cellules de l'épendyme (d), des fibres nerveuses à myéline de différentes épaisseurs (e) et enfin des cellules nerveuses souvent très pâles, reconnaissables seulement à leur pigmentation (f). Il n'est nullement nécessaire pour ces préparations d'avoir des pièces absolument fraîches.

Nᵒ 54. Plexus choroïde. — Un lambeau d'un cent. environ du *plexus choroïde* est étalé dans une goutte d'eau salée et recouvert d'une lamelle. On voit sur cette préparation les vaisseaux remplis de sang et sinueux et de plus l'épithélium du plexus.

Nᵒ 55. Ganglions spinaux. — Ces ganglions sont difficiles à atteindre ;

(1) Les préparations éclaircies avec l'essence de lavande et recouvertes d'une lamelle s'altèrent très rapidement.

il est préférable d'exciser un fragment du ganglion de Gasser, et de le
fixer dans 100 cent. cubes environ de liquide de Müller. Un mois après,
on lave la pièce à l'eau courante pendant trois heures environ, et on durcit
ensuite dans 50 cent. cubes environ d'alcool progressivement renforcé.

Des coupes longitudinales et transversales aussi fines que possible sont
plongées pendant 30 secondes dans un bain d'hématoxyline, puis dans
un bain d'éosine pendant 2 à 5 minutes ; on monte dans le baume.
Les cellules nerveuses sont d'un rouge pâle, le cylindre-axe d'un rouge
foncé, la gaîne de myéline brunâtre, et les noyaux bleus (fig. 77). Si
la coupe n'est pas assez fine, il est impossible d'avoir une image nette à
cause du grand nombre de noyaux fortement colorés. Les coupes épaisses seront de préférence colorées au picro-carmin, dans lequel on les
laissera de deux à trois jours pour les monter ensuite dans le baume ; les
noyaux sont alors moins colorés ; quelquefois la cellule ganglionnaire
prend une forme étoilée due à la contraction du protoplasma cellulaire
(fig. 77, X), cet aspect pourrait induire en erreur un débutant, et faire prendre cette cellule ganglionnaire pour une cellule nerveuse multipolaire.

N° 56. Ganglions sympathiques. — On fixe et on durcit le ganglion
cervical supérieur comme il est indiqué au **n° 55.** Les colorants des
noyaux ne seront employés ici encore que sur des coupes *très fines*, à cause
de la grande abondance de noyaux. Les méthodes indiquées au n° **55** ne
font pas beaucoup ressortir les prolongements des cellules multipolaires ;
pour voir ces prolongements, il faut prendre des coupes aussi fines que
possible, et les plonger pendant 24 heures dans 5 cent. cubes d'une solution de nigrosine. On les met ensuite dans 5 cent. cubes d'alcool absolu
pendant 5 minutes et on les monte au baume. Déjà, à l'aide d'un faible
grossissement, on reconnaît la disposition caractéristique des faisceaux de
fibres nerveuses sans myéline coupés soit transversalement, soit longitudinalement ; on voit également les cellules ganglionnaires, mais leurs
prolongements ne sont visibles qu'avec un fort grossissement et il faut
pour les voir une observation soutenue (fig. 78) ; certaines cellules ganglionnaires ne présentent aucune trace de prolongement.

**N° 57. Cellules tactiles simples, fibres nerveuses intra-épithé-
liales, cellules de Langerhans, corpuscules tactiles.** — On
commence par préparer à chaud un mélange de chlorure d'or et d'acide formique qu'on laisse refroidir (page 22), on découpe ensuite sur la face palmaire d'un doigt fraîchement amputé (un orteil), avec des ciseaux plats,
plusieurs petits fragments d'épiderme, 5 mm. de long et de large sur 1 mm.
d'épaisseur. La graisse qui adhère aux couches inférieures du chorion doit
être soigneusement enlevée. On place pendant une heure tous ces fragments dans le mélange de formiate d'or, en les tenant dans l'obscurité.
A l'aide d'aiguilles de verre on les porte dans 10 cent. cubes d'eau distillée, et après quelques minutes dans de l'eau distillée contenant de l'acide
formique (page 22), et on expose le tout à la lumière du jour (la lumière
solaire n'est pas nécessaire) 24 à 48 heures après, les fragments sont devenus d'un violet foncé. C'est à ce moment qu'il faut les durcir dans

30 cent. cubes d'alcool progressivement renforcé. Après huit jours de durcissement, les fragments peuvent être inclus dans du foie pour être coupés ; il faut monter dans le baume.

L'épiderme est rouge violet de différentes nuances, les noyaux ne sont visibles que par places, et quelquefois on n'en voit pas du tout ; le chorion est blanc, les capillaires, les conduits excréteurs des glandes sudoripares et les nerfs sont d'un violet foncé, tirant sur le noir.

Pour les cellules tactiles simples, il faut faire les coupes aussi fines que possible, on les trouve souvent au voisinage des conduits excréteurs des glandes sudoripares ; il ne faut pas les confondre avec les noyaux ratatinés des cellules épithéliales (fig. 80).

Les *fibres nerveuses intra-épithéliales* apparaissent sous la forme de fils très fins ; leur connexion avec les fibres nerveuses des couches sous-épithéliales est difficile à établir ; les prolongements des cellules de Langerhans peuvent être confondus, sur des coupes très fines, avec des fibres nerveuses intra-épithéliales (fig. 79).

Les *cellules de Langerhans* et les *corpuscules tactiles* sont faciles à voir ; sur des coupes épaisses les corpuscules tactiles sont noir foncé (fig. 79), sur des coupes minces ils sont rouge violet (fig. 85).

N° 58. Cellules tactiles composées. — Du bec d'un canard ou d'une oie qu'on vient de tuer, on excise la peau jaune qui recouvre le bord latéral du mandibule supérieur. On découpe cette peau en fragments d'un à deux cent. d'épaisseur sur un cent. de longueur et on les plonge dans 3 cent. cubes d'une solution d'acide osmique à 2 0/0 auxquels on ajoute 3 cent. cubes d'eau distillée ; on met le tout à l'abri de la lumière pendant 18 à 24 heures. On lave ensuite ces fragments pendant 1 heure à l'eau courante et on les porte dans environ 20 cent. cubes d'alcool à 90° ; on peut couper les fragments déjà 6 heures après ; il faut les inclure dans du foie de manière à faire les coupes en allant du chorion vers l'épithélium, jamais en sens inverse. Les coupes peuvent être montées sans coloration dans le baume. Si les cellules tactiles d'un vert olivâtre sont faciles à voir, il n'en est plus de même du point de pénétration de la fibre nerveuse qu'on aperçoit très difficilement (fig. 81 et 82). On trouve en outre dans ces coupes des corpuscules de Herbst (voir page 111). Si l'on veut colorer il faut se servir des matières colorantes qui ont une affinité spéciale pour les noyaux.

N° 59. Renflements terminaux cylindriques. — On se procure à l'abattoir un œil de veau frais et à l'aide de ciseaux et de pinces on excise 1 cent. carré environ de la conjonctive bulbaire le plus près possible du bord de la cornée. Il faut éviter de laisser le fragment se recroqueviller ; pour cela on le pose avec précaution, la face épithéliale dirigée en haut, sur une plaque de liège et on le fixe à l'aide d'épingles. On commence par humecter la surface du fragment avec quelques gouttes de l'humeur aqueuse du même œil et l'on isole avec des ciseaux et des pinces une parcelle comprenant une mince couche conjonctive et l'épithélium qui la tapisse. Cette dernière opération exige la plus grande attention. Il faut éviter autant que possible de plisser ou de rouler la parcelle que l'on enlève. On l'étale ensuite, la face épithéliale en haut, sur une lame de verre. Au début le fragment se rétracte, mais 1 à 2 minutes après les bords se desséchant adhèrent au verre et l'on peut assez facilement l'étaler. La lame de verre est portée ensuite dans 60 cent. cubes d'eau distillée auxquels on a ajouté 2 cent. cubes d'acide acétique. Après un séjour d'une heure au plus le fragment se gonfle et se décolle du porte-objet ; on peut alors à l'aide d'une pointe d'aiguille bien propre isoler l'épithélium qui se détache sous forme de petits lambeaux blanchâtres. L'opération est d'autant mieux réussie que l'épithélium se détache plus facilement. Après un séjour de 4 à 5 heures dans l'eau additionnée d'acide acétique, on porte le fragment sur une lame de verre, dans quelques gouttes du même liquide et l'on recouvre d'une lamelle que l'on comprime avec des pinces. A un faible grossissement on voit les vaisseaux sanguins rendus plus apparents par le gonflement de leurs noyaux, de même que les fibres (1) nerveuses à myéline ; il faut suivre l'une de ces fibres jusqu'à ce qu'elle perde sa myéline. C'est le point intéressant à examiner ; et à ce moment il faut employer un fort grossissement, parce que c'est là que l'on peut trouver les renflements terminaux. Dans un grand nombre de cas, on ne voit qu'un grand nombre de noyaux, même au niveau des points les plus favorables (fig. 83). Les renflements terminaux sont très pâles et il est difficile à cause de cela de les bien voir. Ces recherches ne doivent d'ailleurs être faites que par des histologistes déjà exercés, elles ne sont pas à la portée des débutants.

Nᵒ 60. — Corpuscules de Vater. Les plus belles préparations s'obtiennent avec le mésentère d'un chat fraîchement sacrifié. Les corpuscules y apparaissent même à l'œil nu, sous la forme de taches ovalaires, laiteuses, situées entre les traînées graisseuses du mésentère.

Leur nombre varie à l'infini ; quelquefois il n'y en a qu'un très petit nombre et d'un volume si petit (2) qu'il faut une grande attention pour les voir. On excise avec les ciseaux la portion du mésentère contenant les corpuscules, et on l'étale dans une goutte d'eau salée sur la lame porte-objets : les particules graisseuses seront enlevées avec des aiguilles ; il faut bien se garder de piquer le corpuscule même. Avant de mettre la lamelle on commence par s'assurer à l'aide d'un faible grossissement si le corpuscule est suffisamment isolé ; si oui, on recouvre d'une lamelle après avoir ajouté une nouvelle goutte d'eau salée. Il faut éviter autant que possible de comprimer la préparation (fig. 84).

A un fort grossissement on voit nettement les noyaux des cellules situées entre les capsules ; les noyaux allongés situés dans le renflement interne sont d'un pâle indécis et peu visibles. Veut-on conserver la préparation, on ajoute, sous la lamelle, une à 2 gouttes de solution d'acide osmique à 1 0/0 et, une fois la myéline devenue noire, le renflement interne brun, on remplace l'acide par de la glycérine très diluée.

Nᵒ 61. — Terminaisons nerveuses motrices. — a) Ramifications terminales. On prend soit les muscles du lézard, soit les petits muscles intercostaux ou les muscles de l'œil de petits mammifères, et on en excise

---

(1) Chez le veau une partie des fibres nerveuses est dépourvue de myéline, il ne faut pas en tenir compte.

(2) C'est le cas pour la figure 84, le corpuscule est très petit.

un lambeau d'un cent. de long environ ; on prépare comme il est indiqué au
n° **57**. Après avoir laissé les fragments, devenus violet foncé, 3 à 6 jours
dans l'alcool, on dissocie des faisceaux musculaires de 2 mm. d'épaisseur
dans une goutte de glycérine diluée à laquelle on ajoute une goutte d'acide
formique. Il est bon d'exercer une légère pression sur la lamelle. A un
faible grossissement (50 diamètres) on voit des fibres musculaires colorées
en rouge rosé et en rouge pourpre et d'autres en rouge violet allant jusqu'au violet bleu clair ; c'est dans ces dernières fibres musculaires que
j'ai vu le plus nettement les ramifications terminales. Pour les trouver il
suffit de suivre les fibres nerveuses reconnaissables, déjà à un faible grossissement, à leur coloration noire (fig. 86).

b) **Noyaux des plaques motrices.** On met la moitié antérieure d'un
muscle de l'œil d'un lapin fraîchement sacrifié, dans un mélange formé de
97 cent. cubes d'eau et de 3 cent. cubes d'acide acétique; 6 heures après, on
porte le muscle dans l'eau distillée et on enlève avec les ciseaux un
fragment plat qu'on étale sur la lame porte-objets. Déjà à l'œil nu on voit
nettement les rameaux nerveux reconnaissables à leur coloration blanchâtre. A un faible grossissement (50 diamètres) on aperçoit les anastomoses des faisceaux nerveux, ainsi que les vaisseaux sanguins qui se distinguent par les noyaux transversaux de leurs fibres lisses. Il est difficile
de trouver les plaques terminales à cause du grand nombre de noyaux
nettement délimités qui appartiennent aux muscles, au tissu conjonctif inter-musculaire, etc. Si l'on a soin de suivre une fibre nerveuse, on la
voit bientôt perdre sa gaîne de myéline et se perdre dans un groupe de
noyaux ; ce sont les noyaux des plaques motrices, dont les autres détails
ne sont pas visibles. La striation transversale des fibres musculaires, très
pâle d'ailleurs, est souvent peu nette (fig. 87).

IV. — Organes de la circulation.

1. — Système vasculaire sanguin.

Les vaisseaux sanguins sont constitués par du tissu conjonctif, des fibres élastiques et des fibres musculaires lisses ; ces éléments sont associés et combinés de façons très diverses, et disposés par couches. En général une certaine ordination préside à la disposition des éléments dans les différentes couches. Dans la couche externe et dans la couche interne, ils ont une direction longitudinale, dans la couche moyenne ils sont circulaires. Il faut faire une exception pour le cœur dont la structure est complexe, et pour les capillaires dont la structure se distingue au contraire par sa simplicité.

a) CŒUR.

La paroi cardiaque comprend trois couches : 1° l'endocarde, 2° la couche musculaire, extrêmement développée, 3° le péricarde.

1° *Endocarde.* — L'endocarde est une membrane conjonctive qui se distingue par sa grande richesse en fibres élastiques ; celles-ci sont surtout développées dans les oreillettes, elles y forment soit des réseaux très denses, soit même une véritable membrane fenêtrée (fig. 32). La face qui regarde la cavité cardiaque est tapissée d'une simple couche de cellules épithéliales, polygonales, irrégulières.

2° *Les fibres musculaires du cœur*, dont la structure a été décrite plus haut (page 47), sont entourées d'un fin périmysium ; elles sont unies entre elles par de nombreuses ramifications transversales ou obliques (fig. 20).

Le trajet de ces fibres musculaires est très compliqué. Le système musculaire des oreillettes est complètement indépendant de celui des ventricules. On distingue dans les oreillettes une couche externe commune, transversale, une couche interne propre à chaque oreillette (notamment à l'oreillette droite), celle-ci est longitudinale et porte le nom de *muscle pectiné*. On trouve en outre un grand nombre de petits faisceaux musculaires dirigés en différents sens.

Le système musculaire des ventricules est beaucoup plus compliqué encore. Les faisceaux qui le constituent affectent des directions variées, souvent en forme de huit. Dans la cloison auriculo-ventriculaire, on rencontre des zones tendineuses rigides qui portent le nom d'*anneaux fibreux*. L'anneau droit est plus fort que celui de gauche. Des zones analogues, mais moins développées, se trouvent au niveau des orifices artériels des ventricules ; elles donnent insertion à un grand nombre de fibres musculaires.

3° *Péricarde*. — Le péricarde est une membrane conjonctive traversée de fibres élastiques, recouverte sur la face externe de son feuillet viscéral, et sur la face interne de son feuillet pariétal d'une simple couche d'épithélium. Le feuillet viscéral contient des cellules graisseuses ; le feuillet pariétal est d'une épaisseur assez notable.

Les *valvules du cœur* sont constituées par un tissu conjonctif fibreux en connexion avec les anneaux fibreux ; leurs faces sont tapissées par l'endocarde. On ne trouve des fibres musculaires dans les valvules qu'au niveau de leur bord adhérent.

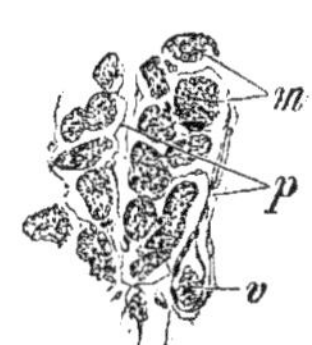

Les *vaisseaux sanguins du cœur*, en grand nombre, affectent le trajet et la disposition typique des vaisseaux musculaires. Le péricarde et l'endocarde possèdent des vaisseaux sanguins, l'endocarde seulement dans ses couches profondes.

Le cœur possède *des lymphatiques* en quantité énorme ; ils sont constitués par un système d'espaces libres, situés entre les faisceaux musculaires et les vaisseaux sanguins.

Fig. 88. — *Fragment d'une coupe transversale d'un muscle papillaire de l'homme.* (Gross. 240). *m*. Coupe transversale des fibres musculaires. Le noyau est visible sur deux des fibres.—*p*. Périmysium avec des noyaux petits et faiblement colorés.— *v*. Vaisseau sanguin. (**Technique n· 62**).

Les *filets nerveux* proviennent du pneumo-gastrique et du sympathique, ils renferment des fibres à myéline et d'autres sans myéline ; le long de leur trajet on trouve de nombreuses cellules ganglionnaires.

b) ARTÈRES.

La *paroi des artères* est formée de trois couches. Elle comprend : 1° une tunique interne ; 2° une tunique moyenne ; 3° une tunique adventice. Les éléments de la tunique moyenne affectent surtout une direction transversale ; ceux des deux autres couches ont plutôt une direction longitudinale ; la structure et l'épaisseur de ces tuniques varient avec le volume de l'artère ; d'où la division des artères en petites, moyennes et grandes.

On décrit, sous le nom de *petites artères*, les artérioles qui précèdent immédiatement les capillaires ; leur tunique interne est constituée par des cellules épithéliales allongées fusiformes, et par une membrane élastique amorphe, la membrane élastique interne, qui dans les grandes artères prend les caractères d'une membrane fenêtrée. La tunique moyenne est constituée par une simple couche de fibres musculaires lisses annulaires. Les grosses artères possèdent dans leur tunique moyenne plusieurs couches de fibres musculaires lisses.

La tunique adventice est constituée par des fibres conjonctives très fines disposées longitudinalement et par des fibres élastiques également très fines. Elle ne se sépare pas nettement du tissu conjonctif qui environne l'artère.

Les *artères moyennes* comprennent toutes les artères du corps à l'exception de l'aorte et de l'artère pulmonaire.

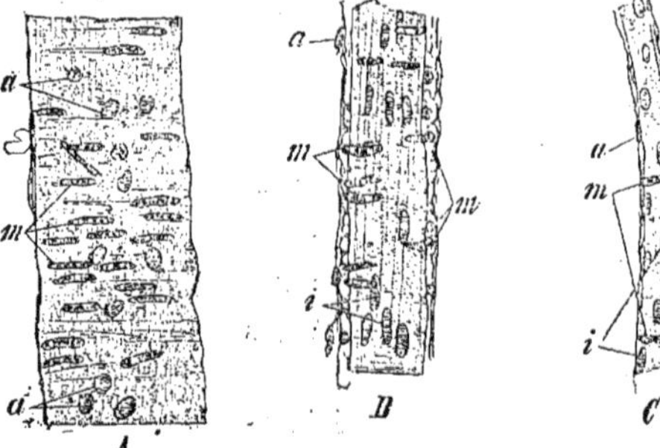

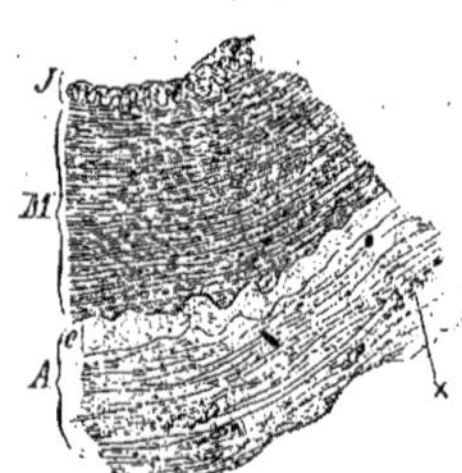

Fig. 89, 90 et 91. — *Fragments de petites artères de l'homme.* (Gross. 240). *i.* Noyaux de la tunique interne ; les contours des cellules ne sont pas visibles.— *m.* Tunique moyenne reconnaissable à la direction transversale des noyaux des fibres lisses.—*a.* Noyau de la tunique adventice. A. Artère vue par sa périphérie. B. Coupe longitudinale passant par l'axe de l'artère. — *m.* Coupe transversale des noyaux des fibres lisses. C. Petite artère au moment où elle va se transformer en capillaire. La tunique moyenne n'est formée ici que de quelques fibres lisses isolées. (**Technique n· 63 a**).

Fig. 92. — *Fragment d'une coupe transversale de l'artère humérale de l'homme.* (Gross. 50). J. Tunique interne, la ligne ondulée représente la membrane élastique interne.— M. Tunique moyenne. On voit nettement les noyaux en bâtonnet des fibres lisses.— A. Tunique adventice avec ses *vasa vasorum.*— *e.* Membrane élastique de la tunique adventice. En X, coupe transversale de quelques fibres musculaires longitudinales. (**Technique n· 62**).

Dans ces artères la tunique interne a subi un épaississement dû à l'interposition de fins réseaux élastiques, de substances conjonctives fibrillaires et de cellules aplaties entre les cellules épithéliales et la membrane élastique interne. Les couches conjonctives ont une direction longitudinale. La tunique moyenne n'est pas constituée seulement par des fibres musculaires lisses annulaires, disposées ici en plusieurs couches, elle contient également des réseaux élastiques à larges mailles. L'adventice est également devenue plus épaisse.

A la limite de la tunique moyenne on trouve une grande quantité de grosses fibres élastiques formant dans certaines artères une couche propre, portant le nom de *membrane élastique externe* (fig. 92, *e*). Dans l'adventice de ces artères on trouve encore de nouveaux éléments, des fibres musculaires lisses disposées en faisceaux isolés longitudinaux, on n'y rencontre jamais une couche proprement dite de fibres musculaires lisses.

Les *grosses artères* (aorte et artère pulmonaire) ont leur tunique interne tapissée de cellules épithéliales plus courtes, se rapprochant de la forme polygonale. Immédiatement au-dessous, on trouve les couches conjonctives striées et longitudinalement disposées, qu'on voit déjà sur les artères moyennes et qui contiennent des cellules plates étoilées ou arrondies, et des réseaux de fibres élastiques. Ces réseaux sont d'autant plus fournis qu'on se rapproche plus de la tunique moyenne, où ils forment finalement une membrane fenêtrée qui répond à la membrane élastique interne des petites et des moyennes artères.

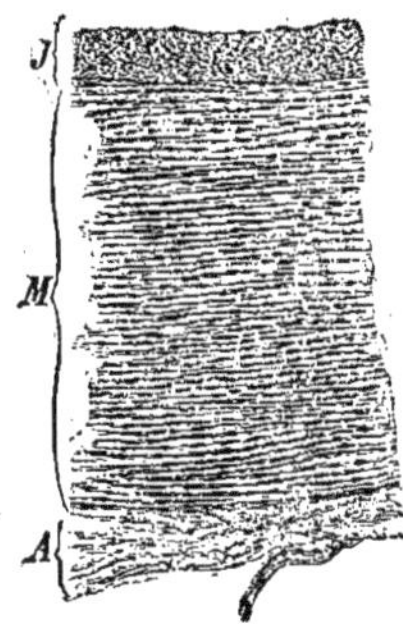

Fig. 93. — *Fragment d'une coupe transversale de l'aorte thoracique de l'homme.* (Gross. 50).
J. Tunique interne. M. Tunique moyenne. Les stries claires correspondent aux éléments élastiques. A. Tunique adventice. (Technique n· 62).

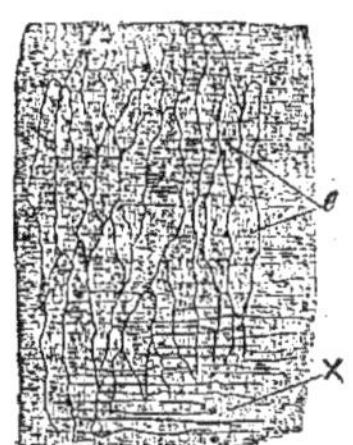

Fig. 94. — *Épithélium de l'artère splénique d'un chat nouveau-né.* (Gross. 240). En X. on voit au-dessous de l'épithélium les espaces qui séparent les fibres lisses de la tunique moyenne. (Technique n· 64).

La tunique moyenne des grosses artères est caractérisée par des éléments élastiques qui dépassent en volume et en nombre les éléments musculaires. A la place de fins réseaux élastiques, on trouve ici soit des réseaux épais de grosses fibres élastiques, soit des membranes (1) fenêtrées, qui alternent régulièrement avec des couches de fibres musculaires lisses.

Les éléments élastiques, de même que les fibres musculaires, suivent un trajet circulaire. Tous les éléments élastiques de la tunique moyenne sont unis entre eux au moyen des fibres et des membranes qui traversent obliquement les couches musculaires. La tunique adventice des grosses artères ne présente pas de grandes particularités, et ne se distingue que très peu de celle des artères de moyen volume. L'adventice des grosses artères ne possède pas de membrane élastique. On n'y rencontre de fibres musculaires que chez les animaux.

(1) Les membranes élastiques se trouvent déjà dans les artères moyennes d'un certain volume; c'est surtout dans les carotides, qui se rapprochent le plus des grandes artères au point de vue de la structure, que ces membranes sont le plus développées.

c) VEINES.

L'épaisseur des parois des veines n'est pas toujours en rapport avec leur calibre, de sorte qu'une division suivant leur volume, analogue à celle adoptée pour les artères, devient absolument inutile. Ce qui caractérise les veines, c'est la prédominance des enveloppes conjonctives et le peu de développement des éléments musculaires et élastiques ; on peut distinguer aux veines trois tuniques (1).

La tunique interne est constituée par une simple couche de cellules épithéliales aplaties, polygonales, allongées seulement dans les petites veines. Les veines dont le diamètre va de 2 à 9 mm. possèdent en outre des couches conjonctives avec éléments nucléés ; dans les très grosses veines (veine-cave supérieure, veine fémorale, veine poplitée) ces couches, au lieu d'être formées par des cellules à noyaux, deviennent nettement fibrillaires. Les veines possèdent, en outre, une membrane élastique interne, amorphe dans les petites veines, disposée en réseaux dans les grosses. Dans la tunique interne de la veine fémorale et de la veine poplitée se trouvent aussi quelques fibres musculaires lisses obliques ou longitudinales.

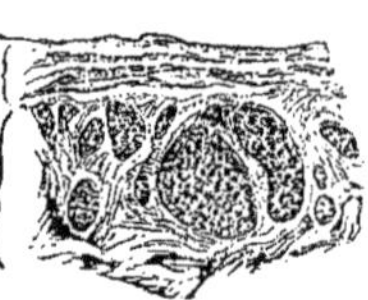

Fig. 95. — *Coupe transversale de la paroi de la veine rénale de l'homme.* (Gross. 50, **Technique n· 62**).

La tunique moyenne présente de grandes variétés ; elle est constituée par des fibres musculaires annulaires, par des réseaux élastiques, par un tissu conjonctif fibrillaire et elle acquiert son plus grand développement dans les veines des membres inférieurs (surtout dans la veine poplitée) ; elle est moins accusée dans les veines du membre supérieur, moins encore dans les grosses veines de la cavité abdominale, enfin elle manque dans un grand nombre de veines, telles que les veines de la pié-mère, de la dure-mère, des os, de la rétine, dans la veine-cave supérieure et dans les veines qui naissent des capillaires, ces dernières ne présentent que des faisceaux conjonctifs obliques et transversaux.

La tunique adventice, presque toujours bien développée, est constituée par des faisceaux conjonctifs entrecroisés, par des fibres élastiques et par des fibres musculaires lisses longitudinales, plus nombreuses dans les veines

---

(1) Comme le développement de la tunique moyenne est peu accusé, certains histologistes ne distinguent dans les veines que deux tuniques, la tunique interne et la tunique adventice ; ils attribuent à l'adventice l'ensemble des couches considérées ici comme appartenant à la tunique moyenne.

que dans les artères. Certaines veines, la veine porte, la veine rénale par exemple, possèdent une enveloppe musculaire longitudinale presque complète (fig. 95).

Les *valvules des veines* sont des replis de la tunique interne dont les faces sont recouvertes d'un épithélium à cellules longitudinales pour la face qui regarde le courant sanguin et à cellules transversales pour la face qui regarde la paroi veineuse. La couche sous-jacente aux cellules longitudinales est composée d'un épais réseau élastique, et celle sous-jacente aux cellules transversales n'est constituée que par un tissu conjonctif finement fibrillaire.

d) VAISSEAUX CAPILLAIRES.

Les capillaires servent de moyen d'union entre les artères et les veines, excepté dans quelques régions comme dans les corps caverneux des organes génitaux par exemple. Avant de se transformer en capillaires les parois des artères se simplifient progressivement (fig. 91), la tunique moyenne devient de plus en plus mince et les fibres musculaires qui la constituent s'espacent de plus en plus pour disparaître enfin complètement ; la tunique adventice s'amincit, elle aussi; elle est d'abord constituée par une mince couche conjonctive nucléaire, qui disparaît à un moment donné, de sorte qu'il ne reste plus de la paroi artérielle que la tunique interne dont les couches se réduisent, et finalement le vaisseau n'est plus représenté que par les cellules épithéliales plates pourvues de noyaux ; il en résulte que la paroi des capillaires n'est constituée que par une simple couche de cellules épithéliales dont la forme rappelle assez bien celle d'une plume métallique très effilée ; entre les bords des cellules on trouve une petite quantité de cément qui les réunit.

En se divisant, les capillaires ne subissent pas de diminution dans leur calibre ; ils forment par leurs anastomoses avec les capillaires voisins des réseaux dont les mailles sont d'une largeur très variable. Les réseaux à mailles très étroites se trouvent dans certains organes comme le poumon et le foie, par exemple ; les réseaux à larges mailles se rencontrent dans les muscles, dans les séreuses, dans les organes des sens. Il n'en est plus de même en ce qui concerne le calibre des capillaires ; les plus larges capillaires se trouvent dans le foie, les plus étroits dans la rétine et dans les muscles.

FORMATION DES CAPILLAIRES. — Nous n'examinerons ici que le processus qui suit la formation embryonnaire. De la paroi d'un capillaire préexistant, on voit naître une masse protoplasmatique de forme conique à base implantée sur le capillaire, et à sommet libre. A une période plus avancée cette

pointe s'unit à un prolongement analogue venu en sens opposé d'une autre
paroi capillaire. Cette formation, pleine au début, finit par se creuser en
commençant par la paroi capillaire, et les parois du tube ainsi produit se
tapissent de cellules épithéliales. De cette description il résulte qu'un capillaire se développe toujours aux dépens d'un capillaire préexistant. On
a décrit dernièrement un nouveau processus de néo-formation des capillaires, en vertu duquel des cellules complètement isolées (*cellules vaso-
formatives*) s'uniraient pour former des réseaux, et fabriqueraient dans
leur intérieur des globules rouges de sang dépourvus de noyaux, ce n'est
qu'à ce moment que les cellules entreraient en connexion avec le réseau
sanguin. Il est possible que ces réseaux de cellules vaso-formatives ne
soient autre chose que des territoires vasculaires en train de s'atrophier.

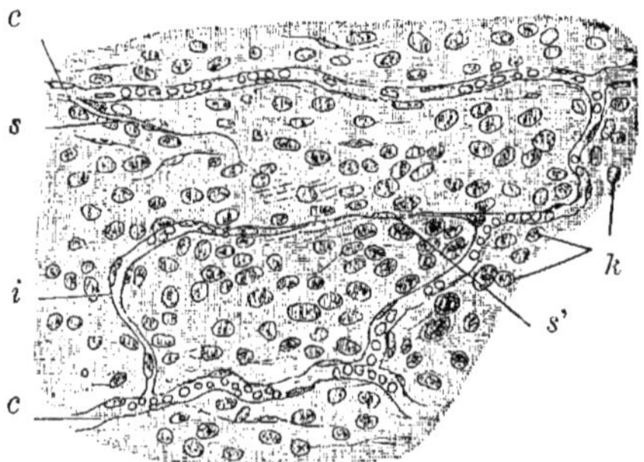

Fig. 96. — *Fragment d'épiploon d'un chien de 7 jours.* (Gross. 240). — *c.* Capillaire sanguin contenant encore
des globules rouges. — *s.* Bourgeon parti d'un capillaire et terminé par une extrémité libre pointue. — *i.* Capillaires
jeunes creux en grande partie, pleins encore en *s'.* — *k.* Noyaux de l'épithélium péritonéal. (**Technique n° 66**).

Tous les vaisseaux sanguins de gros et de moyen calibre possèdent de
petits vaisseaux destinés à nourrir leur paroi et siégeant presque exclusivement dans la tunique adventice, ce sont les *vasa vasorum* ; la tunique
interne en est constamment dépourvue.

Tous les vaisseaux sanguins ont des *nerfs* qui forment dans les artères
et dans les veines un réseau de fibres nerveuses à myéline ; de ces réseaux
naissent des fibres sans myéline qui vont se rendre dans les fibres musculaires du vaisseau. Les capillaires sont entourés de fibres nerveuses sans
myéline.

Un grand nombre de vaisseaux sanguins sont entourés de *lymphatiques*
dont le calibre est quelquefois si large qu'ils leur constituent de véritables
gaînes (*espaces lymphatiques périvasculaires*).

La *glande coccygienne* n'est pas à proprement parler une glande, mais
bien un amas de vaisseaux sanguins dont les branches sont caractérisées

par des culs-de-sac hémisphériques; à côté de ces vaisseaux on trouve du tissu conjonctif renfermant des faisceaux fins de nerfs à myéline.

Le *ganglion inter-carotidien* présente une structure analogue, et contient, outre une quantité notable de fibres nerveuses, des cellules ganglionnaires.

e) SANG.

Le sang est un liquide légèrement visqueux de couleur rouge contenant des éléments figurés qui sont les globules sanguins, les plaquettes sanguines et les granulations élémentaires. Les globules sanguins ont été déjà décrits (page 41) il nous reste ici à déterminer le nombre de corpuscules rouges par rapport aux corpuscules blancs. Cette détermination est très difficile et les données qu'on obtient ne sont pas d'une grande précision.

Chez l'homme 1 mm. cube de sang contient environ 5 millions de globules rouges, et il y a un globule blanc pour 300 à 500 globules rouges.

Les *plaquettes sanguines* sont des disques incolores, arrondis, s'altérant très facilement, parfois elles sont ovalaires ; comme dimension elles sont 2 à 3 fois plus petites que les globules rouges (fig. 6 et 7), ces plaquettes sont quelquefois très nombreuses dans le sang. On leur attribue un rôle prépondérant dans le phénomène de la coagulation du sang.

Les *granulations élémentaires* sont pour la plupart des particules graisseuses que le chyle entraîne dans le sang. Chez les animaux à la mamelle et chez les herbivores on peut les trouver facilement; on ne les rencontre pas dans le sang de l'homme bien portant.

Après la mort (ou lorsque la paroi vasculaire est modifiée), le sang se coagule par la solidification d'une de ses substances, la *fibrine*, et se divise en deux parties, le *coagulum* et le *sérum* (ou *plasma-sanguin*). Le coagulum est rouge ; il est constitué par la totalité des globules rouges et par la plupart des globules blancs emprisonnés dans la fibrine dont l'aspect microscopique est celui d'un feutrage finement fibrillaire. Au point de vue chimique, ces fibres se comportent comme les fibres du tissu conjonctif muqueux. Le sérum sanguin est incolore et contient quelques corpuscules blancs.

La matière colorante est contenue dans les globules rouges ; l'*hémoglobine* possède la propriété de se cristalliser dans certaines conditions ; ces cristaux appartiennent chez presque tous les vertébrés au système rhomboïdal ; la forme des cristaux varie suivant les animaux ; chez l'homme elle est surtout prismatique. L'hémoglobine se décompose facilement ; un des produits de décomposition est *l'hématine*, qui peut ultérieurement se transformer en *hématoïdine* et en *hémine*. Les cristaux d'hématoïdine qu'on trouve dans les anciens foyers hémorrhagiques, dans les corps jaunes par exemple, sont de forme prismatique rhomboïdale et d'une coloration rouge orangé; les cristaux d'hémine lorsqu'ils sont bien développés se présentent sous la forme de tablettes ou de bâtonnets de forme rhomboïdale et de coloration brun-foncé ; leur forme est souvent irrégulière (fig. 97, 1), ces cristaux ont une grande importance au point de vue médico-légal (v. **Technique n° 72**).

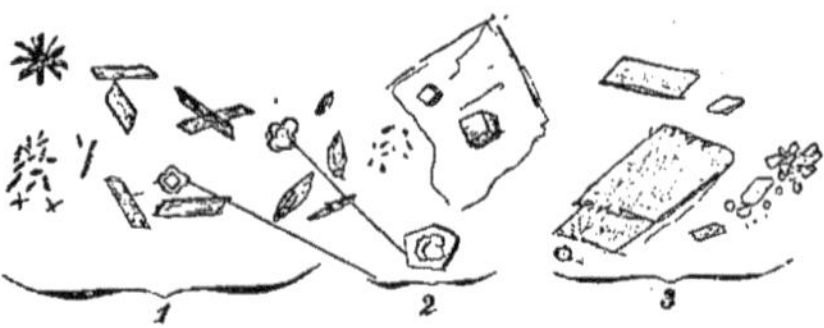

Fɪɢ. 97. — 1. *Cristaux d'hémine provenant du sang de l'homme* ; les cristaux représentés à droite de cette figure sont en forme de pierre à aiguiser.— 2. *Cristaux de chlorure de sodium.*— 3. *Cristaux d'hématoïdine.* (Gross. 560. **Technique n· 72**).

Dᴇ́ᴠᴇʟᴏᴘᴘᴇᴍᴇɴᴛ ᴅᴇs ɢʟᴏʙᴜʟᴇs ʀᴏᴜɢᴇs. — Depuis le début de la période embryonnaire jusqu'à la fin de la vie, on trouve dans des points déterminés des cellules colorées, à noyaux, les *hématoblastes*. Leur nombre varie et marche de pair avec l'énergie de la formation sanguine ; les globules rouges naissent de ces hématoblastes par division indirecte, ce qui fait qu'au début les globules rouges contiennent un noyau qu'ils perdent ultérieurement. On ne doit considérer pendant la vie embryonnaire comme organe hématopoïétique que le foie, et plus tard la rate ; chez l'adulte, les globules rouges sont presque exclusivement formés par la moelle des os.

2. — Système lymphatique.

a) ᴠᴀɪssᴇᴀᴜx ʟʏᴍᴘʜᴀᴛɪǫᴜᴇs.

La paroi des lymphatiques volumineux (0,2 à 0,8 mm.) se compose comme celle des vaisseaux sanguins de trois couches. La tunique interne est constituée par des cellules épithéliales et par des réseaux longitudinaux de fibres élastiques très fines. La tunique moyenne contient des fibres musculaires lisses transversales et quelques fibres élastiques. La tunique adventice est formée par des faisceaux conjonctifs longitudinaux, par des fibres élastiques et par des faisceaux également longitudinaux de fibres musculaires lisses. La paroi des petits vaisseaux lymphatiques et des capillaires lymphatiques résulte de l'accollement de petites cellules épithéliales à contour sinueux. Les capillaires lymphatiques sont plus larges que les capillaires sanguins, ils sont souvent étranglés et renflés sur leur parcours ; ils s'élargissent souvent notablement avant de se diviser. Le réseau qu'ils forment est bien plus irrégulier que le réseau capillaire sanguin.

La question de l'*origine des vaisseaux lymphatiques* n'est pas encore complètement résolue ; tandis que certains auteurs pensent que le système lymphatique est un système clos de tout côté, d'autres croient, et c'est l'opinion la plus répandue, que les lymphatiques ont leur origine dans les fentes (1) du tissu conjonctif ; ils seraient par conséquent ouverts à leurs périphérie.

Ceux qui admettent la première opinion expliquent la pénétration dans les lymphatiques des sucs parenchymateux qui n'ont pas servi à la nutrition par le phénomène de l'endosmose ; suivant les autres, au contraire, les sucs passeraient directement dans les espaces ou fentes constituant les origines du système lymphatique.

Le fait que les lymphatiques se trouvent en connexion directe avec les cavités pleurale et péritonéale, est d'une grande importance. Cette connexion est établie par des orifices situés entre les cellules épithéliales (stomates) de ces deux séreuses. Ces stomates se trouvent dans la plèvre au niveau des espaces intercostaux, dans le péritoine au niveau du centre phrénique du diaphragme.

b) GANGLIONS LYMPHATIQUES.

Les *ganglions lymphatiques* (improprement glandes lymphatiques) sont des organes, visibles à l'œil nu, interposés sur le trajet des vaisseaux lymphatiques ; ils sont arrondis, ovoïdes, parfois aplatis ou en forme de haricot. Leur volume est très variable. Sur un de leurs côtés on rencontre une sorte de dépression cicatricielle, le *hile*, point de sortie des lymphatiques efférents (2). Pour comprendre leur structure il faut se les représenter de la manière suivante : dans des points déterminés les vaisseaux lymphatiques (de 3 à 6) se divisent en branches qui s'anastomosent entre elles, de ces ramifications naissent bientôt de nouveaux troncs dont le nombre est parfois égal, parfois inférieur à celui des vaisseaux primitifs ; la plupart du temps leur calibre est également plus étroit ; il se forme ainsi une sorte de *rete-mirabilis* (3).

---

(1) Les lacunes et canaux lymphatiques creusés dans la substance amorphe du tissu conjonctif doivent être considérés comme des fentes modifiées, ils s'en distinguent par leur forme plus régulière et leur délimitation plus nette. C'est surtout dans la cornée qu'on trouve les plus beaux spécimens ; mais tous les autres produits conjonctifs en contiennent également.

(2) Les vaisseaux lymphatiques afférents pénètrent dans le ganglion par différents points de son pourtour.

. (3) Les *rete-mirabilis* ont été décrits d'abord pour des vaisseaux sanguins ; on com-

Les vaisseaux lymphatiques qui se divisent portent le nom de *vaisseaux afférents*, les vaisseaux qui se reforment ensuite portent le nom de *vaisseaux efférents*. Dans les mailles de ces réseaux se trouvent des corpuscules en partie sphériques et en partie allongés formés par du tissu adénoïde. Les corpuscules sphériques (*follicules* ou *ampoules*) occupent la périphérie du ganglion lymphatique ; les corpuscules allongés, les *cordons médullaires* occupent le centre du même ganglion. Une capsule conjonctive fibrillaire enveloppe le ganglion et envoie dans son intérieur des prolongements trabéculaires (fig. 98). Les *trabécules* émettent de fins prolongements qui rappellent le tissu conjonctif réticulé ; ils traversent la paroi des lymphatiques et vont former dans les follicules et dans les cordons médullaires une sorte de charpente qui sert à contenir de nombreux leucocytes.

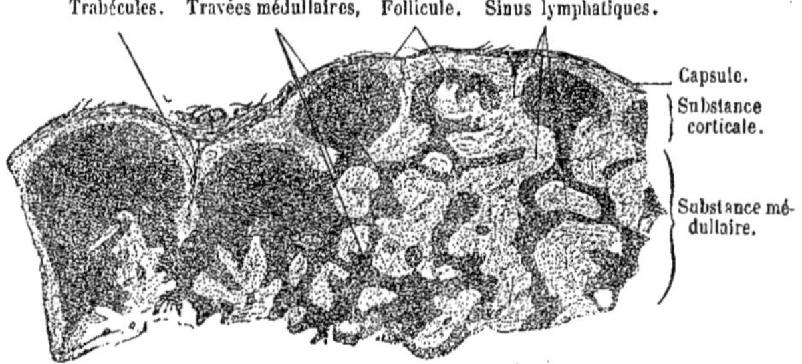

Fig. 98. — *Coupe perpendiculaire d'un ganglion lymphatique d'un chat de 9 jours.* (Gross. 30. **Technique n° 75**).

Le ganglion lymphatique est donc constitué par une substance *corticale*, périphérique et par une substance *centrale*, médullaire ; la quantité respective de ces substances est très variable. La substance corticale contient les follicules qui se continuent vers le centre directement dans les cordons médullaires (fig. 98) ; les follicules lymphatiques et les cordons médullaires sont entourés de vaisseaux lymphatiques (1). Les vaisseaux lymphatiques, très élargis à ce niveau, portent le nom de *sinus lymphatiques* ; ils sont traversés par le tissu conjonctif réticulé. Les follicules et les cordons médullaires sont constitués par un tissu adénoïde, c'est-à-dire par un tissu conjonctif réticulé, dont les mailles renferment un grand nombre de leuco-

prend sous ce nom des réseaux qui interrompent subitement le trajet d'un tronc vasculaire ; on les trouve aussi bien dans le cours des artères que dans celui des veines. Les glomérules du rein fournissent le plus bel exemple de ce *rete-mirabilis* (fig. 165) : un ramuscule artériel se divise en branches qui bientôt reforment le troncule, lequel se divise ensuite de la manière habituelle.

(1) Les vaisseaux lymphatiques ne pénètrent jamais dans l'intérieur du follicule.

cytes. On trouve souvent dans les follicules une tache claire arrondie, c'est le centre germinatif, on y trouve constamment des cellules en multiplication indirecte (1). Il en résulte que les follicules sont le centre de formation des leucocytes qui pénètrent dans le sinus lymphatique pour gagner finalement les vaisseaux efférents. La *capsule* est constituée par un tissu conjonctif fibrillaire et par des fibres musculaires lisses qui, dans les ganglions lymphatiques du bœuf, forment de grosses travées. Les *trabécules*, qui naissent de la capsule s'insinuent entre les follicules et les cordons médullaires dont ils sont toujours séparés par les sinus lymphatiques. La paroi des sinus lymphatiques n'est formée que par une simple couche de cellules plates qui tapissent la surface des follicules et des cordons médullaires, de même que la surface des trabécules ; le tissu conjonctif réticulé, qui est en connexion avec les trabécules est également recouvert par ces cellules plates.

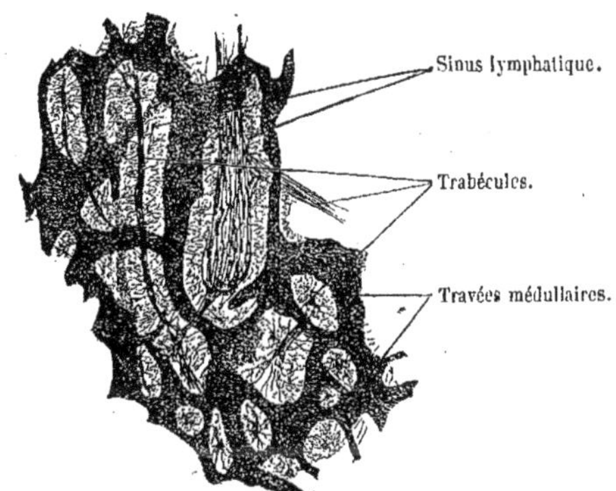

Fig. 99. — *Fragment d'une coupe perpendiculaire de ganglion lymphatique du bœuf.* (Gross. 50). Substance médullaire. Dans la moitié supérieure de la figure on voit les trabécules et les travées médullaires coupés en long ; dans la moitié inférieure ils sont coupés transversalement. Les deux systèmes forment un réseau continu. Dans les sinus lymphatiques, on voit les fibres délicates du tissu conjonctif réticulé, ce tissu contient encore des leucocytes. Cette figure a été dessinée en variant la mise au point. (**Technique n° 76**).

La structure du ganglion lymphatique ainsi comprise n'est pas toujours facile à reconnaître à cause de certains détails qui viennent la compliquer : c'est ainsi que : 1° les follicules voisins peuvent se confondre ; 2° les cordons médullaires peuvent s'unir pour former un gros réseau ; 3° les trabécules peuvent également former un réseau ; 4° le réseau des cordons médullaires et celui des trabécules peuvent se pénétrer (fig. 99) ; 5° les sinus lymphatiques peuvent être remplis de leucocytes dont il faut les

(1) Les cordons médullaires sont également le siège d'une multiplication cellulaire, mais cette multiplication n'est pas aussi active que dans le centre germinatif du follicule.

débarrasser par une technique spéciale. Les follicules, les cordons médullaires et les leucocytes des sinus lymphatiques forment ainsi une substance molle, la *pulpe* ou le *parenchyme* des ganglions lymphatiques.

Les *vaisseaux sanguins* des ganglions lymphatiques pénètrent dans ces
organes en partie par différents points de leur surface, mais en général
plutôt par le hile. Les vaisseaux qui pénètrent par la surface du ganglion
se distribuent dans la capsule et dans les gros trabécules dont ils suivent
l'axe. L'artère qui pénètre par le hile est plus volumineuse ; elle se divise
en plusieurs branches, entourées d'une assez grande quantité de tissu
conjonctif ; un petit nombre de ces branches pénètrent dans les trabécules,
les autres traversent les sinus lymphatiques, arrivent dans les cordons médullaires, et ensuite aux follicules ; dans ces deux points, les vaisseaux
sanguins se résolvent en un réseau capillaire bien développé, qui apporte
l'oxygène nécessaire à la formation des leucocytes. Les veines sortent par
le hile.

Les *nerfs* des ganglions lymphatiques sont formés par des faisceaux
nerveux peu importants et contenant des fibres en partie à myéline et en
partie sans myéline. On ne sait pas exactement la façon dont ces nerfs se
terminent.

c) GANGLIONS PÉRIPHÉRIQUES.

Le tissu conjonctif réticulé renfermant les leucocytes n'est pas l'apanage
exclusif des ganglions lymphatiques, un grand nombre de muqueuses en
contiennent sur une notable portion de leur étendue et à différents degrés
de développement ; tantôt il est représenté par une infiltration diffuse des
leucocytes, tantôt par des agglomérations de globules blancs nettement
délimitées. Ces productions ne sont pas rangées dans le système lymphatique.

Par contre on rencontre dans certaines muqueuses des organes analogues aux *follicules* des ganglions lymphatiques, pourvus comme eux
d'un centre germinatif ; ces sortes de follicules appartiennent au système
lymphatique et sont décrits sous le nom de *ganglions périphériques*. Ils
sont tantôt isolés dans la muqueuse et portent le nom de *follicules solitaires*, tantôt ils sont réunis en groupes et on les désigne sous le nom de
plaques de Peyer. Ils siègent dans la tunique propre de la muqueuse
immédiatement sous l'épithélium. La distribution et le nombre de ces follicules varient beaucoup, non seulement dans les différentes espèces animales, mais même chez les divers individus d'une même espèce. Ils se
distinguent des ganglions lymphatiques proprement dits par ce fait qu'ils
sont en connexion moins intime avec les vaisseaux lymphatiques, qui ne

forment pas de sinus autour d'eux (1). Ils n'appartiennent donc au système lymphatique que parce qu'ils sont le siège d'une multiplication de
jeunes leucocytes. Un petit nombre de ces leucocytes passent dans les
vaisseaux lymphatiques; la plupart traversent l'épithélium pour se répandre
à la surface de la muqueuse.

d) LYMPHE.

Les éléments figurés de la lymphe, les leucocytes (page 40), nagent dans
un liquide rempli de granulations. Celles-ci, extrêmement petites, sont constituées par de la graisse, et abondent surtout dans les vaisseaux lymphatiques de la muqueuse intestinale (*vaisseaux chylifères*); souvent elles sont
tellement nombreuses que le liquide semble lactescent, d'où la coloration
blanche du chyle. Les autres vaisseaux lymphatiques ne contiennent que
très peu de granulations. Les ganglions lymphatiques contiennent beaucoup
de leucocytes dont le noyau est entouré d'une couche de protoplasma si
mince qu'il est très difficile de la mettre en évidence.

e) THYMUS.

Le thymus est constitué par des lobes de 4 à 11 mm. de diamètre. Ces

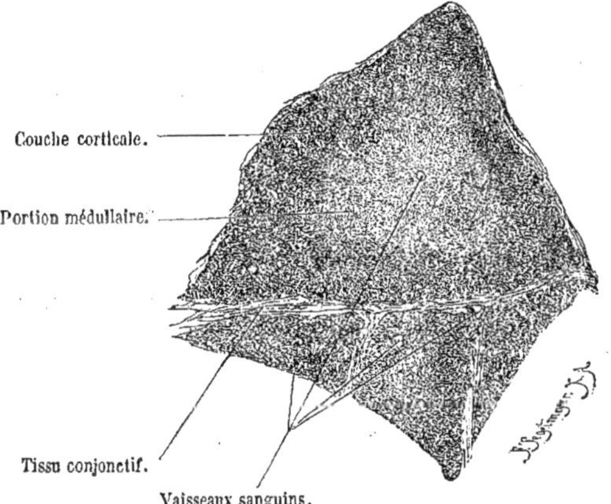

FIG. 100. — *Coupe d'un lobule du thymus d'un lapin de 7 jours.* La coupe ne comprend que la partie
superficielle des lobules inférieurs, de sorte qu'à ce niveau on ne voit que la substance corticale.

lobes sont entourés d'un tissu conjonctif mélangé de fibres élastiques.
De cette sorte de capsule se détachent des cloisons qui subdivisent les
lobes en lobules de 1 mm. de diamètre. Chacun de ces lobules est formé

(1) Le lapin fait exception à cette règle, chez lui on rencontre des sinus dans les
plaques de Peyer, les follicules solitaires sont semblables à ceux des autres animaux.

d'un tissu adénoïde plus développé à la périphérie qu'au centre du lobule, de sorte qu'à la coupe on peut y distinguer une portion corticale foncée (fig. 100) et une portion médullaire plus claire.

Les *vaisseaux sanguins* sont très nombreux dans le thymus. Ils s'y résolvent en deux réseaux capillaires occupant l'un la portion corticale, l'autre la portion médullaire. Le thymus renferme également un grand nombre de *vaisseaux lymphatiques* ; les gros troncs lymphatiques rampent à la surface de l'organe. Des capillaires lymphatiques nés de ces troncs pénètrent avec les cloisons conjonctives dans les lobules et se distribuent surtout à la substance médullaire. Au moment de sa disparition le thymus contient un nombre variable de corpuscules de 15 à 180 μ de diamètre, présentant des stries concentriques, qui ne sont probablement que des amas épithéliaux modifiés (le thymus est primitivement un organe épithélial), on les connaît sous le nom de corpuscules de Hassal.

f) RATE.

La rate est une glande vasculaire sanguine, constituée par une capsule conjonctive, et par une masse centrale rouge, molle, formée de tissu adénoïde et de vaisseaux, la *pulpe splénique.*

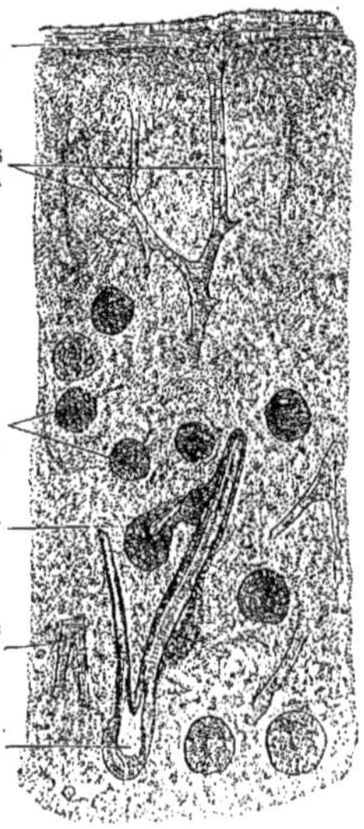

La *capsule* adhère étroitement à l'enveloppe péritonéale de la rate. Elle est formée par un tissu conjonctif à fibres serrées et par des réseaux de fibres élastiques. Chez quelques animaux (chien, chat, porc, etc.) on y trouve également des fibres musculaires lisses, qui manquent totalement chez l'homme. De cette capsule partent des prolongements nombreux, formant des feuillets ou des cordons, qui en pénétrant dans l'intérieur de la rate y constituent un réseau dont les mailles contiennent la pulpe splénique. On désigne ces prolongements sous le nom de *trabécules spléniques.* Ces trabécules, chez les animaux, peuvent contenir des fibres musculaires lisses ;

Fig. 101. — *Coupe transversale d'une rate humaine.* (Gross. 10). Les corpuscules de Malpighi sont bien développés, ils sont tous perforés latéralement par une artère. La branche droite de l'artère est enveloppée d'un manchon complet de leucocytes. (**Technique n· 79**).

ces fibres n'existent pas chez l'homme. Au niveau du hile, la capsule entoure les vaisseaux qui pénètrent dans la rate, et les accompagne pendant un certain trajet. Cette *tunique adventice* des artères contient un grand nombre de leucocytes, qui forment à l'artériole soit un manchon complet d'un bout à l'autre de son étendue (chez le cochon d'Inde par exemple), soit un simple revêtement dans certains points déterminés. Dans ce cas, les leucocytes forment des amas sphériques de 0,2 à 0,7 mm. de diamètre, connus sous le nom de *corpuscules de Malpighi*. On les trouve chez l'homme, le chat, etc. Entre la disposition en amas et celle en manchon on peut observer un grand nombre de formes de transition.

Les corpuscules de **Malpighi** occupent de préférence le point de bifurcation des petites artères ; l'artériole, pour passer, perfore soit le centre soit les parties périphériques du corpuscule. Leur structure est absolument identique à celle des follicules secondaires des ganglions lymphatiques ; ils contiennent même quelquefois des centres germinatifs.

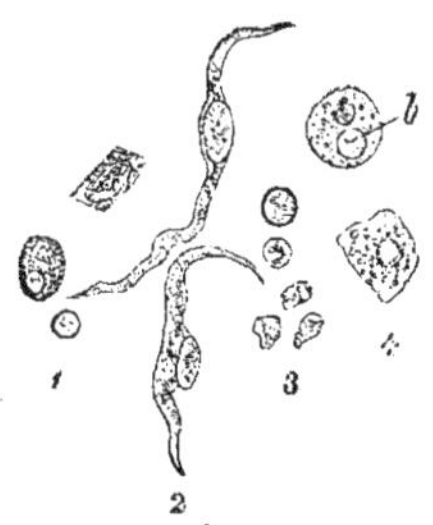

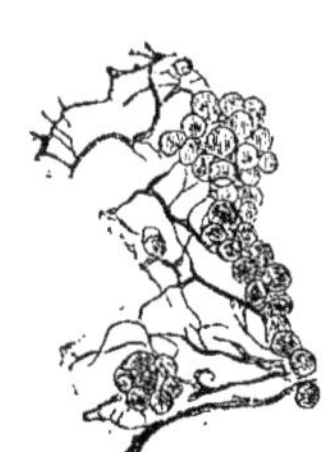

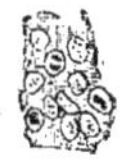

Fig. 102. — *Éléments de la rate humaine*. (Gross. 560). — 1. Cellules incolores. — 2. Cellules épithéliales. — 3. Globules rouges. — 4. Cellules granuleuses ; la cellule supérieure renferme en *b* un globule rouge. (**Technique n· 78**).

Fig. 103. — *Tissu conjonctif réticulé de la rate humaine* (Gross. 560). Bord d'une préparation traitée par le pinceau. (**Technique n· 80**).

Fig. 104. — *Trois figures karyokinétiques sur une coupe de rate de chien*. (Gross. 560). A ce grossissement les filaments ne sont pas visibles. (**Technique n· 81**).

La *pulpe splénique* forme un réseau de cordons situés, comme ceux des ganglions lymphatiques, entre les mailles du réseau trabéculaire de la rate. Ces cordons sont souvent en connexion avec les corpuscules de M a l p i g h i. La pulpe splénique est constituée par un tissu conjonctif réticulé fin (page 62) et par de nombreux éléments cellulaires. Ces derniers éléments sont en partie des leucocytes, et en partie de grosses cellules multi-nucléaires ; il existe en outre dans la rate des cellules contenant des globules rouges du sang, et des globules rouges libres. On y trouve enfin des granulations pigmentaires.

Vaisseaux sanguins. — Les artères de la rate envoient des branches dans les trabécules et les cordons de la pulpe. Elles alimentent en outre le réseau capillaire serré des corpuscules de Malpighi. Les veines naissent d'un large réseau capillaire situé entre les trabécules et les cordons de la pulpe. Elles suivent ensuite le trajet des artères. Le mode d'union des artères et des veines n'est pas encore bien établi.

Les artères se résolvent en capillaires allongés qui ne s'anastomosent pas entre eux. D'après certains auteurs, les capillaires artériels se transformeraient directement en capillaires veineux, le réseau sanguin serait

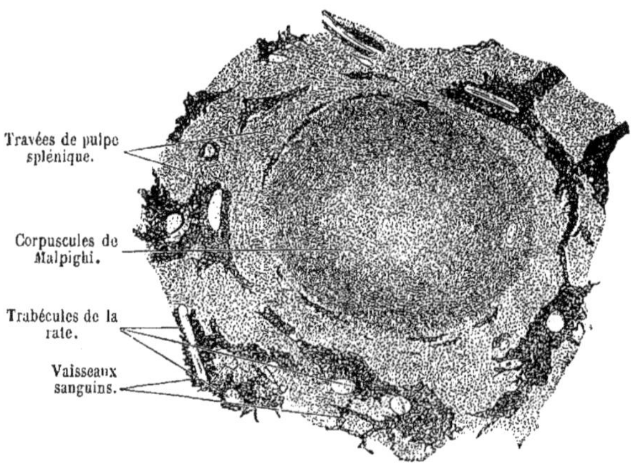

Fig. 105. — *Coupe transversale d'une rate de chat.* (Gross. 50). Dans le corpuscule de Malpighi on voit à droite la coupe transversale d'une artère. La plupart des vaisseaux sanguins sombres sont des capillaires veineux situés entre les travées de pulpe splénique et les trabécules de la rate. **(Technique n 79)**.

donc complètement fermé ; selon les autres les capillaires artériels s'ouvrent dans des espaces, sans parois propres, dans de véritables lacunes, d'où naissent les véritables veines. La circulation serait donc lacunaire en partie.

Les *vaisseaux lymphatiques*, très développés à la surface de la rate chez les animaux, le sont très peu chez l'homme. Les vaisseaux lymphatiques profonds sont également peu nombreux, et leur mode de distribution n'est pas encore bien connu.

Les *nerfs* sont représentés par des fibres sans myéline destinées surtout aux parois des vaisseaux sanguins.

TECHNIQUE.

N° 62. Cœur et gros vaisseaux sanguins. — On suspend dans un petit flacon, contenant environ 40 cent. cubes d'alcool absolu, un muscle papillaire du cœur de l'homme, un lambeau d'aorte de 2 cent. de côté, un morceau de 1 à 2 cent. de l'artère humérale entourée de ses veines et du tissu conjonctif qui les engaîne, et un fragment de 1 cent. de la veine rénale. Après un séjour de 24 heures dans l'alcool absolu, toutes ces pièces peuvent être coupées. On peut les inclure dans le foie (les artères et les veines simultanément) et la compression n'est pas à redouter. On pratique des coupes transversales fines, qu'on colore pendant 2 à 5 minutes avec l'hématoxyline de Boehmer. Monter dans le baume (fig. 88, 92, 93, 95). Les fibres élastiques ne se colorent pas ; elles peuvent cependant être reconnues à l'aide de forts grossissements.

Les coupes transversales ne sont pas suffisantes pour l'étude des éléments de la tunique adventice. Souvent ces éléments paraissent affecter une disposition circulaire. Leur disposition réelle ne peut être reconnue que sur des coupes longitudinales qui permettent en même temps de voir les fibres musculaires lisses de cette membrane adventice.

Nᵒ 63. Capillaires et petits vaisseaux sanguins. — On enlève au niveau de la base d'un cerveau humain de petits morceaux de pie-mère de 1 à 3 cent. de côté qu'on sépare de la matière cérébrale sous-jacente en les agitant dans le liquide de Müller. On enlève en même temps les vaisseaux sanguins fins qui pénètrent perpendiculairement dans le cerveau et l'on place ces fragments pendant 3 à 10 jours dans 50 cent. cubes de liquide de Müller ; on les lave ensuite à l'eau pendant 1 à 3 heures, une heure suffit dans l'eau courante, et finalement l'on durcit dans 40 cent. cubes environ d'alcool progressivement renforcé. En examinant un de ces fragments flottant dans un verre de montre sur un fond noir on voit les fins vaisseaux isolés.

A l'aide de ciseaux fins on sectionne les troncules vasculaires, qu'on plonge pendant 2 à 5 minutes dans un bain d'hématoxyline de Boehmer et l'on monte dans le baume (fig. 89, 90, 91).

Les plus gros rameaux sont coupés en fragments longitudinaux de 5 mm. environ et colorés à l'hématoxyline de Boehmer ; on les place ensuite sur une lame porte-objets de manière que le fragment repose sur la couche adventice et l'on monte dans le baume. En faisant varier la mise au point on arrive à bien voir les trois couches constitutives du vaisseau et la direction des éléments qui les composent.

Quand on examine un cerveau frais, on voit aussi des capillaires (nᵒ 53), on les reconnaît à leurs contours parallèles, et à la forme ovalaire des noyaux de leur endothélium. On peut en rencontrer également dans d'autres préparations, mais plus rarement (voy. nᵒ 9).

Nᵒ 64. Épithélium des vaisseaux. — On décapite un chat nouveau-né et l'on injecte dans l'aorte descendante 50 cent. cubes environ d'une solution de nitrate d'argent à 0,5 0/0 (25 cent. cubes de la solution de nitrate d'argent à 1 0/0 et 25 cent. cubes d'eau distillée). L'aorte est liée immédiatement après. Au bout d'une demi-heure l'on ouvre à l'aide de ciseaux fins l'aorte et l'artère splénique, qu'on expose à la lumière solaire dans 20 cent. cubes d'eau distillée jusqu'à ce qu'il se développe une coloration brune. On enlève, à l'aide de pinces, la tunique adventice, et l'on examine la tunique interne à un fort grossissement, soit dans 2 gouttes d'eau, soit dans de la glycérine diluée (fig. 94). On voit souvent, outre les contours des cellules épithéliales, d'autres lignes noires affectant une direction transversale. Ces lignes représentent le ciment interstitiel des fibres musculaires de la tunique moyenne. La préparation perd beaucoup de sa netteté lorsqu'elle est colorée ; les matières colorantes portent en effet leur action sur les noyaux des cellules endothéliales en même temps que sur les noyaux musculaires et il en résulte une image microscopique assez embrouillée. Veut-on monter dans le baume, il faut bien se garder de faire agir brusquement l'alcool absolu qui détermine une rétraction trop accusée des cellules endothéliales ; il vaut mieux commencer par l'alcool progressivement renforcé.

Nᵒ 65. Membranes élastiques fenêtrées. — On dissocie l'artère basilaire ou l'artère vertébrale dans une goutte de potasse diluée à 35 0/0, et l'on obtient ainsi facilement des membranes fenêtrées. Il est plus difficile d'en obtenir par la dissociation de l'endocarde. Il faut surtout examiner les bords des fragments dissociés (fig. 32).

Nᵒ 66. Néoformation de capillaires. — On tue à l'aide du chloroforme un jeune lapin de 7 jours, on l'étale sur une plaque de liège et l'on ouvre la cavité abdominale par une incision cruciale. On extirpe rapidement la rate, l'estomac et le grand épiploon qui y adhère, on plonge le tout dans 80 cent. cubes environ d'une solution aqueuse saturée d'acide picrique (page 4). Dans ce liquide le grand épiploon s'étend facilement. Après un séjour d'une heure dans l'acide picrique, le grand épiploon est séparé des parties auxquelles il adhère et plongé dans 60 cent. cubes d'eau distillée ; on le découpe ensuite en fragments de 1 cent. de côté environ.

On porte un de ces fragments sur une lame porte-objet, l'eau est enlevée à l'aide d'un morceau de papier filtre ; puis on l'étale le plus possible avec des aiguilles. Cette dernière manœuvre est d'autant plus facile que la préparation contient moins d'eau. On colore ensuite la préparation en déposant sur la lamelle une à deux gouttes d'hématoxyline de Boehmer. Après 5 minutes on laisse l'hématoxyline s'écouler et l'on plonge toute la préparation, lame et coupe comprises, dans l'eau distillée : la coupe se détache rapidement sans se plisser ; après 5 minutes de séjour dans l'eau, la coupe est portée avec la spatule dans un bain d'éosine (v. page 19) où elle reste 3 minutes. Elle est ensuite lavée pendant une minute à l'eau distillée. Enfin on la place sur la lame, on l'étale bien et, après avoir aspiré l'eau avec un papier buvard, on recouvre le tout d'une lamelle portant à sa face inférieure une goutte de glycérine étendue d'eau. On peut également monter dans le baume ; mais on risque de ne pas voir certains détails importants de la coupe. Les globules rouges sont colorés en rouge brillant par l'éosine (fig. 96).

Nᵒ 67. Globules rouges de l'homme. — On prépare une lame et une lamelle bien nettoyées à l'alcool ; puis on se pique la pulpe d'un doigt avec une épingle très propre. La première gouttelette de sang est essuyée, la seconde est prise sur la lamelle qu'on presse contre la pulpe digitale ; on place rapidement la lamelle sur la lame et on borde à la paraffine. A un fort grossissement on voit des globules rouges agglomérés en piles de monnaies (fig. 6, 4), on voit également d'autres globules rouges isolés, et des globules blancs. Les bords de quelques globules rouges sont dentelés, c'est là un effet de l'évaporation rapide. Si, après avoir enlevé la paraffine, on dépose sur les bords de la lamelle une goutte d'eau, on voit les globules rouges se décolorer, et l'eau devient jaunâtre. Les globules rouges deviennent en même temps sphériques, leurs contours sont très pâles et ne tardent d'ailleurs pas à disparaître complètement. Il est bon d'étudier cette décoloration sur un seul globule rouge.

On peut faire des *préparations durables* en laissant la gouttelette de sang se dessécher sur la lamelle à l'air libre, et en la fixant sans aucune autre préparation sur une lame porte-objets. Au milieu des globules rouges déformés on rencontre, sur des préparations ainsi faites, des globules ayant conservé leur forme normale.

N° 68. Plaquettes sanguines. — Elles s'obtiennent en déposant une goutte d'un mélange *filtré* de 3 gouttes environ d'une solution aqueuse de violet de méthyle et de 5 cent. cubes environ d'eau salée, sur la pulpe du doigt ; on pique au travers de la goutte ; le sang qui jaillit se mélange au violet de méthyle ; on prépare une lamelle comme il a été dit plus haut et on examine à un fort grossissement. Les plaquettes discoïdes sont colorées en bleu intense, ayant un éclat particulier (fig. 6), il ne faut pas les confondre avec les globules blancs également colorés ; le nombre des plaquettes varie beaucoup suivant les individus. Ce mélange colorant contient quelquefois, malgré une filtration soignée, des granulations solides qu'il ne faut pas prendre pour des plaquettes.

N° 69. Les globules rouges d'animaux (grenouille), se préparent comme il a été indiqué n° **67**.

N° 70. Lorsqu'on a du sang à examiner au point de vue médico-légal, il s'agit presque toujours de taches plus ou moins desséchées ; on délaye soit le sang desséché, soit les fragments de toile qui portent des taches, dans une goutte de solution de potasse à 35 0/0. Les globules rouges de l'homme sont généralement plus grands que ceux de presque tous nos animaux domestiques mammifères ; mais cette différence de volume ne saurait constituer un signe distinctif absolu. Il est au contraire facile de distinguer les globules ovalaires des autres vertébrés des globules discoïdes des mammifères.

N° 71. Globules blancs, leucocytes en mouvement. — On commence par nettoyer soigneusement à l'alcool une lame et une lamelle. On saisit une grenouille par les extrémités postérieures ; on sèche avec un linge la région vertébrale, et l'on pratique tout près de la colonne dorsale une incision de 1 cent. de long. Dans cette incision on introduit une pipette, la pointe dirigée en avant, et l'on aspire une certaine quantité de lymphe. Une goutte suffit, on la dépose sur la lame, on recouvre rapidement d'une lamelle et l'on borde à la paraffine. Sur cette préparation on voit des globules rouges et des corpuscules blancs ; les noyaux des globules rouges sont peu nets au début, ceux des globules blancs vivants ne sont généralement pas visibles du tout. Pour l'étude des mouvements amiboïdes on observe les globules blancs non arrondis dont le protoplasma est granuleux. Les mouvements se font lentement ; on peut s'en convaincre facilement en dessinant le même leucocyte à des intervalles de 1 à 2 minutes. Il faut employer des forts grossissements (fig. 3).

N⁰ 72. Cristaux du sang. — a) La préparation des *cristaux d'hémine* est facile. Un petit fragment de toile (3 mm. de côté environ) imbibé de sang, est déposé sur une lame bien propre avec un grain chlorure de sodium gros au plus comme une tête d'épingle. On ajoute une goutte d'acide acétique cristallisé et l'on triture ensuite le tout à l'aide d'une baguette de verre, jusqu'à ce que l'acide acétique devienne brunâtre. La manœuvre doit être rapide, l'acide acétique s'évaporant facilement. Le liquide est ensuite chauffé à la flamme sur la lame, jusqu'à ébullition. Le fragment de toile est enlevé et l'on examine à un fort grossissement (240) les taches brunes. Sans lamelle, et sans liquide quelconque de conservation, les cristaux bruns sont visibles à côté des cristaux blancs de sel de cuisine (fig. 97). Pour conserver la préparation, on dépose une goutte de baume sur la lame et l'on recouvre d'une lamelle.

La forme et le volume des cristaux d'hémine sont extrêmement variables. Sur une même préparation, on trouve des cristaux tantôt isolés, tantôt disposés en croix, tantôt enfin formant des véritables étoiles (fig. 97). A côté de ces formes nettes on rencontre des petites parcelles à peine cristallines, ou affectant une forme légèrement ellipsoïde. Au point de vue médico-légal, l'existence des cristaux d'hémine est de la plus haute importance. S'il est facile de les mettre en évidence quand il s'agit des taches volumineuses, il n'en est plus de même pour les petites taches, surtout lorsque celles-ci siègent sur un fer rouillé. Les instruments et réactifs, employés pour l'examen de ces cristaux, doivent être d'une propreté irréprochable.

b) Les *cristaux d'hématoïdine* se rencontrent dans des foyers hémorrhagiques anciens (tels que les kystes apoplectiques ou les corps jaunes par exemple) ; en général il est déjà facile à l'œil nu de reconnaître la nature de ces foyers.

c) *Cristaux d'hémoglobine.* On prélève une gouttelette de sang de la pulpe d'un doigt, comme il a été dit au n⁰ **67** ; on la dépose sur une lame ; à l'aide d'une aiguille on agite cette gouttelette jusqu'à ce qu'elle prenne une coloration noirâtre ; on recouvre ensuite d'une lamelle. Quelque temps après, souvent au bout de quelques heures, les cristaux se forment dans une préparation ainsi faite.

N⁰ 73. Vaisseaux lymphatiques. — Pour l'étude des gros vaisseaux lymphatiques il faut choisir des troncs volumineux tels que les lymphatiques qui débouchent dans les ganglions inguinaux. On les traite comme s'il s'agissait de vaisseaux sanguins. Voir **n⁰ˢ 62 et 63, b.**

N⁰ 74. Lymphatiques fins. — La préparation des *lymphatiques fins* par les injections au bleu de Prusse, par exemple, constitue une méthode grossière, dont les résultats sont presque toujours douteux. On injecte en même temps les interstices du tissu conjonctif. C'est de cette façon que l'on peut établir le rôle des espaces lymphatiques au point de vue de l'origine des lymphatiques.

N° 75. Ganglions lymphatiques. — L'étude des ganglions lymphatiques doit être faite, pour avoir une bonne vue d'ensemble, sur les ganglions mésentériques de jeunes chats. On les durcit dans 30 cent. cubes
d'alcool absolu ; 3 jours après on peut faire des coupes qui doivent toujours
passer par le hile du ganglion. Les coupes longitudinales passant par les
deux pôles du ganglion sont les meilleures, toutefois on peut utiliser aussi
les coupes transversales. On plonge 6 à 8 coupes pendant 2 à 3 minutes
dans un bain d'hématoxyline de Boehmer, puis on les traite pendant
1 minute par l'éosine, et on finit en lavant dans l'eau distillée pendant
3 à 5 minutes. En examinant les coupes dans un cristallisoir plat, il est
possible, même à l'œil nu, de distinguer déjà la substance médullaire de la
substance corticale ; celle-ci est d'un bleu uniforme ; la substance médullaire au contraire est tachetée. On monte dans le baume. A un faible grossissement on voit des images analogues à celles représentées dans la fig. 98.
Les trabécules sont peu développés. Il ne faut pas confondre, avec le tissu
réticulé, un restant de graisse qui enveloppe le ganglion.

Les forts grossissements ne présentent pas une grande utilité, les contours s'effacent et l'image perd de sa netteté.

**N° 76. Ganglions lymphatiques de l'homme et des animaux
adultes.** — Les ganglions sont difficiles à bien observer ; la substance corticale forme une masse cohérente parsemée çà et là de centres germinatifs. En agitant les coupes, les sinus lymphatiques ne deviennent pas beaucoup plus nets ; les centres germinatifs tombent et laissent à leur place
des lacunes arrondies facilement reconnaissables. Les ganglions mésentériques du bœuf fournissent d'excellentes préparations pour l'étude des
trabécules et des *cordons médullaires*. On plonge des fragments de 2 cent.
dans 200 cent. cubes d'une solution aqueuse concentrée d'acide picrique ;
après 24 heures on essaie de faire des coupes à l'aide d'un rasoir tranchant
mouillé avec de l'eau. La chose est moins facile qu'après un durcissement
dans l'alcool, mais on peut utiliser des coupes un peu épaisses. On les met
pendant une heure dans 100 cent. cubes d'eau distillée, qu'on renouvelle
souvent. On les colore ensuite avec l'hématoxyline de Boehmer et avec
l'éosine : monter au baume. Les trabécules sont rouges, les cordons médullaires bleus. A un faible grossissement on voit des images comme celles représentées par la fig. 99 ; à un fort grossissement le tissu réticulé des
sinus lymphatiques ressort très nettement. Sous la double influence de
l'acide picrique et des manipulations, les leucocytes qui se trouvaient dans
les mailles du tissu réticulé ont disparu.

N° 77. Thymus. — Le thymus d'un animal jeune est fixé pendant 2
à 4 semaines dans le liquide de Müller. On le fait ensuite durcir dans l'alcool progressivement concentré ; les coupes sont colorées à l'hématoxyline de Boehmer et montées dans le baume (fig. 100). Il ne faut pas confondre les coupes transversales des vaisseaux sanguins, qui se déplacent
en variant la mise au point, avec les corpuscules à stries concentriques. Les
vaisseaux ont surtout cette apparence quand la coupe, au lieu d'être absolument perpendiculaire, a été un peu oblique.

N° 78. Éléments de la rate. — On racle la surface de section d'une rate fraîche et l'on examine le produit de ce raclage dans une goutte d'eau salée. Employer de forts grossissements. On ne trouve souvent, surtout chez les animaux, que des globules sanguins blancs et rouges, les leucocytes contiennent souvent de petites granulations.

Dans la rate de l'homme on rencontre toujours, outre un grand nombre de globules rouges modifiés dans leur forme (fig. 102, *3*), ce que l'on appelait autrefois les fibres spléniques, qui ne sont autre chose que les cellules épithéliales des vaisseaux sanguins (fig. 102, *2*). Il est rare d'y rencontrer des cellules contenant des globules sanguins (fig. 102, *4*) ou des cellules à plusieurs noyaux.

N° 79. Rate. — On fixe la rate entière dans le liquide de Müller sans la sectionner ; il faut un litre de ce liquide pour une rate d'homme, 300 cent. cubes pour une rate de chat. Après un séjour de 2 semaines pour les rates d'animaux ou de 5 semaines pour la rate de l'homme, on lave à l'eau courante ; on découpe ensuite des fragments de 2 cent. de côté et on les durcit dans 60 cent. cubes d'alcool progressivement renforcé ; on perçoit à la surface des coupes, même à l'œil nu, les corpuscules de Malpighi. Les coupes ne doivent pas être trop fines ; on les colore à l'hématoxyline de Boehmer et on les conserve dans le baume. Veut-on colorer les trabécules, il suffit de plonger pendant une demi-minute dans l'éosine les coupes colorées à l'hématoxyline (1). Sur ces préparations réussies, les corpuscules de Malpighi et les cordons médullaires sont colorés en bleu ; les trabécules sont roses, et les vaisseaux gorgés de globules sanguins sont bruns. Les faibles grossissements donnent les images les plus nettes (fig. 101). Avec les forts grossissements la netteté des contours disparaît.

N° 80. Pour voir le **tissu réticulé de la rate** il suffit d'agiter pendant 5 minutes dans un petit cristallisoire rempli d'eau distillée des coupes de la rate colorées préalablement à l'hématoxyline et à l'éosine. On monte dans la glycérine. Les leucocytes sont difficilement chassés ; mais en examinant les bords de la préparation on peut voir de petits lambeaux du réseau à mailles étroites (fig. 103).

N° 81. Figures karyokinétiques *dans la rate et les ganglions lymphatiques*. — Pour obtenir ces figures, on prend de petits fragments (1/2 à 1 cent. de côté) de rate ou de ganglion provenant d'un animal à peine mort, on les fixe dans le liquide chromo-osmo-acétique et on les durcit dans l'alcool. Les coupes, qui doivent être très fines, sont colorées à la safranine et montées au baume.

Les figures karyokinétiques des leucocytes des mammifères sont tellement petites, qu'elles ne peuvent être trouvées que par des observateurs déjà exercés et avec l'aide de très forts grossissements (560 diamètres). On les reconnaît à leur coloration rouge foncé (fig. 104).

(1) Si on les laisse plus longtemps dans l'éosine, les corpuscules roses du sang deviennent rouge brique, et les trabécules rouge foncé. La distinction devient donc très difficile.

V. — Organes digestifs.

1. — Muqueuse et glandes.

La surface interne de tout le tractus intestinal, des organes respiratoires et de certaines portions du système uro-génital, est recouverte d'une
membrane molle, humide, portant le nom de *muqueuse*. Cette membrane
est constituée par une couche *épithéliale* et une couche *conjonctive* ;
celle-ci, arrivée aux confins de la couche épithéliale, se condense en une
membrane homogène, la *membrane propre* (page 54) ; puis vient la *tunique
propre* formée d'un tissu de plus en plus lâche et devenant la *tunique
sous-muqueuse*; c'est grâce à cette tunique que la muqueuse est reliée
aux parties sous-jacentes, tels que les muscles, les os, etc.

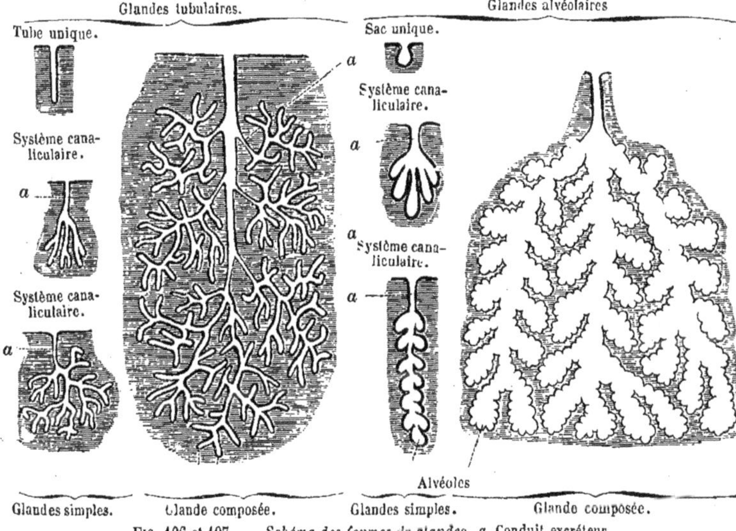

Fig. 106 et 107. — *Schéma des formes de glandes. a*, Conduit excréteur.

Des glandes naissent de l'épithélium de la muqueuse, comme elles naissent de l'épithélium cutané. Ces glandes sont des invaginations creuses de
la couche épithéliale dans le tissu conjonctif sous-jacent ; elles ont tantôt
la forme d'un tube cylindrique, tantôt celle d'un petit sac renflé. On peut
donc distinguer deux formes principales de glandes : *les glandes en tubes*
et les *glandes alvéolaires*.

Les *glandes en tube* peuvent être uniques, indépendantes ou réunies en
groupes. D'où la possibilité de les classer de la manière suivante :

I. — *Glandes en tubes uniques*. Ces glandes affectent la forme d'un ou plusieurs tubes ramifiés ou simples possédant un seul conduit excréteur. Cette première classe de glandes constitue un système *canaliculaire* (1).

II. — *Glandes tubuleuses composées*, constituées par un nombre plus ou moins grand de systèmes canaliculaires (fig. 106).

La même classification peut être appliquée aux glandes alvéolaires. On aura donc :

1° *Les glandes alvéolaires uniques*, qui peuvent également être constituées par des renflements sacciformes simples ou ramifiés ; dans ce dernier cas on a un système alvéolaire (fig. 107).

2° *Les glandes alvéolaires composées*, qui sont constituées par la réunion de plusieurs systèmes alvéolaires (fig. 107).

Les glandes tubuleuses uniques non ramifiées comprennent : les glandes de Lieberkühn, les glandes sudoripares et les glandes muqueuses du grand cul-de-sac de l'estomac.

Les glandes tubuleuses ramifiées comprennent : les glandes pyloriques, les glandes de Brünner, les petites glandes muqueuses et albumineuses de la langue, et les glandes utérines.

Les glandes tubuleuses composées sont : les glandes muqueuses les plus volumineuses, les glandes salivaires et les glandes lacrymales (2) ; on doit en outre ranger dans cette classe les reins, les glandes de Cowper, la prostate, la glande thyroïde, les testicules et le foie. Les ramifications de ces deux dernières glandes s'anastomosent et forment ainsi de véritables réseaux, d'où le nom de glande réticulaire donné parfois au testicule et au foie.

Les glandes alvéolaires uniques, non ramifiées, comprennent les plus petites glandes sébacées et les follicules de l'ovaire. Les systèmes alvéo-

---

(1) Il faut un examen attentif pour reconnaître la véritable forme de ces glandes : en tubes ramifiés. Elles se contournent, et se présentent souvent sous la forme d'un peloton. On les décrivait jadis sous le nom de glandes en grappes.

(2) L'aspect tortueux des tubes sur les coupes transversales de ces glandes les a fait considérer pendant longtemps comme des renflements vésiculaires des pièces terminales et décrire sous le nom *d'acini*. Cependant il ne s'agit pas ici (excepté pourtant pour certains points de la glande sub-linguale) de véritables renflements. Leur lumière n'est pas plus large que dans le reste du conduit. Il n'est pas rare de voir la paroi de la *pièce terminale* s'épaissir dans certaines glandes tubuleuses, telles que la parotide (fig. 140) ou le pancréas par exemple (fig. 144). Cet épaississement ne saurait être considéré comme un acinus, le mot acinus faisant supposer toujours une dilatation de la lumière du tube glandulaire. Pour éviter toute confusion, le mot *acinus* a été remplacé par le mot *alvéole*. Il faut également rejeter le nom de *glandes acineuses* ou de *glandes en grappe* donné jadis aux glandes alvéolaires, cet aspect de grappe peut se retrouver sur des coupes de glandes nettement tubuleuses (comparez les figures 110 et 240).

laires comprennent les grosses glandes sébacées, et les glandes de Meibomius.

Les glandes alvéolaires composées comprennent : les glandes mammaires
et les poumons.

Presque toujours, surtout quand il s'agit de glandes visibles à l'œil nu,
le tissu conjonctif voisin se condense à leur périphérie et leur forme une
sorte d'enveloppe. Cette enveloppe envoie des cloisons dans l'intérieur de
la glande, ces cloisons la divisent en lobules qui eux-mêmes sont encore
complexes. Les cloisons contiennent les gros vaisseaux sanguins et les
nerfs.

Dans toutes les glandes on distingue deux portions, l'une, le *corps* de la
glande proprement dit, qui sert à la formation des sécrétions, l'autre le
conduit excréteur, simple canal dont le rôle consiste uniquement à amener
les produits sécrétés soit à la surface de la peau, soit à la surface d'une
muqueuse.

Le corps thyroïde et l'ovaire sont des glandes sans conduit excréteur.
Chez l'embryon, le corps thyroïde est muni d'un conduit excréteur qui
finit par disparaître à une période plus avancée du développement. En
subissant cette transformation régressive, le corps thyroïde cesse de jouer
un rôle important comme organe distinct. Les follicules de l'ovaire se
trouvent, également chez l'embryon,
en communication avec l'épithélium
superficiel. Ces communications, que
l'on pourrait appeler conduits excréteurs, disparaissent, mais l'ovaire ne
cesse pas pour cela de jouer un rôle
important comme glande ayant une
fonction propre. Les follicules de
l'ovaire se rompent pour livrer passage à leur produit, c'est-à-dire à
l'ovule ; l'ovaire est donc une glande
déhiscente.

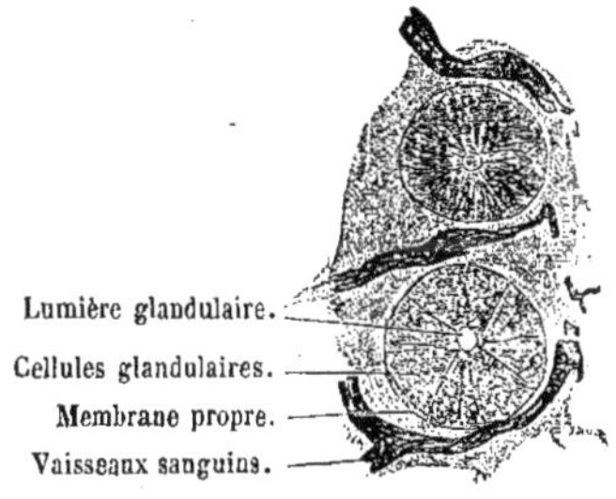

Fic. 108. — *Glandes de Lieberkühn du gros intestin du lapin.* (Gross. 240 f.). Coupe transversale. (Technique n° 100).

L'ensemble d'un corps glandulaire est formé par une couche de cellules
épithéliales (le plus souvent simple), les cellules glandulaires, qui entourent la lumière de la glande et se trouvent elles-mêmes implantées sur un
tissu conjonctif ayant subi une modification spéciale et constituant la
membrane propre. Tout autour de cette membrane propre se trouvent les
vaisseaux sanguins.

Les cellules glandulaires se trouvent pour ainsi dire enclavées entre la
lumière de la glande et les vaisseaux sanguins. C'est par leur côté externe

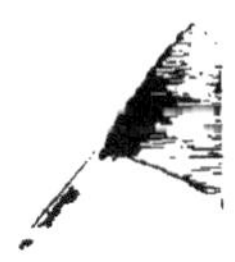

qu'elles reçoivent des vaisseaux sanguins et des vaisseaux lymphatiques avoisinants les éléments nécessaires à la formation des sécrétions, et par leur partie centrale qu'elles éliminent ces matériaux élaborés. L'aspect microscopique des cellules glandulaires varie suivant leur état de fonction. Dans beaucoup de glandes, toutes les cellules glandulaires présentent en même temps des phénomènes fonctionnels analogues ; dans d'autres glandes au contraire on remarque au même moment dans un même tube ou dans un même alvéole des états fonctionnels différents.

C'est le cas dans beaucoup de glandes muqueuses dont les cellules n'ont que des parois minces. On y rencontre des tubes qui renferment des cellules glandulaires pleines de produits de sécrétions, d'autres qui sont vides.

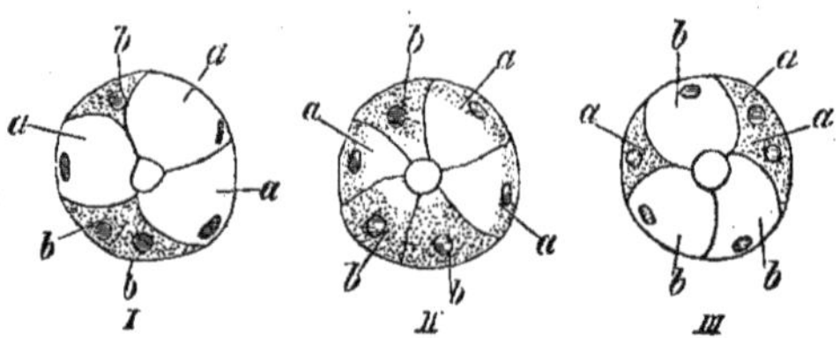

Fig. 109. — *Schéma de la formation des croissants.* I. Coupe transversale d'un tube de glande muqueuse avec 6 cellules glandulaires. Trois d'entre elles sont pleines de produits de sécrétions, *a, a, a* et ont repoussé les cellules glandulaires vides, loin de la lumière de la glande contre la paroi (comparez fig. 109, 3).

II. La même coupe un peu plus tard : les cellules *a, a, a*, ont en partie éliminé leur contenu. Les cellules *b, b, b*, commencent à se remplir de produits de sécrétions, elles deviennent plus volumineuses et atteignent la lumière de la glande.

III. La même coupe encore plus tard : les cellules *a, a, a* sont complètement vides et repoussées par les cellules pleines *b, b, b* contre la paroi, loin de la cavité glandulaire.

Dans la figure I ce sont les cellules *b*, dans la figure III ce sont les cellules *a* qui constituent la formation des croissants.

Les cellules pleines compriment les cellules vides et les repoussent loin de la lumière de la glande ; ainsi refoulées jusqu'à la périphérie du tube les cellules vides donnent naissance à ces formations connues sous le nom de croissants de Giannuzzi ou complexus cellulaire marginal. Nous devons faire remarquer que certains auteurs considèrent ces cellules marginales comme de jeunes cellules destinées à remplacer les cellules glandulaires épuisées par leur travail de sécrétion. On peut leur objecter qu'on ne trouve pas trace de restes des cellules mortes et qu'il n'est pas possible de prouver la présence de figures mitosiques à laquelle est toujours liée la formation de nouvelles cellules.

Il faut comprendre dans le corps glandulaire les ramifications si ténues des conduits excréteurs de beaucoup de glandes tubulaires qui se distinguent par la forme et la structure de leurs cellules épithéliales. Ces ramifications ne sont pas seulement des conduits excréteurs, elles servent encore à l'élimination de certaines substances (des sels) ; elles appartiennent par suite aux parties différenciées de la glande. Au point de vue de leur structure, on peut décrire deux portions distinctes: la première portion, la plus rapprochée du cul-de-sac terminal, est étroite, revêtue tantôt de cellules plates, tantôt de cellules cubiques, on l'appelle *pièce intermédiaire* (fig. 140). L'autre partie est plus large, revêtue de cellules cylindriques élevées dont la base est nettement striée dans le sens longitudinal, on la nomme *cavité secrétante salivaire* ou *muqueuse* ; les rapports de longueur entre la pièce intermédiaire et la cavité sécrétante sont très variables suivant les différentes glandes.

Les *conduits excréteurs* sont constitués par un épithélium cylindrique le plus souvent simple et par une enveloppe de tissu conjonctif mélangée de fibres élastiques.

Dans les cas les plus compliqués, les glandes sont formées des parties suivantes : 1° d'un canal excréteur qui en se divisant aboutit 2° aux cavités sécrétoires ; celles-ci se continuent 3° par les pièces intermédiaires qui mènent enfin 4° aux culs-de-sac terminaux.

2. — Muqueuse buccale.

La muqueuse de la cavité buccale se compose : 1° d'un épithélium ; 2° d'une tunique propre ; 3° d'une tunique sous-muqueuse. L'épithélium est un type d'épithélium pavimenteux stratifié. La tunique propre est formée par des faisceaux de tissu conjonctif entremêlés de fibres élastiques qui s'entrecroisent dans tous les sens. Les faisceaux des parties supérieures sont très fins et forment un feutrage serré, paraissant presque homogène. A la surface de la tunique propre se trouvent de nombreuses papilles, le plus souvent simples, dont la hauteur est loin d'être la même dans toutes les parties de la cavité buccale (fig. 140, *1*). Les papilles les plus hautes (0,5 mm.) se trouvent au bord des lèvres et aux gencives. La tunique propre se continue, sans ligne de démarcation bien nette, avec la tunique sous-muqueuse qui est formée de faisceaux de tissu conjonctif plus lâche et renferme moins de fibres élastiques. Cette tunique sous-muqueuse est peu adhérente aux parois de la cavité buccale, si ce n'est à la voûte palatine et aux gencives où elle se trouve plus intimement unie au périoste. La tunique sous-muqueuse contient les glandes ; celles-ci sont, à l'exception des glandes sébacées, que l'on trouve parfois sur le bord des lèvres, des glandes muqueuses tubulaires de 1,5 mm. Leur principal conduit excréteur est élargi à sa partie inférieure, et, dans la plus grande partie de sa longueur, il est tapissé par un épithélium pavimenteux stratifié ; les ramifications qui en partent ont les unes (les plus grosses) un épithélium cylindrique stratifié, les autres (les plus petites) un épithélium cylindrique simple.

Souvent le conduit excréteur principal reçoit les conduits excréteurs de petites glandes muqueuses accessoires. La structure fine des tubes glandulaires sera décrite avec les glandes muqueuses de la langue.

Les nombreux *vaisseaux sanguins* de la muqueuse buccale sont disposés en deux réseaux, dont l'un, formé de gros capillaires, se trouve dans la tunique sous-muqueuse, et l'autre, plus fin, dans la tunique propre. C'est de ce dernier que partent les anses qui se rendent aux papilles. Les *vaisseaux lymphatiques* forment également deux réseaux dont l'un, à lar-

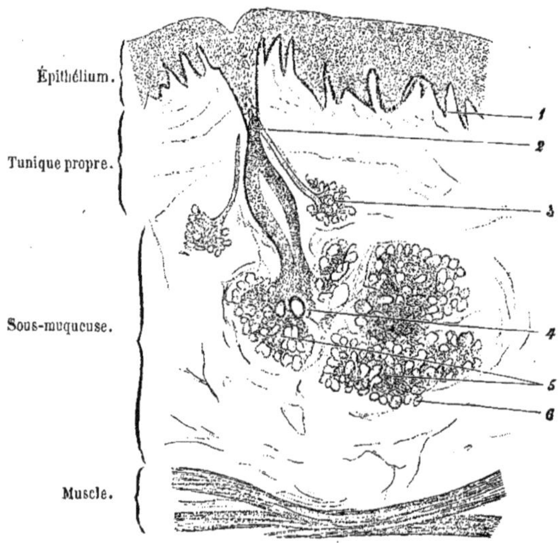

Fig. 110. — *Coupe verticale de la muqueuse des lèvres d'un adulte.* (Gross. 30). — 1, Papilles. — 2. Conduit excréteur glandulaire, dont la lumière n'est coupée qu'en un endroit. — 3. Glandes accessoires. — 4. Coupe transversale d'un rameau du conduit excréteur. — 5. Corps glandulaire divisé par du tissu conjonctif en plusieurs lobules. — 6. Coupe transversale d'un tube. (**Technique n° 83**).

ges mailles, se trouve dans la tunique sous-muqueuse, l'autre, à mailles étroites, dans la tunique propre. Les *nerfs*, pourvus de myéline, forment dans la tunique sous-muqueuse un réseau à larges mailles ; de ce réseau partent de nombreuses ramifications qui pénètrent dans la tunique propre. Là ils se terminent dans des corpuscules spéciaux (voy. page 111) ou bien ils perdent leur gaîne de myéline, pénètrent dans l'épithélium, se ramifient à nouveau et se terminent par des extrémités libres (fig. 244).

3. — Dents.

Les dents de l'homme et des animaux supérieurs sont des corps durs dont l'intérieur est creusé d'une cavité remplie d'une substance molle, la *pulpe dentaire*. La partie de la dent enfoncée dans l'alvéole porte le nom de *racine*, la partie qui fait saillie le nom de *couronne*. Le collet de la dent se trouve à la limite de la couronne et de la racine, il est recouvert par la gencive.

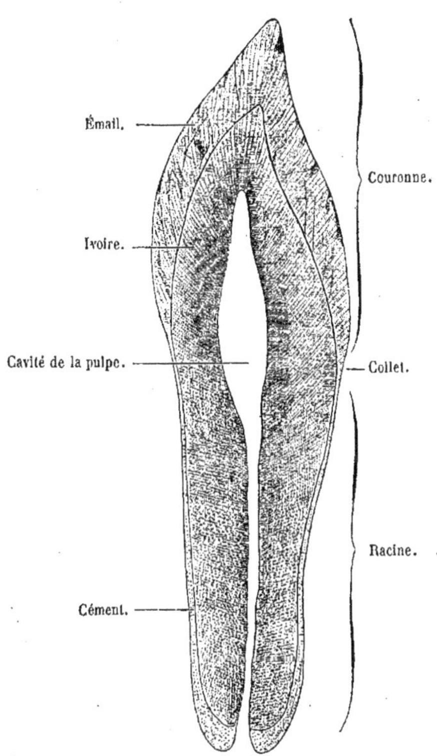

Fig. 111. — *Coupe d'une incisive de l'homme* (Gross. 4, **Technique n· 84**).

La portion dure se compose de trois parties distinctes : 1° de l'ivoire, 2° de l'émail, 3° du cément. Elles sont réparties de la façon suivante : l'ivoire, qui constitue la plus grande partie de la dent et lui donne sa forme, tapisse la cavité de la dent, en laissant à la racine un petit canal par lequel les nerfs et les vaisseaux arrivent à la pulpe. L'ivoire se trouve recouvert à la couronne par l'émail, à la racine par le cément, de sorte que nulle part il n'apparaît à l'extérieur.

1. — L'*ivoire* ou *dentine* est une substance blanche, non transparente, plus dure que les os ; elle se compose d'une substance homogène fondamentale traversée par de petits canaux (canalicules dentaires). Ces canalicules ont à leur origine une largeur de 25μ et s'étendent de la cavité dentaire à la surface de l'ivoire (fig. 112). Au début de leur parcours les canalicules dentaires se divisent une ou deux fois, diminuent de plus en plus de calibre et vont se terminer à la limite de l'émail ou bien ils se coudent pour s'anastomoser avec les canalicules avoisinants. Pendant tout leur parcours ils envoient de nombreuses ramifications qui établissent des communications avec les canalicules voisins. La substance fondamentale qui entoure ces canalicules est particulièrement résistante ; les canalicules dentaires contiennent des fibres molles. A la limite périphérique de l'ivoire se trouvent les espaces interglobulaires (fig. 112 et 113) ; ce sont des cavités de

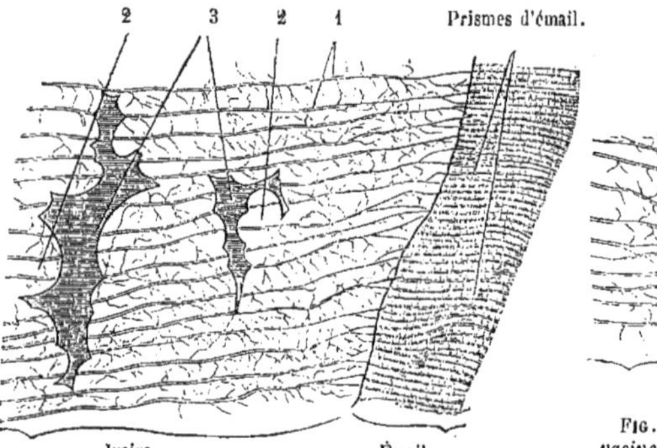

Fig. 112. — *Coupe longitudinale d'une partie latérale de la couronne d'une molaire de l'homme* (Gross. 240). — 1. Canalicules dentaires se rendant en partie jusqu'à l'émail. — 2. Globules d'ivoire. — 3. Espaces interglobulaires **(Technique n° 84)**.

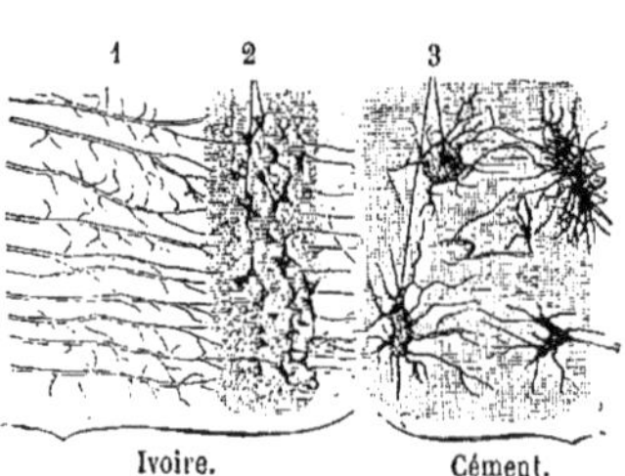

Fig. 113. — *Coupe longitudinale de la racine d'une molaire de l'homme* (Gross. 240). — 1. Canalicules dentaires interrompus par une couche granuleuse. — 2. Plusieurs espaces interglobulaires. — 3. Corpuscules osseux avec leurs nombreux prolongements **(Technique n° 84)**.

grandeur variable remplies d'une substance molle. Dans ces cavités la dentine forme des espèces de saillies hémisphériques.

2. — L'*émail* est encore plus dur que l'ivoire ; il se compose de fibres à 6 faces ; ce sont les fibres prismatiques qui ont en général une direction radiée. La surface libre de l'émail est recouverte d'un léger vernis très mince, mais en même temps très résistant : la *cuticule* de l'émail.

3. — *Le cément* a une grande analogie avec le tissu osseux ; on ne trouve de canalicules de Havers que dans le cément d'individus âgés ; la stratification en lamelles est à peine prononcée. Les corpuscules osseux manquent dans le voisinage du collet.

L'espace situé entre la racine dentaire et l'alvéole est occupé par le périoste alvéolaire, qui est intimement uni à la partie supérieure du cément. La pulpe dentaire est constituée par du tissu conjonctif mou à fibres fines, dont les éléments cellulaires sont formés à la surface par des cellules allongées et nucléées : *odontoblastes*.

Outre les petits prolongements qu'ils envoient dans la pulpe, et qui sont en connexion avec d'autres prolongements de la pulpe, les odontoblastes envoient de longs prolongements dans les canalicules dentaires ; ce sont les fibres dentaires dont nous avons déjà parlé (fig. 114). Les vaisseaux et les nerfs dentaires ne se trouvent que dans la pulpe.

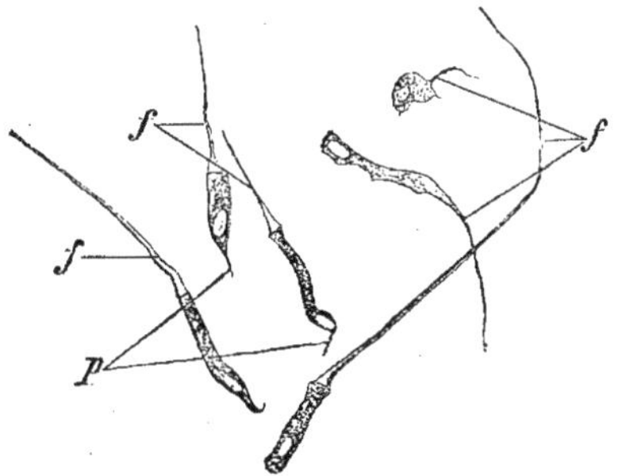

Fig. 114. — Six odontoblastes, avec prolongement dentaire *f*, et leur prolongement pulpaire *p*. (Gross. 240). Pulpe d'un enfant nouveau-né. (**Technique n· 85**).

DÉVELOPPEMENT DES DENTS

Les dents commencent à se développer chez l'homme vers la fin du deuxième mois de la vie fœtale, et ce développement se manifeste d'abord par une prolifération de l'ensemble de la muqueuse au bord des maxillaires ; on donne à cet épaississement le nom de *crête maxillaire*. Il se forme ensuite le long de la crête maxillaire un sillon (fig. 115, *Zf*), dont les bords sont appelés *crêtes dentaires* (*Zw*). Il se produit alors une prolifération des cellules épithéliales de la muqueuse, qui remplissent non seulement le sillon dentaire, mais s'enfoncent sous forme d'une longue strie dans le tissu conjonctif sous-jacent. Cette strie porte le nom de *germe* de l'émail et se compose de cellules cylindriques, émanations de la couche épithéliale profonde.

Tandis que le germe de l'émail s'épaissit à son extrémité inférieure (fig. 115, *3*), il se forme dans la tunique propre un nombre de masses globulaires de tissu conjonctif correspondant au nombre des dents de lait (fig. 115, *p*) ; ce sont les jeunes *papilles dentaires*. Le germe de l'é-mail et les papilles dentaires croissent à l'encontre l'un de l'autre, et pendant ce temps l'émail s'incurve en forme de chapeau au-dessus de la papille. Le germe de l'émail ainsi transformé dans sa partie inférieure s'appelle désormais *organe* de l'émail (fig. 115, *4*, *So*). La partie supérieure du germe de l'émail n'a pas changé, elle porte le nom de *pédicule* (*St*). Les éléments de l'émail continuent à se développer et les cellules profondes qui reposent sur les papilles se transforment en cellules cylindriques hautes, c'est à ces cellules que l'émail doit sa formation ; on les appelle *cellules de l'émail* (fig. 117, *3*, *c*).

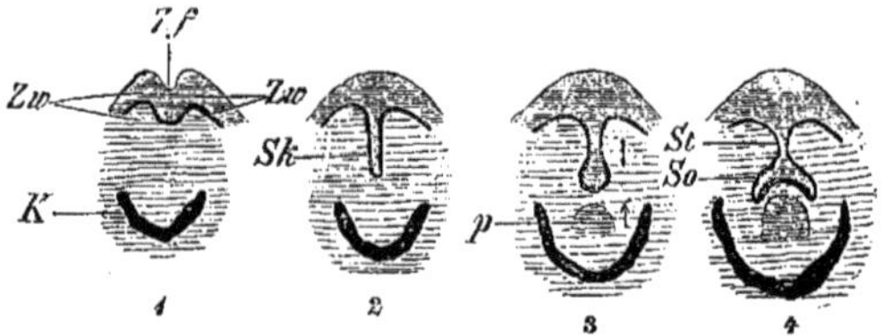

FIG. 115. — *Schéma des premiers phénomènes du développement des dents.* — Quatre coupes transversales de la mâchoire inférieure d'un embryon ; le grisé représente l'épithélium, les traits horizontaux, le tissu conjonctif. — 1. *Zf.* Sillon dentaire. — *Zw.* crête dentaire. — *K.* Os de la mâchoire inférieure. — 2. *Sk.* germe de l'émail — 3. *p,* papille dentaire. — 4. *So.* organe de l'émail. *St.,* Pédicule de l'organe de l'émail

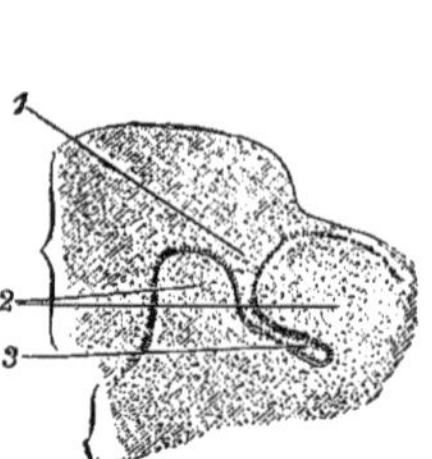

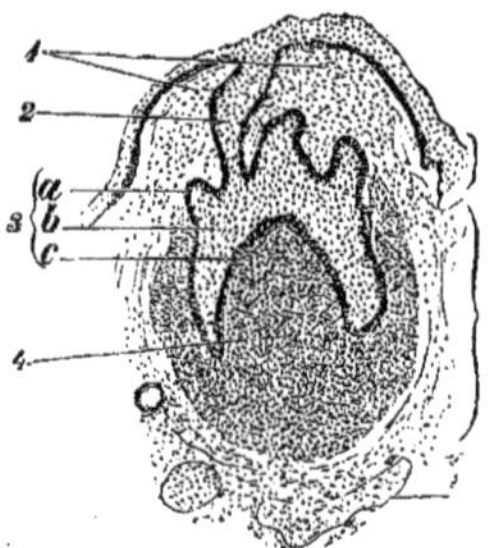

FIG. 116. — *Coupe transversale de la mâchoire inférieure d'une brebis* (Gross. 40) 1. Sillon dentaire. — 2. Crête dentaire. — 3. Germe de l'émail (**Technique n· 86**).

FIG. 117. — *Coupe transversale de la mâchoire inférieure d'un embryon humain de 4 mois* (Gross. 40). — 1. Crête dentaire. — 2. Pédicule de l'organe de l'émail. — 3. Organe de l'émail. — *a,* cellules périphériques. — *b,* Pulpe de l'émail. — *c,* Cellules cylindriques. — 4. Papille (**Technique n· 86**).

Les cellules périphériques s'affaissent de plus en plus et finalement prennent la forme d'éléments aplatis ; celles qui se trouvent entre deux cellules se développent en forme d'étoile, ces cellules s'anastomosent les unes avec autres et forment la pulpe de l'émail. Pendant ce temps, le tissu conjonctif qui se trouve dans toute la région de la dent se transforme et lui constitue un épais revêtement, le *sac dentaire,* dans lequel on peut distinguer plus tard une couche interne plus lâche, et une couche externe plus dense. C'est au moment où le pédicule de l'organe de l'émail disparaît que se forme le tissu dentaire définitif. Les cellules superficielles des papilles dentaires se développent en odontoblastes (fig. 118) qui forment l'ivoire ; les cellules de l'émail se transforment en émail (fig. 118) ; le cément ne se forme qu'après la naissance, peu de temps avant que la dent ne sorte ; c'est un produit du périoste de l'alvéole. La cuticule superficielle de l'émail est, d'après l'opinion des uns, le produit des cellules de l'émail, d'après l'opinion d'autres auteurs elle provient des cellules plates périphériques, non pas des cellules mais de l'organe de l'émail. Les

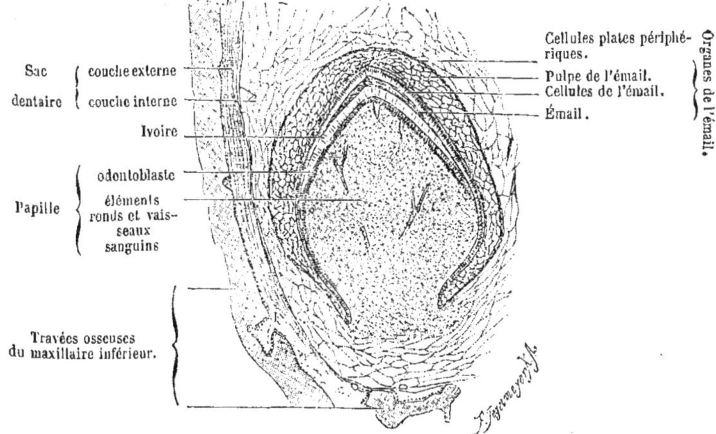

Fig. 118. — *Coupe perpendiculaire du maxillaire inférieur d'un chien nouveau-né* (gross. 40). Le sac dentaire n'est figuré qu'à gauche ; les tissus d'origine conjonctive sont représentés à gauche, ceux d'origine épithéliale sont représentés à droite (**Technique n· 86**).

dents définitives se développent de la même façon que les dents de lait ; les germes d'émail des dents définitives proviennent des pédicules de l'organe de l'émail des dents de lait. La dent définitive est donc formée en partie par l'épithélium (émail), en partie par le tissu conjonctif des papilles dentaires (ivoire) dont les restes constituent chez l'adulte la pulpe dentaire. Le cément est en quelque sorte une substance accessoire produite par les tissus voisins.

5. — Langue.

La langue est formée dans presque sa totalité par des fibres musculaires striées réunies en faisceaux entrecroisés dans différents sens. Un prolongement de la muqueuse buccale la recouvre à peu près complètement. Les *muscles* suivent tantôt un trajet verticalement ascendant (M. génio-glosse, lingual et hyoglosse), tantôt une direction transversale (muscle transverse

de la langue), tantôt enfin une direction longitudinale (m. lingual et stylo-
glosse). Les faisceaux musculaires s'entrecroisant la plupart du temps à
angle droit, il en résulte qu'on a sur les coupes l'aspect d'un lacis très fin.
Une cloison médiane, le *septum linguæ*, divise la masse musculaire de la
langue en deux moitiés, l'une gauche, l'autre droite. Le septum commence
inférieurement au niveau du corps de l'os hyoïde, atteint sa plus grande
hauteur vers la partie moyenne de la langue, et se termine en avant en
s'amincissant progressivement ; cette cloison ne parcourt pas la langue
dans toute sa hauteur, elle s'arrête à 3 mm. environ de la face dorsale.
Elle est constituée par des fibres conjonctives assez résistantes.

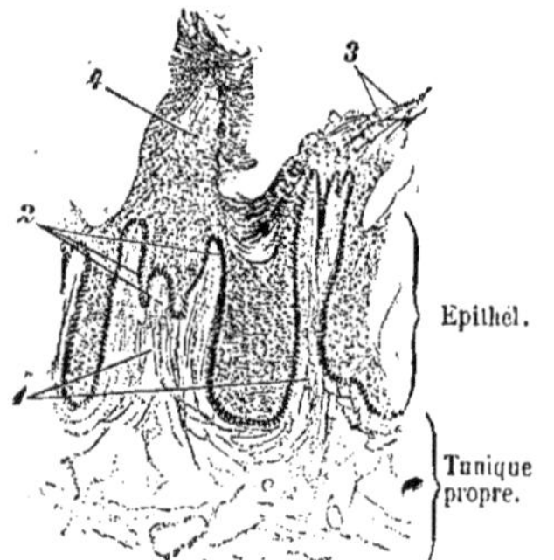

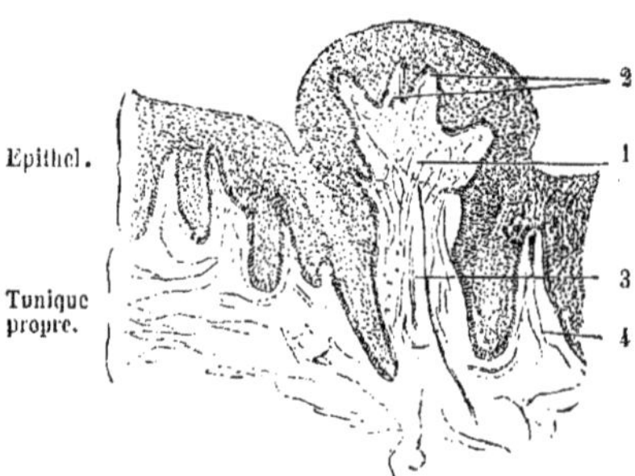

Fig. 119. — *Coupe longitudinale de la muqueuse du dos de la langue de l'homme* (Gross. 30). 1. Coupe de deux papilles filiformes dont chacune porte. 2, Trois papilles secondaires. — 3. Prolongement épithélial double. — 4, Prolongement épithélial simple recouvert de cellules plates. (**Technique n· 87**).

Fig. 120. — *Coupe longitudinale de la muqueuse de la langue de l'homme.* (Gross. 30). — 1, Papille fongiforme avec deux papilles secondaires. — 2, Pédicule de la papille fongiforme. — 3, Petite papille filiforme. (**Technique n· 87**).

La *muqueuse linguale*, de même que celle de la bouche, est constituée
par une couche épithéliale, une tunique propre, et une tunique sous-muqueuse ; mais elle se distingue par le grand développement et la forme
complexe des papilles. On distingue trois formes de papilles : 1° les papilles filiformes ; 2° les papilles fongiformes ; 3° les papilles caliciformes.

Les *papilles filiformes* (fig. 119) sont des saillies cylindriques ou coniques
de la tunique propre, dont l'extrémité supérieure porte de petites papilles
secondaires (*2*) au nombre de 5 à 20 environ. Elles sont constituées par un
tissu conjonctif nettement fibrillaire et par de nombreuses fibres élastiques.
Sur ce tissu et le recouvrant, on trouve une couche épaisse d'épithélium
pavimenteux stratifié. Assez souvent au niveau des papilles secondaires,
l'épithélium forme des prolongements filiformes cornés (*3*). Les papilles
filiformes occupent presque toute la surface de la langue. Elles sont très
nombreuses. Leur longueur varie de 0,7 à 3 mm.

Les papilles *fongiformes* (fig. 120) sont des éléments sphériques réunis à la tunique propre par un pédicule légèrement étranglé. Toute leur surface est recouverte de papilles secondaires. Elles sont constituées par des faisceaux conjonctifs entrecroisés et par quelques fibres élastiques. L'épithélium qui les recouvre est moins épais que celui des papilles filiformes et n'est pas corné. Les papilles fongiformes ne sont pas aussi nombreuses que les filiformes. On les trouve sur toute la surface de la langue, elles présentent sur le vivant une coloration rouge qui permet de les distinguer facilement. Cette rougeur est due aux vaisseaux sanguins de la papille, vus par transparence au travers de l'épithélium. Leur hauteur varie entre 0,5 et 1,5 mm.

Les *papilles caliciformes* ne sont à vrai dire que de larges papilles fongiformes aplaties, entourées d'un sillon circulaire, de profondeur variable, qui les sépare du reste de la muqueuse (fig. 121). L'existence de ce sillon

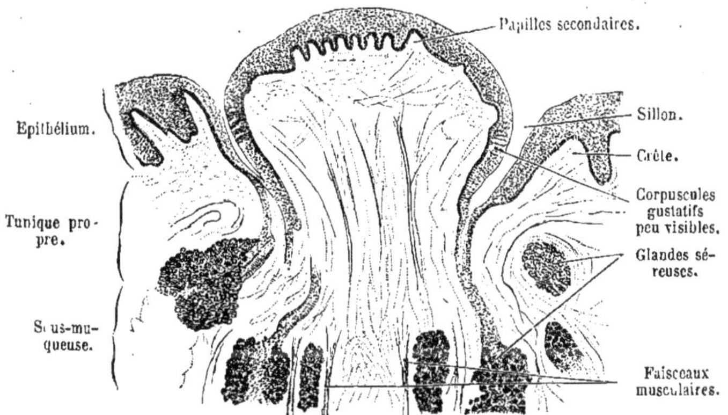

Fig. 121. — *Coupe perpendiculaire à travers une papille caliciforme de l'homme.* (Gross. 30). (Technique n° 87).

détermine la formation d'un bourrelet autour de la papille. Les papilles caliciformes ont la même structure que les papilles fongiformes ; elles ne portent des papilles secondaires que sur la partie supérieure de leur surface ; les parties latérales en sont dépourvues. L'épithélium de ces parties latérales et quelquefois celui du bourrelet contient les appareils terminaux des nerfs gustatifs, les *bourgeons gustatifs* (Voyez *Organes du goût*).

Les papilles caliciformes, peu nombreuses (8 à 15), n'occupent que la partie postérieure de la surface de la langue. Leur hauteur varie entre 1 à 1,5 mm. sur 1 à 3 mm. de largeur. De chaque côté de la langue sur la partie postérieure de ses bords on trouve des groupes de replis muqueux parallèles se distinguant par leur grande richesse en bourgeons gustatifs. Ce sont les *papilles foliées*, surtout développées chez le lapin.

La *tunique sous-muqueuse*, au niveau de la partie dorsale et de la pointe de la langue, est dense et résistante (*fascia linguæ*), elle adhère intimement aux parties sous-jacentes.

FOLLICULES DE LA LANGUE. — La muqueuse de la base de la langue présente une structure particulière au niveau de la portion comprise entre les papilles caliciformes et l'épiglotte. C'est là que l'on trouve les *follicules linguaux*. Ces follicules sont des amas sphériques de tissu adénoïde de 1 à 4 mm. de diamètre. Situés dans les couches les plus superficielles de la tunique propre, ils forment des saillies facilement visibles,

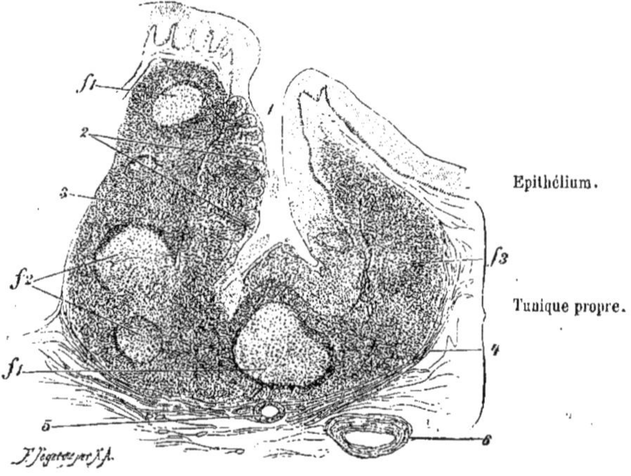

FIG. 122. — *Coupe perpendiculaire passant par le milieu d'un follicule lingual d'homme adulte.* (Gross. 20). 1. Cavité folliculaire contenant des leucocytes extravasés. — 2, Epithélium de la cavité folliculaire. A gauche et en bas l'épithélium est traversé par des leucocytes, à droite il est en grande partie intact. — 3. Tissi adénoïde, nodules contenant des centres germinatifs. — *f*. 1, Nodule coupé par son milieu. — *f*. 2, Nodule coupé latéralement. — *f*. 3, Nodule coupé par sa partie périphérique. — 4. Enveloppe fibreuse. — 5. Coupe perpendiculaire d'un conduit excréteur de glande muqueuse. — 6. Vaisseau (**Technique n· 87**).

même à l'œil nu. Il existe au centre de ces amas un orifice punctiforme, conduisant dans la *cavité folliculaire*. Le tissu adénoïde contient un nombre variable de nodules lymphatiques avec des centres germinatifs (fig. 98); il est nettement séparé du tissu conjonctif fibrillaire de la tunique propre. Lorsque le follicule est bien développé, les faisceaux entrecroisés de la tunique propre lui forment une sorte de capsule. D'ailleurs ils portent le nom d'*enveloppe fibreuse* (fig. 122, *4*).

La *cavité folliculaire* (1), creusée au milieu du tissu adénoïde, est tapis-

(1) Cet orifice était considéré jadis comme le conduit excréteur du follicule lingual, d'où le nom de *glande folliculaire* qu'on donne encore habituellement à ces follicules.

sée par un prolongement de la couche d'épithélium pavimenteux stratifié
de la surface de la langue. Dans les conditions ordinaires les leucocytes
s'échappent du tissu adénoïde, traversent l'épithélium de la cavité folliculaire, tombent dans cette cavité, et vont finalement constituer les *corpuscules muqueux* ou *salivaires* des sécrétions buccales. L'épithélium subit
pendant ce passage des altérations assez profondes, et il est tellement infiltré de leucocytes qu'il est difficile de voir nettement ses limites.

Glandes. — On trouve dans la muqueuse de la langue et dans les parties
les plus superficielles de la couche musculaire deux variétés de glandes
en tube. Les unes fournissent un liquide contenant de la mucine, ce sont
les *glandes muqueuses*. Les autres glandes sécrètent un liquide aqueux,
séreux, contenant une grande quantité d'albumine ; ces glandes portent
le nom de *glandes séreuses* ou *albumineuses*.

Les *glandes muqueuses* ou à mucus présentent une structure identique
à celles des glandes de la cavité buccale. Elles siègent le long des bords

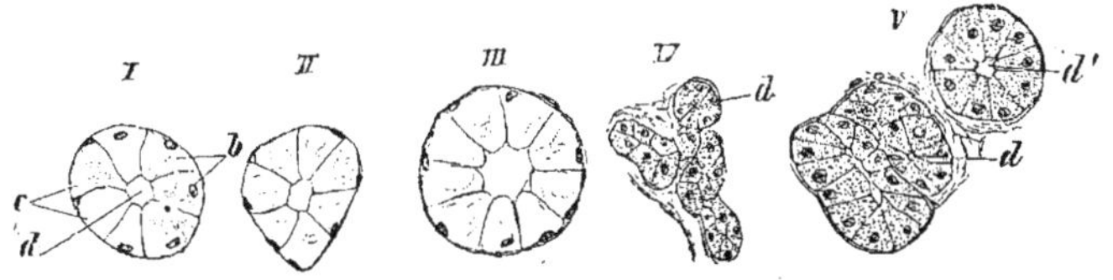

Fig. 123. — *Coupe transversale d'une glande muqueuse de la base de la langue.* I. Coupe transversale
d'un tube. — *b.* Cellules glandulaires vides. — *c.* Cellules pleines. — *d.* Lumière du tube.
II. *Coupe transversale d'un tube contenant des cellules remplies par les produits de secrétion.*
III et IV. Glande de la muqueuse linguale du lapin. — III. Coupe transversale d'un tube de glande muqueuse.
— IV. Plusieurs tubes d'une glande séreuse. — *d.* Lumière très étroite du tube.
V. Plusieurs tubes d'une glande séreuse de l'homme, les uns *d'*, ont une lumière large, les autres *d*, ont une
lumière plus étroite (Gross. 240; **Technique n· 87**).

de la langue, on les trouve en grand nombre au niveau de la base de la
langue, où leur conduit excréteur tapissé d'un épithélium cylindrique
(quelquefois à cils vibratiles) débouche souvent dans les cavités folliculaires. Les parois des tubuli sont constitués par une membrane homogène
amorphe, la membrane propre ; elle porte des cellules cylindriques pourvues d'une membrane cellulaire dense ; l'aspect de ces cellules varie suivant l'état fonctionnel dans lequel on les observe. A l'état de vacuité la
cellule est étroite ; son noyau, ovalaire, est placé transversalement à la base
de la cellule (fig. 123, *I, b*) ; à l'état d'activité la cellule est large ; le noyau
se trouve aplati contre la paroi (fig. 123 *I, c* et *II*). Ces formes peuvent se
rencontrer dans la même glande muqueuse, voire même dans le même tube
glandulaire ; cependant on n'y voit pas d'éléments en croissants et cela
parce que la membrane cellulaire est résistante, et ne se laisse pas aplatir

contre la paroi glandulaire (1). La *glande de Nuhn* qui occupe le sommet de la langue, est également une glande muqueuse.

Les *glandes albumineuses* ne se trouvent que dans la région des papilles caliciformes et foliées ; leur conduit excréteur, tapissé d'un épithélium cylindrique à une ou plusieurs couches (souvent à cils vibratiles), débouche dans le sillon qui se trouve entre les papilles et les bourrelets (fig. 121). Les tubes glandulaires sont constitués par une membrane propre assez délicate, sur laquelle sont implantées des cellules cylindriques ou coniques, dépourvues d'enveloppe, à protoplasma grenu, trouble, et à noyau central sphérique (fig. 123, *IV* et *V*). La lumière de ces tubes (*dd'*) est très étroite, notamment chez les animaux.

Les *vaisseaux sanguins* de la muqueuse linguale forment un réseau étalé en surface. De ce réseau naissent des ramuscules qui pénètrent dans toutes les papilles, et même dans les papilles secondaires. Au niveau du V lingual l'enveloppe fibreuse des follicules est perforée par de petites branches artérielles, dont les capillaires pénètrent jusque dans le tissu adénoïde. Un riche réseau de capillaires sanguins entoure les tubes glandulaires.

Les *vaisseaux lymphatiques* de la langue sont disposés en deux réseaux. Un réseau profond constitué par des vaisseaux lymphatiques assez volumineux, et un réseau superficiel recevant les lymphatiques des papilles. La base de la langue est riche en vaisseaux lymphatiques ; ils forment des réseaux autour des nodules des glandes folliculaires.

Les *nerfs* de la muqueuse linguale (glosso-pharyngien et lingual) présentent, échelonnés sur leur trajet, de petits groupes de cellules ganglionnaires ; ils se terminent soit comme les autres filets nerveux de la muqueuse buccale, soit d'une manière spéciale dans les bourgeons gustatifs (voy. *Organes du goût*).

6. — Pharynx.

Trois tuniques entrent dans la constitution du pharynx. Une tunique *muqueuse*, une tunique musculaire, et une tunique fibreuse. La muqueuse du pharynx est tapissée de même que la muqueuse buccale par un épithélium pavimenteux stratifié ; elle possède également une tunique propre hérissée de papilles et un assez grand nombre de glandes muqueuses. L'épithélium qui tapisse le pharynx nasal est cylindrique et possède des

(1) On ne trouve des figures *semi-lunaires* que dans les glandes muqueuses de la langue du chat, de même que dans les glandes muqueuses de la luette de l'homme.

cils vibratiles. Les limites inférieures de cet épithélium varient suivant les individus.

La muqueuse du pharynx est très riche en tissu adénoïde. Ce tissu se condense entre les piliers du pharynx, et forme là deux amas assez volumineux, *les amygdales*. Chez l'homme et chez un grand nombre d'animaux, les amygdales ne sont que des follicules linguaux agminés. Les tonsilles peuvent être considérées comme le siège principal de production des corpuscules salivaires, tant il y a de leucocytes qui traversent l'épithélium pour se rendre dans les cavités folliculaires. On trouve un grand nombre de glandes muqueuses dans le voisinage des amygdales.

Le tissu adénoïde est également abondant dans le pharynx nasal ; concrété au niveau de la paroi supérieure du pharynx (apophyse basilaire) ce tissu forme l'*amygdale pharyngienne*, identique, au point de vue de sa structure, aux tonsilles de l'arrière-gorge, mais différente de celles-ci parce que le tissu adénoïde qui la compose n'est pas très nettement séparé de la tunique propre de la muqueuse. Cette amygdale est également le siège d'une grande migration leucocytique. Le tissu adénoïde de la cavité buccale et du pharynx pris dans son ensemble est sujet à de très grandes variations suivant les individus.

La *tunique musculaire* (muscles constricteurs du pharynx) est constituée par des fibres striées, dont la disposition rentre dans l'étude de l'anatomie descriptive.

La *tunique fibreuse* est une membrane conjonctive à grosses fibres connectives, mélangées d'un grand nombre de fibres élastiques. Les vaisseaux et nerfs du pharynx affectent la même disposition que dans la cavité buccale.

7. — Œsophage.

L'œsophage comme le pharynx comprend trois tuniques : une tunique *muqueuse*, une tunique *musculaire* et une tunique *fibreuse*. La tunique muqueuse est constituée par un épithélium pavimenteux stratifié (fig. 124, *1*) reposant sur une tunique propre papillaire (*2*) et renforcée par une couche de fibres musculaires lisses à direction longitudinale (muscularis mucosœ) (*3*) ; immédiatement sous cette couche on trouve la tunique sous-muqueuse constituée par un tissu conjonctif lâche (*4*) qui, dans la moitié supérieure de l'œsophage, renferme de petites glandes muqueuses.

La *tunique musculaire* est constituée dans la partie cervicale de l'œsophage par des fibres musculaires striées; celles-ci sont remplacées dans sa moitié inférieure par des fibres musculaires lisses, disposées sur deux couches;

une couche interne annulaire (*5*) et une couche externe longitudinale (*6*).

La *tunique fibreuse* est constituée par des fibres conjonctives denses, entremêlées d'un grand nombre de fibres élastiques. Les vaisseaux et nerfs de l'œsophage se comportent comme ceux du pharynx. Les nerfs, arrivés au niveau de l'espace qui sépare la couche musculaire annulaire de la

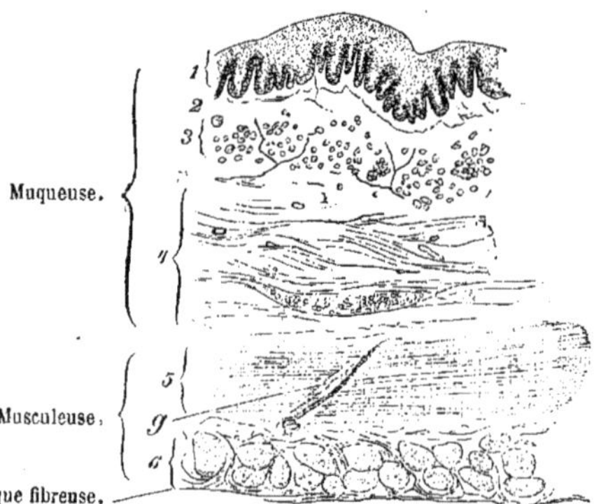

FIG. 124. — *Coupe transversale de la partie moyenne de l'œsophage de l'homme.* 1. Epithélium plat. — 2. Tunique propre. — 3. Musculaire de la muqueuse. — 4. Sous-muqueuse. — 5. Couche musculaire annulaire. — 6. Couche musculaire longitulinale. — *g*, Vaisseau sanguin (**Technique n° 89**).

couche longitudinale, forment un réseau contenant de petits groupes de cellules ganglionnaires. (Voyez plus loin *plexus d'Auerbach*).

8. — Estomac.

L'estomac, dont la paroi atteint une épaisseur de 2 à 3 mm., se compose de trois tuniques : 1° une tunique *muqueuse*, 2° une *musculaire*, et 3° une *séreuse*.

MUQUEUSE. — La muqueuse de l'estomac se distingue, par sa coloration gris-rougeâtre, de la muqueuse blanchâtre de l'œsophage. Elle est constituée par une couche épithéliale, par une tunique propre, une couche musculaire et par une couche sous-muqueuse (fig. 125).

L'épithélium de la muqueuse de l'estomac est un épithélium cylindrique simple, dont les cellules sécrètent du mucus. On peut distinguer la plupart du temps, dans chacune de ces cellules, une portion supérieure (fig. 5, *c*) muqueuse, et une portion inférieure purement protoplasmatique (*p*) renfermant un noyau arrondi et quelquefois plat. L'étendue de la portion muqueuse des cellules varie suivant qu'elles sont ou non en activité (voy. fig. 5). Lorsque le mucus est expulsé, la cellule épithéliale de la muqueuse de l'estomac ressemble beaucoup à une cellule caliciforme.

La *tunique propre* est constituée par un mélange de tissu conjonctif fibrillaire et de tissu réticulé ; on y trouve également une quantité variable de leucocytes, qui en s'agglomérant peuvent donner naissance à des follicules solitaires. Cette tunique contient un si grand nombre de *glandes* que son tissu n'est représenté que par les minces cloisons inter-glandulaires et par une mince couche sous-glandulaire. Au niveau de la portion pylorique de la muqueuse, les glandes sont plus distantes les unes des autres.

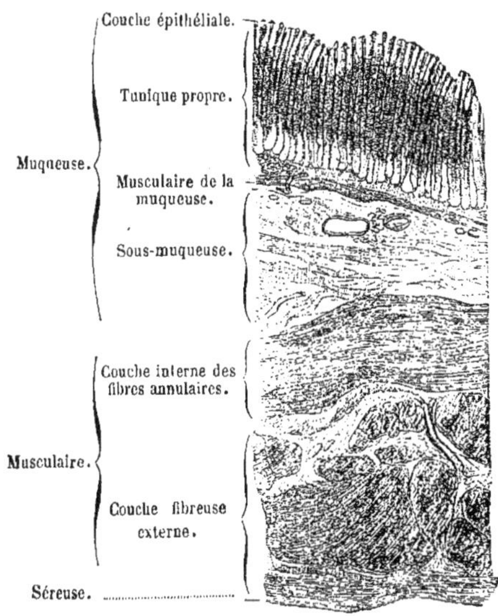

Fig. 125. — *Coupe perpendiculaire de la paroi stomacale de l'homme* (Gross. 15). La tunique propre contient une telle épaisseur de glandes juxtaposées, que son tissu particulier n'est visible qu'à la base des glandes tout contre la musculaire de la muqueuse (**Technique n· 90**).

La tunique propre, très développée à ce niveau, forme souvent des villosités filiformes ou lamelliformes.

On distingue deux variétés de glandes de l'estomac. Une première variété comprend les glandes occupant la grosse tubérosité et le corps de l'estomac, elles sont décrites sous le nom de *glandes du fond* (1) ; la seconde variété comprend les glandes de la région pylorique, elles sont décrites sous le nom de *glandes pyloriques*. Les deux variétés de glandes sont des glandes en tube simple ou composé, et s'abouchant dans les petites excavations qu'on observe à la surface de l'estomac, dans les fossettes gastriques ; la partie de la glande comprise dans cette fossette porte le nom de *col* ; celle

(1) Dans les anciens auteurs les glandes du fond s'appellent aussi *glandes à pepsine*; aujourd'hui leur fonction pepsinogène est contestée.

qui lui fait immédiatement suite constitue le *corps* de la glande ; le cul-de-sac terminal porte le nom de *fond de la glande* (fig. 127). Des cellules glandulaires et une membrane propre entrent dans la constitution de chacune de ces glandes.

Les glandes du fond contiennent deux variétés de cellules. Les cellules principales, et les cellules de revêtement (1).

Les cellules *principales* sont des cellules claires, cubiques ou cylindri-

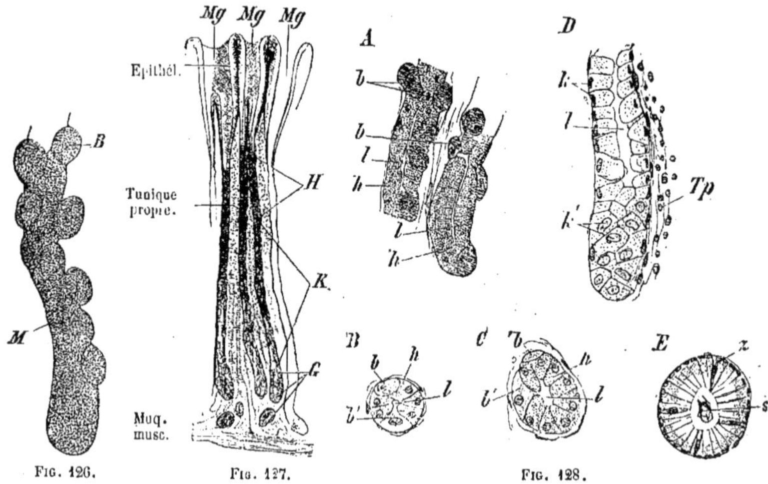

FIG. 126. — *Moitié inférieure d'une glande isolée provenant du grand cul-de-sac de l'estomac d'un lapin.* (Gross. 240). La ligne nettement délimitée M, correspond à la membrane propre (**Technique n· 91**).

FIG. 127. — *Coupe perpendiculaire de la muqueuse stomacale, coupe d'épaisseur moyenne.* (Gross. 50). La lumière très étroite des glandes n'est pas visible. *Mg*, Cavité stomacale. On voit non seulement ses limites latérales, c'est-à-dire l'épithélium stomacal vu de côté, mais encore sa limite postérieure avec l'épithélium stomacal vu de face. Dans la crypte stomacale médiane s'abouchent deux glandes ; dans la crypte de gauche s'abouche une seule glande. *H*, Col, *K*, Corps et *G*, fond de la glande (**Technique n· 93**).

FIG. 128. — A. *Fragment d'une coupe perpendiculaire,* B. *Coupe parallèle de la muqueuse du grand cul-de-sac de l'estomac d'un chat.* (Gross. 240). *b.* Cellules de revêtement. — *h.* Cellules principales, — *l.* Lumière des tubes glandulaires. — *b'b'* Cellules de revêtement atteignant la lumière de la glande.

D. *Coupe perpendiculaire de la muqueuse de la région pylorique de l'homme.* (Gross. 240). Portion inférieure d'une glande pylorique. La partie supérieure de la coupe passe exactement par le milieu de la glande de sorte que la lumière *l* et les noyaux *k* des cellules glandulaires sont vus par côté ; dans la portion inférieure la coupe ne comprend que la périphérie de la glande, de sorte que les noyaux aplatis *k* des cellules glandulaires sont vus de face. — *Tp.* Tunique propre renfermant de nombreux leucocytes. — *E.* Coupe parallèle de la muqueuse pylorique du chien. — *s,* Produit de sécrétion dans la lumière. — *z,* Cellules sombres avec de gros noyaux. (Gross. 240 ; **Technique n· 93**).

(1) L'opinion qui veut que les cellules de revêtement et les cellules principales soient des éléments identiques à différentes périodes de leur fonction physiologique, aurait encore besoin d'arguments plus péremptoires. Il en est de même de celle qui prétend que les cellules de revêtement se multiplient pendant la digestion et qu'elles disparaissent après un jeûne plus ou moins prolongé. L'estomac des animaux hibernants sacrifiés au moment de leur réveil contient encore des cellules de revêtement.

ques, courtes, dont le protoplasma granuleux renferme un noyau sphérique. Ces cellules sont très caduques.

Les cellules de *revêtement* sont en général plus volumineuses, plus sombres que les cellules principales, leur forme est irrégulièrement arrondie, leur protoplasma, finement granuleux, entoure un noyau rond. Ces cellules se distinguent d'ailleurs par leur grande affinité pour les couleurs d'aniline. La distribution de ces deux variétés de cellules n'est pas uniforme ; ce sont les cellules principales qui constituent la masse importante de chaque tube glandulaire ; les cellules de revêtement sont irrégulièrement disséminées ; elles occupent surtout le corps et le col de la glande.

Au niveau de ces parties les cellules de revêtement se trouvent sur la même rangée que les cellules principales ; dans le cul-de-sac des glandes, au contraire, les cellules de revêtement, comprimées par les cellules principales, sont refoulées vers la paroi glandulaire et n'atteignent la lumière de la glande que grâce à de petits prolongements qu'elles envoient dans les interstices des cellules principales (fig. 128, C).

Les *glandes pyloriques* sont tapissées presque exclusivement (1) par des cellules cylindriques pourvues d'un noyau arrondi occupant la base de la cellule. Au niveau de la zone intermédiaire, c'est-à-dire à l'union de la muqueuse du grand cul-de-sac et de la muqueuse du pylore, ces cellules ressemblent tellement aux cellules principales, qu'on a cru devoir les rapprocher les unes des autres.

La muqueuse que nous venons de décrire est la muqueuse d'un estomac à jeun ; pendant la digestion, les cellules de revêtement sont plus volumineuses ; les cellules principales sont plus foncées, de même que les cellules des glandes pyloriques, et les noyaux de ces dernières cellules occupent leur centre.

La *muscularis mucosæ* est constituée par deux ou trois couches de fibres musculaires lisses s'entremêlant dans différentes directions ; quelques-unes de ces fibres montent perpendiculairement entre les tubes glandulaires.

La couche sous-muqueuse est formée par des faisceaux conjonctifs lâches, par des fibres élastiques, et quelquefois par de petits amas de cellules graisseuses.

2. Tunique musculaire. — Ce n'est qu'au niveau de la portion pylorique de l'estomac que la tunique musculaire est nettement formée de deux couches différentes, une interne très développée, annulaire, et une autre

---

(1) Chez l'homme on trouve également dans ces glandes quelques rares cellules de revêtement isolées ; chez le chien les glandes pyloriques contiennent des cellules coniques, foncées (fig. 128 ; E, z) sur la nature desquelles on n'est pas encore fixé.

externe, moins forte, longitudinale ; toutes deux sont composées de fibres musculaires lisses. Dans les autres régions de l'estomac, les fibres musculaires ont un trajet très compliqué, ces fibres sont la continuation des couches musculaires de l'œsophage, mais leur trajet est très modifié par le mouvement de torsion que subit l'estomac pendant son développement ; sur des coupes, on voit des fibres musculaires lisses affecter toutes les directions possibles.

3. TUNIQUE SÉREUSE. — (Voyez plus loin *Péritoine*).

9. — Intestin.

De même que l'estomac, l'intestin est composé de trois tuniques. Une tunique muqueuse, une tunique musculaire et une tunique séreuse.

1. MUQUEUSE. — La muqueuse de l'intestin se compose d'une couche épithéliale, d'une tunique propre, d'une muscularis mucosæ, et d'une couche sous-muqueuse.

L'*épithélium* intestinal est un épithélium cylindrique simple, dont les cellules portent à leur surface libre une sorte de cuticule caractéristique, qu'on désigne sous le nom de *plateau* (voy. page 42). Le protoplasma de

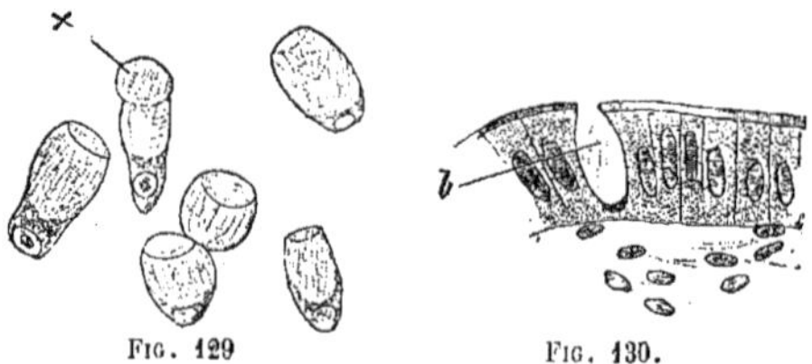

FIG. 129   FIG. 130.

FIG. 129. — *Cellules caliciformes* (Gross. 560) *du lapin isolées d'après* la **Technique n· 95** b. X, Mucus s'échappant de la cellule.

FIG. 130. — *Coupe de la muqueuse intestinale de l'homme.* b. Cellule caliciforme entre des cellules cylindriques. **(Technique, n· 93).**

ces cellules est granuleux, et contient, au moment lors de l'absorption des graisses, un grand nombre de particules graisseuses. Dans certaines conditions, nombre de cellules épithéliales de l'intestin subissent la transformation muqueuse et deviennent *caliciformes*.

Ces dernières cellules ont une forme ovalaire arrondie, ressemblant souvent à une coupe dont l'orifice regarderait la surface de l'intestin ; cet orifice est plus ou moins recouvert de protoplasma transformé en mucus. Le noyau et le reste du protoplasma occupent la base de la cellule. Les cellules caliciformes manquent de plateau ; celui-ci est remplacé par un orifice circulaire à contours très nets (fig. 129) par lequel le mucus s'épand sur la muqueuse intestinale. Les interstices des cellules épithéliales sont occupés par un nombre variable de cellules migratrices.

La *tunique propre* est composée surtout de tissu réticulé, renfermant une quantité variable de leucocytes. Comme les glandes sont très nombreuses et très serrées, on la trouve soit dans les interstices glandulaires où elle forme des cloisons, soit sous les culs-de-sac glandulaires où elle forme une couche mince, rappelant ainsi par sa disposition la tunique propre de la muqueuse de l'estomac, au moins en ce qui concerne le gros intestin ; dans l'intestin grêle, la tunique propre de la muqueuse pré-

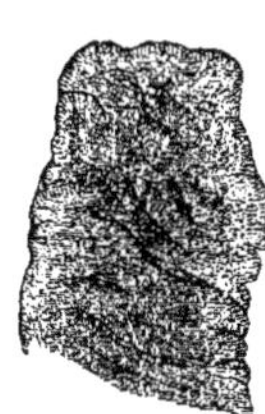

FIG. 131.

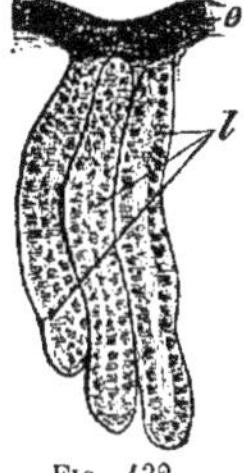

FIG. 132.

FIG. 131. — *Villosité intestinale d'un lapin.* Cette villosité présente des plis de contraction. (Gross. 70 ; Technique n° 95).

FIG. 132. — *Trois glandes de Lieberkühn du gros intestin du lapin* ; e, épithélium de surface (Gross. 80 ; Technique n° 99).

sente des saillies cylindriques (lamellaires dans le duodénum) de 1 mm. environ de hauteur ; ces saillies constituent les *villosités intestinales*. Les glandes qui siègent dans cette membrane propre de la muqueuse, portent le nom de *glandes de Lieberkühn* ; ce sont des glandes isolées, de simples tubes tapissés de cellules glandulaires cylindriques implantées sur une membrane propre très délicate. Ces cellules sécrètent dans l'intestin grêle un liquide séreux, qui prend dans le gros intestin les caractères muqueux. Les orifices de ces glandes sont souvent disposés en couronne autour de la base des villosités intestinales.

La *muscularis mucosæ* est constituée par deux couches de fibres musculaires lisses ; une interne à fibres circulaires, l'autre externe à fibres longitudinales. Cette couche envoie des fibres perpendiculaires qui pénètrent dans les villosités intestinales et arrivent presque jusqu'au niveau de leur sommet. Leur contraction détermine le raccourcissement de la villosité (1).

La *couche sous-muqueuse* est constituée par un tissu conjonctif fibrillaire

(1) On a trouvé dans les villosités de l'intestin de l'homme, outre ces fibres longitudinales, des fibres lisses à disposition nettement transversale.

lâche ; elle contient au niveau du duodénum (dans sa moitié supérieure) des glandes en tubes ramifiés, *glandes de Brünner*. Le conduit excréteur

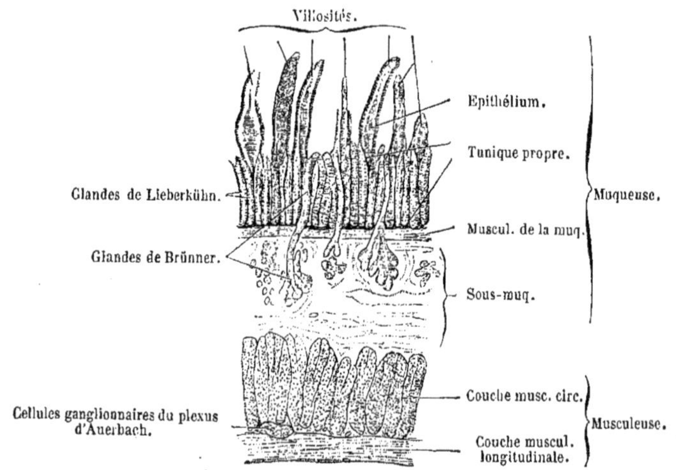

Fig. 133. — *Coupe perpendiculaire et longitudinale du duodénum d'un chat.* (Gross. 30). Sur la première villosité à gauche, l'épithélium s'est détaché du tissu conjonctif. Les deux villosités de droite sont coupées obliquement. Sur la villosité médiane l'épithélium est détaché dans la partie supérieure, de sorte que le tissu conjonctif est à nu. La séreuse est marquée par une simple ligne au-dessous de la couche musculaire longitudinale. **(Technique n° 94).**

de ces glandes, tapissé de cellules cylindriques, traverse la muscularis mucosæ, et affecte dans la tunique propre de la muqueuse un trajet parallèle aux glandes de Lieberkühn. Les glandes de Brünner sont constituées par une membrane propre homogène, tapissée de cellules glandulaires cylindriques.

Follicules lymphatiques. — Il a été déjà dit que la tunique propre des membranes muqueuses contient un nombre variable de leucocytes, qui sont tantôt épars, tantôt réunis en petites masses circonscrites. Dans ce dernier cas, les leucocytes forment des nodules de 0,5 à 2 mm. ; ces nodules peuvent être, soit isolés et ils constituent les *follicules solitaires*, soit réunis en groupes, ils forment alors les *plaques de Peyer*.

Les *follicules solitaires* se rencontrent en quantité très variable dans l'estomac, ils sont beaucoup plus nombreux dans l'intestin. Ils présentent le plus souvent une forme arrondie, légèrement allongée, et siègent pendant la première période de leur développement presque exclusivement dans la tunique propre de la muqueuse. Ils touchent par leur sommet à l'épithélium, et à la muscularis mucosæ par leur base. Mais au fur et à mesure que ces follicules se développent, ils traversent la muscularis mucosae pour s'étaler dans la tunique sous-muqueuse, dont le tissu lâche présente peu de résistance. Chez le chat, cette sorte de migration est déjà accomplie au moment de la naissance. La partie du follicule, qui pénètre ainsi par effrac-

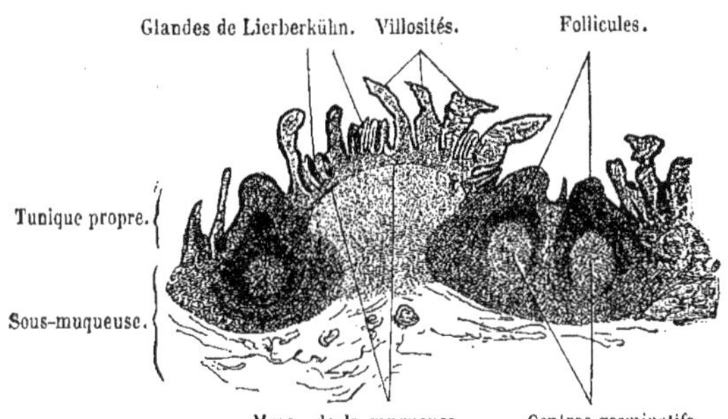

Fig. 134. — *Coupe perpendiculaire de la muqueuse de l'intestin grêle de l'homme.* (Gross. 20). Trois follicules d'une plaque de Peyer. Celui de gauche est seul coupé exactement par son milieu. La portion de la sous-muqueuse située entre les nodules contient également beaucoup de leucocytes.

tion dans la couche sous-muqueuse, présente une forme sphérique ; elle ne tarde d'ailleurs pas à surpasser en volume la portion du follicule restée dans la tunique propre de la muqueuse. De sorte que, par la réunion de ces deux portions, le follicule adulte devient piriforme ; la partie mince regarde l'épithélium intestinal. Au niveau de ces follicules, les villosités intestinales disparaissent et les tubes glandulaires sont écartés les uns des

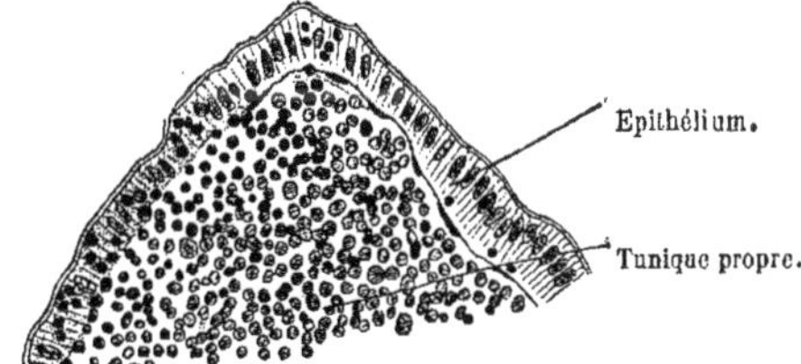

Fig. 135. — *Fragment d'une coupe perpendiculaire de l'intestin grêle d'un chat de 7 jours.* (Gross. 210). Coupe d'un follicule solitaire. A gauche l'épithélium est envahi par une foule de leucocytes, tandis que l'on n'en rencontre que trois à droite.

autres. Au point de vue de leur structure fine, les follicules solitaires sont constitués par un tissu adénoïde ; ils renferment presque toujours un centre germinatif. Les leucocytes qui se forment en ce point pénètrent en partie dans les lymphatiques voisins, et en partie dans la cavité intestinale, après avoir traversé la couche épithéliale de la muqueuse. Les cellules épithéliales cylindriques qui recouvrent le sommet des follicules, contiennent toujours des leucocytes en voie de migration (fig. 135).

Les *plaques de Peyer* ne sont que la réunion de 10 à 60 follicules réunis côte à côte, jamais superposés, analogues aux follicules solitaires et offrant la même structure qu'eux. Serrés quelquefois les uns contre les autres, les follicules changent de forme et s'aplatissent par pression réciproque. On trouve surtout les plaques de Peyer dans la partie inférieure de l'intestin grêle ; elles forment soit des masses confuses de leucocytes dans lesquelles on ne distingue que les centres germinatifs, soit des masses très bien délimitées et isolées. L'appendice vermiculaire du cœcum présente souvent chez l'homme une masse confuse de follicules fusionnés.

2. La TUNIQUE MUSCULAIRE de l'intestin comprend deux couches de fibres lisses : une couche interne bien développée annulaire, et une couche externe longitudinale moins importante. Dans le gros intestin, les fibres longitudinales sont surtout développées au niveau des trois rubans de ce viscère ; entre ces rubans elles sont extrêmement minces.

3. SÉREUSE. (Voyez *Péritoine.*)

10. — Vaisseaux sanguins de l'estomac et de l'intestin.

Les vaisseaux sanguins de l'estomac et du gros intestin affectent à peu près la même distribution. La présence des villosités dans l'intestin grêle

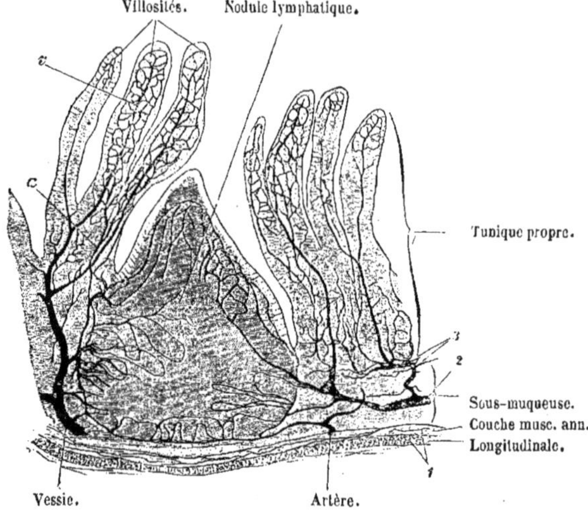

FIG. 136. — *Fragment d'une coupe transversale d'un intestin grêle de lapin injecté.* (Gross. 50). Le nodule lymphatique est coupé de telle façon, que l'on voit dans la partie supérieure le réseau capillaire superficiel, dans la moitié inférieure on voit les anses capillaires centrales. Sur cette coupe épaisse et non colorée on ne voit pas les glandes de Lieberkühn. — 1. Réseau sanguin de la musculaire. — 2. De la sous-muqueuse. — 3. De la tunique propre (**Technique n° 100**).

modifie leur disposition. Dans l'estomac et le gros intestin les artères émettent d'abord de fines branches destinées à la tunique séreuse ; puis elles traversent la tunique musculaire en lui cédant quelques ramuscules, et vont finalement former dans la tunique sous-muqueuse un réseau étalé en surface. De ce premier réseau partent de petites branches qui vont former, après avoir traversé la muscularis mucosæ, un réseau siégeant à la base des tubes glandulaires dans la tunique propre. De ce second réseau naissent des capillaires (de 4, 5 à 9 μ de large) qui entourent les tubes glandulaires, et qui, arrivés à la surface de la muqueuse, s'élargissent (9 à 18 μ) et forment des cercles autour des orifices des glandes. De ces larges capillaires naissent des veinules, qui descendent perpendiculairement entre les tubes glandulaires pour se rendre dans un réseau veineux situé dans la tunique propre de la muqueuse. Dans leur trajet ultérieur les veines ne font qu'accompagner les artères.

Dans l'intestin grêle les artérioles destinées aux glandes de Lieberkühn se comportent comme celles du gros intestin. Les artérioles destinées aux villosités (fig. 136 *a*), arrivées à la base de la villosité, y forment un réseau capillaire qui siège presque immédiatement sous l'épithélium. Ces capillaires débouchent, au sommet de la villosité, dans un troncule veineux (fig. 136 *v*) qui descend verticalement et reçoit pendant son trajet les capillaires qui entourent les orifices glandulaires. Pour leur trajet ultérieur les veines se comportent comme celles du gros intestin.

Les glandes de Brünner sont entourées d'un réseau capillaire alimenté par les vaisseaux sanguins sous-muqueux.

Les *follicules lymphatiques* sont entourés d'un réseau capillaire superficiel, qui envoie de fins prolongements dans l'intérieur du follicule (fig. 136). Souvent ces capillaires n'atteignent pas le centre du follicule, qui se présente alors comme une tache anémiée non vasculaire.

11. — Vaisseaux lymphatiques de l'estomac et de l'intestin.

Les vaisseaux lymphatiques (*chylifères*) de l'estomac et de l'intestin commencent dans la muqueuse gastrique et intestinale par des capillaires fermés en cul-de-sac, et descendant entre les tubes glandulaires. Leur largeur est de 30 μ environ ; dans l'intestin grêle le lymphatique initial occupe l'axe de la villosité. Dans les villosités cylindriques ce lymphatique central est représenté par un conduit simple fermé à son extrémité supérieure ; dans les villosités lamellaires, ces conduits sont multiples et forment ainsi plusieurs centres principaux dans la villosité. La largeur de ces conduits varie de 27 à 36 μ. Tous ces vaisseaux plongent dans un réseau capillaire à mailles étroites siégeant à la base des tubes glandulaires, et s'anastomosant largement avec un second réseau à larges mailles occupant la tunique sous-muqueuse. Les lymphatiques qui naissent de ce réseau, sont munis de valvules, ils traversent la tunique musculaire où ils reçoivent les branches d'un réseau lymphatique situé entre la couche musculaire longitudinale et la couche transversale. Ce réseau reçoit les nombreux capillaires lymphatiques qui se trouvent dans les deux couches musculaires. Arrivés sous la tunique séreuse (lymphatiques sous-séreux) les lymphatiques pénètrent entre les deux lames du mésentère entre lesquelles ils vont désormais cheminer.

La disposition que nous venons de donner subit des modifications en certains points de la muqueuse. Ces points correspondent aux plaques de Peyer. Les follicules, qui ne contiennent jamais de lymphatiques, font dévier les capillaires lymphatiques de leur marche ; ceux-ci, diminués dans leur nombre, mais augmentés de volume, occupent les interstices des follicules. Il est probable que les sinus lymphatiques du lapin ne sont que des capillaires extrêmement dilatés, puis comprimés un peu plus loin.

12. — Nerfs de l'estomac et de l'intestin.

Les nerfs sont en grand nombre et constitués pour la plupart par des fibres nerveuses dépourvues de myéline ; ils forment sous la séreuse un premier

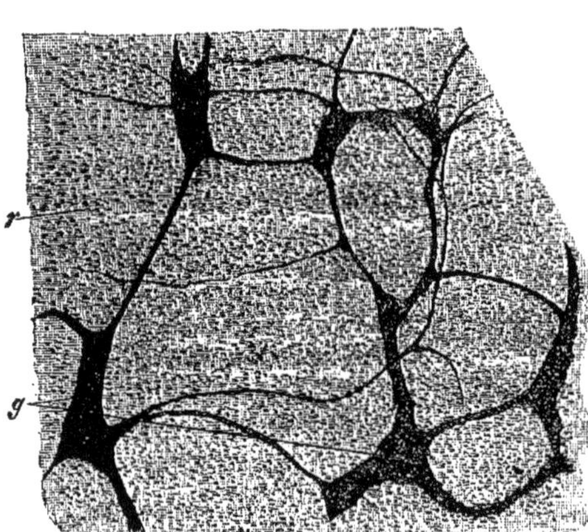

Fig. 137. — *Plexus d'Auerbach d'un enfant nouveau-né, vu de face.* (Gross. 50). *g.* Groupe de cellules ganglionnaires. — *r.* Couche musculaire annulaire reconnaissable à la direction rectiligne de ses noyaux. **(Technique n° 101, a).**

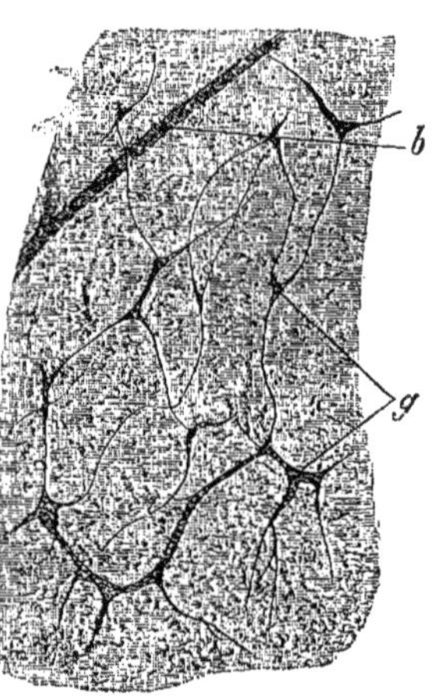

Fig. 138. — *Plexus de Meissner d'un enfant nouveau-né, vu de face.* (Gross. 50). *g.* Groupe de cellules ganglionnaires. — *b.* Vaisseau sanguin traversant la préparation. **(Technique n° 101 b.)**

réseau ; ils traversent ensuite la couche de fibres musculaires longitudinales, pour former entre cette couche et la couche annulaire un réseau important, le *plexus myentericus* (plexus d'Auerbach). Ce réseau contient, au niveau des points de jonction de ses mailles, des groupes multiples de cellules ganglionnaires multipolaires. Les mailles de ce réseau sont irrégulièrement arrondies. De ce plexus naissent des fibres sans myéline, qui se terminent en partie dans les fibres musculaires lisses (page 113) et en partie vont former, après avoir traversé la couche de fibres musculaires annulaires, un second plexus plus fin, siégeant dans la couche sous-muqueuse. Ce dernier plexus porte le nom de *plexus de Meissner*. Les mailles sont plus étroites, les groupes de cellules ganglionnaires plus petits qu'au niveau du plexus d'Auerbach. De ce second réseau naissent des fibres très fines qui cheminent dans les interstices des glandes, pénètrent dans les villosités, pour se terminer d'une manière encore inconnue.

On rencontre également entre les couches musculaires de l'œsophage un réseau nerveux correspondant au plexus myentericus.

13. — Glandes salivaires.

Les glandes salivaires — sous-maxillaires, sublinguales, parotides et pancréas, — sont des glandes en tubes composées, qui sécrètent soit du mucus, soit un liquide séreux albuminoïde, soit enfin les deux liquides à la fois.

Nous pouvons distinguer les glandes suivantes : 1° *glandes à mucus*, qui sont la sublinguale chez l'homme, le lapin, le chien et le chat, la sous-maxillaire chez le chien et le chat ; 2° *glandes séreuses*, qui sont la parotide chez l'homme, le lapin, le chien et le chat, la glande sous-maxillaire chez le lapin, le pancréas ; 3° *glandes mixtes*, qui sont les glandes sous-maxillaires chez l'homme, le singe, le cobaye et la souris.

Glande sublinguale. — Le conduit excréteur de cette glande (*canal de Bartholin*, est formé par une simple couche d'épithélium cylindrique reposant sur un tissu conjonctif mêlé de fibres élastiques. Cet épithélium se continue dans les tubes muqueux (page 153) dont les cellules cylindriques basses ne présentent que dans un petit nombre de points la striation caractéristique (fig. 141). On ne peut démontrer avec certitude l'existence de pièces intermédiaires ; il est plus vraisemblable que les tubes muqueux se continuent directement avec les parties terminales (voyez *structure des glandes*). Ces dernières sont constituées par une membrane propre et par des cellules à mucus ; la membrane propre est formée par des cellules conjonctives nucléées ; les cellules à l'état de vacuité sont réunies en groupes (fig. 139, *1* et *2*), croissants qui (v. page 152) paraissent très grands. Le tissu conjonctif qui se trouve entre les tubuli et les lobules est très riche en leucocytes (fig. 139).

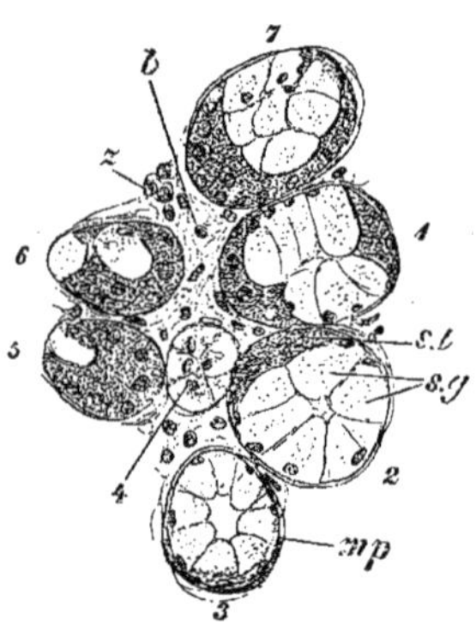

FIG. 139. — *Coupe fine transversale de la glande sublinguale de l'homme.* Des 7 tubes coupés trois seulement (1. 2, 3) sont utiles pour l'étude. Dans le tube 2 on voit six cellules pleines (*s.g*) ; deux cellules vides (*s.l*) sont repoussées loin de la lumière du tube et forment un *croissant.* Dans le tube 3, il n'y a que des cellules pleines dont le contenu est fortement coloré. — 4. Coupe tangentielle d'un tube de ce genre. — 5, 6, 7, Coupes obliques de tubes semblables aux tubes 1 et 2. La coupe passe par les croissants, mais pas par la lumière du tube. — *mp.* Membrane propre. — *b.* Tissu conjonctif avec de nombreux leucocytes, *z.* (Technique n° 102).

GLANDE PAROTIDE. — Le conduit excréteur de cette glande (*canal de Sténon*) se comporte comme celui de la glande sublinguale. En se ramifiant il se transforme en tubes salivaires, dont les cellules cylindriques possèdent nettement la striation mentionnée plus haut (page 153). Les pièces intermédiaires (fig. 140, *s*) leur font suite. Ces pièces sont tapissées de cellules allongées souvent fusiformes. Elles se continuent avec les portions terminales constituées par une membrane propre, sur laquelle sont implantées des cellules cubiques des glandes albumineuses. Ces cellules sont petites et troubles à l'état de repos ; elles augmentent de volume et deviennent plus claires pendant la période d'activité physiologique de la glande.

GLANDE SOUS-MAXILLAIRE. — Le conduit excréteur de cette glande (*canal de Warthon*) est identique dans sa structure à ceux des glandes sublinguale et parotide ; tapissé par leur épithélium caractéristique, il se continue avec les tubes sécréteurs (fig. 141), précédant les pièces intermédiaires revêtues, elles, de cellules cubiques : ces pièces conduisent dans les parties terminales dont les cellules glandulaires sont tantôt séreuses (comme dans la parotide), tantôt muqueuses avec croissants.

PANCRÉAS. — Le conduit excréteur, ou canal de Wirsung, est formé d'une paroi conjonctive tapissée par une simple couche de cellules cylindriques ; le tissu conjonctif est plus serré sous l'épithélium qu'à la périphérie de la paroi du conduit. Le conduit excréteur principal et ses branches plus volumineuses contiennent, dans leur paroi, des petites glandes muqueuses. Les branches du conduit excréteur se continuent directement avec les pièces intermédiaires ; leurs cellules épithéliales cylindriques, de moins en moins allongées, finissent par s'aplatir dans les pièces intermédiaires, et leur grand axe est parallèle à la paroi. Ces pièces intermédiaires sont très longues et grêles ; en se rapprochant des culs-de-sac terminaux, elles se divisent et se terminent brusquement dans ces culs-de-sac. Ceux-

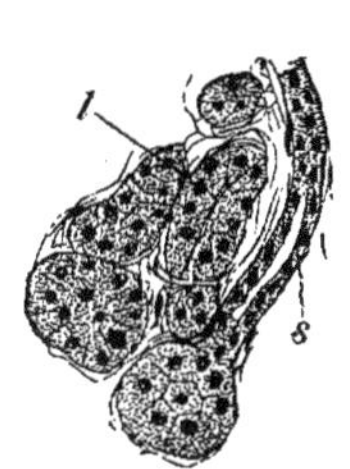

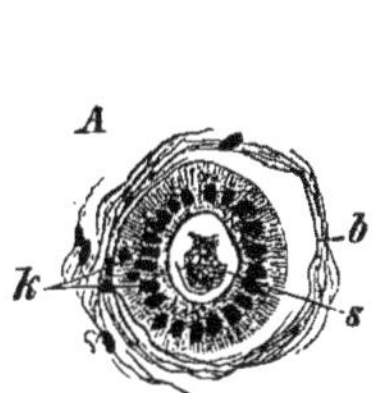

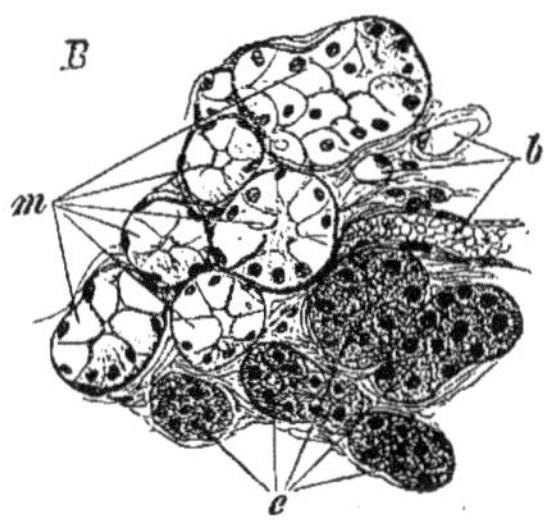

FIG. 140. — *Fragment d'une coupe fine de parotide humaine.* (Gross. 240). *s.* Pièce intermédiaire. La lumière étroite du tube ne se voit qu'en *l*, les autres tubes ont été coupés obliquement. La forme des cellules dans la pièce intermédiaire est impossible à reconnaître (**Technique n· 102**).

FIG. 141. — *Coupe fine de la glande sous-maxillaire de l'homme.* (Gross. 240). Coupe perpendiculaire d'un tube salivaire. A droite de la coupe, les cellules épithéliales sont séparées de la paroi conjonctive, *b.* ; à ce niveau on voit très bien la striation longitudinale des cellules. — *k.* Noyau des leucocytes migrateurs. — *s.* Produit de sécrétion.

FIG. 142. — *m.* Tubes glandulaires avec cellules muqueuses. — *e.* Tubes avec cellules glandulaires albumineuses. La lumière des premiers est visible dans 4 tubes, et dans un seul des seconds. — *b.* Vaisseaux sanguins ; le plus inférieur de ces vaisseaux est coupé longitudinalement, il est rempli de globules rouges (**Technique n· 112**).

ci sont tapissés par des cellules cylindriques basses ou sphériques qui se distinguent de toutes les autres cellules glandulaires par ce fait que la

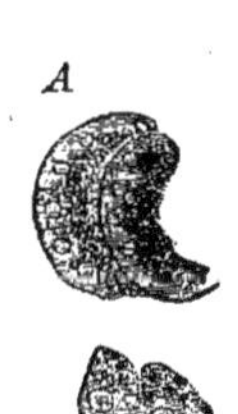

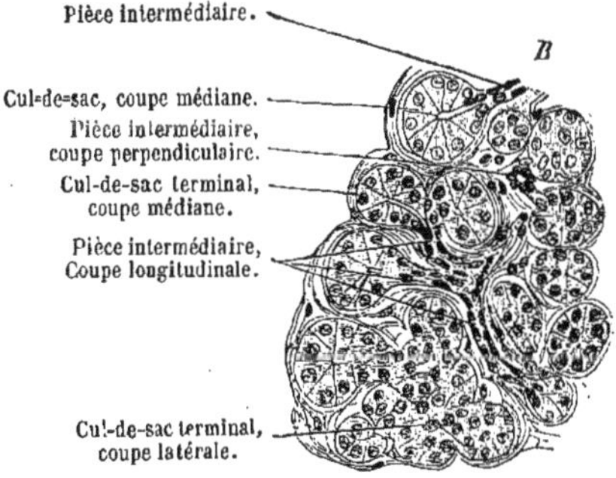

FIG. 143. — *Cellules glandulaires du pancréas du chat.* (Gross. 260). A la partie supérieure, cellules groupées telles qu'on les voit généralement; à la partie inférieure, deux cellules isolées.

FIG. 144. — *Coupe de pancréas d'un enfant nouveau-né.* (Gross. 240 ; **Technique n· 103**).

portion tournée du côté de la lumière du tube renferme des granulations fortement réfringentes (fig. 143).

Le segment périphérique de la cellule plus clair contient un noyau arrondi.

La place qu'occupent ces deux segments dans la cellule varie avec l'activité de la glande. Au début de la digestion, les granulations disparaissent, et le segment clair occupe par conséquent une plus grande place dans la cellule ; bientôt le segment granuleux augmente tellement de dimensions qu'il prend presque toute la cellule. A jeun les deux segments sont sensiblement égaux.

Les glandes salivaires sont riches en *vaisseaux sanguins.* En général les artérioles destinées aux glandes suivent le trajet des conduits excréteurs ; elles se divisent chemin faisant en un certain nombre de ramuscules qui, placés d'abord entre les lobules glandulaires, pénètrent ensuite ces lobules et se résolvent finalement en un riche réseau capillaire autour des tubes glandulaires. Les capillaires arrivent presque au contact des cellules glandulaires (v. page 151). Les veines les plus importantes suivent le trajet des artères.

On ne possède pas encore de données précises sur les *vaisseaux lymphatiques* des glandes salivaires. On a décrit comme voies lymphatiques les espaces interlobulaires et les fentes inter-tubulaires.

Les *fibres nerveuses*, en partie à myéline et en partie dépourvues de myéline, abondent dans les glandes salivaires. Leur trajet est souvent interrompu par des groupes de cellules ganglionnaires. On ne connaît rien sur la terminaison de la fibre nerveuse et sur ses rapports avec la cellule glandulaire. Tout ce que l'on a dit sur la terminaison directe des nerfs dans les cellules glandulaires a été reconnu comme erroné.

14. — Foie.

Le foie est une glande en tube composée. Il ne se présente nettement sous cette forme pendant toute la vie que chez les animaux inférieurs, tels que les amphibies et les reptiles ; mais chez les mammifères il subit dès la naissance de telles modifications qu'il est impossible de dire à quelle espèce glandulaire il appartient. La disposition des vaisseaux afférents et efférents du foie est en effet toute particulière. Contrairement à la loi qui régit le système vasculaire, les vaisseaux sanguins du foie afférents suivent une direction tout autre que celle des vaisseaux efférents. La structure du foie est pour cela difficile à comprendre, il sort du cadre des organes que nous avons envisagés jusqu'ici. Si l'on envisage le foie d'animaux inférieurs, ou de vertébrés nouveau-nés ou d'embryons, on voit qu'il répond à la loi établie plus haut (page 151), loi en vertu de laquelle toute cellule glandulaire a une de ses faces tournée vers la lumière de la glande, tandis que l'autre face regarde les vaisseaux sanguins. Dans le foie de ces ani-

maux les lumières glandulaires sont très étroites (1 à 2 μ) et portent le nom de *capillaires biliaires* (fig. 145). On leur a décrit une paroi indépendante amorphe, dépourvue de cellules épithéliales.

Mais veut-on contrôler la même loi sur des coupes de foie adulte, la chose n'est plus possible ; on voit que les cellules glandulaires ne se mettent pas en contact avec les vaisseaux sanguins par une de leurs faces, mais bien par plusieurs faces (fig. 146) ; il en est de même des faces qui regardent les capillaires biliaires. Toutefois

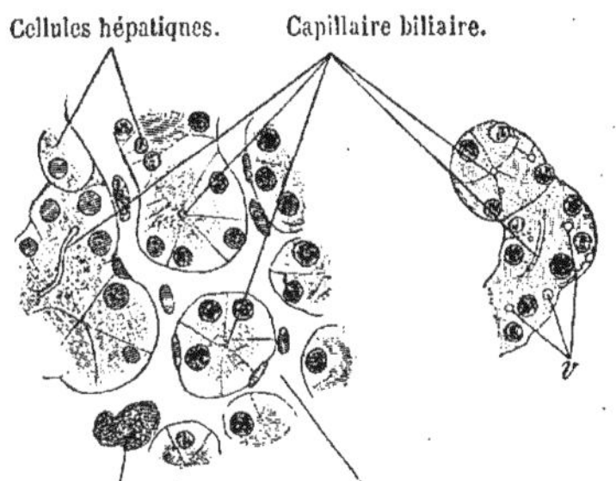

Fig. 145. — *Coupe d'un foie de grenouille.* (Gross. 240). Les cellules glandulaires entourent de tous côtés une toute petite lumière glandulaire que l'on peut considérer comme un capillaire biliaire ; elles sont entourées elles-mêmes par les capillaires sanguins. Les cellules glandulaires sont à différents stades de fonctionnement. — *v.* Vacuoles. **(Technique n° 108)**.

les vaisseaux sanguins et les capillaires biliaires ne viennent en contact en aucun point de la surface des cellules glandulaires ; il y a toujours

un certain espace de cellule hépatique entre eux. Cette disposition se résume ordinairement dans la proposition suivante ; les capillaires sanguins suivent les bords des cellules hépatiques, les capillaires biliaires suivent les faces de ces cellules. C'est du moins la disposition du foie chez le lapin ; chez l'homme, les capillaires suivent également les bords de la cellule hépatique. Le foie se distingue donc des autres glandes par ce fait, qu'entre la lumière de la glande et les capillaires sanguins, ne se trouve pas interposée une cellule entière, mais seulement une portion de cellule. Il y a dans la

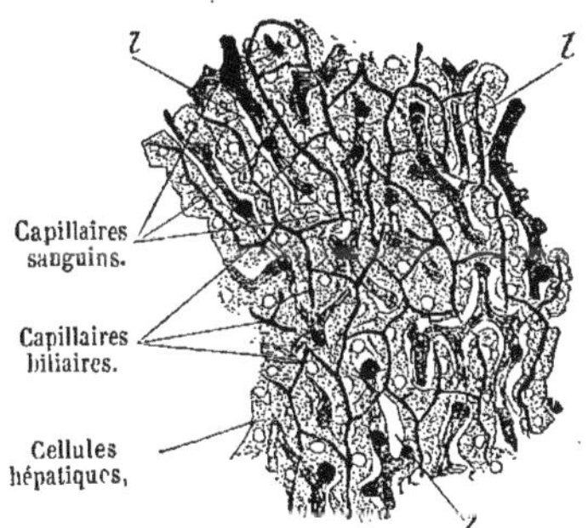

Fig. 146. — *Coupe d'un foie de lapin.* Les capillaires portes ont été injectés en rouge, les capillaires biliaires en bleu. (Gross. 240). Les cellules hépatiques sont en rapport de deux côtés avec les capillaires sanguins. A certains endroits la masse à injection rouge s'est rétractée ; il s'est formé des vides entre les cellules hépatiques et les capillaires sanguins. Les capillaires biliaires ne sont nulle part en rapport avec les capillaires sanguins, ils en sont toujours séparés au moins par la moitié de la largeur d'une cellule. Les taches sombres représentent la coupe oblique de capillaires sanguins, placés verticalement dans l'épaisseur de la coupe.

glande hépatique des rapports plus intimes entre les capillaires sanguins et les cellules glandulaires que dans toute autre glande.

1. — CELLULES GLANDULAIRES ET VAISSEAUX SANGUINS.

Les cellules glandulaires du foie ou *cellules hépatiques* sont des éléments polygonaux irréguliers constitués par un protoplasma granuleux et par un ou plusieurs noyaux ; ces cellules ne possèdent pas de membrane. Ce protoplasma contient des granulations pigmentaires et des gouttelettes graisseuses de volume variable ; ces gouttelettes sont surtout abondantes dans les cellules hépatiques d'animaux qui allaitent ou de personnes qui sont bien nourries. Les cellules hépatiques mesurent de 18 à 26 μ, et présentent également des aspects différents suivant qu'elles sont ou non en activité (fig. 148). Elles sont tantôt petites, troubles sans coutours nets, surtout chez les animaux à jeun ; tantôt volumineuses avec une partie centrale claire et une partie périphérique constituée par de grosses granulations disposées en anneau ; ce dernier aspect se rencontre surtout pendant la digestion. Chez l'homme le foie contient souvent en même temps ces deux variétés de cellules.

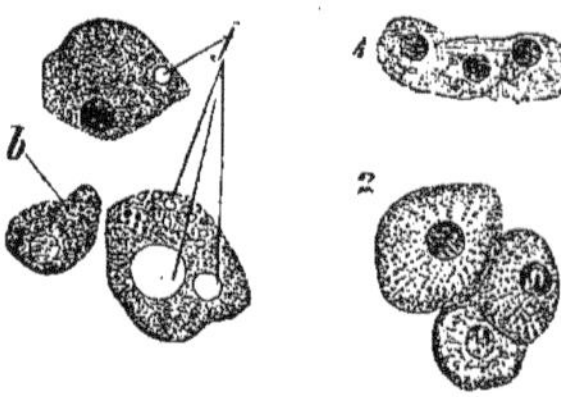

FIG. 147. — *Cellules hépatiques de l'homme.* (Gross. 560). Cellules isolées contenant des granulations graisseuses *f.* les unes petites les autres plus grosses. En *b.* encoche produite par un vaisseau sanguin (**Technique n· 104**).

FIG. 148. — *Cellules hépatiques vues sur une coupe.* — 1. Cellules provenant d'un sujet à jeun. — 2. Cellules pendant la digestion (**Technique n· 106**).

La disposition des cellules glandulaires peut être étudiée sur des coupes de foie. A un faible grossissement on distingue déjà dans ces coupes des champs polygonaux, séparés les uns des autres plus ou moins nettement suivant l'abondance du tissu conjonctif interstiel. Ces champs représentent les *lobules hépatiques* (qu'on désigne à tort sous le nom d'*acini*) ; ils ne sont constitués que par des cellules hépatiques et par des vaisseaux sanguins. La forme de chaque lobule est à peu près ovalaire (polygonale sur les coupes transversales) ; il mesure 2 mm. de long. sur 1 mm. de largeur.

Dans l'espace qui limite chaque lobule, on trouve les ramifications de la veine-porte, les *veines interlobulaires*, qui envoient dans l'intimité du lobule de nombreux capillaires convergeant vers la veine centrale (fig. 150). Les capillaires sont d'un calibre notable, 10 à 14 μ ; ils s'anastomosent plusieurs fois entre eux pendant leur trajet dans le lobule. Les cellules hépatiques occupent l'espace limité par ces capillaires. La disposition de ces cellules est donc radiée, et elles forment ce qu'on désigne sous le nom de *travées hépatiques*.

L'axe de chaque lobule est occupé par une petite veinule, la *veine cen-*

trale intra-lobulaire, dont la coupe transversale et longitudinale est visible même sur des foies non injectés (fig. 149). Les veines centrales for-

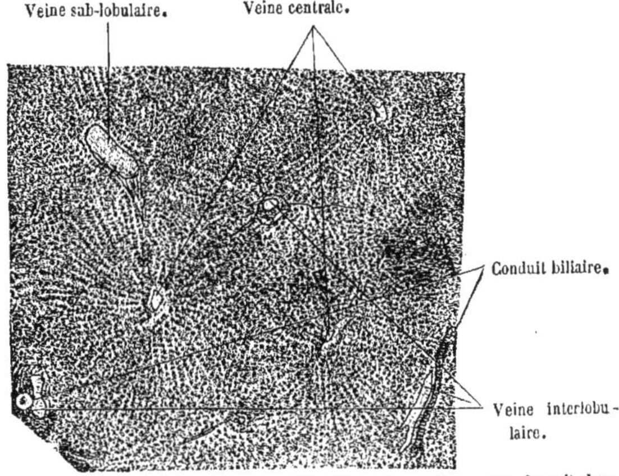

FIG. 149. — *Foie humain, fragment d'une coupe parallèle à la surface.* (Gross. 40). On voit deux lobules complets et en haut et à droite de la figure les 2/3 d'un autre lobule. Les lobules ne sont pas nettement délimités à leur périphérie, on les distingue seulement par leur veine centrale, et par les trabécules radiés de cellules hépatiques qui en partent (**Technique n° 106**).

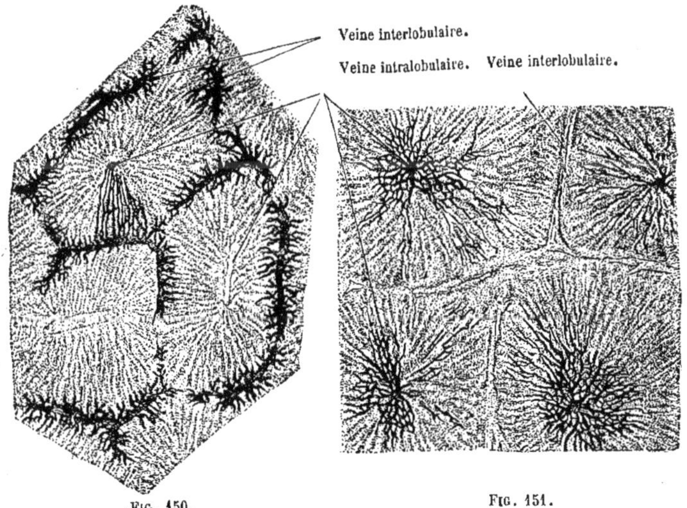

,FIG. 150.   FIG. 151.

FIG. 150. — *Fragment d'une coupe de foie de lapin parallèle à la surface.* Injection par la veine-porte. (Gross. 40). On voit trois lobules. La masse à injection a seulement rempli les branches de la veine-porte (V. interlobulaires), dans le lobule supérieur elle a pénétré jusque dans la veine centrale (**Technique n° 109**).

FIG. 151. — *Foie de chat, injection par la veine-cave inférieure.* Coupe parallèle à la surface. (Gross. 40). On voit 4 lobules hépatiques. La masse à injection a rempli la veine centrale et les capillaires qui s'y rendent ; elle n'a pas pénétré jusqu'à la veine-porte (**Technique n° 109**).

ment les origines des veines sus-hépatiques, et débouchent dans les veines *sus-lobulaires* qui cheminent du côté du lobule hépatique qui est légère-ment aplati et qu'on désigne sous le nom de base du lobule (fig. 152).

Les branches de l'*artère hépatique* suivent le trajet des ramifications-portes et se divisent dans le tissu inter-lobulaire en formant des réseaux qui entourent les conduits biliaires, les veines-portes et les veines hépatiques. Les veines qui naissent des capillaires de l'artère hépatique débouchent dans les veines interlobulaires ou dans la partie initiale des capillaires-portes. Dans la capsule du foie (v. plus bas) l'artère hépatique forme un réseau capillaire à larges mailles. Le trajet des vaisseaux sanguins peut donc être résumé de la façon suivante. Arrivée au niveau du hile du foie,

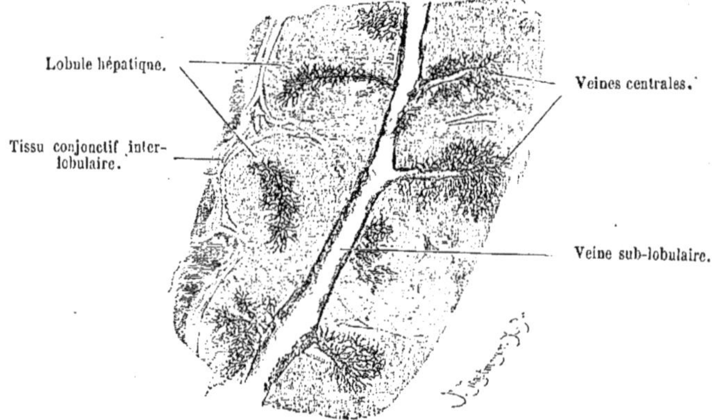

Fig. 152. — *Fragment d'une coupe perpendiculaire d'un foie de chat.* Injection par la veine-cave infé-rieure. (Gross. 15). Une veine sub-lobulaire coupée suivant sa longueur reçoit un certain nombre de veines centrales. La masse à injection n'a pénétré que dans les grosses branches veineuses.

la veine-porte se divise en un très grand nombre de branches de plus en plus fines qui occupent les espaces inter-lobulaires et forment ainsi les veines inter-lobulaires. De ces veines naissent des capillaires qui convergent vers l'axe du lobule pour déboucher dans la veine centrale ou intra-lobulaire qui occupe cet axe. Plusieurs veines intra-lobulaires s'unissent pour for-mer les veines sus-lobulaires qui, avant de former les grosses veines sus-hépatiques, ont un trajet inter-lobulaire. Les ramifications de l'artère hépa-tique de même que les capillaires de cette artère ne pénètrent pas dans le lobule, ils s'épuisent dans les espaces inter-lobulaires.

2. — Lumières glandulaires (capillaires biliaires) et conduits excréteurs (voies biliaires).

Il a été dit plus haut que, faisant exception à la disposition habituelle, la lumière glandulaire (capillaire biliaire) n'est pas limitée par plusieurs cellules hépatiques, mais par un petit nombre de cellules, par deux en général (fig. 146) ; en outre, les capillaires biliaires n'occupent pas une seule face de la cellule, mais plusieurs de ses faces. Ces capillaires biliaires s'unissent entre eux sous des angles différents et donnent ainsi naissance à un réseau *polygonal* entourant les cellules hépatiques (fig. 146).

Les capillaires biliaires siégent bien entendu dans le lobule hépatique et portent pour cette raison le nom de *voies biliaires intra-lobulaires*. A la périphérie du lobule, ces capillaires se continuent avec les voies biliaires inter-lobulaires qui possèdent une paroi propre ; celle-ci est constituée par une membrane propre amorphe et par des cellules épithéliales cylindriques peu élevées qui font directement suite aux cellules hépatiques. Les voies biliaires inter-lobulaires en se réunissant donnent naissance à des canaux biliaires de plus en plus volumineux. La paroi de ces canaux est formée de tissu conjonctif, de fibres élastiques et d'une simple couche de cellules cylindriques pourvues d'un plateau. On y trouve également des cellules caliciformes. Dans les gros conduits biliaires, tels que les canaux hépatique, cystique et cholédoque, le tissu conjonctif se différencie en deux couches, une couche sous-muqueuse et une tunique propre ; cette dernière contient des fibres musculaires lisses longitudinales et transversales, et des glandes en tube courtes, piriformes et tapissées par des cellules muqueuses. L'épithélium est également un épithélium cylindrique simple.

La structure de la *vésicule biliaire* est identique à celle des gros conduits biliaires ; mais le tissu conjonctif sous-jacent à l'épithélium cylindrique, tissu qui constitue la tunique propre, forme des plis anastomosés entre eux et contenant des traînées de fibres musculaires lisses.

On désigne sous le nom de *vasa aberrantia* les conduits biliaires qui suivent un trajet en dehors du parenchyme hépatique, et se terminent en culs-de-sac. On les trouve de préférence au niveau du bord gauche du foie (dans le ligament triangulaire gauche), au hile du foie, et dans le voisinage de la veine cave. Ils représentent les derniers vestiges de la substance hépatique qui existait à ce niveau pendant la période embryonnaire.

Le foie est entouré d'une capsule conjonctivo-élastique développée surtout au niveau du hile du foie. Elle porte le nom de *capsule de Glisson*, et accompagne les différents vaisseaux dans leur trajet intra-hépatique, où elle leur forme une gaîne spéciale. Le tissu conjonctif inter-lobulaire est généralement peu abondant. La délimitation des lobules est donc imparfaite (Voyez **technique n°s 105 et 106**).

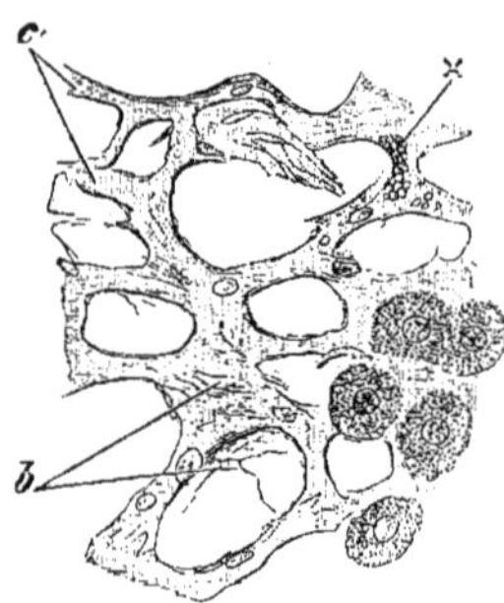

FIG. 153. — *Coupe de foie humain raitée au pinceau.* (Gross. 240). *c.* Capillaire sanguin contenant en X des globules rouges. *b.* Tissu conjonctif intralobulaire. La plupart des cellules hépatiques ont été chassées des mailles des capillaires, à droite seulement de la coupe on trouve encore cinq cellules (**Technique n· 107**).

Le tissu conjonctif inter-lobulaire envoie quelques fibres très fines dans l'intérieur du lobule, où elles forment le tissu conjonctif intra-lobulaire ; on ne sait pas encore si les cellules étoilées qu'on a observées dans ce dernier tissu sont de nature conjonctive.

Les *vaisseaux lymphatiques* du foie accompagnent les ramifications de la veine-porte, autour desquelles ils forment des réseaux plus ou moins riches ; ils accompagneraient les capillaires-portes dans leur trajet intralobulaire pour sortir du lobule avec la veine centrale. Les vaisseaux lymphatiques profonds s'anastomosent largement avec le réseau lymphatique à mailles étroites qu'on rencontre dans la capsule de Glisson.

Les *nerfs* du foie sont constitués par des fibres nerveuses dépourvues de myéline, mélangées de quelques rares fibres à myéline ; ces nerfs pénètrent dans le foie avec l'artère hépatique dont ils suivent les ramifications. Leur mode de terminaison est encore inconnu. Le trajet de ces nerfs est interrompu par la présence de cellules ganglionnaires.

Le produit de secrétion, *la bile*, contient souvent des gouttelettes graisseuses, des amas granuleux de matière colorante de la bile. La présence dans la bile de cellules cylindriques des conduits biliaires n'est qu'accidentelle.

15. — Péritoine.

Le péritoine est essentiellement constitué par des faisceaux conjonctifs et par un grand nombre de réseaux élastiques ; sa surface libre est recouverte d'une simple couche de cellules épithéliales, polygonales aplaties. L'union des feuillets péritonéaux et des organes sous-jacents (paroi abdominale, viscères) est réalisée par un tissu conjonctif *lâche*. (*Tissu conjonctif sous-séreux*).

Les *faisceaux conjonctifs* sont moins volumineux dans le feuillet viscéral du péritoine que dans son feuillet pariétal. Il en est de même de la couche que ces faisceaux forment par leur union, en s'entrecroisant en différents sens. Dans certains points, comme au niveau du grand épiploon, ou au centre du petit épiploon, ces faisceaux forment un réseau élégant à mailles polygonales ou rectangulaires. Les trabécules de ce réseau sont également recouverts de cellules épithéliales aplaties (fig. 154).

Les cellules conjonctives sont relativement peu nombreuses au milieu des faisceaux qui constituent le péritoine. Ce n'est que chez les jeunes animaux qu'on trouve des groupes assez riches de cellules analogues aux cellules plasmatiques et qui probablement jouent un rôle capital dans la formation des vaisseaux.

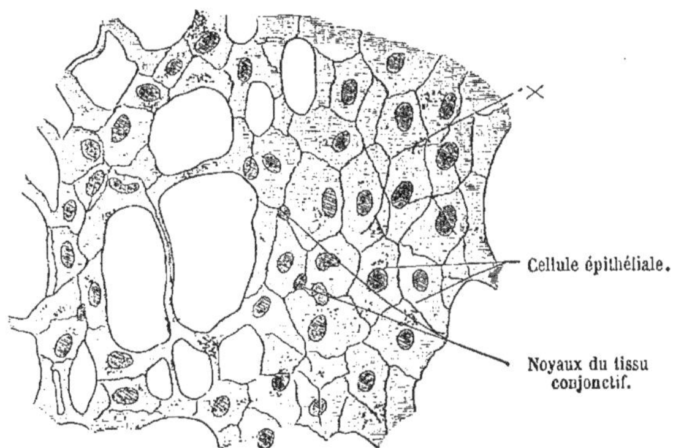

Fig. 154. — *Fragment du grand épiploon du lapin*. (Gross. 240). Faisceaux conjonctifs, les uns larges, les autres minces, formant des mailles. La striation des faisceaux est masquée par le montage au baume. En X, on voit par transparence les cellules épithéliales de la face opposée (**Technique n· 110**).

Les *fibres élastiques* atteignent leur plus grand développement dans les couches profondes du péritoine et notamment dans le feuillet pariétal.

Le *tissu sous-séreux* est constitué par un tissu conjonctif lâche, par un grand nombre de fibres élastiques et par de la graisse en plus ou moins grande abondance. Là où le péritoine jouit d'une grande mobilité, le tissu sous-séreux est en grande abondance ; au niveau du foie et de l'intestin il est tellement réduit, comme quantité, qu'il ne forme plus une couche distincte.

Le péritoine est peu riche en *vaisseaux sanguins* et en *nérfs*. Ces derniers se terminent en partie dans des corpuscules de Vater (page 111). Les lymphatiques siègent dans les couches superficielles et profondes du péritoine.

TECHNIQUE

Nᵒ 82. Cellules épithéliales plates de la cavité buccale. — On enlève avec un scalpel, en grattant la face supérieure de sa propre langue, un peu de mucus, qu'on examine dans une goutte d'une solution de sel de cuisine. Outre les cellules épithéliales plates isolées et pâles, on rencontre également des leucocytes (corpuscules salivaires), et si le grattage est un peu plus accentué, on trouve les extrémités des papilles filiformes souvent entourées d'une masse sombre finement granuleuse (micrococci). A côté des amas de microcoques on aperçoit des mycéliums (leptothrix buccalis). On peut colorer la préparation en déposant sur le bord de la lamelle couvre-objet une goutte de picro-carmin. On substitue ensuite à la matière colorante une goutte de glycérine acidulée et étendue d'eau, et l'on peut conserver la préparation si elle ne renferme pas un trop grand nombre de bulles d'air.

Nᵒ 83. Glandes à mucus. — Les glandes à mucus des lèvres ont l'aspect de nodules de la grosseur d'un grain de millet et peuvent être vues même à l'œil nu. Pour les préparations microscopiques, il faut couper sur la muqueuse de la lèvre inférieure (pas sur le bord) des fragments de 1 cent. environ ; on les fixe dans 50 cent. cubes d'acide sulfo-picrique de Kleinenberg et après 24 heures on les durcit dans 50 cent. cubes d'alcool progressivement renforcé. Trois jours après, on peut faire les coupes. On les fera nombreuses, pas trop minces, et on les colorera à l'hématoxyline de Boehmer. On choisit à l'œil nu celles qui renferment un conduit excréteur, et l'on monte dans le baume d'après les procédés ordinaires. Ces coupes doivent être examinées à un faible grossissement (fig. 110).

Nᵒ 84. Section de dents. — Il faut prendre des dents aussi fraîches que possible ; s'il s'agit de coupes transversales on prend un fragment de 2 mm. de large environ, s'agit-il au contraire de coupes longitudinales, il faut coller la dent entière avec de la cire à cacheter sur un bouchon et la traiter ainsi qu'il est indiqué au nᵒ 21. Les coupes longitudinales sont préférables, car elles montrent dans une préparation toutes les parties constitutives de la dent (fig. 111, 112, 113). Si l'on veut préparer des dents d'adultes, il faut procéder comme au nᵒ 23. L'émail se dissout complètement, de sorte qu'il ne reste que la dentine et le cément.

Nᵒ 85. Odontoblastes. — On plonge les dents extirpées d'une mâchoire de nouveau-né dans environ 60 cent. cubes de liquide de Müller ; après une immersion de 6 jours on réussit à enlever facilement la pulpe avec une petite pince ; on coupe ensuite aux ciseaux un fragment de la grosseur d'une lentille de la surface de la pulpe, et on le dissocie dans une goutte de liquide de Müller. Lamelle couvre-objet, légère pression et examen à l'aide de fort grossissement. On aperçoit sur les bords de la préparation les longs prolongements des odontoblastes. On y voit égale-

ment des odontoblastes complètement isolés (fig. 114). Si l'on veut conserver la préparation on fait passer pendant deux minutes sous la lamelle
un courant d'eau distillée qu'on remplace ensuite par du picro-carmin ;
une fois la coloration faite, on monte dans la glycérine acidulée et étendue
d'eau.

N° 86. Développement des dents. — Pour cette étude il faut
choisir, pour les premières périodes, des embryons de porc ou de mouton
qu'on trouve facilement à l'abattoir. Pour la première période, les embryons qui conviennent le mieux sont ceux de 6 cent. environ (fig. 116) ;
pour la seconde période (fig. 117) ceux de 10 à 11 cent. Pour les périodes ultérieures (fig. 119) les maxillaires inférieurs du chien et du chat
nouveau-nés donnent de très bonnes préparations. On fixe les têtes dans
100 cent. cubes d'acide sulfo-picrique de Kleinenberg (12-24 heures) et
on les durcit dans 80 à 120 cent. cubes d'alcool progressivement renforcé.
Après que les têtes ont séjourné 6 à 8 jours dans de l'alcool à 90°, elles
sont décalcifiées dans 100 cent. cubes d'eau distillée additionnés de 1 ou
2 cent. cubes d'acide azotique. Après décalcification complète (3 à 8 jours),
on durcit de nouveau dans l'alcool. On coupe après 5 ou 6 jours les
maxillaires inférieurs, on les divise par le milieu ; les maxillaires plus
grands seront coupés transversalement par morceaux de 1 à 2 cent. de
longueur qu'on colore en bloc (1) à l'aide de carmin boraté. Après coloration et décoloration complète les coupes doivent séjourner dans l'alcool
absolu plusieurs jours. Il faut ensuite les inclure dans le foie et pratiquer
des coupes transversales. Il est nécessaire de préparer un grand nombre
de coupes épaisses (20 à 40), car on ne peut utiliser que les coupes qui
portent sur le milieu de la dent. On monte dans le baume.

Il arrive parfois que l'émail se sépare de la papille de telle sorte qu'il
reste entre eux un espace libre.

La dentine est souvent d'un rouge très nuancé. La cause de ces variétés de tons réside dans les différences d'âge des diverses couches.

**N° 87. Papilles filiformes, fongiformes, caliciformes, folli-
cules linguaux.** — On excise sur la muqueuse qui recouvre la partie
supérieure de la langue de l'homme des fragments de 2 cent. de côté ; il
faut qu'un peu de muscle adhère encore à la face inférieure des fragments
excisés. Pour les papilles fongiformes, il faut choisir un fragment de la
pointe, pour les papilles filiformes on prendra sur le milieu et c'est sur un
fragment de la base qu'il faudra rechercher les papilles caliciformes. Pour
les follicules linguaux dont on voit à l'œil nu l'orifice punctiforme, c'est
aussi à la base de la langue qu'il faudra les étudier. On prend donc un
fragment de muqueuse de 2 cent. de côté et on le plonge dans 100 à 200
cent. cubes de liquide de Müller. On devra changer le liquide plusieurs
fois par jour. Après 14 jours les morceaux sont lavés et durcis dans
l'alcool progressivement renforcé. On fera des coupes épaisses, longitu-

(1) Malgré la longueur du procédé, la coloration en bloc est préférable à la coloration de chaque coupe séparée, quand surtout il est nécessaire de colorer beaucoup
de coupes pour des recherches délicates.

dinales, pour les papilles filiformes. On colorera ces coupes avec l'hématoxyline de Boehmer et l'on montera dans le baume (fig. 119 à 121).
Les fragments qui ont servi pour les coupes dessinées fig. 122 et 123
avaient été durcis dans 50 cent. cubes d'alcool absolu. Les langues de
lapin peuvent être plongées en entier dans 200 cent. cubes de liquide de
Müller ; quant au traitement ultérieur il est le même que celui que nous
venons d'exposer. Des coupes transversales épaisses passant par la partie
antérieure de la langue donnent de bons renseignements sur la disposition
des muscles. A la base de la langue on voit à l'œil nu de belles glandes à
mucus, et des glandes à sécrétion albumineuse.

N° 88. Tonsille. — Les tonsilles des adultes ne donnent que des figures peu instructives. La préparation est la même que celle indiquée
n° 87. Les amygdales de lapins et de chats sont préférables pour l'étude de
ces organes. Pour les découvrir il faut procéder de la manière suivante.
On dissèque la partie antérieure du cou, on coupe la trachée et l'œsophage
au ras du sternum à l'aide de ciseaux forts. On saisit avec une pince l'extrémité supérieure de la trachée et l'on dissèque à l'aide de ciseaux les
deux conduits, (on coupe à cette occasion les cornes de l'os hyoïde) ; on
monte en rasant la face antérieure de la colonne vertébrale jusqu'au pharynx. Arrivé dans ce point, on incise la paroi pharyngienne, on coupe
ensuite les muscles insérés sur la partie médiane du maxillaire inférieur
depuis l'angle de la mâchoire jusqu'au frein de la langue. Pour les lapins
on doit couper les deux commissures des lèvres et dégager avec des ciseaux
introduits par la bouche le frein de la langue et le muscle génioglosse.
On attire ensuite la trachée en bas, on pousse la langue entre les branches
du maxillaire et l'on coupe les derniers points d'attache tout près de l'os.
La langue est alors placée sur une table, la face supérieure regardant en
haut ; on coupe avec des ciseaux fins la paroi postérieure du pharynx
jusqu'au larynx et l'on écarte les lèvres de l'incision, les tonsilles apparaissent alors comme deux saillies ovalaires d'environ 5 mm. placées de
chaque côté de la paroi du pharynx. On peut les fixer dans 60 cent. cubes
d'acide sulfo-picrique de Kleinenberg et les durcir dans 50 cent. cubes
d'alcool progressivement renforcé. On peut colorer à l'hématoxyline de
Boehmer ou à l'éosine et à l'hématoxyline. Enfin on monte dans le baume.

N° 89. Œsophage. — On fixe des fragments de 2 cent. de côté environ de l'œsophage de l'homme, ou des fragments de 2 cent. de long
comprenant tout le tube œsophagien du lapin ou du chat dans 60 cent.
cubes de liquide de Müller, et on les durcit dans 50 cent. cubes d'alcool
progressivement renforcé. Coloration à l'hématoxyline de Boehmer ; montage au baume (fig. 124).

N° 90. Estomac. Tuniques.—Pour les préparations topographiques
de l'estomac et de ses tuniques, on met des fragments de 2 à 5 cent. pendant
2 à 5 jours dans 100 à 150 cent. cubes d'acide chromique à 0,5 0/0 (1),

_____

(1) Pour détacher le mucus stomacal adhérent à la muqueuse, il faut agiter lentement les fragments dans la solution d'acide chromique.

il faut renouveler le liquide après une demi-heure, on durcit ensuite ces fragments dans de l'alcool progressivement renforcé (60 cent. cubes). Les coupes épaisses et non colorées sont conservées dans le baume (fig. 125).

N° 91. Glandes stomacales à l'état frais. — On excisera de la grosse tubérosité de l'estomac d'un lapin, récemment sacrifié, un petit fragment de 2 cent. de côté. On sépare la tunique musculaire qui adhère faiblement à la muqueuse, et pour cela on saisit cette dernière par son bord gauche à l'aide d'une pince et l'on excise avec des ciseaux fins une bande très étroite (0,5 à 1 mm. de largeur), cette bande est dissociée dans une goutte de solution de sel de cuisine à 0,5 0/0. On réussit sans grande peine à isoler le corps et la base des glandes de la grosse tubérosité. Les corps des cellules de revêtement (fig. 126) apparaissent clairement. Les cellules principales ne sont pas visibles. On peut colorer les noyaux au picro-carmin et conserver la préparation dans la glycérine diluée. Il faut une dissociation très soigneuse pour isoler les glandes pyloriques.

N° 92. Épithélium stomacal isolé. — On plonge un fragment de 1 cent. cube de muqueuse stomacale pendant 5 heures dans 30 cent. cubes d'alcool au tiers de Ranvier. Dans la plupart des cellules, la partie muqueuse occupe une grande place; on voit donc ainsi des images analogues à celles de la figure 5 c. On peut colorer sous la lamelle couvre-objet avec du picro-carmin, et conserver la préparation dans de la glycérine diluée et acidulée.

N° 93. Glandes. — L'estomac de chien ou chat, de préférence, à jeun depuis 1 à 2 jours, fournit d'excellentes préparations. L'estomac de lapin ne doit pas être employé à cause du petit volume des cellules principales. On plonge des fragments de muqueuse d'environ 1 cent. de côté dans 10 cent. cubes d'alcool absolu, que l'on renouvelle après une demi-heure et en doublant la quantité d'alcool. La forme des glandes peut déjà être reconnue dans les coupes de moyenne épaisseur; il n'y a qu'un seul inconvénient, c'est que les tubes des glandes sont très rapprochés les uns des autres. Cet inconvénient est moins prononcé chez l'homme, mais son estomac ne peut être utilisé que plusieurs heures après la mort. Pour étudier la structure plus fine des glandes ainsi que de l'épithélium superficiel, il faut faire des coupes très fines en ayant soin d'inclure les fragments dans du foie.

a) Pour les glandes de la grosse tubérosité, les cellules principales et les cellules de revêtement, il faut colorer à l'éosine des coupes verticales et plutôt parallèles, ces coupes ensuite sont montées dans le baume. Sur les coupes épaisses tout est coloré en rouge; les grosses cellules de revêtement colorées en rouge masquent les cellules principales plus petites. Il faut rechercher les parties les plus fines des coupes, surtout le fond des glandes où les cellules de revêtement n'abondent pas. On reconnaît alors les cellules de revêtement, même à un faible grossissement, comme formant des taches rouges non continues sur un fond rosé. Les coupes réussies offrent à un fort grossissement des cellules principales plus petites peu ou point colorées (fig. 128, A). Par cette méthode les noyaux ne sont mis en évidence que très faiblement. Des coupes fines, colorées avec l'hématoxyline de Boehmer et l'éosine, donnent de très belles préparations. La lumière très étroite des glandes de la grosse tubérosité est encore plus visible sur les coupes transversales des conduits. Les prolongements des cellules de revêtement ne peuvent être observés que sur des coupes extrêmement bien faites.

b) Les glandes du pylore se préparent en faisant des coupes verticales et transversales de la muqueuse, en les colorant avec l'hématoxyline de Boehmer et en les montant dans le baume. La lumière des glandes du pylore est plus large que celle des glandes de la grosse tubérosité (fig. 128, D E).

Nᵒ 94. Glandes de Brünner. — On coupera l'estomac et le duodénum d'un chat une heure environ après la mort (1), on les ouvre tous les deux dans le sens de la longueur, on chasse le contenu en agitant doucement dans une solution de sel de cuisine et l'on plonge la partie pylorique et la moitié supérieure du duodénum, c'est-à-dire un fragment de la longueur de 5 à 6 cent. pendant 3 à 6 jours dans 100 à 150 cent. cubes d'acide chromique à 0,5 0/0. Ultérieurement on procède comme il est indiqué nᵒ **90**. On fait des coupes longitudinales qui portent simultanément sur le pylore et le duodénum. On colore, mais la chose est difficile avec l'hématoxyline de Boehmer, et l'on conserve dans la glycérine ou dans le baume (fig. 133).

Nᵒ 95. Épithélium de l'intestin grêle et villosités intestinales. — On taille dans l'intestin grêle d'un lapin récemment sacrifié, un fragment d'environ 1 cent. de longueur, on l'ouvre dans le sens de la longueur et l'on chasse le contenu intestinal, en y versant avec précaution une solution de sel de cuisine à 0,75 0/0. On saisit le fragment par le bord gauche avec une petite pince et on y découpe à l'aide de ciseaux fins une bandelette étroite qu'on place avec une goutte de solution de sel de cuisine sur une lame porte-objet reposant sur un fond noir. A l'œil nu, on peut déjà voir les villosités dépasser le bord de la bandelette. La préparation est ensuite examinée sous la lamelle couvre-objet à un faible grossissement. On aperçoit les villosités les unes allongées, les autres rétractées, ces dernières se reconnaissent aux replis qui les sillonnent (fig. 134). Par ce procédé on ne voit aucun détail. Si l'on pose une lamelle les villosités comprimées s'écartent les unes des autres et deviennent plus claires, on reconnaît nettement l'épithélium cylindrique et au-dessous le réseau artériel. Si l'épithélium contient des cellules caliciformes, elles apparaissent sous la forme de taches brillantes et arrondies. Pour étudier l'épithélium on peut :

a) Dissocier le petit fragment ; les cellules cylindriques se détachent, soit séparément, soit par groupes, et on peut les examiner à un fort grossissement. Il arrive assez fréquemment de trouver des cellules cylindriques bombées et boursouflées et l'on voit le plateau basal décomposé en

---

(1) Si on prend les organes immédiatement après la mort, la musculature lisse de l'intestin se contracte et les parois intestinales se ratatinent complètement.

bâtonnets très apparents. Les cellules caliciformes sont reconnaissables, quand elles existent, à leur éclat uniforme. Une bonne observation permet de voir nettement le contour de leur orifice. Parfois les cellules épithéliales se séparent difficilement de la couche sous-jacente ; en pareil cas on attend une heure, et l'épithélium est dès lors suffisamment macéré pour pouvoir se détacher facilement.

b) Pour avoir des préparations durables, il faut plonger 1 cent. environ d'intestin, ouvert dans le sens longitudinal dans 30 cent. cubes de liquide de Müller ; on ôte le fragment 3 à 5 jours après, on gratte la surface muqueuse avec la pointe d'un scalpel, et on mélange une parcelle du produit de grattage avec une goutte de glycérine diluée. Le tout est recouvert d'une lamelle et la préparation est examinée à un fort grossissement (fig. 129).

Nᵒ 96. Intestin grêle. — Pour préparer les coupes de l'intestin grêle, il faut plonger des fragments de 2 à 4 cent. de long de l'intestin d'un lapin (ou mieux d'un chien ou d'un chat jeunes) dans 100 à 200 cent. cubes de liquide de Müller qu'on renouvelle très fréquemment. Après 2 à 6 semaines on lave les fragments pendant 1 heure ou deux dans de l'eau courante, et on les durcit dans environ 100 cent. cubes d'alcool progressivement renforcé On peut faire des coupes transversales à travers tout le canal intestinal, généralement on n'obtient ainsi que des parties de villosités. Si l'on veut obtenir des villosités entières il faut couper avec un rasoir dans le sens longitudinal un fragment d'intestin durci, ensuite on l'étale avec des épingles sur une plaque en liège, la muqueuse regardant en haut. A l'œil nu, on voit les villosités qui font saillie. On pratique alors sur ce morceau d'intestin des coupes transversales épaisses que l'on colore avec l'hématoxyline de Boehmer et qu'on conserve dans le baume. On trouve assez fréquemment des cellules caliciformes dans l'épithélium (fig. 130). L'intestin de l'homme doit, avant d'être plongé dans le liquide de Müller être coupé et lavé dans ce même liquide. Il est bon de prendre des fragments d'environ 5 cent., de les étaler immédiatement sur du liège et de les durcir après les avoir ainsi fixés. Si l'intestin n'est pas très frais, tout l'épithélium de la surface se détache en masse, de sorte que les villosités conjonctives restent à nu. Les coupes de l'intestin faites parallèlement à la surface, fournissent de très bonnes préparations microscopiques. Il arrive fréquemment que sur ces coupes transversales les glandes tombent et ne laissent à leur place que la tunique propre conjonctive.

Nᵒ 97. Plaques de Peyer. — Chez le lapin, on les voit à travers la paroi avant même d'ouvrir l'intestin ; chez les chiens et les chats on ne les voit pas toujours à cause de la grande épaisseur de la tunique musculaire. Ces derniers animaux ont constamment des plaques au point où l'intestin grêle débouche dans le gros intestin. Chez les lapins on coupe les fragments de l'intestin contenant des plaques de Peyer, et l'on procède comme il est dit nᵒ **96**.

Chez les chats on coupe, dans le sens de la longueur, la partie inférieure de l'iléon (environ 2 cent.) ainsi qu'un égal fragment de cœcum, puis on

étale le tout sur une plaque de liège, la paroi muqueuse tournée en haut.
Le plus souvent il existe là une espèce de boue qui résiste assez au lavage
avec le liquide de Müller et qui colle ensuite les villosités de telle sorte
qu'on n'obtient que des coupes obliques de villosités. Traiter ensuite
comme il a été indiqué n° **96**. L'appendice vermiculaire du lapin contient
dans son cul-de-sac des nodules très rapprochées qui laissent à la muqueuse si peu d'espace, qu'il est difficile de s'orienter sur les coupes
transversales ; ces coupes semblent très compliquées surtout pour les débutants. La fixation dans une solution à 0,4 0/0 d'acide chromique et le
durcissement consécutif par l'alcool progressivement renforcé, rend les
centres germinatifs très clairs, mais cette méthode n'est pas aussi bonne
pour les autres éléments que le liquide de Müller. Celui-ci a surtout cet
avantage, que les leucocytes, à la suite de la coloration à l'hématoxyline
deviennent très foncés, et de cette façon se différencient facilement des
noyaux des cellules épithéliales qui sont plus clairs.

N° 98. Gros intestin. — Les fragments vides sont traités comme il
est indiqué n° **96**. Les fragments remplis doivent être coupés, lavés et
étalés sur une plaque de liège.

N° 99. Glandes du gros intestin du lapin à l'état frais. — On
coupe un fragment de 1 cent. environ de la partie la plus inférieure du
gros intestin, et on le met sur une lame bien sèche. Après l'avoir ouvert à
l'aide de ciseaux, on l'étale de façon à ce que la face muqueuse regarde
en haut ; on y verse une goutte de solution de sel de cuisine à 0,75 0/0
et l'on coupe avec des ciseaux fins une très mince bandelette. On la transporte dans une goutte de solution de sel de cuisine sur une autre lame, et
avec des épingles l'on détache la muqueuse de la couche musculaire. Après
avoir dissocié soigneusement, on recouvre d'une lamelle en comprimant
légèrement. On voit très bien à un faible grossissement les tubes des glandes, très difficilement au contraire leur embouchure. La face des cellules
glandulaires qui regarde la lumière de la glande est souvent granuleuse.
Un fort grossissement permet d'apercevoir un bel épithélium cylindrique
vu tantôt de côté, tantôt de face. Souvent le contenu des cellules caliciformes n'est pas clair comme sur des coupes, il est plutôt sombre.

N° 100. Vaisseaux de l'estomac et de l'intestin. — On injecte
les vaisseaux par l'aorte descendante, on plonge les organes dans 50 à
200 cent. cubes de liquide de Müller, et on les durcit dans l'alcool de
plus en plus concentré. D'un côté, on pratique des coupes épaisses (jusqu'à
1 mm. d'épaisseur), et on les conserve non colorées dans le baume
(fig. 136). D'un autre côté on fait des préparations de surface qui
sont très instructives si l'on prend soin de changer la mise au point, et
d'employer un faible grossissement. Dans ce but on peut plonger des fragments de gros intestin de 1 cent. dans l'alcool absolu, ensuite dans 5 cent.
cubes d'essence de térébenthine, et les monter ensuite dans le baume.
Il est facile également de détacher la muqueuse de la partie musculaire et de monter chacune de ces couches séparément dans le baume.
La figure 105 représente une préparation de ce genre.

N° 101. Plexus d'Auerbach et de Meissner. — Pour la préparation de ces plexus il faut des intestins à paroi musculaire peu épaisse ; les intestins de lapin et de cochons d'Inde conviennent bien, mais non ceux du chat. Il n'est pas nécessaire que l'intestin soit complètement frais, les intestins grêles d'enfants morts depuis plusieurs jours peuvent être encore utilisés. On prépare d'abord 200 cent. cubes d'acide acétique étendu d'eau : 10 gouttes d'acide acétique cristallisé (ou 25 gouttes d'acide acétique ordinaire) pour 200 cent. cubes d'eau distillée. On détache un morceau d'intestin grêle du mésentère, 10 à 30 cent. environ, et on chasse le contenu de ce fragment en exerçant une légère pression au moyen du doigt. On lie l'extrémité inférieure et après avoir versé à la partie supérieure l'acide acétique étendu d'eau, on pose une seconde ligature sur l'extrémité supérieure, et l'on plonge le morceau entier dans le restant d'acide acétique. Une heure après on change le liquide. Au bout de 24 heures, on transporte l'intestin dans de l'eau distillée ; et à l'aide de ciseaux, l'on incise à côté de l'insertion mésentérique, en prenant des fragments d'un cent. de long environ. On réussit aisément à séparer avec des pinces la muqueuse de la couche musculaire, ces deux couches ne sont bien adhérentes qu'au niveau de l'insertion mésentérique.

a) *Plexus d'Auerbach.* — Si l'on dispose un papier noir sous le cristallisoir, on voit déjà à l'œil nu les petites nodosités du plexus d'Auerbach. Un fragment de la couche musculaire d'environ 1 cent., placé sur une lame avec une goutte d'acide acétique étendu d'eau, constitue une très belle préparation, même quand on l'examine à un faible grossissement (fig. 137). Si l'on désire conserver la préparation, il faut placer les morceaux pendant une heure dans environ 30 cent. cubes d'eau distillée qu'on change plusieurs fois. On les porte ensuite pendant 8 à 16 heures dans 5 à 10 cent. cubes d'une solution à 1 0/0 d'acide osmique maintenue dans l'obscurité. On lave à l'eau distillée et l'on conserve dans la glycérine étendue d'eau. Les préparations traitées par l'acide osmique ne sont pas aussi belles que celles qu'on obtient avec l'acide acétique. Chez le cobaye on peut facilement détacher les deux couches musculaires l'une de l'autre (1) ; le plexus adhère alors à l'une d'elles ; des fragments, plongés pendant une heure dans de l'eau distillée, peuvent être ensuite traités par le chlorure d'or et conservés dans le baume. Quand on veut traiter par le chlorure d'or il ne faut pas prendre l'intestin de l'homme, parce que chez lui les deux couches musculaires se colorent en rouge en même temps que le plexus, et celui-ci est en partie masqué.

b) *Plexus de Meissner.* — On gratte avec un bistouri l'épithélium de la muqueuse isolée, on place un morceau d'environ 1 cent. sur l'objectif, et l'on recouvre d'une lamelle sur laquelle on exerce une légère pression. Il faut examiner à un faible grossissement (fig. 138).

Pour conserver la préparation on peut procéder comme il est indiqué n° 101 ; mais il est préférable d'étaler le morceau avant de le plonger

---

(1) Mais seulement au cas où on a rempli l'intestin immédiatement après la mort. Il est probable que si chez l'homme ces deux couches sont toujours adhérentes, c'est que l'intestin n'est jamais frais.

dans l'huile de lavande, et de le comprimer un peu afin de chasser complètement l'alcool.

On voit, outre les nerfs, beaucoup de vaisseaux qu'il est facile de reconnaître autant par leur structure que par la position transversale des noyaux de leur tunique musculaire.

N° 102. Glandes parotide, sous-maxillaire et sublinguale. — Les pièces provenant de l'organisme humain quand elles sont prises en hiver peuvent être utilisées, même 3 ou 4 jours après la mort. Des fragments de 0,5 à 1 cent. de côté sont placés dans 30 cent. cubes d'alcool absolu. Le liquide est changé après 5 à 20 heures. Au bout de 3 jours les morceaux peuvent être coupés ; on peut, si l'on veut, ne les utiliser que plus tard. Un des fragments est coloré en masse au moyen du carmin boraté, un autre est inclus dans du foie, pour être débité en coupes aussi fines que possible. Il n'est pas nécessaire que les coupes soient larges, il suffit qu'elles aient 2 mm. de côté. On colore à l'hématoxyline de Boehmer pendant 3 minutes. Il faut transporter les coupes, pendant la coloration, avec grande précaution, parce que les plus fines s'émiettent très facilement. On fait une double coloration avec l'éosine et l'on monte dans le baume (les coupes très fines, après la coloration à l'hématoxyline, pourront être examinées dans de l'eau, car les limites des cellules sont alors bien plus nettes). Si les colorations réussissent, les conduits salivaires et les croissants sont rouges. Dans la glande sublinguale et dans les cellules muqueuses de la glande sous-maxillaire, la membrane propre apparaît également colorée en rouge ; mais il ne faut pas la confondre avec la coupe des bords des croissants, ceux-ci sont granuleux tandis que la membrane propre est homogène (fig. 139). Les cellules muqueuses paraissent très claires sur les préparations au carmin boraté ; sur les préparations à l'hématoxyline, elles sont tantôt claires, tantôt colorées en bleu plus ou moins foncé (fig. 139, *3*). Ce qui se colore est un réticulum qui se trouve à une certaine période de fonctionnement dans chaque cellule muqueuse. Les pièces intermédiaires très courtes de la glande sous-maxillaire sont très difficiles à trouver ; sur la parotide on les voit, au contraire, facilement (il en est de même chez le lapin). Parmi les culs-de-sac terminaux, on ne peut utiliser pour l'étude que les morceaux qui sont exactement divisés par le milieu (fig. 139, *1*, *2*, *3*) et dont la lumière est visible ; les coupes obliques ou tangentielles (fig. 139, *4*, *5*, *6*, *7*) qui sont si nombreuses, sont d'une interprétation difficile.

N° 103. Pancréas. — Le pancréas de l'homme ne peut le plus souvent pas être employé. Même technique que pour la parotide, n° **102**. L'aspect grenu caractéristique de la portion des cellules glandulaires dirigée du côté de la lumière du canal ne peut être observé dans les préparations au baume (fig. 144). Par contre si l'on prend sur un chat un petit fragment de pancréas frais, et si on le dissocie dans une goutte d'eau salée à 0,75 0/0, on voit même à un faible grossissement que les cellules sont comme tachées ; une portion de ces cellules est claire, l'autre est grenue. Un grossissement plus fort donne des images analogues à celles représentées fig. 143.

N° 104. Cellules hépatiques. — On coupe un foie frais et l'on gratte la surface avec un bistouri dirigé obliquement. La substance hépatique obtenue par le grattage est portée sur une lame dans une goutte de solution saline et recouverte d'une lamelle. On examine successivement à un faible et à un fort grossissement (fig. 147). Outre les cellules hépatiques, la préparation contient de nombreux globules sanguins colorés et non colorés.

N° 105. Lobules hépatiques. — De petits morceaux (environ 2 cent.) de foie de cochon sont plongés dans 30 à 50 cent. cubes d'alcool absolu. La division en lobules hexagonaux, qu'on peut déjà bien observer à l'œil nu sur la surface du foie, apparaît encore beaucoup plus clairement sur les surfaces de coupe après une minute de séjour dans l'alcool. L'orifice de la veine centrale se voit également très bien. Après 3 jours de durcissement, on peut pratiquer des coupes que l'on colore par l'hématoxyline de Boehmer. Sur ces coupes la division en lobules est très nette, même quand on n'emploie qu'un faible grossissement ; mais si l'on veut étudier les cellules hépatiques ou les conduits biliaires, il vaut mieux avoir recours à d'autres préparations.

N° 106. Foie de l'homme. — On prend des fragments de foie humain aussi frais que possible (1), ces fragments doivent avoir 2 cent. de côté, on les fixe pendant 4 semaines dans 200 cent. cubes de liquide de Müller et on les durcit ensuite dans 100 cent. cubes d'alcool progressivement renforcé. Coloration à l'hématoxyline de Boehmer et mieux à l'éosine, montage au baume. A cause du peu de développement du tissu conjonctif inter-lobulaire, les lobules sont peu distincts. La délimitation des lobules se distingue bien mieux à l'œil nu qu'au microscope. Pour l'orientation il faut que le débutant considère que les coupes isolées des vaisseaux correspondent à des veines hépatiques, tandis que plusieurs vaisseaux ensemble correspondent à des vaisseaux de la *veine-porte*, à des ramifications de l'artère hépatique et des conduits biliaires, donc à des espaces inter-lobulaires. Les coupes exactement transversales des veines centrales sont faciles à reconnaître parce qu'elles constituent un centre de rayonnement pour les travées de cellules hépatiques (fig. 149).

N° 107. Capillaires et tissu conjonctif intra-lobulaire. — Pour les mettre en évidence, il faut prendre quelques coupes fines, doublement colorées, du foie de l'homme (n° **106**), les agiter pendant 2 à 3 minutes dans un tube à essai à moitié rempli d'eau distillée. Les cellules hépatiques se détachent en partie (fig. 153) ; les bords de la préparation sont examinés dans une goutte d'eau. Les préparations ainsi traitées peuvent être conservées dans le baume, mais les faisceaux délicats du tissu conjonctif disparaissent.

(1) Pour l'étude de la vésicule biliaire et des gros conduits biliaires, il ne faut employer que des foies absolument frais, car la bile qui est alcaline imprègne après la mort toutes les parois ambiantes et les rend impropres aux recherches microscopiques.

N° 108. Foie de grenouille. Capillaires biliaires. — On plonge pendant 3 semaines tout le foie frais d'une grenouille dans environ 150 cent. cubes de liquide de Müller, on lave ensuite pendant une heure dans de l'eau (autant que possible courante) et on durcit dans 100 cent. cubes d'alcool progressivement renforcé et à l'abri de la lumière. Les coupes fines, perpendiculaires à la surface, parallèles au bord tranchant du foie, sont colorées pendant 3 minutes avec l'hématoxyline de Boehmer et conservées dans le baume. Un fort grossissement permet de voir les coupes des capillaires sous forme de petits points brillants (fig. 145). Le commençant doit se garder de confondre les vacuoles qui apparaissent à certaines périodes de fonction des cellules hépatiques (fig. 145, *v*) avec les capillaires biliaires, elles s'en distinguent parce qu'ils n'ont pas de contours aussi nets et parce qu'elles sont de dimensions très variées.

N° 109. Vaisseaux sanguins hépatiques. — *a*) On tue un lapin sous le chloroforme, sans le saigner, on prend des fragments de foie de 2 cent. de côté et on les plonge dans 50 cent. cubes d'alcool absolu. Deux jours après on voit déjà à la surface du fragment hépatique l'injection naturelle des vaisseaux marquée par des taches brunes situées au milieu des lobules. Des coupes épaisses, pratiquées parallèlement à la surface, sont montées sans coloration aucune dans le baume. Grossissement faible. Souvent il n'y a que les coupes superficielles du foie qui contiennent des vaisseaux remplis.

b) Parmi toutes les injections artificielles, celles du foie sont celles qui réussissent le mieux. On injecte du bleu de Prusse soit dans la veine-porte, soit dans la veine-cave inférieure. Dans ce dernier cas, on doit avoir soin d'ouvrir l'animal au-dessus du diaphragme, de laisser reposer le cœur sur le diaphragme et de lier la canule dans la veine-cave inférieure en passant par l'oreillette droite.

Le foie injecté est plongé d'abord en entier dans environ 500 cent. cubes de liquide de Müller ; après 6 jours on peut exciser des fragments d'environ 2 cent. sur les parties qui paraissent le mieux injectées ; on les replonge ensuite de 2 à 3 semaines dans environ 150 cent. cubes de liquide de Müller et enfin on les durcit dans 100 cent. cubes environ d'alcool progressivement renforcé. Les coupes épaisses de ce foie doivent être montées non colorées dans le baume (fig. 150, 151, 152).

N° 110. Épithélium péritonéal. — Un lapin étant sacrifié, on ouvre le ventre avec des ciseaux par une incision cruciale, et l'on introduit sous le grand épiploon, en ayant soin de ne pas le toucher avec les doigts, un cadre de liège de 2 cent. environ. L'épiploon est fixé avec quelques épingles, on coupe tout autour du cadre et l'on plonge le morceau découpé dans 20 à 30 cent. cubes d'une solution de nitrate d'argent à 1 0/0. Après 30 minutes environ la solution prend l'aspect laiteux ; à ce moment on enlève le cadre, on lave soigneusement à l'eau distillée l'épiploon encore tendu, et l'on place le tout dans un petit cristallisoir, rempli d'environ 100 cent. cubes d'eau distillée et exposé à la lumière solaire. Au bout de quelques minutes la coloration brune paraît. On transporte alors la pièce dans environ 50 cent. cubes d'alcool à 70° (l'épiploon doit plonger dans l'alcool) ; une demi-heure après on coupe avec des ciseaux des fragments de 5 à 10 mm., on les colore à l'hématoxyline de Boehmer et on monte dans le baume. Si la lumière du soleil vient à faire défaut, il faut d'abord laver la préparation que l'on vient d'ôter de la solution d'argent, la plonger ensuite pendant à peu près 20 heures dans 30 cent. cubes d'alcool à 70°, puis la plonger dans une même quantité d'alcool à 90°, et exposer cette dernière solution aux premiers rayons de la lumière solaire.

N° 111. Réseau conjonctif du grand épiploon. — Il s'obtient en colorant l'épiploon frais de l'homme avec quelques gouttelettes de picro-carmin. Monter dans de la glycérine diluée et non acidulée.

VI. — Organes de la respiration.

1. — Larynx.

La *muqueuse laryngée* est la continuation de la muqueuse pharyngée ;
elle comprend comme cette dernière un épithélium, une tunique propre,
et une sous-muqueuse qui relie la muqueuse aux couches sous-jacentes.

L'*épithélium* est presque partout un épithélium vibratile stratifié à cils
dirigés du côté du pharynx ; au contraire les cordes vocales vraies, la
partie antérieure du cartilage aryténoïde et la surface inférieure et postérieure de l'épiglotte sont tapissées par un épithélium pavimenteux stratifié.

La *tunique propre* est composée de nombreuses fibres élastiques et de
tissu conjonctif fibrillaire qui, chez les animaux, s'épaissit pour constituer
sur les confins de l'épithélium une membrane propre. La tunique propre
renferme un grand nombre de leucocytes migrateurs. On trouve même
dans la muqueuse des ventricules de Morgagni du chien et du chat,
des follicules solitaires. La muqueuse contient des papilles, surtout dans
les portions pourvues d'un épithélium pavimenteux stratifié.

La *sous-muqueuse* contient des glandes muqueuses tubuleuses et ramifiées, de 0, 2 à 1 mm. de diamètre.

Les *cartilages* du larynx sont surtout constitués par du cartilage hyalin
offrant les mêmes particularités que le cartilage costal.

C'est cette structure que présentent le cartilage thyroïde, le cricoïde et
la majeure partie des aryténoïdes. L'épiglotte, les cartilages de Wrisberg et de Santorini, ainsi que les apophyses vocales des aryténoïdes
sont formés de cartilage élastique. Quelquefois les cartilages corniculés
sont constitués par du fibro-cartilage.

Le larynx est riche en *vaisseaux sanguins* et en *nerfs*. Les vaisseaux
forment plusieurs (2 ou 3) réseaux étalés en surface et auxquels fait suite
un réseau capillaire situé immédiatement au-dessous de l'épithélium. Les
vaisseaux lymphatiques forment aussi deux réseaux également étalés en
surface et reliés entre eux. De ces deux réseaux, le plus superficiel est
constitué par des vaisseaux étroits et se trouve situé sous le réseau des
capillaires sanguins.

Les nerfs contiennent sur leur trajet des ganglions nerveux microscopiques ; les uns se terminent par des corpuscules en massue et les autres
par des boutons gustatifs.

2. — Trachée.

La muqueuse à cils vibratiles de la trachée est constituée de la même façon que celle du larynx. La différence porte sur les faisceaux élastiques qui forment dans la trachée un réseau serré où les faisceaux longitudinaux prédominent. Ce réseau recouvre les glandes. Les cartilages sont hyalins. La partie postérieure de la trachée est formée par des fibres musculaires lisses. Les glandes à mucus de la paroi postérieure sont remarquables par leurs dimensions (2 mm.). Elles traversent souvent la couche musculaire, de sorte qu'elles se trouvent en partie situées au-dessous d'elle.

Les vaisseaux sanguins, les lymphatiques et les nerfs se comportent comme dans le larynx.

3. — Bronches et poumons.

Les poumons sont des glandes alvéolaires composées, constituées, comme toutes les autres glandes, par un système excréteur, et par un système secrétoire, ici respiratoire. Le système excréteur est représenté par le larynx, la trachée et les bronches. Chaque bronche se divise à son entrée dans le poumon ; chaque bronche se subdivise ensuite soit dichotomiquement, soit en émettant de petites branches latérales ; son calibre diminue peu à peu, et finalement elle se résout en ramifications très fines, ne s'anastomosant jamais. Toutes les ramifications dont le diamètre n'est pas inférieur à 0,5 mm. ont une structure identique.

Au-dessous de ce calibre commence la partie respiratoire des poumons. Sur la paroi des petites bronches se montrent des excavations hémisphériques isolées et irrégulièrement disposées, elles portent le nom d'*alvéoles* : ces bronchioles terminales portent le nom de *bronchioles respiratoires*. Elles se continuent avec les conduits alvéolaires qui ne s'en distinguent que par un plus grand nombre d'alvéoles pariétaux. Les conduits alvéolaires se divisent à leur tour à angle droit pour former les *infundibula* dont les parois portent un grand nombre d'alvéoles.

Toute la partie respiratoire du poumon est constituée par des *lobules* de 0,3 — 3 cm. séparés les uns des autres par un tissu conjonctif interstitiel qui contient les vaisseaux et nerfs du poumon.

La structure des bronches et de leurs grosses ramifications est la même que celle de la trachée. Mais les ramifications ultérieures se modifient progressivement ; ces modifications portent d'abord sur les cartilages et les muscles. Les *cartilages* ne forment plus des anneaux en *C*, et la partie cartilagineuse des bronches est représentée par des plaques irrégulières occupant n'importe quelle portion de la paroi bronchique. Elles diminuent avec le diamètre des bronches pour disparaître complètement dans les bronchioles dont le diamètre est inférieur à 1 mm.

Les fibres musculaires forment une couche annulaire occupant toute la circonférence du tube bronchique, en dedans des plaques cartilagineuses. L'épaisseur de cette couche musculaire diminue avec le diamètre des bronches ; on trouve pourtant encore des faisceaux musculaires même dans les conduits alvéolaires. Les infundibula en manquent totalement.

La *muqueuse* des bronches présente des replis longitudinaux ; elle est constituée par une tunique conjonctive propre, tapissée par un épithélium vibratile stratifié, mélangé de quelques cellules caliciformes ; dans les bronches les plus fines cet épithélium se trouve réduit à une seule couche. La tunique propre contient des réseaux longitudinaux de faisceaux élastiques qui, sur la fig. 155, apparaissent comme des points très fins, et des leucocytes en nombre variable. On y trouve également des nodules lymphatiques isolés d'où s'échappent des leucocytes qui passent à travers l'épithélium et arrivent dans le tube bronchique. Partout où les cartilages

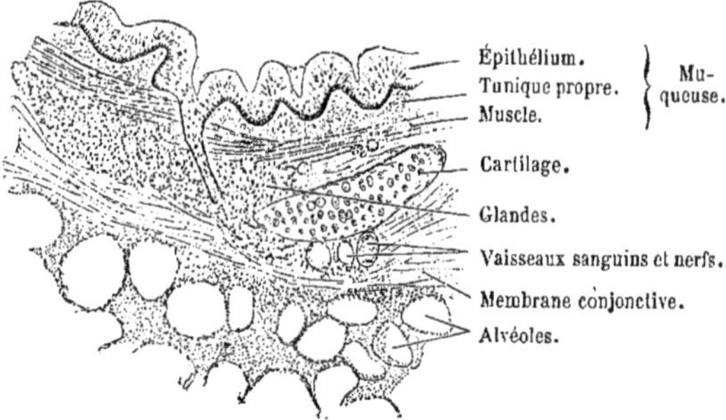

Fig. 155. — *Coupe d'une bronche de 2 mm. d'un enfant.* (Gross. 50). Les plis longitudinaux de la tunique propre de la muqueuse sont coupés transversalement et ressemblent à des papilles (**Technique n· 113**).

se rencontrent, on voit aussi des glandes ramifiées *tubuleuses* situées dans la tunique musculaire (fig. 155). On les trouve en grand nombre et elles ne commencent à disparaître que dans les bronchioles respiratoires. Immédiatement en dehors de la couche cartilagineuse, il existe une tunique constituée par des faisceaux conjonctifs et des faisceaux élastiques enveloppant toute la bronche ainsi que les vaisseaux et les nerfs qui l'accompagnent.

La portion respiratoire du poumon considérée dans sa structure se distingue de la précédente par la disparition des plaques cartilagineuses et des glandes, et par son épithélium.

Les *bronchioles respiratoires*, qui font suite aux plus petites bronches, ont encore primitivement un épithélium vibratile disposé sur une seule couche, mais les cellules ne tardent pas à perdre dans le trajet ultérieur du conduit leurs cils vibratiles, elles deviennent cubiques et on voit apparaître entre elles une seconde variété de cellules épithéliales, affectant la forme de grandes plaques minces et dépourvues de noyaux. Ces plaques ont reçu le

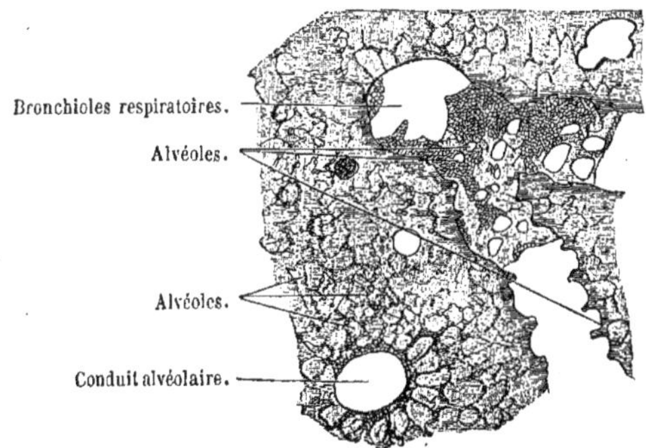

Fig. 156. — *Coupe d'un poumon d'homme adulte.* La bronchiole respiratoire se divise à droite en deux branches. Sur une certaine étendue on voit sa paroi inférieure dans la coupe. A ce niveau l'ouverture des alvéoles est vue d'en haut. Dans la branche inférieure on voit les alvéoles par côté. L'épithélium de la bronchiole est un épithélium mixte. L'épithélium des alvéoles n'est que partiellement visible à ce grossissement (**Technique n· 114**).

nom d'*épithélium respiratoire*. La ligne de démarcation entre l'épithélium cubique et l'épithélium respiratoire n'est pas bien tranchée ; de telle sorte qu'on peut remarquer sur une partie de la bronchiole un épithélium cubique et sur une autre partie de la même bronchiole un épithélium plat, respiratoire ; ou bien on peut voir des groupes de cellules cubiques entourées d'épithélium respiratoire et réciproquement. Les dernières ramifications bronchiques contiennent donc un épithélium mixte (fig. 156 et 157). La transition entre l'épithélium cubique et l'épithélium aplati des conduits alvéolaires se fait progressivement. Les cellules cubiques des bronchioles disparaissent peu à peu pour faire place aux cellules polygonales des alvéoles. L'épithélium des *conduits alvéolaires* et des *alvéoles* est identique ; il est formé par les grandes plaques déjà décrites, sans noyaux, et par de petites cellules polygonales disposées par petits groupes ou isolées qui rappellent les cellules épithéliales cubiques des bronchioles. Au point de vue embryologique, ces plaques sans noyau dérivent des cellules épithéliales cubiques, elles prennent cette forme aplatie au moment où la paroi alvéolaire se distend sous l'effort respiratoire. Les alvéoles d'embryons âgés et d'enfants morts-nés ne sont tapissées que par des cellules cubiques.

La paroi des conduits alvéolaires et des alvéoles possède, outre les faisceaux musculaires déjà mentionnés, une paroi fondamentale légèrement striée et beaucoup de faisceaux élastiques. Ces faisceaux sont dispo-

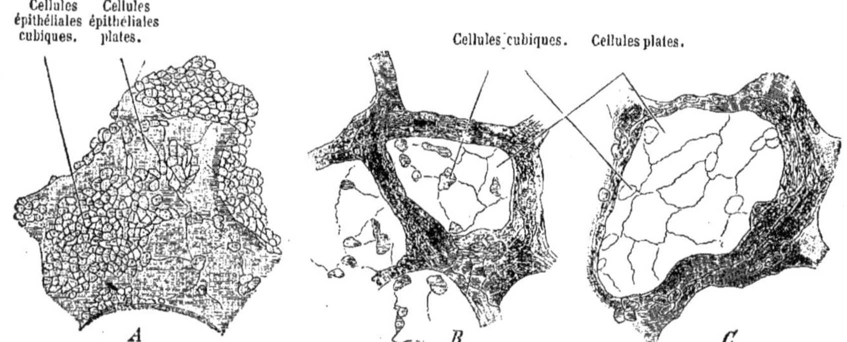

Fig. 157, 158, 159. — Les figures 157 et 158 représentent une *coupe de poumon humain*, la figure 159 une *coupe d'un poumon de chat* âgé de 9 jours. (Gross. 240). Fig. 157. Épithélium mixte d'une bronchiole respiratoire. Fig. 158 et 159. Alvéoles vus à des niveaux différents. Le rebord alvéolaire est sombre. On voit que l'épithélium qui le recouvre est le même que celui qui tapisse le fond de l'alvéole qui est clair. Les noyaux des cellules ne sont pas visibles (**Technique n· 114**).

sés circulairement autour des conduits alvéolaires ; à l'entrée de l'alvéole (base) les faisceaux élastiques forment un anneau d'où partent les fines fibrilles qui constituent la charpente de la paroi alvéolaire. Les anneaux élastiques des alvéoles forment en s'unissant les cloisons alvéolaires.

Le tissu conjonctif qui se trouve *entre les lobules pulmonaires* contient

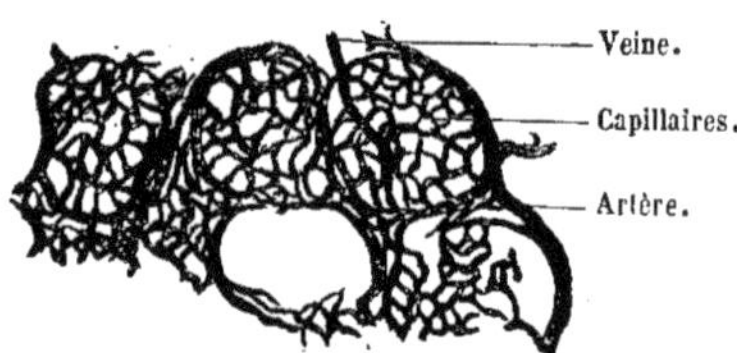

Fig. 160. — *Coupe d'un poumon d'enfant injecté par l'artère pulmonaire.* (Gross. 80). Des cinq alvéoles représentés, les trois supérieurs sont complètement injectés. (**Technique n· 116**).

des faisceaux élastiques fins, des cellules conjonctives isolées et, chez l'adulte, des granulations pigmentaires noires et de petites parcelles de charbon aspirées pendant l'inspiration. Le tissu conjonctif est plus développé chez l'enfant, la délimitation des lobules est par conséquent plus nette. La partie superficielle des poumons est recouverte par la *plèvre vis-*

cérale qui contient du tissu conjonctif, des faisceaux élastiques nombreux et fins et une seule couche de cellules épithéliales aplaties et polygonales. La *plèvre pariétale* qui a une structure identique est moins riche en faisceaux élastiques.

Vaisseaux sanguins des poumons. — Les branches de l'artère pulmonaire pénètrent dans le hile du poumon et cheminent le long des bronches, des bronchioles et des conduits alvéolaires entre les infundibula où elles se ramifient en formant un réseau capillaire très serré, situé immédiatement sous l'épithélium aplati des bronchioles terminales, des conduits alvéolaires et des alvéoles. Les veines apparaissent à la base de chaque alvéole (fig. 160) et se réunissent en troncules qui suivent le trajet des bronches et des artères. Les parois bronchiques sont nourries par des vaisseaux sanguins propres, les *artères bronchiques*, qui forment un réseau capillaire profond, destiné aux glandes et aux muscles, et un réseau capillaire superficiel destiné à la tunique propre. Elles aboutissent soit aux veines bronchiques, soit aux veines pulmonaires.

Vaisseaux lymphatiques. — Il existe un réseau lymphatique *superficiel* bien développé, situé sous la plèvre, et un réseau *profond* situé dans le tissu conjonctif inter-lobulaire. Ce dernier réseau comporte des troncules pourvus de valvules qui aboutissent, en suivant le trajet des bronches, aux ganglions lymphatiques du hile du poumon.

Les *nerfs* pulmonaires sont nombreux et viennent du pneumogastrique et du grand sympathique. Ils sont formés tantôt par des fibres à myéline et tantôt par des fibres sans myéline ; leur trajet se trouve interrompu par de petits groupes de cellules ganglionnaires. Les terminaisons nerveuses sont encore inconnues.

Appendice.

Glande thyroïde.

La glande thyroïde est une glande tubuleuse composée, dont le conduit excréteur, qui débouche dans le foramen cœcum de la langue (*conduit glosso-thyroïdien*), s'oblitère déjà pendant la vie embryonnaire et disparaît en laissant à peine quelques traces de son existence ; à ce moment la glande

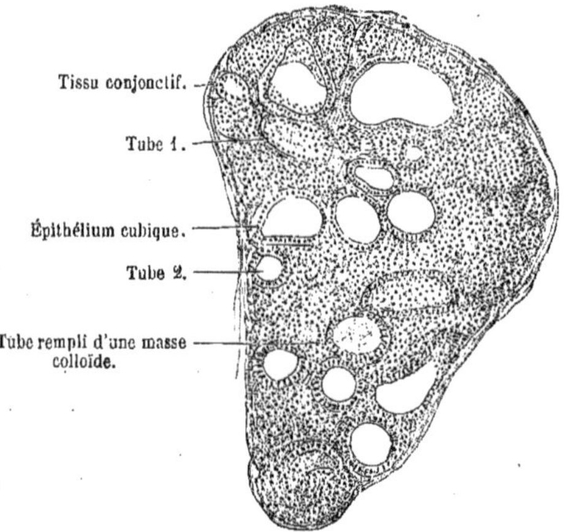

Fig. 161. — *Coupe fine du corps thyroïde d'un homme adulte.* (Gross. 80). Les tubes glandulaires sont coupés de telle façon que tantôt (tube 2) l'épithélium est vu de côté; tantôt (tube 1) il est vu de face (**Technique n· 112**).

thyroïde n'est constituée que par des tubuli complètement fermés réunis en petits lobules par un tissu conjonctif lâche. Les tubuli sont de dimension variable (40-120 μ en diamètre); ils sont tapissés d'une seule couche de cellules épithéliales cubiques implantées sur une membrane propre amorphe. Les tubuli contiennent une masse homogène visqueuse, la *substance colloïde*, qu'on trouve également dans les vaisseaux lymphatiques de la glande. La substance colloïde est caractéristique pour la glande thyroïde.

Les *vaisseaux sanguins* qui sont très nombreux aboutissent à un réseau capillaire qui entoure les tubuli. Les *vaisseaux lymphatiques*, également très nombreux, forment un réseau situé entre les tubuli. Les *nerfs* sont rares ; leur mode de terminaison n'est pas connu.

TECHNIQUE

Nᵒ 112. Larynx, trachée, glande thyroïde. — Il faut disséquer la trachée (1) à partir de la poignée du sternum et l'enlever avec
l'œsophage (voir nᵒ 88). La langue peut être excisée en même temps. On
laisse le corps thyroïde fixé au larynx. Le tout est plongé pendant 2 à
6 semaines dans 200 à 400 cent. cubes de liquide de Müller ; on lave
ensuite pendant une heure à l'eau courante et on durcit finalement dans
200 cent. cubes d'alcool progressivement concentré. Huit jours après on
peut pratiquer des coupes longitudinales et transversales sur les cordes
vocales et sur la trachée et le corps thyroïde ; les coupes sont colorées
pendant 5 minutes environ à l'hématoxyline de Boehmer et montées dans
le baume. Les coupes transversales des cordes vocales sont les plus instructives ; on peut étudier sur ces coupes la muqueuse, les glandes, les
muscles, les vaisseaux et nerfs, et les cartilages.

Nᵒ 113. Bronches. — On sacrifie un jeune chat en le décapitant ;
on ouvre le thorax et on enlève soigneusement les poumons et la trachée.
Les poumons ne doivent pas être blessés. On injecte ensuite par la trachée
de l'alcool absolu jusqu'à complète réplétion (2) ; on lie fortement la trachée et on plonge le tout pendant 2 à 8 jours dans environ 150 cent. cubes
d'alcool à 90ᵒ. On découpe ensuite à peu près 1 cent. cube de poumon qui
contient un fragment bronchique longitudinal qu'on isole à l'aide de ciseaux du tissu pulmonaire environnant ; on inclut la bronche dans du foie
et on pratique des coupes transversales fines qu'on colore à l'hématoxyline de Boehmer et qu'on monte dans le baume (fig. 155). Il faut employer
aussi cette méthode pour les alvéoles et les conduits alvéolaires.

Nᵒ 114. Épithélium pulmonaire. — On ne réussit cette préparation qu'en se servant d'animaux tout récemment tués ; les chats
jeunes (pas les nouveau-nés), qu'on sacrifie en les décapitant, fournissent
d'excellents sujets d'études. On enlève soigneusement la trachée et les
bronches, et avec une seringue de verre on les remplit d'une solution
diluée de nitrate d'argent (3). On place ensuite une bonne ligature sur la
trachée et l'on plonge le tout pendant 1 à 12 heures dans le restant de la
solution de nitrate d'argent en ayant soin de garder les pièces dans l'obscurité. On lave ensuite rapidement les poumons avec de l'eau distillée et
on les plonge dans environ 150 cent. cubes d'alcool progressivement concentré, après quoi on peut les conserver autant que l'on veut dans l'obscurité.

La réduction du nitrate d'argent peut être obtenue soit 1 heure soit
plus tard après l'injection. A cet effet on expose les poumons dans l'alcool
à la lumière solaire où ils brunissent en quelques minutes. On pratique

---

(1) Le chat adulte convient très bien pour ces sortes de préparations.
(2) La seringue doit être lavée immédiatement après qu'on s'en est servi, l'alcool
pouvant l'altérer.
(3) 50 cent. cubes d'une solution à 1 °/₀ dans 200 cent. cubes d'eau distillée.

ensuite des coupes avec un rasoir bien aiguisé (il faut éviter d'exercer une trop forte compression sur la pièce). Le tissu pulmonaire est, malgré le durcissement à l'alcool, encore très mou et on ne peut faire que des coupes assez épaisses. C'est en coupant parallèlement à la surface que l'on obtient les meilleurs résultats.

On plonge les coupes pendant 10 à 60 minutes dans 5 à 10 cent. cubes d'eau distillée à laquelle on a ajouté un fragment de sel de cuisine gros comme un pois, et pour finir on monte dans le baume sans coloration (1).

Il n'est pas facile de s'orienter sur de telles coupes ; on commencera l'examen à un faible grossissement.

Les petits alvéoles sont faciles à reconnaître ; les lacunes plus volumineuses correspondent aux conduits alvéolaires. L'épithélium se voit généralement mieux à un grossissement moyen (80 diamètres), les cellules épithéliales ne sont d'ailleurs pas partout également nettes. Les cellules cubiques ont une coloration généralement un peu plus brunâtre. Il faut chercher un bon endroit et les examiner à un fort grossissement (240 D.); il faut avoir bien soin de varier la mise au point pour se rendre compte des reliefs de la préparation. On ne voit en effet avec un fort grossissement que le fond ou les parties latérales d'un alvéole. La figure 158 a été dessinée en variant la mise au point.

Nᵒ 115. Faisceaux élastiques des poumons. — On obtient les faisceaux élastiques des poumons en découpant aux ciseaux un fragment d'environ 1 cent. carré sur un poumon frais ou non; on étale ce fragment sur une lame, on le couvre d'une lamelle et on y laisse arriver quelques gouttes de potasse caustique étendue de moitié d'eau. La potasse diluée détruit tous les tissus à l'exception des faisceaux élastiques dont on peut facilement à l'aide d'un fort grossissement (240 D.) étudier le volume et la disposition.

Nᵒ 116. Vaisseaux sanguins des poumons. — On injecte les poumons au bleu de Prusse par l'artère pulmonaire, on les fixe ensuite dans du liquide de Müller et on les durcit dans l'alcool. On pratique des coupes épaisses de préférence parallèles à la surface du poumon (fig. 160).

____

(1) Il ne faut pas tenter de colorer les noyaux, parce qu'on colore en même temps les noyaux des capillaires, ce qui complique énormément la figure.

VII. — Organes urinaires.

1. — Reins.

Les reins sont des glandes composées. Ils sont constitués entièrement
par des tubes, les *tubes urinifères*. Même à l'œil nu, on remarque une

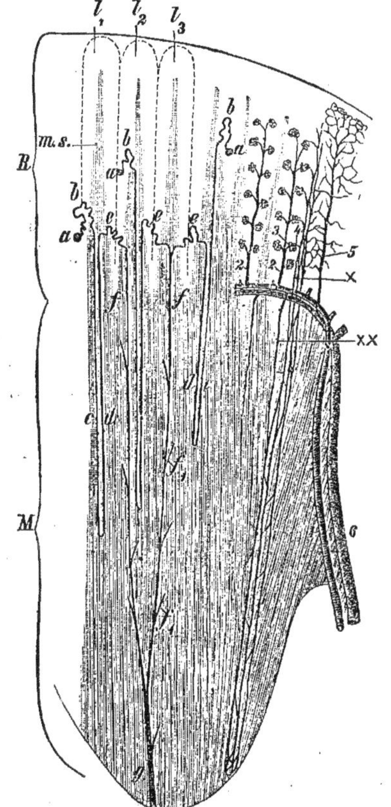

FIG. 162. — *Schéma du trajet des canaux urinifères, à
gauche ; du trajet des vaisseaux du rein, à droite.* — R. Substance corticale. — M. Substance médullaire. — *ms.* Rayons médullaires. — *l¹, l², l³*, Trois lobules rénaux. — *a*, Glomérule
de Malpighi. — *b*. Tube contourné. — *c*, Branche descendante.
— *d*, Branche ascendante de l'anse de Henle. — *e*, Pièce intermédiaire. — *f*. Tubes collecteurs. — *f¹*, Fragments de tubes
collecteurs. — *g*. Conduit papillaire. — 1, Branche de l'artère rénale. — 2. Artère interlobulaire. — 3. Vaisseau afférent. — 4.
Vaisseau efférent. — 5. Veine interlobulaire. — 6. Branche de
la veine rénale.

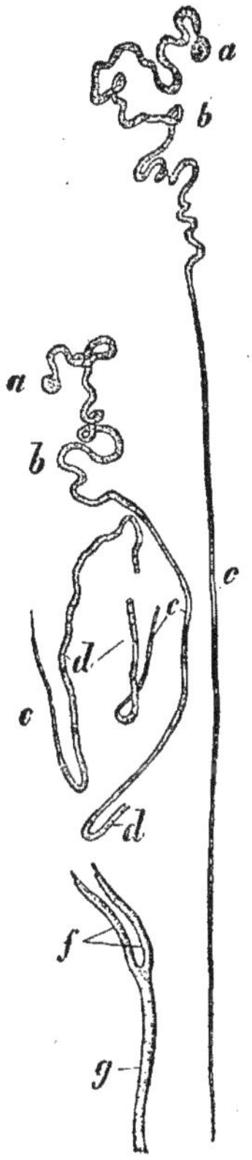

FIG. 163. — *Canaux urinifères isolés provenant d'un lapin âgé de 4 semaines.* (Gross. 30). — *a.* Glomérule de Malpighi. — *b.* Tube contourné. — *c.* Branche
descendante. — *d.* Branche montante de
l'anse de Henle. — *f.* Tube collecteur. —
g. Conduit papillaire. (**Technique n°
117,** b).

grande différence entre les couches périphériques et les couches centrales du rein, entre la substance corticale et la substance médullaire. Cette
différence provient principalement de ce fait que les canaux urinifères
sont *sinueux* dans la substance corticale, tandis que dans la substance médullaire ils affectent une direction *rectiligne*.

Chaque canalicule rénal commence dans la substance corticale par une
expansion sphérique, le glomérule de Malpighi (fig. 163 *a*) séparé des
tubuli contorti par un étranglement appelé col du glomérule ; au tube
contourné fait suite une portion rectiligne dirigée d'abord vers le centre
du rein et se recourbant ensuite pour former une anse, l'*anse de Henle*;

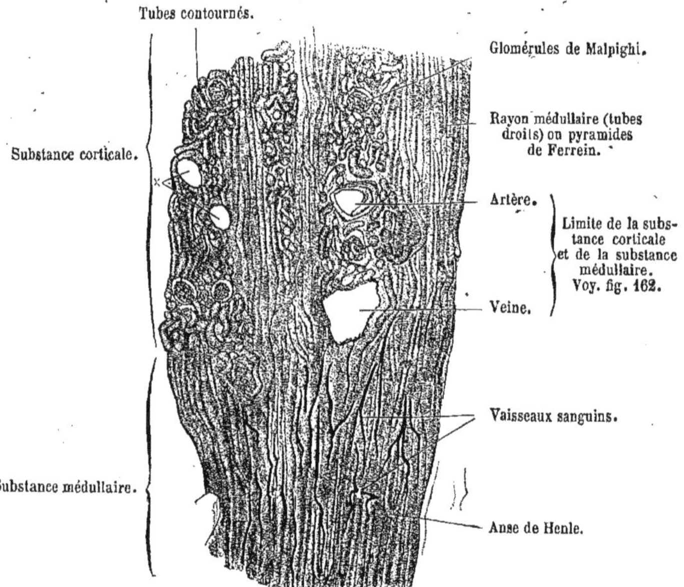

Fig. 164. — *Fragment d'une coupe d'un rein humain* ; la coupe va de la substance corticale vers la
substance médullaire. (Gross. 20). En X deux glomérules de Malpighi sont tombés de la préparation (**Technique n· 118**).

celle-ci présente à considérer une branche descendante (*c*) et une branche
ascendante (*d*) ; la branche ascendante se continue par une portion con-
tournée, la pièce intermédiaire (*e*), puis le tube reprend de nouveau une
direction rectiligne et devient conduit collecteur (*f*, *f*.) Les tubes collecteurs reçoivent pendant leur trajet centripète d'autres pièces intermédiaires ; ils se réunissent à angle aigu avec les tubes collecteurs avoisinants, et forment finalement des *canaux volumineux* qui se dirigent vers
le sommet de la papille rénale où ils aboutissent. Ce sont là les canaux

connus sous le nom de *conduits papillaires* (*g*). Les anses de Henle et les tubes collecteurs portent le nom de *canaux droits*. Chaque canalicule urinaire présente donc un trajet indépendant jusqu'au tube collecteur. Les anses de Henle et les parties périphériques des tubes collecteurs s'unis-sent en groupes, pendant qu'ils se dirigent vers la substance médullaire, et ils constituent les *pyramides de Ferein*. La structure histologique des canalicules urinaires diffère beaucoup suivant les parties que l'on consi-dère, aussi est-il indispensable d'envisager chaque partie en particulier. Les corpuscules de Malpighi, qui ont 0,13 à 0,22 mm. de diamètre, sont formés par un peloton de vaisseaux sanguins, le glomérule, coiffé d'une capsule spéciale, la *capsule de Bowman*. Celle-ci enveloppe le glomé-rule à la façon dont le péricarde entoure le cœur. On peut donc distinguer à la capsule de Bowman deux feuillets, un interne (*feuillet viscéral*), très adhérent au glomérule — constitué chez les jeunes animaux par des cellules cubiques qui s'aplatissent de plus en plus avec le temps — et un feuillet externe (*feuillet pariétal*) qui est constitué par des cellules apla-ties et polygonales (fig. 165).

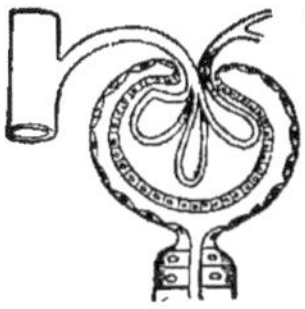

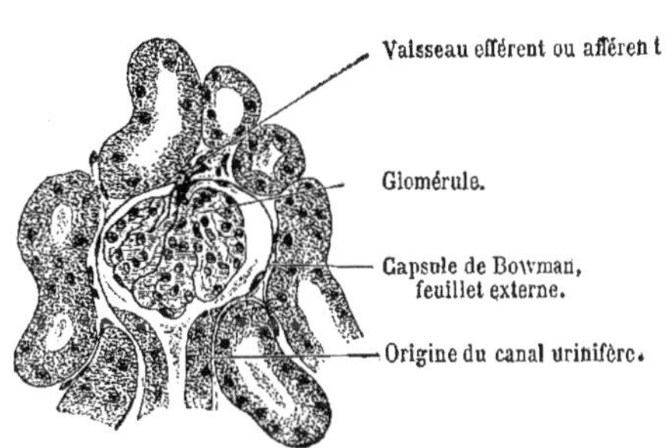

FIG. 165. — Figure schématique. A gauche, artère qui du côté droit donne naissance à un vaisseau afférent. Celui-ci se divise en plusieurs branches, qui se recourbent, et vont donner naissance au vaisseau efférent dirigé à droite. Les trois anses constituent le glomérule, qui est en-touré par la capsule de Bowman dont les deux feuillets sont visibles. De la partie inférieure de la capsule part le canal uri-nifère.

FIG. 166. — *Coupe d'un rein de souris.* (Gross. 240). L'épi-thélium qui revêt le glomérule, c'est-à-dire le feuillet viscéral de la capsule de Bowman, n'est pas visible. (**Technique n· 119**).

Le feuillet externe de la capsule se continue par le col glomérulaire avec la paroi du tube contourné, qui à ce niveau mesure de 0,04 à 0,06 mm. de diamètre avec une lumière très étroite. Les cellules de cette partie sont coniques. La base de ces cellules implantée sur la paroi présente une striation, due à l'existence d'un certain nombre de bâtonnets qui rayon-nent vers la lumière du tube (fig. 167). La branche descendante de l'anse de Henle est très large, sa lumière mesure de 9 à 15 μ. Les cellules épi-théliales qui la tapissent sont aplaties, souvent les noyaux sont presque à l'extrémité de la cellule. La branche montante mesure de 23 à 28 μ de dia-mètre ; sa lumière est étroite. Les cellules qui la revêtent ressemblent aux cellules des tubes contournés, elles sont cependant un peu plus basses (fig. 168). La transition entre la portion épaisse de l'anse de Henle et la portion mince n'a pas lieu toujours au sommet de cette anse. Les portions intermédiaires mesurent de 39 à 46 μ, leurs cellules épithéliales sont des cellules coniques ou cylindriques ; elles ont un brillant particulier. Les *canaux collecteurs* deviennent d'autant plus volumineux qu'ils se rapprochent davantage du sommet de la papille ; les plus étroits ont un diamètre de 45 μ, les plus larges (conduits papillaires) ont un diamètre de 200 à 300 μ. Les cellules épithéliales sont tantôt des cellules claires cylindriques, tantôt des cellules foncées (fig. 168), dont la hauteur augmente avec le calibre du canal collecteur.

Les canaux urinifères possèdent dans toute leur longueur, au-dessous de la couche épithéliale, une paroi propre homogène, qui atteint sa plus grande épaisseur au niveau de la portion descendante de l'anse de Henle.

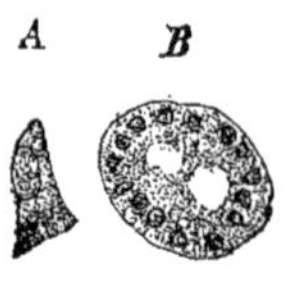

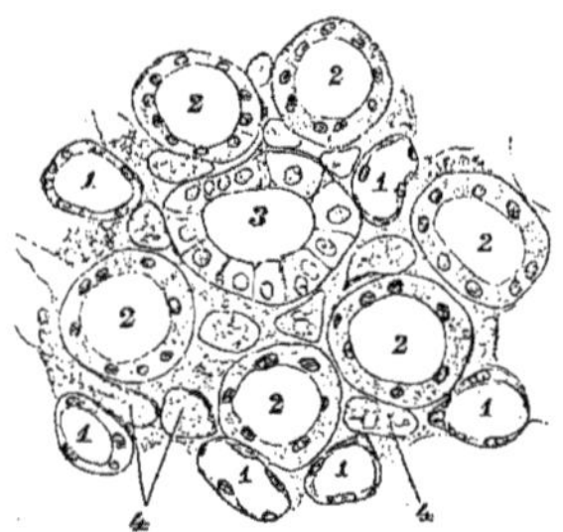

FIG. 167. — A. *Cellule isolée d'un tube contourné*. La base de la cellule présente une striation très fine. — B. *Coupe transversale d'un tube contourné*. On voit les bâtonnets sous forme de stries très fines. Les deux préparations proviennent d'un rein de chat. (Gross. 240. **Technique n· 118**).

FIG. 168. — *Coupe transversale de la substance médullaire d'un rein humain*. (Gross. 240). La coupe passe à la base d'une papille. — 1. Branche descendante. — 2. Branche ascendante de l'anse de Henle. — 3. Canal collecteur. — 4. Vaisseau rempli de globules rouges. (**Technique n· 118**).

Ils sont entourés d'une légère couche de tissu conjonctif lâche (tissu conjonctif interstitiel). Ce tissu se condense à la surface du rein sous forme d'une membrane fibreuse, *tunique albuginée*, qui, outre les fibres conjonctives, renferme des fibres musculaires lisses. Le tissu conjonctif interstitiel accompagne également les vaisseaux dans le rein.

Vaisseaux sanguins du rein. — L'artère rénale se divise au niveau du hile du rein, en un certain nombre de branches qui, après avoir fourni de petits rameaux à la tunique albuginée et aux calices, pénètrent dans le parenchyme rénal au niveau des papilles (fig. 162) ; elles vont directement sans se ramifier jusqu'à la limite de la substance médullaire et de la substance corticale. Là, les artères se coudent à angle droit et cheminent le long de

la limite cortico-médullaire et forment des arcades à convexité périphérique. De la partie convexe de cette voûte se détachent d'une manière
régulière des rameaux périphériques (1), les *artères inter-lobulaires*
(fig. 162, 2, et 169). Celles-ci émettent latéralement de petites branches
dont chacune alimente un glomérule. Celui-ci est constitué par une division brusque de ces artères, en un certain nombre de petites branches,
qui ne tardent pas à se réunir (2) pour former un nouveau vaisseau artériel auquel on donne le nom de *vaisseau efférent* (fig. 162, 4, et 169) ; il est
un peu plus petit que le vaisseau qui dessert le glomérule, ou *vaisseau
afférent* (fig. 162, 3, et 169). Le vaisseau efférent se résout en un réseau
capillaire à mailles allongées dans la substance médullaire, et à mailles

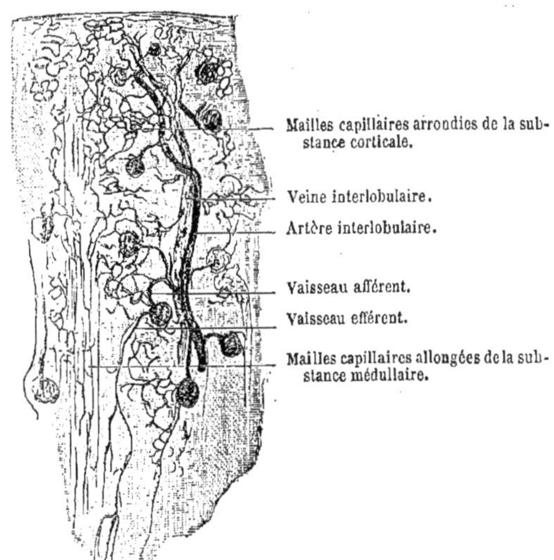

Fig. 169. — *Coupe longitudinale d'un rein de cobaye injecté.* (Gross. 30. **Technique n· 120**).

arrondies au niveau des tubes contournés ; de ces derniers réseaux naissent les *veines inter-lobulaires* (fig. 162, 5, et 169), situées à côté des artères
du même nom, dans tout le reste de leur parcours ; les autres veines suivent
également le trajet des artères. Les veines des couches les plus externes se
réunissent en groupes étoilés (*étoiles de Verheyen*), tributaires des veines
inter-lobulaires. Cette description de vaisseaux s'applique à la substance

(1) On comprend sous le nom de *lobules du rein* des territoires corticaux difficiles
à délimiter au microscope. L'axe du lobule est constitué par un rayon émané de la
substance médullaire ; de chaque côté, il est limité par une artériole, l'*artère interlobulaire*. La figure 162 représente 3 de ces lobules.

(2) Chaque glomérule est donc un admirable réseau artériel.

corticale et aux pyramides de Ferein ; la substance médullaire est irriguée par les artères droites qui proviennent en partie des vaisseaux efférents des glomérules les plus profonds, et en même temps les plus volumineux (fig. 162, X, et 169), et en partie directement des branches centripètes des artères interlobulaires ou des artères arciformes (fig. 162, XX). Les veines médullaires se ramifient en un réseau à mailles allongées entourant les conduits papillaires, et aboutissent aux veines arciformes situées à la limite de la substance médullaire et de la substance corticale.

Les *vaisseaux lymphatiques* du rein sont situés les uns superficiellement dans les enveloppes du rein; d'autres accompagnent les rameaux artériels qui pénètrent dans le parenchyme.

Les *nerfs* qui sont peu nombreux suivent le trajet des vaisseaux.

2. — Conduits excréteurs du rein.

Calices, bassinet et uretère. — Ces organes sont constitués par 3 couches, qui sont, en allant de dedans en dehors, une couche muqueuse, une couche musculaire et une couche fibreuse (fig. 171).

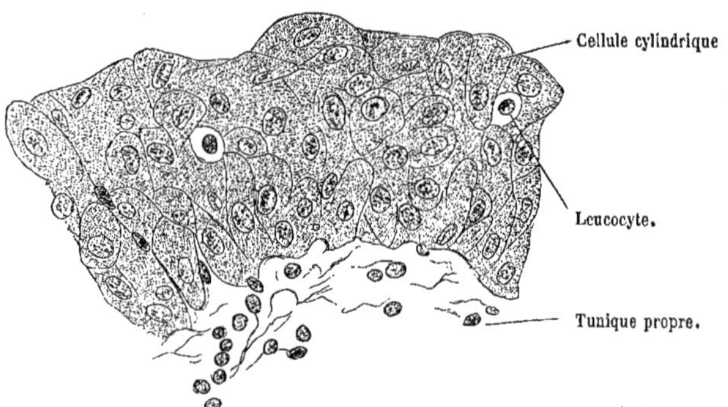

Fig. 170. — *Coupe perpendiculaire de la muqueuse vésicale de l'homme.* (Gross. 560. **Technique n· 122).**

La tunique propre de la *muqueuse* (*t*) est constituée par des fibres conjonctives fines, riches en éléments cellulaires : elle se continue sans ligne de démarcation nette avec la couche sous-muqueuse (*s*). Cette tunique propre est tapissée par un épithélium pavimenteux stratifié disposé sur un petit nombre de couches ; la couche supérieure est constituée par des cellules cylindriques ou cubiques et par quelques cellules aplaties (épithélium dit de transition. Des glandes isolées tubuleuses et ramifiées (glandes en grappes) se trouvent en très petit nombre dans le bassinet et dans la partie supérieure de l'uretère (fig. 170).

La *tunique musculaire* est formée par une couche longitudinale interne et une couche circulaire externe de fibres musculaires lisses. Au niveau de la moitié inférieure de l'uretère, il existe une couche externe non continue de fibres musculaires lisses à direction longitudinale.

La *tunique fibreuse* est formée par des faisceaux de tissu conjonctif lâche; la muqueuse du calice tapisse la surface de la papille rénale et les faisceaux musculaires circulaires forment autour de la papille un véritable sphincter.

Les *vaisseaux sanguins et lymphatiques* sont très nombreux notamment dans la muqueuse; les nerfs se répandent surtout dans la couche musculaire, certaines fibres nerveuses pénètrent jusqu'à la couche épithéliale.

La *vessie* est également formée par une tunique muqueuse, une tunique

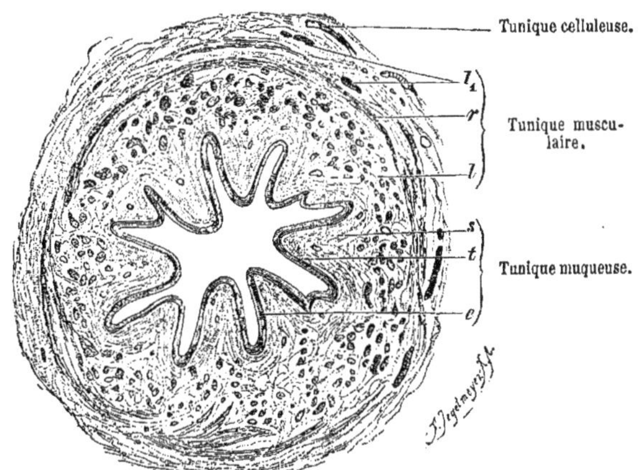

Fig. 171. — *Coupe transversale de la portion inférieure de l'uretère de l'homme.* (Gross. 15.). e. Épithéllum. — t. Tunique propre. — s. Sous-muqueuse. — l. Couche musculaire longitudinale interne. — p. Couche musculaire circulaire. — l. Couche musculaire longitudinale externe. (**Technique n· 121**).

musculaire et une tunique fibreuse. L'épithélium ressemble complètement à celui du bassinet et de l'uretère. Il est impossible de les différencier. Dans la tunique propre de la muqueuse du trigone vésical, on trouve des glandes isolées, tubulées et ramifiées; il existe aussi dans la muqueuse vésicale des follicules lymphatiques isolés. La tunique musculaire est composée de trois couches de fibres lisses, une couche interne et une couche externe longitudinales et une couche moyenne circulaire. Ces différentes couches sont tellement imbriquées qu'il est impossible d'établir une délimitation précise entre elles. Au niveau du trigone vésical, la couche musculaire longitudinale interne est renforcée et la couche musculaire circulaire forme le sphincter interne du col de la vessie. Les vaisseaux sanguins et lymphatiques se comportent comme dans l'uretère. Le long des nerfs on trouve de petits amas de cellules ganglionnaires.

L'urèthre de la femme est formé par une muqueuse et une couche musculaire très puissante. La tunique propre de la muqueuse est formée par un tissu conjonctif finement fibrillaire contenant un grand nombre de cellules. Le tissu conjonctif forme à la surface de l'urèthre un grand nombre de saillies papillaires qui sont d'autant plus développées qu'on se rapproche davantage du méat urinaire. Un épithélium pavimenteux stratifié recouvre la muqueuse ; on y trouve des glandes tubuleuses isolées et ramifiées, mais en petit nombre. La tunique musculaire est formée par une couche longitudinale interne et une couche circulaire externe de fibres musculaires lisses séparées par une couche conjonctive contenant un grand nombre de fibres élastiques. La muqueuse est riche en vaisseaux sanguins.

L'urèthre de l'homme est constitué comme celui de la femme par une tunique muqueuse et par une tunique musculaire, mais sa structure est différente suivant la région uréthrale que l'on considère. Dans la partie prostatique, l'épithélium ressemble à celui de la vessie ; dans la partie membraneuse, cet épithélium se transforme en un épithélium cylindrique stratifié et devient épithélium cylindrique simple dans la portion caverneuse. A partir de la fosse naviculaire la muqueuse uréthrale est tapissée par un épithélium pavimenteux stratifié. La membrane propre de cette muqueuse est pourvue, surtout dans la fosse naviculaire, de papilles très développées ; des glandes tubuleuses isolées et ramifiées (*glandes de Littre*) se trouvent dans toute la longueur de la muqueuse uréthrale. La tunique musculaire contient dans sa partie prostatique une couche longitudinale interne et une couche circulaire externe de fibres lisses. Les fibres longitudinales forment encore dans la portion membraneuse une couche importante, mais elles cessent complètement dans la portion caverneuse. La couche circulaire disparaît également dans la partie antérieure de la portion caverneuse. La muqueuse de l'urèthre de l'homme est riche en vaisseaux sanguins. Les vaisseaux lymphatiques sont sous-jacents aux vaisseaux sanguins.

APPENDICE.

Capsules surrénales.

Les capsules surrénales sont des glandes vasculaires sanguines dont l'existence est due à un bourgeonnement des parois veineuses. Chaque capsule comprend un parenchyme cellulaire et une enveloppe périphérique *de tissu conjonctif* qui envoie de fins prolongements dans l'intérieur de l'organe. Le parenchyme est formé d'une couche externe, la substance corticale qui entoure circulairement la masse interne ou substance médullaire (fig. 172). La substance corticale a un aspect fasciculé ; quand elle est fraîche, sa coloration est jaune ; elle est formée de cellules arron-

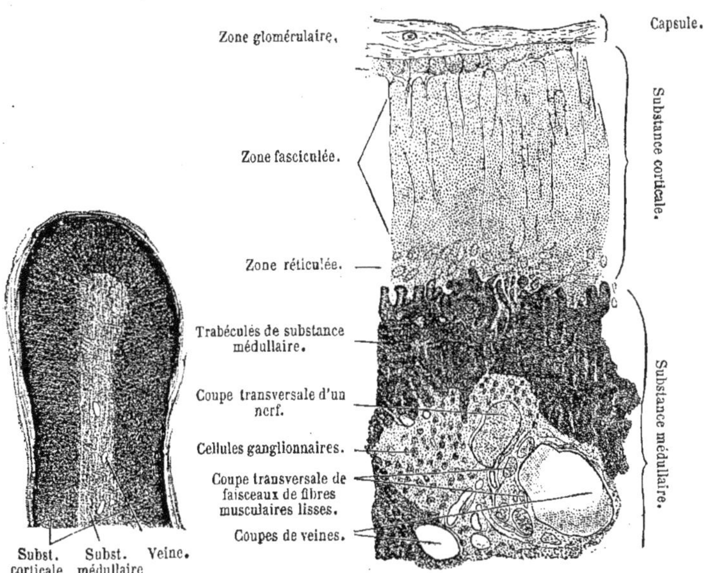

Fig. 172. — *Coupe d'une capsule surrénale d'enfant*. (Gross. 15. **Technique n° 126**).

Fig. 173. — *Coupe d'une capsule surrénale d'homme adulte*. (Gross. 50. **Technique n° 128**).

dies, à noyau clair et à protoplasma granuleux contenant quelquefois des granulations graisseuses. Ces cellules mesurent $15\,\mu$ et elles sont disposées en masses arrondies dans la zone externe de la substance corticale (fig. 173) ; dans la zone moyenne, elles sont disposées en colonnes cylindriques ; dans la zone interne, les cellules se trouvent irrégulièrement disséminées dans un réseau conjonctif ; les cellules de la zone interne se distinguent par leur pigmentation. Cette disposition permet de diviser la substance corticale en plusieurs zones : 1° une zone glomérulaire, 2° une zone fasciculée, 3° une zone réticulée. La substance médullaire fraîche est tantôt plus claire, tantôt plus foncée que la substance corticale et est constituée par des cellules polyédriques à protoplasma finement granuleux et à noyau transparent. Ces cellules sont disposées en cordons ovalaires qui s'anastomosent entre eux pour former des réseaux.

Les artères des capsules surrénales se divisent déjà dans l'enveloppe conjonctive en de nombreux ramuscules qui pénètrent dans la substance corticale pour former un réseau capillaire à mailles allongées. Dans la substance médullaire, le réseau capillaire est à mailles arrondies. C'est de là que partent les veines ; les plus volumineuses de ces veines sont pourvues d'une couche longitudinale de fibres musculaires lisses. Les veinules se réunissent dans la substance médullaire même, pour former la veine principale, la veine surrénale.

Les nerfs qui sont nombreux (environ 33 filets chez l'homme) pénètrent avec les artères dans la substance corticale et arrivent dans la substance médullaire où ils forment un réseau serré. Ce sont des fibres sans myéline qui viennent principalement du plexus cœliaque ; leur trajet est interrompu par des groupes de cellules ganglionnaires qu'on rencontre également dans la substance médullaire.

TECHNIQUE

N° 117. Dissociation des canaux urinifères. — Le rein des jeunes animaux, par exemple de chats nouveau-nés, est excellent pour ce genre d'étude. On partage le rein en deux portions, une moitié *a*) est mise de côté pour être étudiée à l'état frais et l'autre *b*) divisée en petits morceaux comprenant la substance médullaire et la substance corticale est plongée dans environ 30 cent. cubes d'acide chlorhydrique.

a) On dissocie des fragments de la grosseur d'un pois dans une goutte de solution de sel de cuisine à 0,75 0/0 ; à un faible grossissement on voit les glomérules rouges, ainsi que les tubes contournés et les tubes droits ; les tubuli contorti sont foncés, granuleux, les autres parties sont claires. Un fort grossissement permet de voir nettement les noyaux des parties claires des canalicules rénaux ; les contours cellulaires se reconnaissent surtout dans les canaux collecteurs. On n'aperçoit dans le tubuli contorti que la fine striation de la base des cellules glandulaires ; les contours cellulaires et les noyaux ne sont pas visibles.

b) Au bout de 9 heures environ, on met les fragments de rein dans un petit cristallisoir contenant 30 cent. cubes d'eau distillée et on agite légèrement ; la surface des fragments se désagrège complètement, on laisse le tout reposer pendant 12 heures ; l'eau est enlevée ensuite soigneusement. Une goutte du résidu ainsi obtenu est placée sur la lame porte-objet ; on y voit de nombreux canalicules rénaux isolés. Si l'on veut obtenir des canalicules rénaux en plus grande masse, il faut porter le restant des fragments, non encore complètement dissociés, dans un verre de montre dans lequel on a disposé une lamelle épaisse et versé l'eau distillée en quantité suffisante pour submerger la lamelle. On cherche alors à isoler les canalicules avec les aiguilles. Si la dissociation réussit — une loupe ou un faible grossissement en rend facilement compte — on aspire soigneusement l'eau avec une pipette ou avec un papier à filtrer. On enlève alors la lamelle ; on nettoie la surface libre et on la place avec les canaux urinifères qui lui adhèrent sur une lame où on a eu le soin de disposer préalablement une goutte de glycérine diluée. On peut ensuite colorer au picro-carmin sous la lamelle (fig. 163).

N° 118. Substance corticale et substance médullaire. — Pour des coupes, on peut fixer l'autre rein de chat ou des fragments d'autres reins de 2 à 3 cent. dans environ 200 à 300 cent. cubes de liquide de Müller, et les durcir après 4 semaines dans environ 100 cent. cubes d'alcool progressivement renforcé. Il faudra examiner à la loupe et à un faible grossissement les coupes transversales et longitudinales de la substance médullaire et corticale non colorées dans une goutte de glycérine diluée. Des coupes fines, pratiquées perpendiculairement au sommet de la papille et passant par les conduits papillaires, d'autres passant par la base de la papille (fig. 168) et par la substance corticale, seront colorées à l'hématoxyline de Boehmer et montées au baume.

On peut faire des coupes épaisses portant à la fois sur la substance corticale et sur la substance médullaire. A la limite de ces deux substances, les coupes non colorées et montées dans la glycérine sont intéressantes à examiner à un faible grossissement et fournissent une bonne vue d'ensemble. Les vaisseaux sanguins sont souvent remplis de globules rouges, on peut les suivre sur une assez longue étendue.

N° 119. Glomérules et capsule de Bowman. — Pour bien voir le moyen d'union de la capsule avec les canalicules urinaires, il faut prendre un rein de souris. On fixe et on durcit la moitié du rein dans 15 cent. cubes d'alcool absolu qu'on change après quelques heures. Au bout de 3 jours et même plus tard, on pratique des coupes fines dans la portion corticale et on les colore pendant 2 à 3 minutes dans de l'hématoxyline de Boehmer, on monte ensuite dans le baume (fig. 166). Le feuillet interne de la capsule ne peut être distingué à cause des noyaux des parois vasculaires qui sont colorés de la même façon.

N° 120. Vaisseaux du rein. — On peut injecter isolément un rein, le fixer dans environ 300 cent. cubes de liquide de Müller et le durcir après 4 semaines dans environ 150 cent. cubes d'alcool progressivement concentré. Les étoiles de Verheyen se voient à l'œil nu. Les coupes longitudinales et transversales épaisses non colorées seront étudiées à la loupe et à l'aide d'un faible grossissement (fig. 169).

N° 121. Bassinet et uretère. — On fixe des fragments d'un cent. carré environ du bassinet et des fragments de 1 à 2 cent. de longueur de l'uretère dans 100 cent. cubes de liquide de Müller et on les durcit après 14 jours dans environ 100 cent. cubes d'alcool progressivement concentré. Les coupes seront colorées à l'hématoxyline de Boehmer et montées dans le baume (fig. 171).

N° 122. Vessie. — On procède comme au n° 121.

**N° 123. Cellules épithéliales du bassinet, de l'uretère et de la

vessie. — On place un fragment d'environ 1 cent. carré de chacune de ces parties (l'uretère doit être ouvert) dans environ 30 cent. cubes d'alcool au tiers de Ranvier. Dissociation et coloration au picro-carmin. Conservation dans la glycérine diluée et acidulée.

N° 124. Urèthre de la femme. — On coupe un fragment d'environ 2 cent. de longueur sur un urèthre de femme ainsi que la partie vaginale qui y adhère. On le fixe dans 100 à 200 cent. cubes de liquide de Müller et on le durcit après 2 à 3 semaines dans environ 100 cent. cubes d'alcool progressivement renforcé. On colore les coupes transversales avec l'hématoxyline de Boehmer et on monte dans le baume.

N° 125. Urèthre de l'homme. — On prend des fragments longs de 1 à 3 cent. des parties prostatique, membraneuse et caverneuse de l'urèthre, de même qu'une portion de la fosse naviculaire et on traite comme il a été dit au n° **124**. Il ne faudra pas confondre les coupes transversales des lacunes de Morgagni (c'est-à-dire les pertuis borgnes de la muqueuse uréthrale), avec les coupes des glandes.

N° 126. Capsules surrénales. Vue d'ensemble. — On fixe toute la capsule surrénale d'un enfant dans environ 200 cent. cubes d'acide chromique à 1 0/0 et au bout de 8 jours on la durcit dans environ 150 cent. cubes d'alcool progressivement concentré. On monte les coupes transversales non colorées dans une goutte de glycérine diluée (fig. 172).

N° 127. Éléments des capsules surrénales. — Il faut faire des dissociations de l'organe frais dans une goutte de solution de sel de cuisine. Les éléments sont très friables et les cellules sont souvent lésées.

N° 128. Structure intime des capsules surrénales. — On fixe des fragments (1 à 2 cent.) de l'organe, aussi frais que possible, dans environ 100 cent. cubes d'acide picrique de Kleinenberg, et on les durcit après 12 à 24 heures dans une égale quantité d'alcool progressivement renforcé. Les coupes fines sont colorées à l'hématoxyline de Boehmer et montées dans le baume (fig. 173).

VIII. — Organes génitaux.

A. — ORGANES GÉNITAUX DE L'HOMME

1. — Testicules.

Les testicules sont des glandes constituées par des canalicules ramifiés, les canalicules testiculaires ou spermatiques, entourés d'une enveloppe conjonctive. Cette enveloppe, *tunique albuginée* (fig. 174) ou fibreuse des auteurs, est une membrane résistante enveloppant complètement le parenchyme testiculaire, formant à la partie postéro-supérieure du testicule une

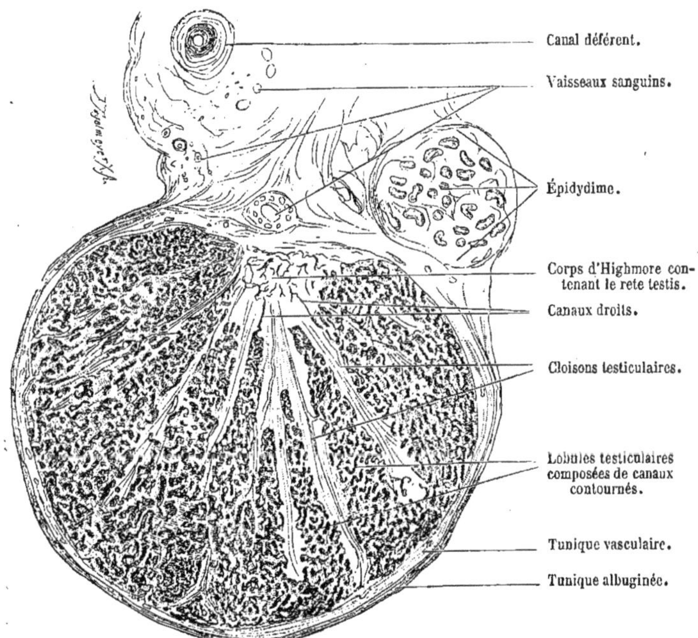

Fig. 174. — *Coupe transversale d'un testicule de nouveau-né.* (Gross. 10, **Technique n· 129**).

sorte de renflement saillant, le *corps d'Highmore*. Ce renflement donne naissance à un certain nombre de feuillets (*septula testis*), qui vont en di-

vergeant du côté de l'albuginée et divisent le parenchyme testiculaire en
autant de lobules pyramidaux dont la base est située sur la tunique albuginée et dont le sommet correspond au corps d'Highmore.

La tunique albuginée est constituée par un tissu conjonctif fibrillaire,
dont la surface libre (fig. 174) est tapissée d'une seule couche de cellules
épithéliales plates; la face interne repose sur une couche conjonctive lâche;
celle-ci renferme un grand nombre de vaisseaux et porte le nom de *tunique
vasculaire*; elle adhère aux cloisons testiculaires.

Le corps d'Highmore est constitué par un tissu conjonctif dense et
renferme un réseau de canaux s'anastomosant fréquemment entr'eux;
c'est le *rete testis* (*rete vasculosum de Haller*).

Les cloisons testiculaires sont formées par des faisceaux conjonctifs en
connexion avec l'enveloppe conjonctive de chaque canalicule testiculaire.
Le tissu conjonctif interstitiel est riche en éléments cellulaires; parmi ces
cellules, les unes sont plates, d'autres sont arrondies, parfois elles con·
tiennent des granulations pigmentaires ou graisseuses.

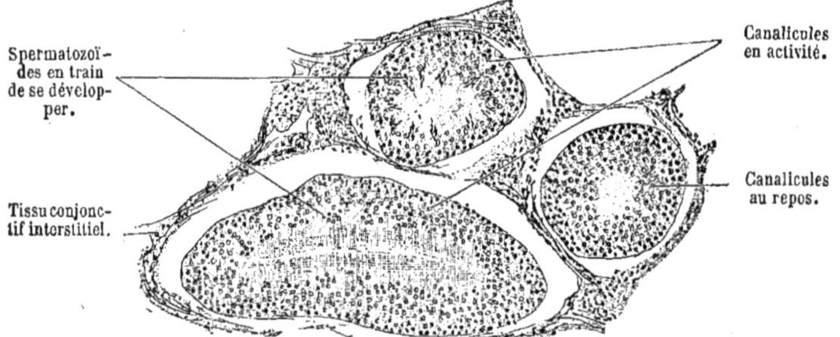

Fig. 175. — *Coupe transversale d'un testicule de taureau.* (Gross. 50). Par la fixation et le durcissement,
l'épithélium glandulaire s'est rétracté, de sorte qu'il s'est formé des lacunes entre la couche épithéliale et le
tissu conjonctif interstitiel. (Technique n· 130).

Les canaux testiculaires comprennent dans leur trajet trois portions :
La première portion est représentée par les *tubes contournés*, la seconde
par les *tubes droits*, se continuant avec la troisième partie, le *rete testis*.

Les tubes contournés sont des canalicules arrondis de 140 μ d'épaisseur,
sur l'origine desquels on n'est pas encore bien fixé; ils s'anastomosent
probablement à la périphérie sous la tunique vasculaire et forment ainsi
un réseau d'où partent de nombreux canaux qui se dirigent vers le corps
d'Highmore en décrivant de nombreuses sinuosités. Pendant ce trajet les
canaux s'anastomosent à angle aigu, et leur nombre diminue. Les tubes
contournés se continuent non loin du corps d'Highmore avec les tubes
droits (fig. 174). Leur calibre à ce niveau diminue notablement, ils n'ont

plus que 20 à 25 μ de large ; bientôt ils pénètrent dans le corps d'Highmore où ils forment le *rete testis*. Leur diamètre mesure alors de 24 à
180 μ.

La paroi des tubes contournés est constituée, en allant de dehors en dedans, par les couches suivantes : 1° par plusieurs couches concentriques de
cellules conjonctives aplaties; 2° par une membrane propre très mince ; 3°
par des cellules glandulaires disposées sur plusieurs couches, et offrant un
aspect différent suivant leur état fonctionnel. A l'état de repos, les canalicules sont tapissés par plusieurs couches de cellules glandulaires arrondies, dont les noyaux se colorent plus ou moins vivement (fig. 175). A
l'état d'activité, les cellules arrondies sont disposées en colonnes radiées,
dirigées vers la lumière du tube. Ces colonnes sont séparées les unes des
autres par une substance spéciale, également rayonnée (fig. 176). Très

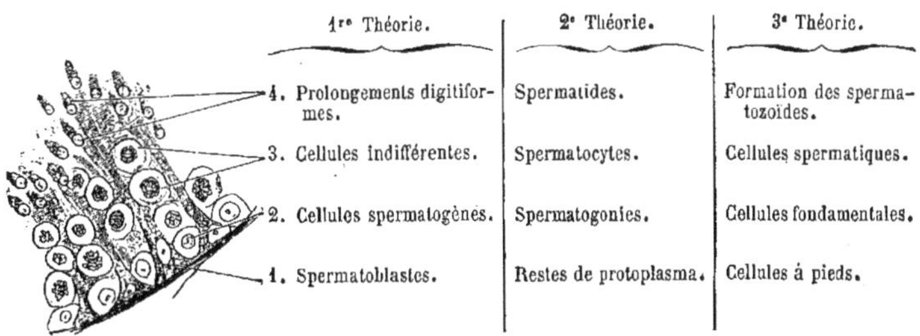

1re Théorie.	2e Théorie.	3e Théorie.
4. Prolongements digitiformes.	Spermatides.	Formation des spermatozoïdes.
3. Cellules indifférentes.	Spermatocytes.	Cellules spermatiques.
2. Cellules spermatogènes.	Spermatogonies.	Cellules fondamentales.
1. Spermatoblastes.	Restes de protoplasma.	Cellules à pieds.

FIG. 176. — *Fragments d'une coupe transversale d'un canalicule testiculaire du taureau.* (Gross. 240,
Technique n· 131.

près de la lumière se trouvent les *filaments spermatiques* à des périodes
différentes de leur formation. On peut trouver dans les canalicules toutes
les transitions possibles, entre les cellules au repos et les cellules en pleine
activité.

Les figures que nous donnons ont été interprétées de différentes maniè-
res. L'accord n'est pas encore établi. Trois opinions principales ont été
émises à ce sujet.

Pour les uns, les cellules des canalicules spermatiques seraient de deux
sortes : « cellules spermatogènes et cellules indifférentes ». Les premières
sont des cellules primitivement polygonales tapissant la membrane propre
et prenant rapidement une forme en massue ; leur noyau, par des divisions
successives, forme plusieurs noyaux (jusqu'à 10) dont l'un reste à la base
de la cellule tandis que les autres occupent la portion renflée. Cette portion s'accroît en émettant des prolongements digitiformes dont chacun contient un noyau ; ce noyau est destiné à devenir la tête du spermatozoïde.
Ces cellules s'appellent spermatoblastes (fig. 176). Enfin les appendices digi-

tiformes se séparent de la base de la cellule, et s'isolent complètement ;
le protoplasma du prolongement devient le corps du spermatozoïde, qui
dès lors se trouve libre. Les cellules indifférentes ne jouent aucun rôle
dans la production du spermatozoïde, elles ne représentent qu'une couche
épithéliale enveloppant les cellules spermatogènes (1). Cette opinion n'a
que peu de défenseurs ; ses anciens partisans se sont ralliés à la troisième
opinion.

Suivant d'autres auteurs, il n'y a qu'une seule espèce de cellules glandulaires dans le testicule. Toutes proviendraient des divisions successives des
cellules situées à la périphérie du tube. Ces cellules, appelées cellules
mères (*spermatogonies*), sont arrondies et ont un noyau sombre ; elles
engendrent les cellules sœurs (*spermatocytes*) disposées en travées rayon-
nantes dirigées vers la lumière du tube. Celles de ces cellules qui sont les

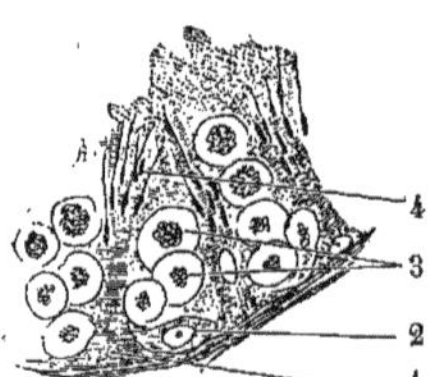

FIG. 177. — *Fragment d'une
coupe transversale d'un canalicule
testiculaire du taureau.* (Gross.
240). Même légende que pour la figure
176. Stade un peu plus avancé de
formation des spermatozoïdes. Les
spermatides sont environnées de spermatozoïdes. (**Technique n° 131**).

plus rapprochées de la lumière du canal prennent le nom de spermatides, ce sont elles qui
engendrent les spermatozoïdes. Le noyau de
chaque spermatide devient la tête du spermatozoïde ; quant à la queue, elle est fournie par
une portion de protoplasma. La plus grande
partie du protoplasma des spermatides reste
inutilisée ; ces restes se fusionnent et donnent
ainsi naissance à ces éléments ramifiés qui
étaient considérés par les partisans de la première théorie comme les spermatoblastes. Les
jeunes spermatozoïdes sont englobés dans cette

masse protoplasmatique (fig. 177). Le noyau du spermatoblaste ne serait
autre chose que le noyau d'une cellule glandulaire n'ayant pas servi à la
spermatogénèse (2).

D'autres auteurs émettent une 3e opinion ; ils admettent deux espèces
de cellules dans les canalicules spermatiques, les deux participant à la formation des spermatozoïdes ; les spermatozoïdes naissent des cellules rondes,
ils s'unissent par une sorte de copulation aux éléments ramifiés, spermato-

(1) Il faut remarquer ici que cette opinion n'est pas celle de tous ceux qui admettent
deux variétés des cellules glandulaires dans les canalicules spermatiques. Ainsi,
contrairement à l'opinion formulée plus haut, certains auteurs regardent les cellules
indifférentes, qu'ils appellent *cellules testiculaires rondes*, comme les cellules spermatogènes proprement dites, tandis que les spermatoblastes n'ont que le rôle de cellules auxiliaires.

(2) Les deux opinions concordent en ce qui touche la formation du spermatozoïde ;
la tête vient du noyau, le corps et la queue viennent du protoplasma. Il existe cependant encore des divergences d'opinion à cet égard, les uns faisant dériver le spermatozoïde du noyau seul, les autres le faisant provenir uniquement du protoplasma

blastes, qui portent ici le nom de cellules à pieds, et empruntent à ces éléments leurs matériaux nutritifs.

Les parois des *canalicules droits* sont constituées par une membrane propre et par une simple couche de cellules cylindriques basses.

Les canaux du *rete testis* sont pourvus d'une couche unique de cellules épithéliales aplaties.

Les *artères* des testicules sont des branches de l'artère spermatique ; elles pénètrent dans les cloisons testiculaires venant les unes du corps d'Higmore, les autres de la tunique vasculaire. Elles se résolvent en un réseau capillaire qui entoure les canalicules testiculaires. Les *veines* qui leur font suite cheminent à côté des artères. Les *vaisseaux lymphatiques* forment un réseau situé sous la tunique albuginée, et en relation avec les capillaires lymphatiques qui entourent les canalicules spermatiques.

La disposition des *nerfs* est encore inconnue.

2. Sperme.

Le produit de sécrétion du testicule, le *sperme*, est constitué presque exclusivement par des spermatozoïdes. Ceux-ci ont la forme d'une épingle, on leur distingue une tête et une queue (fig. 178). Chez l'homme la tête a une longueur de 3 à 5 μ, une largeur de 2 à 3 μ ; elle est aplatie, et vue de côté, elle semble piri- forme à petite extrémité dirigée en avant, mais, vue de face, elle paraît ovalaire et arrondie en avant. La queue, examinée à un très fort grossissement, présente un filament qui occupe toute sa lon- gueur, c'est le filament axile formé par de fines fibrilles. On distingue plusieurs parties dans la queue ; on trouve tout d'abord, faisant immédiate- ment suite à la tête, la pièce d'union ou pièce intermédiaire affectant la forme d'une spirale, me- surant 6 μ de long sur 1 μ de large ; puis vient la pièce principale, d'une longueur de 40 à 60 μ qui va s'amincissant progressivement. La pointe de la queue ou pièce terminale est formée par le filament axile qui se prolonge librement sur une étendue de 10 μ environ (1). Les spermato- zoïdes sont remarquables par leur grande résis-

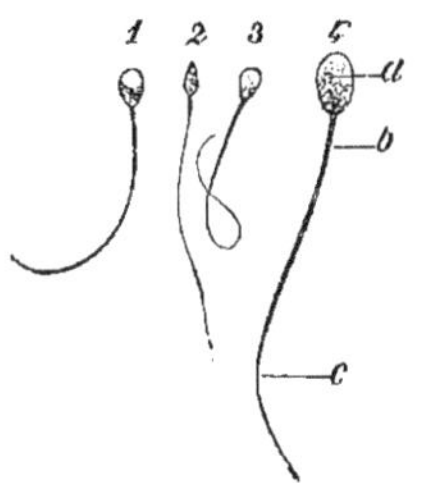

Fig. 178. — 1. 2. 3. *Sper- matozoïdes de l'homme.* (Gross. 560). 1. Spermatozoïde vu de face. — 2. Vu de côté. — 3. Queue enroulée en anneau. — 4. *Spermatozoïde du taureau.* *a.* tête ; *b.* pièce intermédiaire ; *c.* portion principale. La por- tion terminale, ainsi que la déli- mitation entre chaque partie ne sont pas visibles à ce grossisse- ment. (**Technique n° 133**).

(1) On ne peut ici s'étendre sur la forme des spermatozoïdes chez les différents animaux. Le spermatozoïde en spirale, découvert d'abord chez les oiseaux et les

tance, résistance qu'ils doivent probablement aux sels calcaires qui entrent dans leur composition. Leurs mouvements serpentins tiennent uniquement à la queue qui pousse la tête devant elle ; ces mouvements manquent généralement dans le produit de sécrétion pur du testicule ; ils ne se montrent que dans le sperme dilué mélangé dans les voies d'excrétion naturelle avec la sécrétion des ampoules des conduits spermatiques, des vésicules séminales, de la prostate et des glandes de Cowper. Dans ce mélange le mouvement se conserve quelque temps après la mort (24 à 48 heures), et même pendant plus longtemps dans les produits de sécrétion des organes génitaux de la femme. L'eau arrête les mouvements, mais on peut les voir apparaître à nouveau si l'on ajoute à la préparation des liquides organiques à réaction alcaline. D'ailleurs ces liquides, de même que la solution de sel de cuisine à 10 /0, favorisent les mouvements des spermatozoïdes, tandis que les acides et les sels métalliques les font cesser. Une fois immobilisés, les spermatozoïdes s'enroulent souvent en cercle (fig. 178, *3*).

3. — Canaux excréteurs du sperme.

Ces conduits excréteurs se composent de l'épididyme, du canal déférent, des vésicules séminales et des canaux éjaculateurs (1). Les canaux effé-

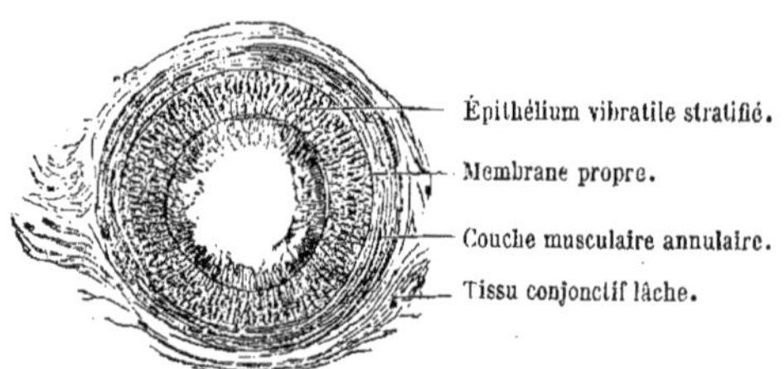

Fig. 179. — *Coupe perpendiculaire d'un canal épididymaire de l'homme.* (Gross. 80, **Technique nº 136.**)

rents du testicule naissent en nombre de 7 à 15 de l'extrémité supérieure du *rete testis* ; après avoir décrit un trajet de plus en plus sinueux, ces canaux se réunissent en autant de lobules coniques, dont l'ensemble constitue la tête de l'épididyme. Le canal épididymaire se trouve formé par la réunion des canalicules efférents ; il se continue au niveau de la queue de

amphibies caudés, a été également trouvé chez quelques mammifères, le rat par exemple. Il n'est pas certain que jusqu'ici on l'ait rencontré chez l'homme.

(1) Les canaux droits et le *rete testis* appartiennent également aux canaux spermatiques excréteurs, mais ils ont été décrits avec la glande testiculaire à cause des rapports intimes qu'ils affectent avec elle.

l'épididyme avec le canal déférent. Les *vasa efferentia* sont tapissés par un épithélium cylindrique stratifié à cils vibratiles reposant sur une membrane propre striée, au-dessous de laquelle on voit une couche circulaire de fibres musculaires lisses. Le canal de l'*épididyme* a une structure identique ; ses sinuosités sont reliées par un tissu conjonctif lâche, riche en vaisseaux sanguins ; la couche musculaire circulaire devient plus épaisse au niveau du canal déférent. Celui-ci comprend un épithélium cylindrique non vibratile (fig. 180), une couche conjonctive formant la tunique propre et la sous-

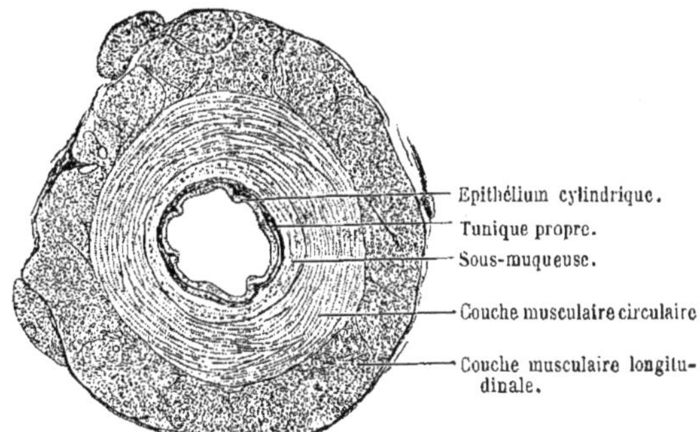

Fig. 180. — *Portion initiale du canal déférent de l'homme* (Gross. 20). Les fibres musculaires longitudinales de la sous-muqueuse sont coupées perpendiculairement, et apparaissent comme de petits anneaux ou comme des points. (Technique n· 136).

muqueuse, puis on trouve une couche circulaire interne et une longitudinale externe composées de fibres musculaires lisses. Au niveau de la portion initiale du canal spermatique, on trouve dans la sous-muqueuse une mince couche de fibres musculaires lisses longitudinales. A sa partie terminale le canal déférent se dilate en forme d'ampoule, ses parois sont amincies, mais elles ont toujours la même structure. On trouve dans la muqueuse de l'ampoule des tubes glandulaires ramifiés ; l'épithélium à cellules cylindriques contient de nombreuses granulations pigmentaires. Les vésicules séminales ont une structure identique.

Les *cunaux éjaculateurs* sont constitués par une simple couche d'épithélium cylindrique et par deux couches musculaires minces, l'une interne circulaire, l'autre externe longitudinale.

L'organe de G i r a l d è s (*paradidyme*) situé entre les éléments du cordon spermatique représente, ainsi que le *vas aberrans de Haller*, un reste embryonnaire du sinus uro-génital. Ces deux organes sont constitués par un canal revêtu d'un épithélium cubique vibratile, ils sont entourés par un tissu conjonctif riche en vaisseaux sanguins. L'*hydatide de Morgagni* est un lobule résistant pourvu d'un court pédicule et constitué par un tissu conjonctif riche en vaisseaux sanguins, recouvert d'un épithélium cylindrique vibratile. Le pédicule contient un canalicule tapissé d'un épithélium cylindrique. Sa signification n'est pas encore nettement établie ; certains auteurs le comparent à la trompe, d'autres à l'ovaire, d'où le nom d'*ovarium masculinum*.

L'*hydatide pédiculée*, inconstante, est une vésicule contenant un liquide clair et tapissée par un épithélium cubique.

4. — Glandes accessoires des organes génitaux de l'homme.

Le tissu glandulaire entre pour une petite part dans la constitution de la *prostate*, qui est surtout formée par des fibres musculaires lisses. Cette substance glandulaire se compose de 30 à 50 glandes tubuleuses isolées et ramifiées, qui se distinguent par leur laxité. Ces glandes débouchent dans l'urèthre par l'intermédiaire de deux gros canaux principaux et par une foule de petits canaux accessoires. Les cellules glandulaires de la prostate sont des cellules cylindriques basses, disposées sur une seule couche. On trouve dans les gros conduits excréteurs un épithélium de transition analogue à celui de la partie prostatique de l'urèthre. Dans les culs-de-sac glandulaires, on rencontre chez les vieillards les *calculs prostatiques*, qui sont des masses arrondies stratifiées ayant jusqu'à 0,7 mm. de diamètre. Les fibres musculaires lisses qui se trouvent en grande quantité entre les lobules glandulaires prennent un plus grand développement au niveau de l'origine de l'urèthre et forment à ce niveau une couche musculaire circulaire plus épaisse (sphincter interne de la vessie) ; à l'extrémité antérieure de la prostate les fibres musculaires lisses se condensent également ; des faisceaux de fibres striées provenant du muscle transverse du périnée viennent s'y adjoindre, pour constituer le muscle sphincter externe de la vessie. La prostate possède un grand nombre de vaisseaux sanguins. On ne sait rien de précis sur la distribution des nerfs qui s'y rendent.

Les *glandes de Cowper* sont des glandes en tube composées dont les larges culs-de-sac sont revêtus d'une simple couche de cellules cylindriques claires, et dont les conduits excréteurs sont tapissés par 2 à 3 couches de cellules cubiques.

5. — Pénis.

Le pénis est constitué par 3 corps cylindriques spongoïdes : les deux corps caverneux du pénis et le corps spongieux de l'urèthre enveloppés par des aponévroses et la peau.

Les *corps caverneux* du pénis sont constitués par une *tunique albuginée* et par un *tissu de nature spongieuse*. La tunique albuginée est une membrane conjonctive résistante de 1 mm. d'épaisseur en moyenne, contenant un grand nombre de fibres élastiques ; on peut lui distinguer une couche longitudinale externe et une couche circulaire interne. Le tissu spongieux est formé par des faisceaux de fibres musculaires lisses mélangés de travées et de lames conjonctives qui, reliées par des anastomoses nombreuses, forment un réseau dont les mailles sont tapissées par une simple couche de cellules épithéliales plates. Ces mailles ou lacunes sont remplies de sang veineux. Les artères à parois épaisses tantôt se résolvent en réseaux capillaires, tantôt débouchent dans les lacunes profondes des corps caverneux. Les *capillaires* forment un réseau placé sous la tunique albuginée, le réseau cortical superficiel (fin) qui est en connexion avec un réseau veineux à capillaires larges disposé sur plusieurs couches. Ce dernier est situé dans les couches superficielles du tissu spongieux et disparaît dans les espaces veineux de ce même tissu.

Les *artères hélicines* sont des ramuscules situés dans les espaces fins de tissu conjonctif, elles forment des anses sur le pénis à l'état de flaccidité ; quand on pratique une injection incomplète, ces vaisseaux semblent se terminer en culs-de-sac. Les *veines* qui rapportent le sang des corps caverneux du pénis (*veines émissaires*) naissent en partie du gros réseau cortical et en partie de la profondeur du tissu

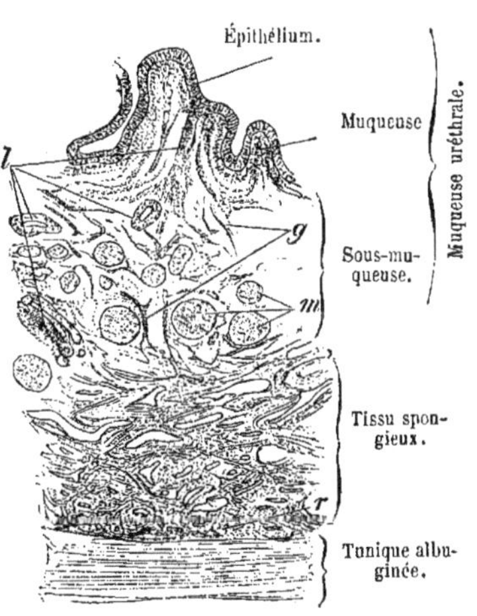

Fig. 181. — *Fragment d'une coupe transversale de la portion caverneuse de l'urèthre de l'homme.* (Gross. 20). — *l.* Glandes de Littre. Le trait inférieur indique le corps glandulaire, les supérieurs montrent différentes parties des canaux excréteurs. — *g.* Vaisseaux sanguins. — *m.* Coupe transversale de fibres musculaires longitudinales. — *r.* Réseau cortical superficiel. (**Technique n° 125**).

spongieux. Elles aboutissent à la veine dorsale du pénis après avoir per-
foré la tunique albuginée.

Le *corps caverneux de l'urèthre* est formé de deux parties différentes ;
la partie centrale est formée par le réseau veineux notablemeut développé
de la couche sous-muqueuse de l'urèthre ; la partie périphérique ressemble, quant à sa structure, au corps caverneux du pénis, mais on n'y trouve
pas la communication directe des artères avec les espaces veineux. Le
gland du pénis est formé de veines très enroulées maintenues par un
tissu conjonctif très développé, qui contient de fines artérioles ainsi que
des capillaires.

B. — ORGANES GÉNITAUX DE LA FEMME

1. — Ovaire.

Les ovaires sont constitués par du tissu conjonctif et par de la substance glandulaire. Le tissu conjonctif de l'ovaire est disposé sur plusieurs couches. Extérieurement on voit la *tunique albuginée* (fig. 182, *2*), formée par un certain nombre de lamelles conjonctives entrecroisées ; cette tunique se modifie peu à peu pour constituer la couche corticale de l'ovaire (fig. 182, *3*, *5*) ; celle-ci contient la *substance glandulaire* ; elle est en connexion avec la *substance médullaire* qui est très riche en vaisseaux sinueux contenus dans des travées de fibres musculaires lisses. La substance glandulaire est formée par de nombreuses vésicules sphériques épithéliales (chez la femme on en compte environ 36.000), les *follicules ovariens*, dont chacun

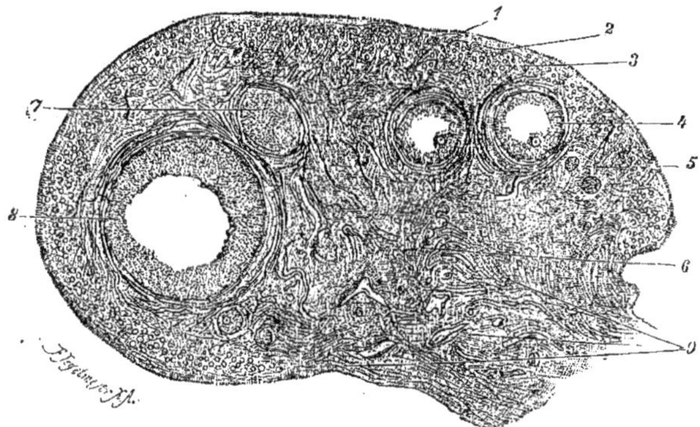

Fig. 182. — *Coupe transversale d'un ovaire d'une petite fille de huit ans.* (Gross. 10). — 1. Épithélium germinatif. — 2. Tunique albuginée encore peu développée. — 3. Zone la plus externe de la substance corticale, cette zone contient de nombreux follicules. — 4. Follicules assez volumineux. — 5. Partie interne de la substance corticale. — 6. Substance médullaire avec nombreuses artères sinueuses. — 7. Follicule coupé par sa périphérie. — 8. Gros follicule dont le cumulus ovigère n'est pas détaché de la coupe. — 9. Hile de l'ovaire renfermant de larges canaux veineux. (**Technique n° 138**).

contient un ovule. La plupart des follicules sont microscopiques (40 μ) ; ils forment, dans les couches superficielles de la substance corticale où ils sont situés (fig. 182, *3*), une zone arciforme qui ne manque qu'au hile de l'ovaire, point d'entrée des vaisseaux. Les follicules situés dans la profondeur sont assez volumineux, mais les plus gros, facilement appréciables à l'œil nu, peuvent occuper, à leur plus grand degré de développement, l'espace qui s'étend de la substance médullaire à la tunique albuginée.

La face superficielle de l'ovaire est tapissée par l'épithélium *germinatif* (fig. 182, *1*), c'est-à-dire par une couche unique de très petites cellules cylindriques basses.

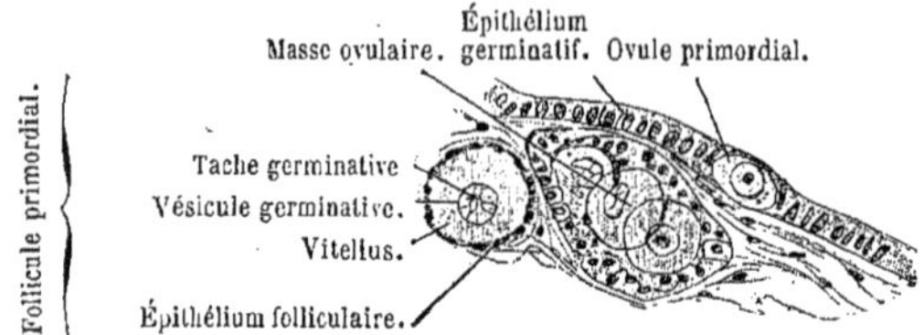

Fig. 183. — *Coupe d'ovaire provenant d'une petite fille de 4 mois.* (Gross. 240). L'œuf primordial a un gros noyau avec des nucléoles. La masse ovulaire contient trois ovules entourés de cellules cylindriques. (**Technique n· 138**).

Seul le premier développement des ovules s'accomplit pendant la vie embryonnaire ; le développement ultérieur de l'œuf jusqu'à sa maturité parfaite ne peut être observé à ses différents stades que sur un ovaire capable de fonctionner. Pendant la période fœtale et même après la naissance on trouve, entre les cellules cylindriques de l'épithélium germinatif,

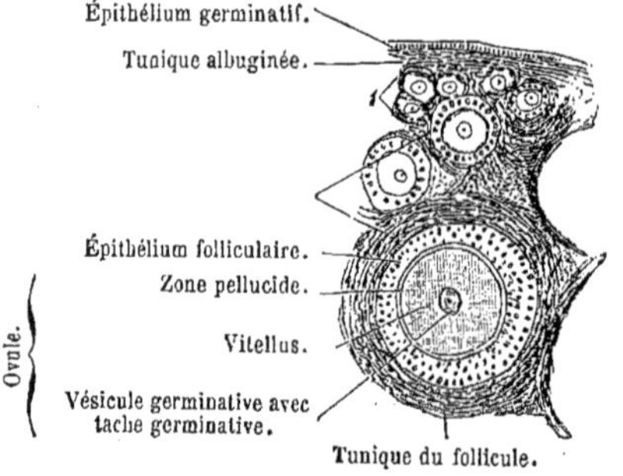

Fig. 184. — *Coupe de la substance corticale d'un ovaire de lapine.* (Gross. 90). — *1.* Follicule primordial. — *2.* Follicule avec une couche unique de cellules cylindriques. (**Technique n· 138**).

des cellules plus grandes, arrondies, granuleuses, pourvues d'un noyau, qui sont les *œufs primordiaux*. Ces cellules doivent leur existence à un développement particulier de cellules spéciales de l'épithélium germinatif. Plus tard on rencontre des groupes de cellules cylindriques contenant plusieurs ovules, qui pénètrent dans le tissu ovarien. Ces groupes s'appellent *masses ovulaires*. On voit ensuite chaque ovule s'entourer d'un petit groupe de cellules et se séparer des ovules voisins, il en résulte une masse sphérique, le *follicule primordial*, qui se compose d'un ovule, et des cellules épithéliales, *épithélium folliculaire*, qui l'enveloppent. C'est de cette

façon aussi que se développe le follicule ovarique pendant la période
fœtale. Bientôt les cellules de l'épithélium folliculaire deviennent plus
hautes (fig. 184, 2), elles forment plusieurs couches, l'œuf devient plus
volumineux, s'entoure d'une couche excentrique, la couche corticale, qui
s'épaissit progressivement et présente de fines stries rayonnées ; cette couche corticale ainsi différenciée prend le nom de *zone pellucide*. L'accroissement de l'œuf s'accompagne de modifications du côté de son protoplasma.
La plus grande partie se transforme en une masse granuleuse, le *deutoplasma* ; et il ne reste du protoplasma primitif, qu'une zone située autour
du noyau qui quitte le centre de la cellule, et une couche fine recouvrant

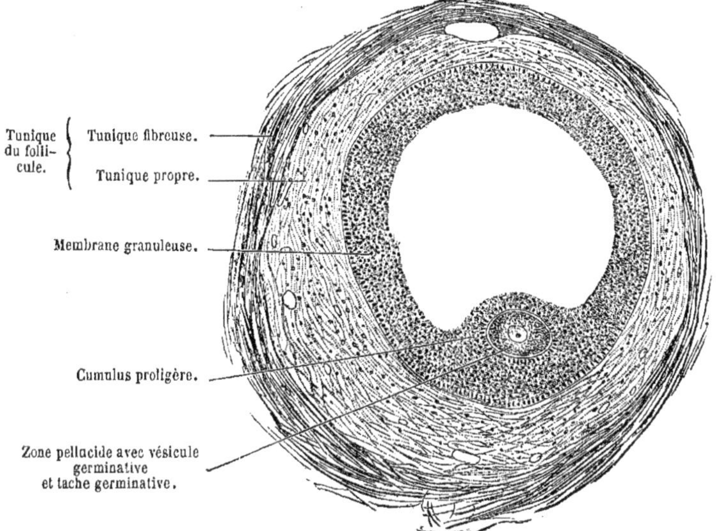

Fig. 185. — *Coupe d'un follicule de Graaf provenant d'une jeune fille de 8 ans.* (Gross. 90). L'espace
r central renfermait le liquide folliculaire. (**Technique n· 138**).

la périphérie de l'ovule. Le deutoplasma et le protoplasma ovulaire constituent le *vitellus*, le noyau, la vésicule germinative, le *nucléole*, la *tache
germinative*. On a remarqué sur cette dernière des mouvements amiboïdes. On trouve entre le vitellus et la zone pellucide une fente étroite
de 1,3 µ de largeur, constituant l'*espace périvitellin*.

Le follicule continue à s'accroître par suite de multiplication incessante
des cellules de l'épithélium folliculaire. Une lacune prend naissance entre
ces cellules, se remplit de liquide, le *liquide folliculaire*. Ce liquide provient en partie d'une transsudation des vaisseaux sanguins qui entourent
le follicule, et en partie de la liquéfaction de chaque cellule de l'épithé-

lium folliculaire, il s'accroît progressivement de telle sorte que bientôt le follicule représente une vésicule remplie de liquide, il prend alors le nom *follicule de Graaf*, son diamètre atteint 0,5-5 mm. Autour des gros follicules, le tissu conjonctif du stroma ovarique forme des couches concentriques entrecroisées qu'on a désignées sous le nom *gaîne du follicule* (fig. 184). Le follicule de Graaf est donc constitué par une enveloppe de tissu conjonctif, la gaîne folliculaire, formée elle-même de deux couches : l'une externe, la tunique *fibreuse* (fig. 185) et l'autre interne, la tunique *propre*, riche en cellules et en vaisseaux sanguins. Au-dessous on rencontre l'épithélium folliculaire disposé sur plusieurs couches. Sur un follicule frais on peut le dissocier en gros fragments ; cette couche est connue depuis longtemps sous le nom de *membrane granuleuse*. A un certain endroit cette membrane s'élargit pour constituer le *cumulus proligère* dans lequel l'ovule est contenu. Les cellules épithéliales les plus voisines de la zone pellucide rayonnent autour de l'œuf et forment la *couronne radiée*

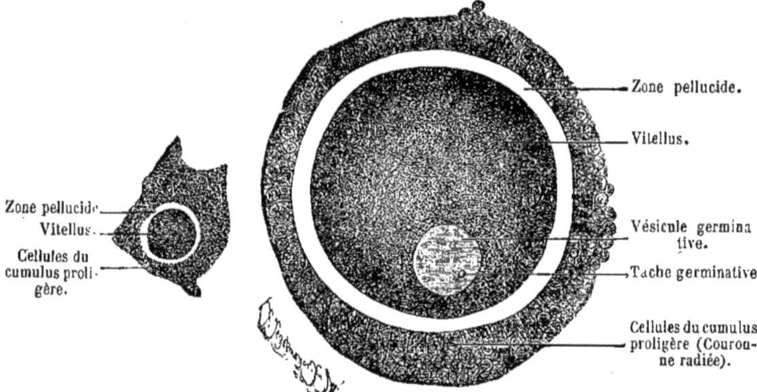

Fig. 186. — *Follicule de Graaf de la vache.* (Gross. 50).

Fig. 187. — *Follicule de Graaf de la vache.* (Gross. 240, **Technique n° 139**).

(fig. 187). La plus grande partie du contenu du follicule est constituée par le liquide folliculaire.

Dès que le follicule de Graaf est arrivé à sa maturité complète, il crève au niveau de la partie dirigée du côté de la face supérieure de l'ovaire ; ce point est d'ailleurs reconnaissable avant la déhiscence du follicule à la saillie qui se dessine sur la paroi et à l'amincissement qu'elle subit. L'œuf arrive dans la cavité pelvienne, et le follicule ainsi vidé se transforme en *corps jaune* (*corpus luteum*); si l'œuf expulsé n'est pas fécondé le corps jaune disparaît au bout de quelques semaines, c'est ce que l'on appelle un faux corps jaune ; si au contraire il y a fécondation, le follicule devient un corps jaune vrai, dont le diamètre peut atteindre environ 1 cent., celui-ci se conserve pendant des années. Ce corps jaune est d'abord constitué par une membrane fibreuse (tunique fibreuse primitive) et par une masse jaune due en partie à la prolifération des cellules de la tunique propre et en partie aux restes de l'épithélium folliculaire, qui a subi la dégénérescence graisseuse. Au milieu on voit une cavité remplie de sang. Ce sang provient de la rupture des vaisseaux de la tunique propre.

Plus tard une partie des cellules se transforme en tissu conjonctif jaune, le centre se décolore et à la place du sang apparaît une masse granuleuse contenant quelquefois des *cristaux d'hématoïdine*.

Les follicules primitifs n'arrivent pas tous à une maturité complète. Un grand nombre de ces petits follicules, de même que quelques gros follicules, subissent une véritable régression.

Les *artères* des ovaires, branches de l'artère ovarique interne et de l'artère utérine, pénètrent par le hile, se divisent dans la substance médullaire et se caractérisent par leur trajet sinueux (fig. 182). De la substance médullaire, elles remontent dans la substance corticale où elles fournissent des réseaux capillaires abondants à la tunique propre du follicule. Les *veines* forment près du hile de l'ovaire un large plexus. Les *vaisseaux lymphatiques*, en grand nombre, peuvent être suivis jusqu'au niveau de la tunique propre du follicule. Les *nerfs*, assez rares, arrivent jusqu'aux gros follicules. L'épiophoron (parovaire) et le paroophoron sont des restes d'organes embryonnaires. Le premier est situé près du hile de l'ovaire sur ses parties latérales (chez les animaux, il est placé à l'intérieur même du hile) ; il est constitué par des canalicules terminés en culs-de-sac, canaux sinueux et tapissés par un épithélium cylindrique à cils vibratiles.

L'*épiophoron* est un reste de la portion génitale du corps de Wolff. Le *paroophoron* est situé dans la partie médiane de l'aileron moyen du ligament large et est formé de canalicules ramifiés et tapissés de cellules cylindriques ; il représente un reste de la portion urinaire du corps de Wolff.

2. — Trompes et utérus.

La paroi des trompes (*trompes de Fallope*) est constituée par 3 couches : une muqueuse, une tunique musculaire et une enveloppe séreuse. La *muqueuse* présente de nombreux plis longitudinaux, de telle sorte que la coupe transversale de la lumière de la trompe a un aspect étoilé. Les plis sont surtout développés dans le pavillon de la trompe où ils sont reliés entre eux par de petits replis obliques. La muqueuse, qui est épaisse, est constituée par les couches suivantes : 1° un épithélium cylindrique à cils vibratiles ; ces cils sont dirigés vers l'utérus ; 2° une tunique conjonctive propre, riche en cellules ; 3° une couche musculaire lisse (*muscularis mucosæ*) très mince ; celle-ci contient des fibres musculaires lisses à direction longitudinale, et une sous-muqueuse qui est formée d'une couche fine de tissu conjonctif fibrillaire.

La *tunique musculaire* est formée d'une couche interne circulaire volumineuse et d'une couche externe très mince de fibres musculaires lisses à direction longitudinale.

L'*enveloppe séreuse* est constituée par une couche assez développée de tissu conjonctif lâche, et par le péritoine. Les vaisseaux sanguins sont surtout abondants dans la muqueuse, ils forment un réseau capillaire à mailles serrées. Les grosses veines cheminent le long des plis de la muqueuse. On ne connaît pas encore exactement le trajet des vaisseaux lymphatiques et des nerfs.

UTÉRUS. — La paroi de l'utérus, de même que celle de la trompe, est constituée par une membrane muqueuse, une tunique musculaire, et une enveloppe séreuse (fig. 188).

La *muqueuse* épaisse de 1,5 à 2 mm. porte sur sa surface une couche unique d'épithélium cylindrique vibratile, dont les cils présentent un mouvement dirigé vers le col de l'utérus (*a*); la tunique propre de la muqueuse (*b*) est formée par de nombreuses cellules conjonctives et par des fibrilles très fines, par des leucocytes et enfin par une masse peu importante de tissu homogène intermédiaire à ces éléments. Elle contient un grand nombre de tubes glandulaires simples ou bifurqués (*c*), et ces tubes possèdent une membrane propre mince, recouverte d'une couche unique de cellules cylindriques portant des cils assez courts. Entre cette tunique propre de la muqueuse utérine et le tissu conjonctif interstitiel de la couche musculaire, la transition est insensible.

La *tunique musculaire* de l'utérus est constituée par des fibres musculaires lisses, réunies en faisceaux, qui s'anastomosent dans les directions les plus variées, de telle sorte qu'on ne peut établir une délimitation précise des couches. On distingue généralement trois couches : une couche interne sous-muqueuse, constituée par des faisceaux à direction longitudinale ; une couche moyenne, la plus forte, constituée surtout par des faisceaux musculaires circulaires et contenant de grosses veines, d'où le nom de *stratum vasculaire* qu'on lui a donné ; enfin une couche externe formée par des faisceaux en partie circulaires et en partie longitudinaux (ces derniers adhèrent à la séreuse), *stratum supra-vasculare* (fig. 188).

La *séreuse* ne présente pas de particularités.

Dans le *col de l'utérus* la muqueuse est plus épaisse et porte dans les deux tiers supérieurs un épithélium vibratile, tandis que sur l'orifice utérin externe on voit des papilles avec un épithélium pavimenteux stratifié. On y trouve des glandes en tubes isolées, ainsi que de petites glandes à mucus ; par suite de la rétention de leurs produits de sécrétion, on voit parfois ces glandes se dilater et former des sortes de kystes, appelés *œufs de Naboth*. La tunique musculaire dans le col offre nettement trois couches : une couche interne et une couche externe longitudinales, et une couche moyenne circulaire.

Les *vaisseaux sanguins* se divisent dans la musculaire en rameaux qui sont très développés, surtout dans le *stratum vasculare* de la tunique mus-

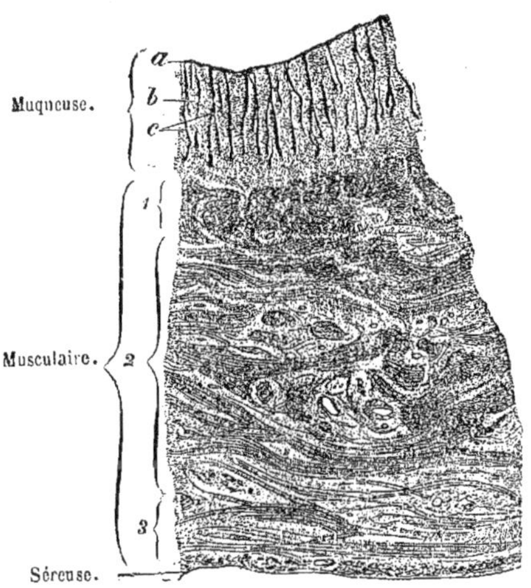

FIG. 188. — *Coupe perpendiculaire de la portion médiane de l'utérus d'une jeune fille de 15 ans.* (Gross. 10). — *a.* Épithélium.— *b.* Tunique propre. — *c.* Glandes. — 1. Stratum sous-muqueux. — 2. Stratum vasculaire. — 3. Stratum supravasculaire. (**Technique n° 142**).

culaire. Les vaisseaux terminaux pénètrent dans la muqueuse où ils forment un réseau capillaire autour des glandes. Les *vaisseaux lymphatiques* forment dans la muqueuse un réseau à mailles larges avec des prolongements terminés en culs-de-sac. De ce point partent de petits troncs lymphatiques qui traversent la musculaire, et qui communiquent avec un réseau sous-séreux formé par des vaisseaux plus larges. Les *nerfs*, tantôt à myéline et tantôt sans myéline, se ramifient dans la tunique musculaire. Leur distribution dans la muqueuse est encore inconnue.

Pendant la *menstruation*, la muqueuse devient plus épaisse (jusqu'à

6 mm.) par suite de l'augmentation de la substance interstitielle homogène et des leucocytes. En même temps les glandes s'allongent et les vaisseaux sanguins de la muqueuse utérine d'où le sang menstruel tire principalement son origine, sont dilatés. L'épithélium est expulsé dans sa plus grande partie, mais par petits lambeaux.

Les modifications *pendant la grossesse* consistent en un épaississement de la muqueuse et en une augmentation de la tunique musculaire, qui tient à une hypertrophie considérable des fibres musculaires préexistantes et à une formation de fibres nouvelles.

3. — Vagin et organes génitaux externes.

Le vagin comprend une tunique muqueuse, une tunique musculaire et une tunique fibreuse.

La *muqueuse* est constituée : 1° par un épithélium pavimenteux stratifié ; 2° par une tunique propre recouverte de papilles, celles-ci sont formées par un fin réseau de fibres conjonctives mélangées de quelques fibres élastiques et de leucocytes en nombre variable. Les leucocytes se réunissent parfois en forme de follicules solitaires ; on trouve alors dans la couche épithéliale correspondante de nombreux globules migrateurs. La couche la plus profonde de la muqueuse est formée par une sous-muqueuse constituée par des faisceaux de tissu conjonctif lâche et par de grosses fibres élastiques. Les glandes manquent dans la muqueuse vaginale.

La *tunique musculaire* du vagin est formée par une couche interne circulaire et par une couche longitudinale externe de fibres lisses.

La *couche fibreuse* qui est la plus externe est une membrane conjonctive résistante riche, en fibres élastiques.

Les *vaisseaux sanguins* et *lymphatiques* disposés en réseaux, occupent la tunique propre de la muqueuse et la couche sous-muqueuse. Entre les faisceaux de la tunique musculaire se trouve un réseau serré de larges veines. Les *nerfs* forment dans la tunique fibreuse du vagin un plexus riche en petits ganglions nerveux. Leur trajet ultérieur est inconnu.

La muqueuse des organes génitaux externes diffère de celle du vagin. Elle contient dans le voisinage du clitoris et du méat urinaire de nombreuses *glandes à mucus* de 0,5 à 3 mm. et au niveau des petites lèvres des *glandes sébacées* de 0,2-2 mm. non pourvues de poils.

Le *clitoris* reproduit en petit la structure du pénis ; à l'extrémité correspondante au gland on trouve des *corpuscules tactiles* ainsi que des terminaisons nerveuses en massue.

Les *glandes de Bartholin* correspondent aux glandes de Cowper chez l'homme. Les grandes lèvres présentent une structure analogue à celle de la peau.

Le mucus vaginal est acide, il contient des cellules épithéliales pavimenteuses desquamées et des leucocytes ; assez fréquemment on y trouve un petit infusoire, le *trichomonas vaginalis*.

TECHNIQUE

N° 129. Testicule. — Pour les préparations d'ensemble du testicule, il faut prendre le testicule et l'épididyme d'enfants nouveau-nés (1), qu'on sectionne transversalement (2) ; on plonge ensuite les deux fragments dans environ 50 cent. cubes d'acide picrique de Kleinenberg et on les durcit dans environ 30 cent. cubes d'alcool progressivement renforcé. Des coupes transversales épaisses, mais complètes, seront colorées au carmin dilué et à l'hématoxyline de Boehmer ; on monte enfin dans le baume. Il faut examiner ces préparations à la loupe ou à l'aide d'un faible grossissement (fig. 174).

N° 130. Canalicules séminifères. — Pour étudier la structure intime des canalicules séminifères, il faut plonger dans environ 200 cent. cubes de liquide de Müller des fragments de 2 cent. d'un testicule de taureau récemment abattu. Après 14 jours environ, on les durcit dans 50 cent. cubes d'alcool progressivement renforcé. Les coupes faites aussi fines que possible sont colorées à l'hématoxyline de Boehmer et montées dans le baume. A un faible grossissement (50 d.) on peut déjà distinguer les canaux qui sont en pleine activité de ceux qui sont à l'état de repos. On reconnaît les canalicules qui fonctionnent aux têtes fortement colorées en bleu des jeunes spermatozoïdes (fig. 175). Les noyaux des cellules périphériques sont souvent colorés d'une façon plus intense que ceux des cellules qui se trouvent plus rapprochées de la lumière du canalicule.

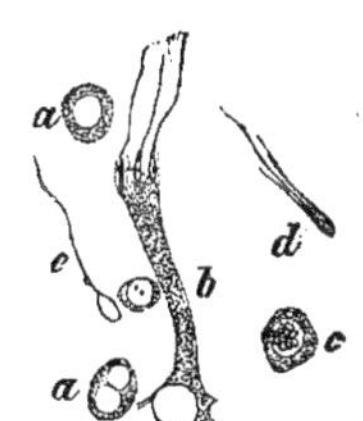

Fig. 189. — *Éléments isolés du testicule du taureau.* — (Gross. 240). *a.* Spermatogonies. — *b.* Spermatoblaste. — *c.* Spermatocystes. — *d.* Spermatozoïde incomplètement développé. — *e.* Spermatozoïde complétement développé.

N° 131. Spermatoblastes. — On fixe de petits fragments (de 5 mm.) d'un testicule de taureau encore chaud, dans 10 cent. cubes environ d'acide osmochromo-acétique (p. 15) ; 2 jours après, on lave ces fragments pendant une heure dans de l'eau courante et on les durcit dans environ 20 cent. cubes d'alcool progressivement renforcé. On fait des coupes très fines qu'on colore à la safranine (p. 20) et on monte dans le baume. Les

---

(1) Dans les testicules de lapin, de chat ou de chien, le corps d'Higmore est situé non pas au bord, mais au centre du testicule.

(2) Les testicules non sectionnés ne peuvent être suffisamment durcis, la tunique albuginée étant très résistante.

figures les plus intéressantes se trouvent dans les canalicules coupés suivant la longueur (fig. 176).

Nᵒ 132. Éléments testiculaires. — Pour les isoler, on plonge 1 cent. environ de testicule frais de taureau dans environ 20 cent. cubes d'alcool au tiers de Ranvier, et après 5 à 6 heures on dissocie dans une goutte du même alcool le contenu des canalicules. On colore au picrocarmin sous la lamelle et on monte dans la glycérine diluée. Il faut faire ces dissociations au niveau des différentes régions du testicule, on obtient ainsi des figures analogues à la fig. 189.

Nᵒ 133. Éléments du sperme. — On dépose sur une lame bien propre une goutte du liquide laiteux obtenu en râclant une coupe fraîche de l'épididyme, et on y ajoute une goutte d'une solution de chlorure de sodium ; on couvre la préparation d'une lamelle et on examine à un fort grossissement. Quelque temps après on dépose sur le bord de la lamelle une goutte d'eau distillée. Les mouvements (1) des spermatozoïdes cessent aussitôt ; la tête de la plupart d'entre eux se présente de face, la queue se replie en forme d'anneau (fig. 178, *3*). Les spermatozoïdes incomplètement développés portent encore des restes de protoplasma. On peut conserver les spermatozoïdes en laissant sécher du sperme délayé dans de l'eau sur le porte-objet, on couvre ensuite d'une lamelle et l'on borde à la paraffine. A une lumière trop vive, l'examen de ces préparations est difficile à cause des reflets.

Nᵒ 134. La constatation des spermatozoïdes présente un grand intérêt en **médecine légale.** S'agit-il par exemple de savoir si des taches qu'on trouve sur une chemise de toile sont faites par du sperme ? On découpe dans les parties tachées de petits lambeaux d'environ 5 à 10 mm., on les plonge dans un verre de montre rempli d'eau distillée pendant 5 à 10 minutes, et on dissocie quelques fibres du petit lambeau sur une lamelle, on examine à un fort grossissement (500 d.), surtout les bords de chaque fibre de toile à laquelle les spermatozoïdes sont habituellement collés. Généralement les têtes ne s'en séparent pas, elles sont reconnaissables à leur éclat particulier, à leur aspect et à leur volume moindre pourtant chez l'homme que chez les animaux.

Nᵒ 135. Spermatozoïdes de la grenouille. — La grenouille mâle se reconnaît aux papilles volumineuses du pouce. On ouvre la cavité abdominale ; les testicules se présentent sous la forme de deux corps ovalaires (ressemblant à ceux des mammifères), ils se trouvent situés de chaque côté de la colonne vertébrale. Le contenu liquide pris sur un testicule coupé transversalement, délayé dans une goutte de solution de sel de cuisine, montre de grands spermatozoïdes dont la tête est mince et très allongée et dont la queue est si fine qu'elle passe inaperçue à première vue. Les jeunes spermatozoïdes se trouvent réunis en faisceaux.

(1) Pour l'observation du spermatozoïde en spirale qui ne peut être faite qu'avec un très fort grossissement (objectif à immersion), je recommande les spermatozoïdes du rat examinés dans l'eau.

N° 136. Épididyme. Canal déférent et vésicules séminales. — On fixe des fragments de 1 à 2 cent. dans environ 200 cent. cubes de liquide de Müller, pendant 14 jours ; on les durcit ensuite dans 60 cent. cubes environ d'alcool progressivement renforcé. Les coupes sont colorées à l'hématoxyline de Boehmer et montées au baume (fig. 179 et 180).

N° 137. Prostate. — La prostate et les différentes parties des conduits urinaires de l'homme doivent être examinées par fragments de 2 à 3 cent. comme il a été indiqué n° **136**.

N° 138. Ovaires. — Les ovaires de petits animaux seront fixés tout entiers ; ceux d'animaux plus grands et ceux de l'homme seront sectionnées transversalement par rapport à leur axe longitudinal et plongés ensuite dans 100 à 200 cent. cubes d'acide picrique de Kleinenberg ; on les durcit pour finir dans environ 100 cent. cubes d'alcool concentré. Pour avoir une bonne vue d'ensemble (fig. 182), il faut faire des coupes épaisses, sinon le contenu des gros follicules se détache facilement. Chaque coupe ne porte pas sur de grands follicules ; souvent il faut faire un grand nombre de coupes avant de tomber sur une bonne préparation. On colorera à l'hématoxyline de Boehmer ou au carmin boraté. On monte dans le baume.

N° 139. Ovules. — On obtient les ovules frais de la façon suivante. On se procure à l'abattoir des ovaires frais de vache. Les grands follicules de Graaf forment des saillies vésiculeuses qui ont le volume d'une lentille et se laissent facilement décortiquer avec des ciseaux. On porte le follicule isolé sur une lame et on le perce avec une aiguille (1). Le débutant avant de réussir à trouver un œuf sacrifiera forcément quelques follicules. L'œuf ne sort pas dès qu'on a piqué, on ne le trouve qu'après avoir dissocié le follicule à plusieurs reprises.

N° 140. Œufs de grenouille. — On place sur une lame un fragment de la grandeur d'une lentille, de l'ovaire frais d'une grenouille, et on perce tous les gros œufs noirs de manière à en faire jaillir le contenu, le reste est alors plongé dans un verre de montre rempli d'eau distillée où on le secoue avec des aiguilles. En plaçant le verre de montre sur un support noir, on voit les petits follicules non encore pigmentés. On place le fragment lavé sur une lame propre et on la recouvre d'une lamelle. Les œufs de grenouille possèdent une grosse vésicule germinative ; la tache germinative disparaît rapidement et généralement on ne la voit pas. Par contre on trouve dans le vitellus une tache sombre, le noyau vitellin. Dans le voisinage de l'œuf, on voit une membrane finement striée possédant des cellules à sa partie interne ; c'est la gaîne du follicule avec la couche unique d'épithélium folliculaire.

N° 141. Trompes. — Pour la préparation des trompes, on plonge des fragments de 1 à 2 cent. dans environ 100 cent. cubes de liquide de

---

(1) L'aiguille doit porter sur la partie du follicule qui repose sur la lame, autrement le liquide folliculaire sort en jet et entraîne l'œuf.

Müller et les durcit 14 jours après dans environ 60 cent. cubes d'alcool progressivement concentré. Coloration à l'hématoxyline de Boehmer, et conservation dans le baume.

N° 142. Utérus. — L'utérus de la femme ne peut pas servir à faire des préparations d'ensemble. La mise en évidence des tubes glandulaires présente quelquefois des difficultés insurmontables (1). L'utérus bifide de beaucoup d'animaux montre mieux les tubes glandulaires qui sont souvent enroulés ; la disposition des couches musculaires est tout autre, elle est plus régulière que celle qu'on peut observer chez la femme.

Procéder comme au **n° 141**.

(1) La figure 159 a été dessinée d'après une préparation non colorée. Les glandes n'étaient pas aussi claires qu'elles apparaissent sur la figure.

IX. — Peau

La peau (*integumentum commune, cutis*) est formée principalement de
tissu conjonctif; celui-ci cependant ne se trouve nulle part à nu, partout il
est revêtu d'une couche épithéliale qui lui adhère intimement. La partie
conjonctive s'appelle *derme*, la partie épithéliale *épiderme*. Les annexes
du tégument externe, les ongles et les cheveux ainsi que les racines des
cheveux enfoncées dans la profondeur du derme et les glandes sont des
produits de l'épiderme.

1. — Tégument externe.

DERME. — La face supérieure du derme est parcourue par un grand nombre de sillons qui tantôt s'entre-croisent et limitent des figures losangiques, tantôt affectent un trajet parallèle plus ou moins long et circonscrivent des bandelettes étroites. Les figures losangiques se voient sur
presque toute la surface du corps, tandis que les bandelettes sont
bornées à la face palmaire de la main et à la plante du pied. Sur toute
la surface du corps on trouve de petites saillies arrondies, les *papilles*,
dont le nombre et le volume varient beaucoup suivant la région que l'on
considère. Les plus nombreuses et les plus volumineuses (jusqu'à
0,2 mm. de hauteur) se trouvent au creux de la main et à la plante des
pieds ; les moins développées se montrent au visage.

Le derme est formé principalement de faisceaux de tissu conjonctif qui
s'entre-croisent, forment des réseaux et sont mélangés de faisceaux élastiques, de cellules et de faisceaux musculaires lisses. Les faisceaux de
tissu conjonctif sont très fins dans les couches supérieures du derme
et forment par leur réunion une couche dense ; ils sont un peu plus épais
dans les couches profondes ; ils forment là, en s'entre-croisant à angles
aigus, un réseau à larges mailles. On distingue donc deux couches dans
le derme : une, supérieure à papilles, la *couche papillaire*, et une couche
profonde, la *couche réticulaire* ; ces deux couches ne sont pas nettement
séparées l'une de l'autre ; le passage de l'une à l'autre se fait par une transition à peine sensible (fig. 190). La couche réticulaire adhère dans la profondeur à un réseau fasciculaire de tissu conjonctif lâche, dont les mailles
contiennent des amas de cellules adipeuses, et qui porte le nom de tissu
conjonctif sous-cutané. L'accumulation de masses adipeuses dans les

mailles de cette couche donne naissance au pannicule adipeux. Les faisceaux qui forment le tissu cellulaire sous-cutané adhèrent plus ou moins intimement aux aponévroses musculaires ou au périoste. Les faisceaux élastiques, plus fins dans la couche papillaire que dans la couche réticulaire, forment dans le derme des réseaux uniformément distribués. L'élément cellulaire est représenté par des cellules tantôt aplaties, tantôt fusiformes, tantôt par des leucocytes, tantôt enfin par des cellules adipeuses. Le nombre des éléments cellulaires est très variable. Les fibres musculaires sont presque toutes des fibres musculaires *lisses* ; elles s'insèrent pour la plupart aux follicules pileux, et ne forment une couche continue qu'au niveau d'un petit nombre de points du corps humain (dartos, aréole du sein). Des *fibres musculaires striées* ne se rencontrent

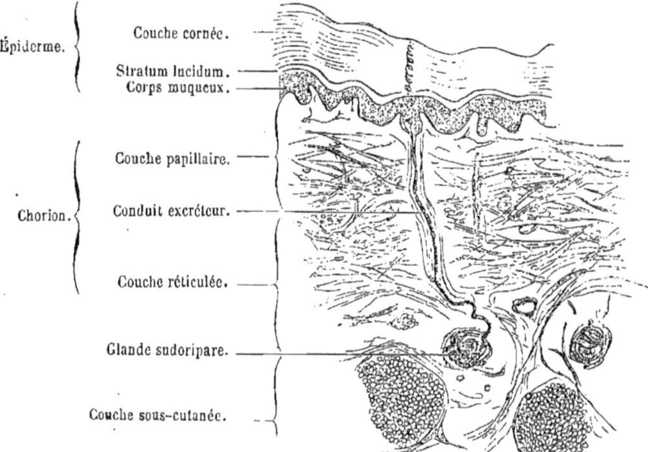

Fig. 190. — *Coupe perpendiculaire de la peau du doigt d'un homme adulte* (Gross. 25). Avec la technique employée et ce grossissement, le *stratum granulosum* n'est pas visible (**Technique, n° 143**).

guère que dans la peau du visage où elles ne sont que des expansions radiées des muscles de la mimique.

ÉPIDERME. — L'épiderme est formé par un épithélium parvimenteux stratifié, dans lequel on peut distinguer au moins deux couches nettement séparées l'une de l'autre, une couche profonde, molle, dite aussi *corps muqueux* (*couche de Malpighi*), qui remplit les creux situés entre les papilles du derme, et une couche superficielle solide, la *couche cornée*. Ces deux couches sont exclusivement formées de cellules épithéliales d'aspects différents, suivant les points où on les considère.

Les cellules de la rangée profonde de la couche muqueuse sont cylindriques à noyaux allongés ; à cette rangée font suite plusieurs couches de cellules arrondies, munies de nombreuses dentelures très fines. Ces dentelures sont des prolongements filiformes qui traversent la petite zone de ciment intercellulaire et assurent la réunion des cellules entre elles, d'où leur nom de *ponts intercellulaires* (fig. 9). Dans la couche muqueuse, les cellules sont en voie de multiplication continue par division indirecte du noyau (karyokinèse) ; d'où le nom fort approprié de *couche germinative* donné au corps muqueux de Malpighi.

La couche cornée (*stratum corneum*) ne présente pas partout une structure identique ; on peut distinguer deux types principaux : 1° dans l'épiderme épais (de la paume de la main et de la plante des pieds) la couche cellulaire la plus rapprochée de la couche muqueuse se distingue par de petites granulations très brillantes (granulations de kératine) dues à une transformation cornée de certaines parties du protoplasma cellulaire. Cette couche porte le nom de *stratum granulosum* ; en se réunissant, les granulations forment, avec les parties non cornées du protoplasma, une seconde couche uniformément brillante, le *stratum lucidum*. Cette couche est recouverte par la couche cornée. Toutes les parties non cornées des cellules de cette couche se dessèchent au contact de l'air ; il en résulte que chaque cellule contient un réseau corné et s'entoure d'une membrane également cornée. Les ponts inter-cellulaires eux-mêmes subissent la transformation cornée. Le noyau se dessèche, mais l'excavation qui le contenait se conserve encore pendant longtemps. Ces cellules, en partie cornées et en partie desséchées, sont légèrement aplaties ; 2° au niveau des régions où l'épiderme est aminci, le *stratum granulosum* est mince et interrompu par des lacunes. Le *stratum lucidum* manque complètement. Les cellules de la couche cornée subissent en leur totalité la transformation cornée : elles sont très aplaties et se réunissent en lamelles. Le dernier vestige du noyau disparaît également.

La face supérieure de la couche cornée desquame continuellement ; mais la perte ainsi subie est compensée par la progression des éléments de la couche muqueuse. La coloration de la peau tient à l'existence de *granulations pigmentaires* fines situées dans les cellules et entre les cellules des rangées les plus profondes du *stratum mucosum*. Ces granulations tirent leur origine de cellules pigmentaires fusiformes ou rondes qui se trouvent situées en nombre très variable dans la couche supérieure du derme. Chez l'homme c'est dans les papilles des poils qu'on peut le mieux observer ces cellules, elles passent de là dans l'épithélium et elles s'y dissolvent.

2. — Ongles.

Les ongles sont des plaques cornées reposant sur une peau spécialement modifiée pour constituer le lit de l'ongle. Ce lit de l'ongle est limité de chaque côté par un bourrelet aplati en avant et bordant un sillon dans lequel est logé le bord latéral de l'ongle. Le bord inférieur de l'ongle,

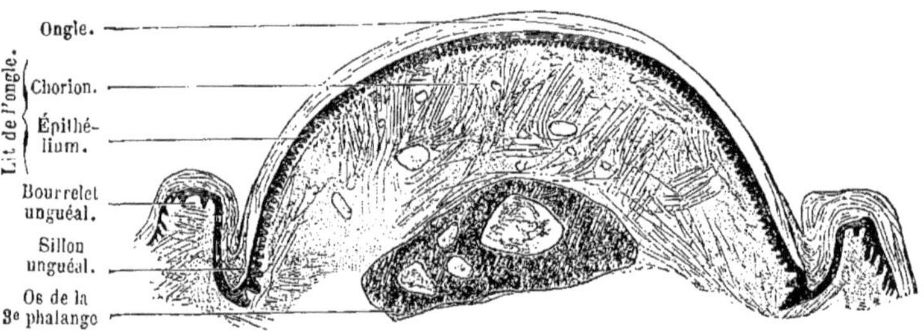

Fig. 191. — *Portion dorsale d'une coupe de doigt d'enfant au niveau de la 3* phalange* (Gross. 15). Les cannelures du lit de l'ongle ressemblent à des coupes transversales de papilles (**Technique n· 144**).

racine unguéale, se trouve situé dans un sillon identique mais plus profond ; il porte le nom de *matrice de l'ongle*, c'est au niveau de ce sillon qu'a lieu l'accroissement de l'ongle. Le lit de l'ongle comprend un chorion et une couche épithéliale. Les faisceaux conjonctifs du derme ont un trajet en partie longitudinal, parallèle à l'axe longitudinal du doigt, et en partie perpendiculaire à cet axe, allant du périoste de la phalangette à la superficie.

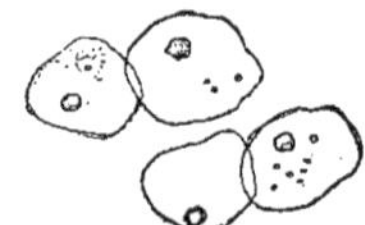

Fig. 192. — *Éléments de l'ongle de l'homme* (Gross. 240, **Technique n· 145**).

La surface supérieure du derme ne possède pas de papilles, mais de fines bandelettes longitudinales. Celles-ci commencent en bas à la matrice, augmentent progressivement de hauteur, et se terminent brusquement, à l'endroit où l'ongle se détache de son lit. L'épithélium est pavimenteux stratifié, sa structure est identique à celle du corps muqueux. Il recouvre les bandelettes, remplit les sillons qui existent entre elles et s'arrête exactement au niveau de la substance unguéale ; au niveau dé la matrice seulement, l'épithélium se continue insensiblement avec l'ongle. C'est à ce niveau, que les éléments nécessaires à l'accroissement de l'ongle sont fournis par les cellules épithéliales toujours en voie de division. C'est la raison pour laquelle on désigne cette couche épithéliale sous le nom de *couche germinative de l'ongle*. Le bourrelet unguéal présente la même structure que la peau environnante. Le corps muqueux de ces bourrelets se continue avec la couche germinative de l'ongle. Leur couche cornée arrive jusqu'au sillon péri-unguéal et recouvre ainsi une partie du rebord unguéal ; mais il s'arrête bientôt en s'amincissant (fig. 191).

L'ongle lui-même est formé par des écailles épidermiques cornées très étroitement reliées entre elles ; elles se distinguent des lamelles de la couche cornée de l'épiderme par ce qu'elles contiennent un noyau (fig. 192).

3. — Poils et follicules pileux.

Les cheveux sont des filaments cornés, flexibles et élastiques qui recouvrent presque toute la surface du corps. On appelle tige ou poil la partie qui s'avance librement au-dessus de la peau ; la portion obliquement en-

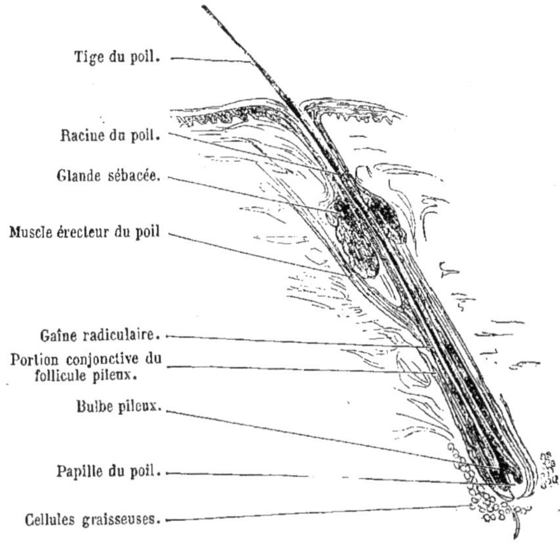

FIG. 193. — *Coupe d'un cheveu humain* (Gross. 20, **Technique** n· 149).

foncée dans la peau porte le nom de *racine* du poil ou du cheveu ; cette portion porte à son extrémité inférieure une sorte de bouton creux, le *bulbe pileux*, contenant une production dermique, la *papille* du poil (fig. 193).

Chaque racine de poil se trouve située dans une sorte de gaîne, le *follicule pileux*, à constitution duquel concourent le derme et l'épiderme ; la partie fournie par l'épiderme s'appelle *gaîne radiculaire* ; celle qui tire son origine du derme s'appelle *follicule pileux conjonctif*. Dans le follicule pileux aboutissent latéralement 2 à 5 glandes, les glandes des follicules pileux, *glandes sébacées*. De la face supérieure du derme partent obliquement des faisceaux de fibres musculaires lisses, qui constituent le *muscle érecteur* du poil. Ces faisceaux contournent une glande sébacée et viennent s'insérer au sac fibreux du follicule ; le point d'insertion de ces faisceaux se trouve toujours à la partie latérale du follicule pileux ; comme leur direction est oblique par rapport au poil, leur contraction a pour effet le redressement du follicule pileux et consécutivement du poil.

Le *poil* est formé de cellules épithéliales qui sont disposées en 3 couches nettement séparées :

1° La membrane supérieure, cuticulum pileux qui recouvre la superficie ;

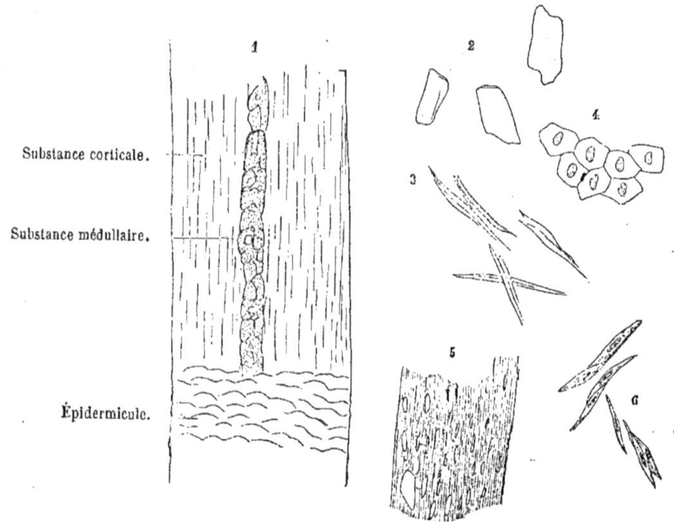

Fig. 194 et 195. — *Éléments d'un poil humain et du follicule pileux* (Gross. 210). 1. Poil blanc. — 2. Écailles de l'épidermicule. — 3. Cellules de la substance corticale de la tige. — 4. Cellules de la couche de Huxley. — 5. Cellules de la couche de Henle ressemblant à une membrane fenêtrée. — 6. Cellules de la substance corticale de la racine (**Technique nᵒˢ 147 et 148**).

2° La substance corticale, qui forme la majeure partie de la masse pileuse ;

3° La substance médullaire qui est située dans l'axe.

La *membrane supérieure* est formée par des écailles superposées, imbriquées comme des tuiles, cellules cornées, sans noyau. La *substance corticale* est formée, dans la partie libre, de cellules épithéliales allongées, cornées, pourvues d'un noyau linéaire et intimement unies entre elles. Dans la racine, les cellules de la substance corticale s'arrondissent et se ramollissent au fur et à mesure que l'on se rapproche davantage du bulbe pileux, en même temps les noyaux tendent à reprendre la forme sphérique.

La *substance médullaire* manque dans beaucoup de poils ; là même où elle se trouve (dans les plus gros) elle ne s'étend pas dans toute leur longueur. Elle est constituée par des cellules épithéliales cubiques finement granuleuses, qui sont généralement disposées en rangée double et contiennent un noyau rudimentaire.

Les cheveux colorés contiennent du *pigment* tantôt dissous, tantôt sous forme de grains ; ce pigment se voit dans l'intérieur des cellules de la substance corticale ou entre ces cellules. En outre, dans chaque poil qui a atteint son développement complet, on trouve de petites bulles d'air situées dans les espaces inter-cellulaires soit de la substance corticale, soit de la substance médullaire.

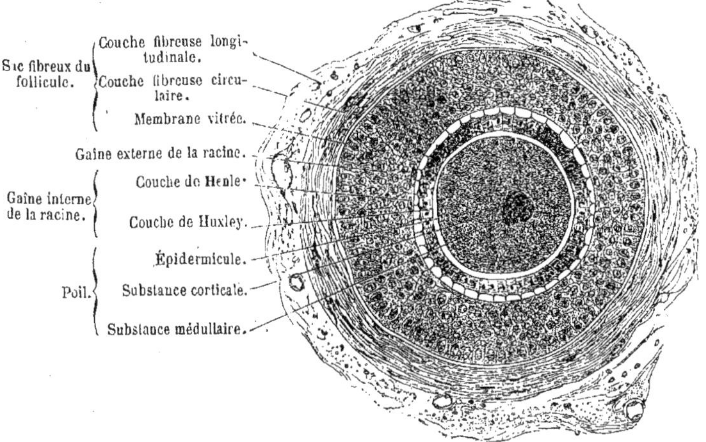

Fig. 193. — *Coupe parallèle du cuir chevelu de l'homme* (Gross. 240). Coupe perpendiculaire d'un cheveu et d'un follicule pileux dans la moitié inférieure de la racine (**Technique n· 149**).

Le *follicule pileux* des poils les plus fins (*poils follets*) n'est formé que par la gaine épidermoïdale ; dans les poils plus forts le derme participe aussi à sa structure. Dans le follicule pileux des gros poils, nous distinguerons les couches suivantes : extérieurement une couche fasciculaire longitudinale formée de faisceaux de tissu conjonctif riche en vaisseaux et en nerfs ; ensuite vient une couche plus épaisse de faisceaux disposés circulairement, cette couche se termine du côté interne par une membrane assez analogue aux membranes élastiques, c'est la *membrane vitrée*. Ces trois couches sont des dérivés du derme et portent ensemble le nom de *sac fibreux du follicule*. En dedans de la membrane vitrée se trouve la *gaine radiculaire externe*, qui n'est qu'un prolongement de la couche muqueuse ; elle est formée par un épithélium pavimenteux stra-

tifié et aboutit à la gaîne interne. Celle-ci présente à la partie supérieure
du follicule pileux une structure identique à celle de la couche cornée,
mais, au-dessous de l'embouchure des glandes sébacées, la gaîne interne se
divise en deux couches nettement distinctes. La couche externe, *couche de
Henle*, est formée d'une couche simple ou double de cellules épithéliales
sans noyau, tandis que la couche interne, *couche de Huxley*, est constituée
par une couche unique de cellules à noyau. La face interne de cette couche est tapissée par une membrane, la *gaîne cuticulaire*, qui présente la
même structure que l'épidermicule du poil. A la base du follicule, la gaîne
radiculaire externe va s'amincissant et disparaît, les couches de la gaîne
interne se confondent peu à peu, et passent dans les cellules rondes du
bulbe pileux où elles disparaissent.

Développement du système pileux.

La première ébauche du poil et du follicule pileux apparaît vers la fin du

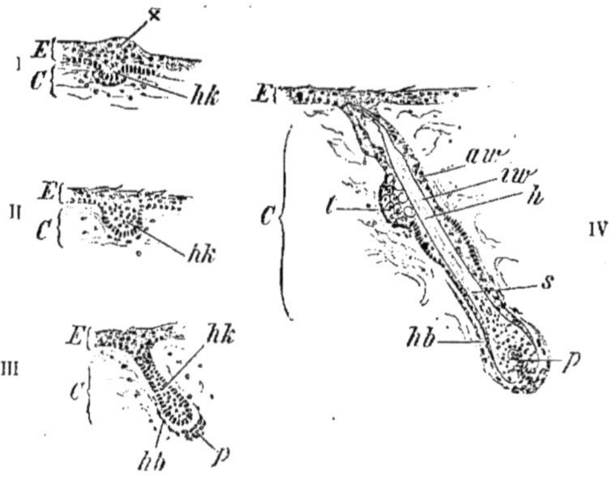

Fig. 197. — I. *Coupe perpendiculaire de la peau de la joue d'un embryon humain de 4 mois.* — II, III,
IV, *peau du front à 5 mois 1/2* (Gross. 80). E. Épiderme encore constitué par les cellules nuclées. — C. Chorion. — X. Saillie pileuse. — *h k.* Germe pileux. — *h b.* Sac fibreux du follicule. — *p.* Papille. — *aw.* Gaîne
externe. — *s.* Cordon axile ; poil *h.* — Dans la portion supérieure de ce cordon on voit déjà la séparation de la
gaîne radiculaire interne, *iw* et du poil *h.* — *t.* Follicule glandulaire. (**Technique n. 150**).

troisième mois de la vie embryonnaire, sous la forme d'une saillie épidermique (fig. 197, I, x) ; en même temps l'épiderme envoie un prolongement
qui pénètre dans le derme, et qui représente *le germe pileux* (I, II, *hk*).
La saillie épidermique ne tarde pas à disparaître ; le germe pileux s'al-
longe ; son extrémité inférieure s'épaissit et prend la forme d'une massue
(III). Pendant ce temps le tissu conjonctif du derme donne naissance à la
papille (III, *p.*) et au sac conjonctif du follicule pileux (III, *hb.*). Le
germe pileux se divise ensuite en une couche externe, et en une couche

interne en forme de cordon occupant l'axe du germe pileux (IV, *s*). La couche externe devient la gaîne externe de la racine (*aw*), la portion périphérique du cordon axial devient la gaîne interne de la racine, la portion centrale forme le poil proprement dit (*h*).

Les glandes sébacées (*t*) annexées aux follicules pileux, se développent par bourgeonnement de la gaîne externe de la racine.

Après la naissance et jusqu'à un âge assez avancé, les poils peuvent se développer de la même manière.

REMPLACEMENT DES POILS.

Après la naissance, les poils subissent une mue totale ; cette mue se produit également chez l'homme adulte avec la seule différence qu'elle n'est ni constante ni périodique. Voici en quoi cette mue consiste : la papille du poil s'atrophie, et l'espace que cette papille occupait est rempli par les éléments du bulbe pileux ; il en résulte la formation d'un poil

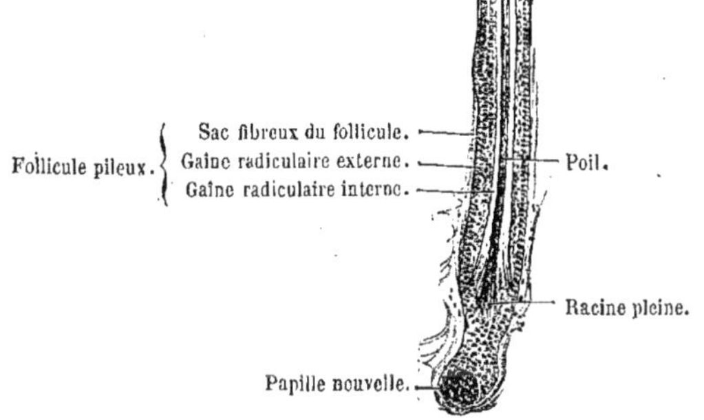

FIG. 198. — *Coupe d'un cil d'un enfant nouveau-né* (Gross. 80). La moitié inférieure du follicule est représentée (**Technique n° 151**).

renflé en massue (fig. 198) qui s'accompagne d'un raccourcissement du follicule pileux lui-même. Autour de ce poil en massue, la gaîne externe et la gaîne interne se confondent en une masse commune, la *couche germinative du poil*, qui envoie dans la profondeur un nouveau germe pileux. Celui-ci subit les mêmes modifications que le germe pileux embryonnaire. Le poil nouveau qui se développe ainsi, repousse le poil ancien, le fait tomber et le remplace.

4. — Glandes de la peau.

Les *glandes sébacées* sont des glandes isolées, alvéolaires, ramifiées ou non. On leur distingue un conduit excréteur très court (fig. 199 *a*) et un

corps glandulaire formé par un nombre plus ou moins grand d'alvéoles (*t*);
le conduit excréteur est tapissé par un prolongement de la gaîne externe
de la racine du cheveu, par un épithélium pavimenteux stratifié par conséquent; cette couche épithéliale diminue progressivement avant de se continuer avec le revêtement épithélial du corps glandulaire. Ce dernier
épithélium est formé par une couche externe de cellules cubiques extrêmement basses (fig. 200, *1*). En dedans de ces cellules, on trouve d'autres
cellules polygonales ou arrondies d'un volume très variable (2, 3, 4) : ces
cellules remplissent le tube glandulaire et présentent toutes les formes tran-
sitoires entre la cellule et les produits de sécrétion. Ceux-ci, qui constituent
le *sebum*, consistent en une substance semi-liquide pendant la vie, formée de
graisse et de détritus cellulaires ; tandis que les glandes sébacées des gros
poils semblent constituer des annexes du follicule pileux, dans les poils
follets au contraire ce sont les poils qui paraissent être des annexes des
glandes sébacées extrêmement développées (fig. 199).

Les glandes sébacées suivent étroitement la distribution des poils : on
les trouve donc répandues sur tout le corps, elles ne font défaut que dans
la paume des mains et la plante des pieds. Toutefois il existe des glandes
sébacées qui ne sont nullement en connexion avec les follicules pileux ;
c'est ainsi qu'on en rencontre au niveau des bords muqueux des lèvres,
dans les petites lèvres de la vulve, dans le gland et le prépuce où elles
constituent les *glandes de Tyson*.

Les glandes sébacées siègent toujours dans les couches les plus superficielles du chorion et notamment dans la couche papillaire. Leur volume varie entre 0,2 et 2,2 millimètres : ces dernières grosses glandes
siègent dans la peau du nez où leurs conduits excréteurs sont visibles
même à l'œil nu.

Les *glandes sudoripares* sont des tubes longs, non ramifiés, terminés
en une sorte de peloton arrondi. On leur distingue donc un conduit excréteur et un glomérule (fig. 190).

Le *conduit excréteur* affecte un trajet rectiligne ou légèrement sinueux
à travers le chorion, pénètre dans l'épiderme entre deux papilles, prend
la forme d'une spirale dans la couche cornée et débouche à la surface de
la peau, au niveau d'un orifice visible à l'œil nu, par un pore sudoral. La
paroi du conduit excréteur est formée par plusieurs couches de cellules
cubiques reposant sur une couche conjonctive formée par des faisceaux à
direction longitudinale.

Le *glomérule* est un canal unique plusieurs fois enroulé sur lui-
même, constitué par une membrane propre, très fine, tapissée d'une
simple couche de cellules cubiques; ces cellules sont pourvues de granu-

lations pigmentaires et graisseuses. Lorsque le glomérule est fortement développé, on trouve entre la membrane propre et les cellules glandulaires des fibres musculaires lisses, à direction longitudinale.

Les glandes sudoripares sécrètent un liquide ordinairement graisseux destiné à lubréfier le tégument externe; ce n'est que sous l'influence de modifications dans l'innervation que les glandes sudoripares sécrètent un liquide aqueux, la *sueur* proprement dite. Les glandes sudoripares sont répandues sur toute la surface du corps et ne manquent qu'au niveau du gland et de la face interne du prépuce; elles sont très nombreuses à la paume de la main et à la plante des pieds.

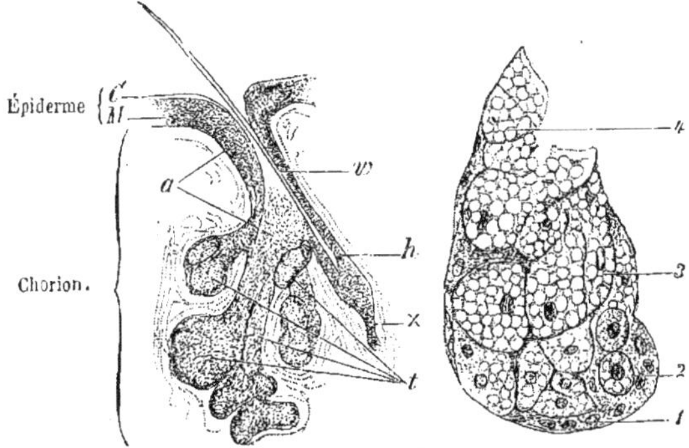

FIG. 199.— *Coupe de l'aile du nez d'un enfant* (Gross. 40). C. Couche cornée. — *M*. Corps muqueux. — *t*. Glande sébacée composée de 4 lobules. — *a*. Conduit excréteur. — *w*. Poil follet en train de tomber.— *h*. Follicule pileux, avec un poil *nouveau en formation* à sa base X.

FIG. 200. — *Peau de l'aile du nez d'un enfant nouveau-né* (Gross. 240). Cul-de-sac d'une glande sébacée renfermant des cellules glandulaires à différents états de fonctionnement. — 1. Cellules cubiques. — 2. Cellules rondes plus volumineuses dont le protoplasma présente la première apparition des gouttes de sébum, complètement développées en 3, 4 cellules dont le noyau est entièrement disparu. (**Technique n· 152**).

5. — Vaisseaux et nerfs de la peau.

Les *artères* de la peau naissent d'un réseau situé dans le tissu cellulaire sous-cutané; partant de ce réseau, elles montent presque perpendiculairement dans la peau. Dans ce parcours elles fournissent trois réseaux capillaires, indépendants les uns des autres. Le réseau le plus profond est destiné au tissu adipeux (fig. 201, *a'*). Le réseau moyen entoure en forme de bouquet les glandes sudoripares (*a''*). Le troisième réseau est constitué par les branches terminales de l'artère (*a'''*). Il siège dans la couche papillaire du derme, donne naissance à des anses capillaires qui montent dans les papilles et à de petits ramuscules destinés aux follicules pileux et aux glandes sébacées.

Les *veines* naissent d'un réseau parfois simple, quelquefois double, situé également dans la couche papillaire du derme et recevant le sang qui vient des anses capillaires des papilles, des follicules pileux et des glandes sébacées. La réunion de toutes ces petites veinules donne naissance à un petit tronc qui suit le trajet de l'artère et qui reçoit les veinules qui viennent des glandes sudoripares et des nodules graisseux. On constate en outre

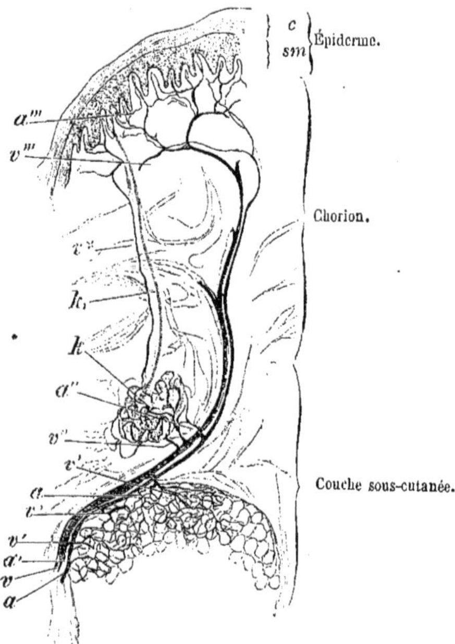

Fig. 201. — *Coupe perpendiculaire de la peau de la plante du pied de l'homme.* (Gross. 50). — *sc.* Couche cornée. — *sm.* Corps muqueux. — *a.* Artère. — *v.* Veine. — *a' v'.* Branches vasculaires pour le tissu adipeux. — *a" v".* Branches pour les glomérules glandulaires. — *a"' v"'.* Branches pour les papilles. — *k.* Glomérule glandulaire. — *k*1. Conduit excréteur. — *v*ˣ. Veine qui longe le conduit. **(Technique n· 153).**

que les veinules des glandes sudoripares donnent naissance à un rameau qui accompagne le conduit excréteur pour aller se jeter dans le réseau veineux de la couche capillaire (fig. 201, v^x). La papille du poil reçoit un rameau artériel indépendant.

Les *vaisseaux lymphatiques* forment deux réseaux capillaires étalés en surface, le premier réseau à mailles étroites, siège dans la couche papillaire du derme, au-dessous du réseau vasculaire sanguin. Le second réseau, à larges mailles, occupe la couche du tissu cellulaire sous-cutané. Il existe en outre des réseaux lymphatiques spéciaux autour des follicules pileux, des glandes sébacées, et des glandes sudoripares.

Les *nerfs* de la peau sont extrêmement nombreux à la paume des mains et à la plante des pieds ; ils se terminent tantôt dans la couche sous-cutanée sous forme de corpuscules de Vater, tantôt dans des corpuscules et dans des cellules tactiles ; enfin quelques-uns se terminent sous la forme de fibres intra-épithéliales. On rencontre également des fibres nerveuses à myéline au voisinage des poils, dans les points où débouchent les glandes sébacées. Au niveau du poil, la myéline disparaît et la fibre pénètre sous la forme d'un cylindre-axe dans la membrane vitrée du follicule pileux (1).

6. — Glande mammaire.

Pendant la grossesse et la lactation, la glande mammaire est constituée par 15 à 20 glandes alvéolaires, réunies entre elles par un tissu conjonctif lâche à cellules adipeuses.

Chacune de ces glandes possède un conduit excréteur propre, débouchant à la surface du mamelon, et présentant au niveau de sa partie terminale une dilatation fusiforme connue sous le nom de *sac galactophore*. Ce conduit reçoit des branches provenant des alvéoles glandulaires. Ces alvéoles, très serrés les uns contre les autres, sont réunis par du tissu conjonctif pour former de petits lobules.

Les conduits excréteurs sont constitués par une couche de faisceaux conjonctifs circulaires, soutenant la membrane propre, qui est tapissée elle-même par un épithélium cylindrique (1). Les alvéoles ou les culs-de-sac glandulaires sont tapissés par une simple couche de cellules épithéliales dont la hauteur varie beaucoup. Lorsque l'alvéole est à l'état de réplétion, les cellules épithéliales sont aplaties; elles deviennent cubiques et même cylindriques lorsque l'alvéole est vide. Une membrane propre soutient ces cellules ; cette membrane est elle-même entourée d'un tissu conjonctif lâche, contenant en plus ou moins grand nombre des leucocytes et des cellules plasmatiques. Dès

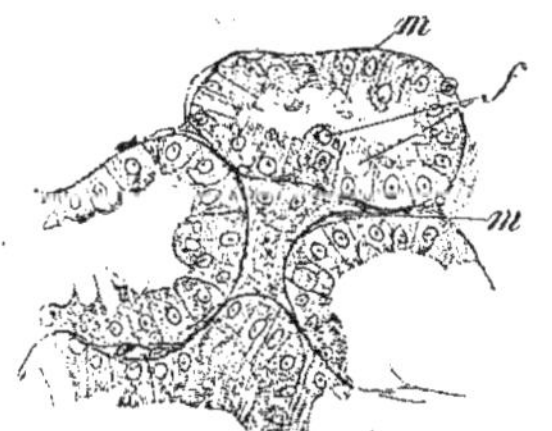

Fig. 202. — *Coupe de la mamelle d'une lapine en gestation.* (Gross. 240). *f.* Graisse dans les cellules glandulaires. — *m.* Membrane propre. (**Technique n· 155.**

que la lactation est finie, la glande subit une atrophie progressive qui

(1) Dans les poils tactiles des animaux, les fibres nerveuses pénètrent jusque dans la gaine externe de la racine où elles se terminent dans des cellules tactiles.

consiste tout d'abord dans un développement abondant du tissu conjonctif qui se trouve normalement entre les cellules du tissu glandulaire (fig. 203). Les lobules diminuent de volume, les alvéoles disparaissent; chez les personnes âgées, les alvéoles et les lobules ont complètement disparu : il ne reste plus de la glande que les conduits excréteurs.

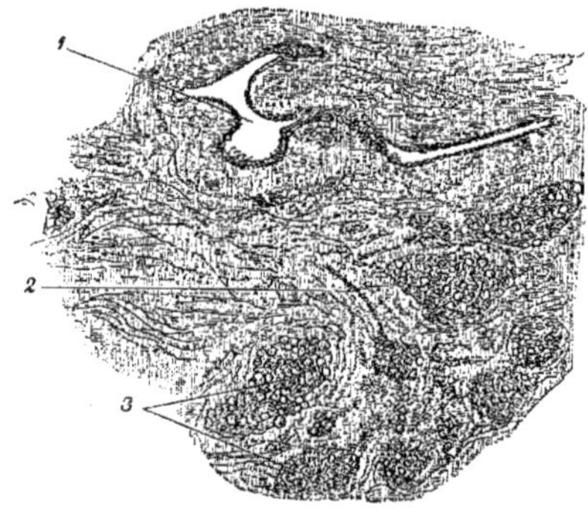

Fig. 203. — *Coupe de la mamelle d'une femme dont le dernier accouchement date de 2 ans.* (Gross. 50). 1. Conduit excréteur volumineux. — 2. Petit conduit excréteur. — 3. Lobules glandulaires, séparés par du tissu conjonctif. (**Technique n· 154**).

Chez les enfants des deux sexes, la glande mammaire est constituée principalement par du tissu conjonctif contenant les conduits excréteurs terminés par des parties renflées : les alvéoles glandulaires manquent totalement. Il en est de même de la glande mammaire chez l'homme adulte.

Chez la femme, jusqu'au moment de la grossesse, la glande mammaire forme un corps discoïde, constitué par du tissu conjonctif et par les conduits excréteurs. Les alvéoles glandulaires sont très peu nombreux et occupent les fines terminaisons des conduits excréteurs.

La peau du mamelon et celle de sa base se distinguent par une *pigmentation* très accentuée ; les granulations pigmentaires siègent dans la couche la plus profonde de l'épiderme : on y rencontre également des papilles très développées, des fibres musculaires lisses disposées en partie circulairement autour des points d'abouchement des conduits excréteurs et en partie perpendiculairement au sommet du mamelon. Autour de la base du mamelon, il existe chez les femmes enceintes ou nourrices des glandes mammaires accessoires connues sous le nom de *glandes* (tubercules) *de Montgomery*.

Les *vaisseaux sanguins* arrivent de tous côtés à la glande mammaire

____

(1) Il n'est pas rare de rencontrer dans les conduits excréteurs un épithélium pavimenteux stratifié à la place d'un épithélium cylindrique.

et forment un riche réseau capillaire enveloppant l'aréole du mamelon : les *vaisseaux lymphatiques* forment des réseaux capillaires soit dans l'intérieur des lobules glandulaires, soit entre ces lobules. On en rencontre également autour des sacs galactophores et à la base du mamelon.

Quant aux *nerfs*, ils ne sont nullement en connexion avec les cellules glandulaires, et sont probablement des nerfs vaso-moteurs.

Lait. — Au microscope le *lait* est constitué par un liquide clair, contenant en suspension de grosses gouttelettes graisseuses de 2 à 5 μ connues sous le nom de *corpuscules du lait*. Du fait que ces gouttelettes graisseuses ne fusionnent pas, on en infère l'existence d'une fine membrane cellulaire (caséine). Le lait contient en outre des cellules isolées renfermant des gouttelettes graisseuses et qu'on croit être des leucocytes.

Avant l'accouchement, et dans les premiers jours qui suivent l'accouchement, les éléments du lait excrété sont essentiellement différents. Outre les corpuscules déjà décrits, ce lait contient des cellules spéciales nucléées et renfermant des gouttelettes graisseuses soit incolores, soit jaunâtres : ce sont les

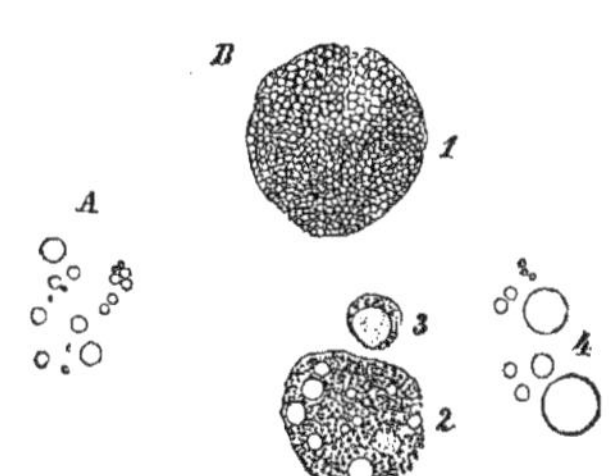

Fig. 204. — A. *Globules de lait d'une nourrice*. (Gross. 560, Technique n° 156). B. *Éléments du colostrum d'une femme enceinte*. (Gross. 560). 1. Cellule non colorée contenant des gouttelettes de graisse. 2. Cellule colorée contenant de petites gouttelettes de graisse. — 3. Leucocyte. — 4. Globule du lait. (Technique n° 157).

corpuscules du *colostrum*. On ne sait pas encore le rôle que joue l'épithélium glandulaire dans la formation des corpuscules du lait et des corpuscules du colostrum. Mais il est certain que les cellules glandulaires ne se détruisent pas pendant la sécrétion ; il est probable que la graisse se forme dans les cellules glandulaires pour tomber ensuite dans la lumière de la glande.

TECHNIQUE

N° 143. **Structure de la peau : glandes sudoripares.** — On coupe des fragments de 1 à 2 centimètres du côté de la pulpe des doigts ou de la paume de la main ; tout en conservant une mince couche de graisse sous-jacente : on plonge ces fragments dans 30 cent. cubes d'alcool absolu ; pour éviter l'enroulement des fragments, on les fixe sur de petites plaques de liège par leur face épidermique et on plonge le tout dans l'alcool absolu. Le lendemain, les fragments sont détachés de ces plaques et plongés dans une même quantité d'alcool frais pendant 24 heures.

Ensuite ces fragments sont colorés dans un bain de 30 cent. cubes de carmin boraté, dans lequel ils séjourneront de 2 à 3 jours. On décolore ensuite pour les porter finalement dans 30 cent. cubes d'alcool à 90° et, une fois durcis, on les coupe. Il faut faire des coupes fines et des coupes épaisses : celles-ci sont indispensables lorsqu'on veut étudier le conduit excréteur des glandes sudoripares dans toute sa longueur (fig. 190). Déjà à l'œil nu on voit les glomérules colorés en rouge ; on monte dans le baume et on examine à un faible grossissement. Sur les coupes épaisses, les papilles sont peu claires, étant entourées par la couche de Malpighi colorée en rouge intense : pour bien voir les terminaisons contournées en pas de vis des conduits excréteurs, il faut examiner la préparation à un faible éclairage, ou à un éclairage latéral.

Nᵒ 144. Ongles. — On fixe la dernière phalangette d'un enfant de 8 à 12 ans (il faut prendre la phalangette du petit doigt s'il s'agit d'un adulte) pendant 2 à 4 semaines dans 100 à 200 cent. cubes du liquide de Müller. On la durcit ensuite dans 100 cent. cubes environ d'alcool progressivement renforcé : on décalcifie, on durcit de nouveau et on fait des coupes transversales épaisses : on colore à l'hématoxyline de Boehmer : monter dans le baume (fig. 191). La substance de l'ongle montre souvent des couches inégalement colorées : sur les ongles de cadavres déjà avancés, la couche germinative se détache souvent des rainures.

Nᵒ 145. Éléments de l'ongle. — On prend un fragment d'ongle de 1 à 2 mm. de large qu'on chauffe jusqu'à ébullition dans un verre de montre contenant 5 cent. cubes environ de potasse concentrée. On porte le fragment dans une goutte de potasse sur une lame et on dissocie. Recouvrir le tout d'une lamelle. On voit à un fort grossissement des cellules comme en représente la figure 192 : comme point de comparaison, on examinera les cellules de la couche cornée, qu'on obtient facilement en râclant la pulpe digitale avec le bord mousse d'un scalpel. Les écailles polygonales qu'on obtient ainsi seront examinées à un fort grossissement dans une goutte d'eau distillée.

Nᵒ 146. Poils. — Des poils sont placés dans une goutte d'une solution de sel de cuisine sur une lame, et on examine à un faible, puis à un fort grossissement : le cheveu blanc, le poil de la barbe conviennent bien pour ce genre de préparation.

La cuticule du cheveu de l'homme est très fine et laisse très difficilement voir l'imbrication en tuile des cellules. On ne voit le plus souvent que des lignes finement ondulées. Au contraire, la laine de mouton possède une cuticule qu'on voit très bien ; il en est de même de beaucoup de poils d'animaux.

Nᵒ 147. Éléments du poil. — Un fragment de 1 à 2 cent. de long d'un cheveu est placé sur une lame dans une goutte d'acide sulfurique pur et on recouvre d'une lamelle. Si l'on comprime la lamelle avec une aiguille, des fibrilles se détachent de la substance corticale. On chauffe légèrement la lame, on comprime de nouveau la lamelle en la déplaçant légèrement,

et on obtient ainsi un grand nombre d'éléments libres, écailles de la cuticule et cellules corticales.

N° 148. Éléments du follicule pileux et du poil. — On excise
de la lèvre supérieure d'un homme un fragment de 2 cent. de côté qu'on
place dans l'acide acétique dilué (5 cent. cubes d'acide acétique pour
100 cent. cubes d'eau distillée). Après un séjour de 48 heures, les cheveux
peuvent être dissociés dans une goutte d'eau distillée (fig. 194 et 195).
Les cellules de la couche de Henle forment de petites membranes qui
nagent dans la préparation et rappellent à s'y méprendre les membranes
fenêtrées (fig, 196, 5). Il n'est pas rare de voir à la base d'un follicule
pileux un poil de remplacement comme dans la figure 198.

N° 149. Poil et follicule pileux. — On excise dans le cuir chevelu, aussi frais que possible, des fragments de 2 à 3 cent. de côté, et on
durcit dans 100 cent. cubes d'alcool progressivement renforcé. Il est très
difficile de faire des coupes longitudinales portant sur toute la longueur
du follicule pileux. Il faut d'abord se rendre compte à l'œil nu de la direction des cheveux : pour obtenir une figure comme celle représentée dans
la figure 193, il faut monter dans la glycérine des coupes épaisses et non
colorées. Les coupes fines ne portent le plus souvent que sur des portions
du follicule pileux. Il est plus facile d'obtenir des coupes transversales
fines ; mais il faut avoir soin de couper non pas parallèlement à la surface
de la peau, mais perpendiculairement à la direction longitudinale du
cheveu. On obtient ainsi sur une seule coupe des sections de cheveux et
de follicules pileux à des hauteurs variables : ces coupes seront colorées
au carmin dilué, et ensuite dans l'hématoxyline de Bochmer. Il vaut
peut-être mieux colorer d'abord à l'hématoxyline et ensuite au picro-carmin. On monte dans le baume. Les plus belles coupes sont celles qui
passent au travers du follicule pileux immédiatement au-dessus du bulbe
(fig. 196).

N° 150. Développement des cheveux. — Sur la peau du front
d'un embryon humain de 5 à 6 mois, on excise des fragments de 2 cent.
de côté environ : ces fragments sont placés sur des plaques de liège
comme au n° 143, et fixés pendant 14 jours dans 100 à 200 cent.
cubes de liquide de Müller. On les durcit ensuite dans 100 cent. cubes
d'alcool progressivement renforcé. Colorer les fragments avec le carmin
boraté ou l'hématoxyline de Boehmer. Les fragments sont ensuite inclus
dans le foie : on coupera le plus exactement possible dans la direction
des follicules pileux : cela est plus facile qu'avec le cuir chevelu des
adultes. Monter dans le baume. Les coupes montrent toutes les stades
de développement (fig. 197). Les tubérosités ne peuvent être vues que
sur un épiderme très bien conservé (il est macéré généralement sur les
embryons humains) ; on les trouve plus facilement chez les embryons
d'animaux (p. ex. le veau).

N° 151. Mue des cheveux. — On l'étudie sur les coupes sagittales
de paupières d'enfant. Opérer comme pour le n° **171.**

Nᵒ 152. Glandes sébacées. — Fixer et durcir l'aile du nez d'un enfant nouveau-né dans 20 à 30 cent. cubes d'alcool absolu ; on colore des coupes minces (fig. 199) et d'autres épaisses (fig. 200) avec du carmin faible et de l'hématoxyline de B o e h m e r. Monter dans le baume. On rencontre rarement sur une coupe mince le follicule du poil et les glandes sébacées. L'aile du nez d'un adulte ne fournit pas de belles préparations microscopiques à cause du volume des glandes sébacées pourvues d'un large canal excréteur. On peut voir à l'œil nu des glandes sébacées avec des follicules sébacés en enlevant l'épiderme macéré d'un vieux cadavre.

Nᵒ 153. Vaisseaux de la peau. — Injecter toute une main d'enfant avec du bleu de Prusse à partir de l'artère cubitale (l'art. tib. post. s'il s'agit du pied), fixer avec 1-2 litres de liquide de Müller, enlever au bout de quelques jours des morceaux (de 2-3 cent. de côté) de la paume de la main (ou de la plante du pied) qu'on fixe par un séjour de 2-4 semaines dans 100-200 cent. cubes de liquide de Müller et qu'on durcit ensuite dans 100 cent. cubes environ d'alcool progressivement renforcé. Il faut faire des coupes épaisses et les conserver non colorées dans le baume. Les papilles ne sont reconnaissables sur ces coupes que par l'existence des anses capillaires. Pour un œil non exercé, il semble que les anses arrivent jusque dans la couche muqueuse.

Nᵒ 154. Vue d'ensemble de la glande mammaire. — Fixer et durcir le mamelon et une partie de la glande (de 3-4 cent. de côté) dans 60-100 cent. cubes d'alcool absolu. Autant que possible prendre des glandes de femmes ayant accouché assez récemment, puis de femmes jeunes non accouchées, etc. Faire des coupes verticales à travers le mamelon et dans une direction quelconque à travers la glande ; colorer à l'hématoxyline de Boehmer. Monter dans le baume.

Nᵒ 155. Structure fine de la glande mammaire. — Mettre des petits morceaux encore chauds de la mamelle (de 3-5 mm. de côté) d'un animal en gestation ou en lactation dans 5 cent. cubes d'acide chromo-osmo-acétique ; au bout de 1-2 jours durcir la pièce dans 30 cent. cubes environ d'alcool progressivement concentré. Les coupes, aussi fines que possible, seront colorées par la safranine et montées dans le baume (fig. 202). Les images seront souvent difficiles à interpréter à cause des petites cellules glandulaires (chez le lapin).

Nᵒ 156. Éléments du lait. — Déposer sur une lame porte-objet une goutte d'eau salée, recevoir sur une lamelle une goutte de lait qu'on obtiendra par expression de l'aréole d'une nourrice, et mettre la lamelle sur la solution salée. Forts grossissements. (fig. 204, **A**).

Nᵒ 157. Éléments du colostrum. — On opère comme au **nᵒ 156** sur une femme enceinte, peu de temps avant l'accouchement. Éviter de presser sur la lamelle. Les granulations des corpuscules du colostrum ne deviennent en général bien apparentes qu'après l'addition d'une goutte de picro-carmin ; elles paraissent alors comme des taches d'un rouge mat.

X. — Appareil de la vision.

L'appareil visuel comprend le globe de l'œil, le nerf optique, les paupières et l'appareil lacrymal.

A. — GLOBE DE L'ŒIL

Le globe oculaire est une sphère creuse, dont le contenu est en partie
fluide, en partie solide. La paroi de la sphère comprend trois membranes :
1) la tunique externe, membrane fibreuse, qui se subdivise en portion
antérieure transparente, la *cornée*, et portion postérieure opaque, la *sclérotique*; 2) la tunique moyenne, riche en vaisseaux, et qui se divise en
choroïde, corps ciliaire et *iris* ; et 3) La tunique interne, *rétine*, qui contient les terminaisons nerveuses du nerf optique.

Les parties figurées du globe de l'œil sont le *cristallin* et le *corps vitré*.

1. — Tunique externe.

CORNÉE. — Elle comprend 5 couches, qui, d'avant en arrière, sont (fig.
205) : 1), l'épithélium cornéen ; 2) la membrane basale antérieure ; 3) la

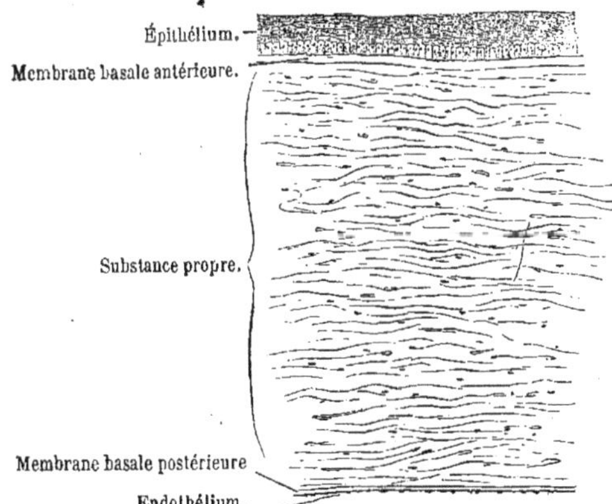

FIG. 205. — *Coupe perpendiculaire de la cornée humaine.* (Gross. 100. **Technique n· 158 b.**).

substance propre de la cornée; 4) la membrane basale postérieure ; 5)
l'endothélium cornéen.

1) L'*épithélium cornéen* est un épithélium pavimenteux stratifié ; la couche profonde est composée de cellules cylindriques, à contours nettement dessinés ; la couche moyenne est formée de 3 à 4 rangées de cellules arrondies (et même davantage chez certains animaux) ; la couche superficielle comprend plusieurs rangées de cellules aplaties, présentant encore un noyau. L'épaisseur de la couche épithéliale est chez l'homme de 0,03 mm. Au niveau du limbe cornéen, cet épithélium se continue avec celui de la conjonctive bulbaire.

2) La *membrane basale antérieure* (lame élastique antérieure, membrane de Bowman) est une membrane d'apparence homogène, facilement constatable chez l'homme et dont l'épaisseur atteint 0,01 mm. Sa face antérieure est pourvue de fins sillons et de crêtes qui assurent son union

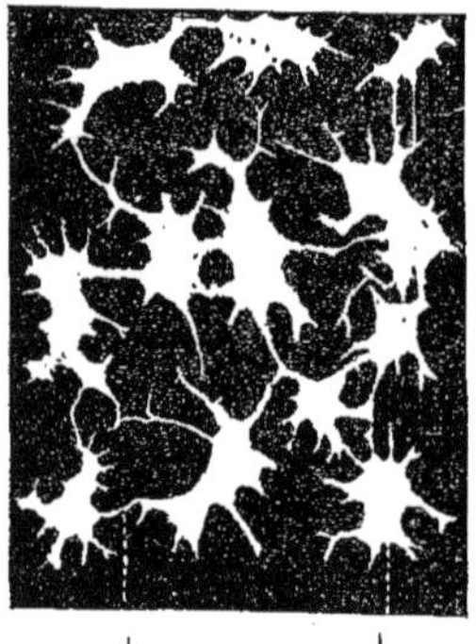

Fig. 206. — *Cornée du bœuf, coupe parallèle à la surface*. Le système canaliculaire est clair sur un fond sombre. (Gross. 240. **Technique n· 163**).

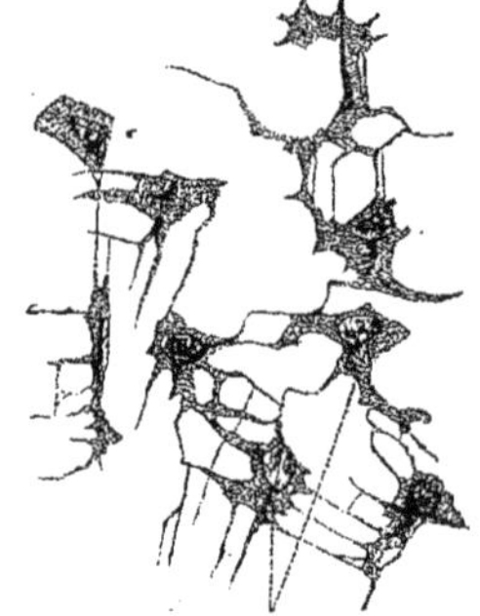

Fig. 207. — *Cornée du lapin, coupe parallèle à la surface*. Cellules fixes de la cornée. (Gross. 240. **Technique n· 164**).

avec les cellules cylindriques de l'épithélium cornéen. Par sa face profonde elle se confond insensiblement avec la substance propre de la cornée, dont elle ne paraît être qu'une transformation.

3) Le *tissu propre de la cornée* forme la couche la plus épaisse. Cette couche est composée de fines fibrilles, à trajet rectiligne, unies entre elles par un ciment inter-fibrillaire de manière à former des faisceaux d'épaisseur à peu près égale. Les faisceaux à leur tour sont réunis en lames aplaties par un ciment inter-fasciculaire ; ces lames forment de nombreuses couches superposées, et unies par un ciment inter-lamellaire. Les lames sont disposées parallèlement à la surface cornéenne ; les fibres d'une lame ont une direction perpendiculaire à celles de la lame sous-jacente. Aussi vient-on

à pratiquer une coupe verticale suivant l'un des méridiens de la cornée, on y voit se succéder régulièrement des faisceaux coupés en long et des faisceaux coupés en travers. Les couches voisines sont unies entre elles par des faisceaux à direction oblique (*fibres arciformes*) ; ces faisceaux sont surtout bien développés dans les couches superficielles du tissu cornéen. Dans le ciment se trouve creusé un système de canalicules à mailles irrégulières (ces mailles sont rectangulaires chez beaucoup d'animaux, la grenouille p. ex.), les *canalicules nourriciers* (canalicules cornéens), qui s'élargissent en maints points en lacunes ovales, les *lacunes nourricières* (corpuscules cornéens) (fig. 206). Les lacunes sont comprises entre les lames, tandis que les canalicules se trouvent aussi entre les faisceaux. Canalicules et lacunes contiennent un liquide séreux ; en outre on y trouve des cellules, qui sont de deux sortes : a) les *cellules fixes* de la cornée, qui

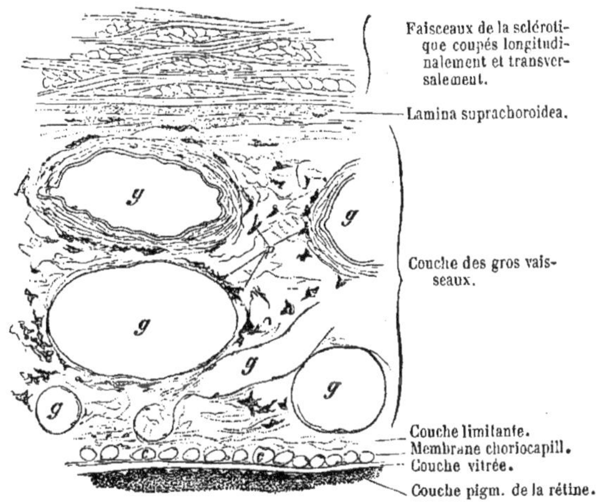

Fig. 208. — *Coupe comprenant une portion de la sclérotique et la choroïde tout entière.* (Gross. 100). *g.* Gros vaisseaux. — *p.* Cellules pigmentaires. — *c.* Coupe transversale de capillaire. (**Technique n° 158 c.**).

sont des cellules du tissu conjonctif aplaties, accolées à l'une des parois du système canaliculaire, et pourvues d'un gros noyau (fig. 207) et b) les *cellules migratrices* (leucocytes).

4) La *membrane basale postérieure* (membrane de Descemet, lame élastique postérieure) est une membrane vitreuse, élastique, d'une épaisseur de 0,006 mm. La face postérieure présente, chez l'homme adulte, à la périphérie de la cornée des excroissances hémisphériques, verruqueuses.

5) L'*endothélium cornéen* comprend une seule couche de cellules polygonales, aplaties, munies de noyaux légèrement proéminents.

Sclérotique.— Elle est constituée principalement par des faisceaux connectifs, qui s'intriquent suivant des directions variées, surtout dans le sens méridional et équatorial. En outre on y rencontre des réseaux de fines fibres élastiques, ainsi que des cellules plates du tissu conjonctif, situées, comme celles de la cornée, dans des lacunes nourricières, dont la disposition est ici plus irrégulière. Entre la sclérotique et la choroïde, on trouve un tissu lâche, richement pourvu de fibres élastiques, de cellules ramifiées pigmentaires et de cellules plates non pigmentées (cellules endothéliales) ; quand on sépare la sclérotique de la choroïde, cette couche reste attachée en partie à l'une, en partie à l'autre de ces membranes ; elle porte le nom de *lamina supra-choroïdea* ou *lamina fusca* de la sclérotique. L'épaisseur de la sclérotique, qui est de 1 mm. en arrière, diminue à mesure qu'on approche du pôle antérieur de l'œil.

2. — Tunique moyenne.

I° Choroïde. — Elle est remarquable par sa riche vascularisation. Les vaisseaux sont disposés sur deux couches : la couche superficielle, sous-jacente à la *lamina supra-choroïdea*, « *couche des gros vaisseaux* » (fig. 208),

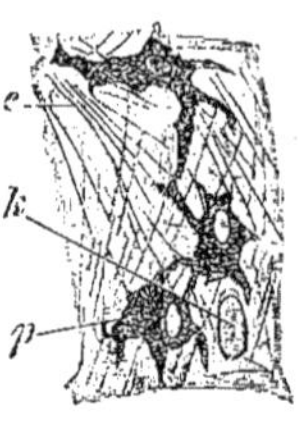

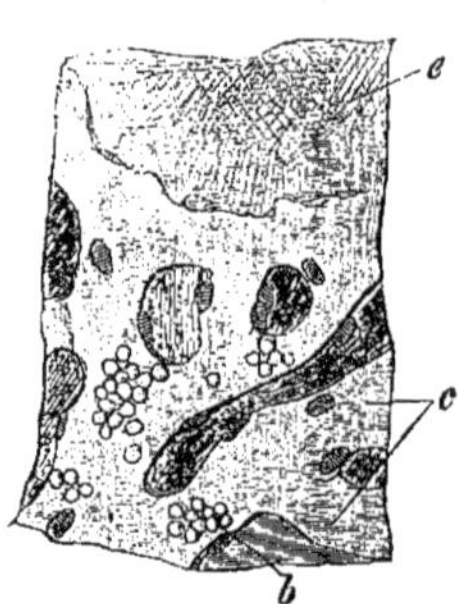

Fig. 209. — *Dissociation de la choroïde humaine.* (Gross. 240). — *p.* Cellules pigmentaires. — *e.* Fibres élastiques. — *k.* Noyau d'une cellule plate non pigmentaire. Les corps cellulaires ne sont pas visibles. (**Technique n· 159** *a*).

Fig. 210. — *Fragments de choroïde et de la membrane vitrée y attenante.* (Gross. 240). — *c.* Capillaire large contenant encore par endroits des globules sanguins. — *e.* Membrane vitrée finement quadrillée. (**Technique n· 159,** *a.*).

présente des ramifications artérielles et veineuses contenues dans un stroma composé de fines fibrilles élastiques et de nombreuses cellules pigmentaires étoilées. Le stroma contient en outre, au voisinage des grosses artères du tissu conjonctif fibrillaire, des fibres musculaires lisses et des cellules plates non pigmentées, réunies en fines membranes pelliculaires (membranes endothéliales). La couche profonde, *membrane chorio-capillaire*, se compose d'un réseau serré de gros capillaires, entre lesquels on ne trouve pas d'éléments figurés. Entre ces deux couches vasculaires se trouve la *couche limitante de la substance fondamentale*, qui manque en général de pigment et se compose de fins réseaux de fibres élastiques ; à sa place on rencontre, chez les ruminants et les solipèdes, des faisceaux de tissu conjonctif à direction ondulée, qui donnent aux yeux de ces animaux leur éclat métallique. Cette membrane brillante est connue sous le nom de *tapetum fibrosum*. Le *tapetum cellulosum* des carnassiers, également irisé, est au contraire formé de plusieurs couches de cellules plates, qui contiennent de nombreux et fins cristaux.

Au-dessous de la membrane chorio-capillaire se trouve la *membrane vitreuse*, lamelle amorphe, d'une épaisseur de 2 μ, qui présente sur sa face externe un fin dessin quadrillé ; sur sa face interne, l'empreinte du pigment rétinien produit le dessin d'un carrelage polygonal. La membrane vitreuse se rapproche par sa structure des membranes élastiques.

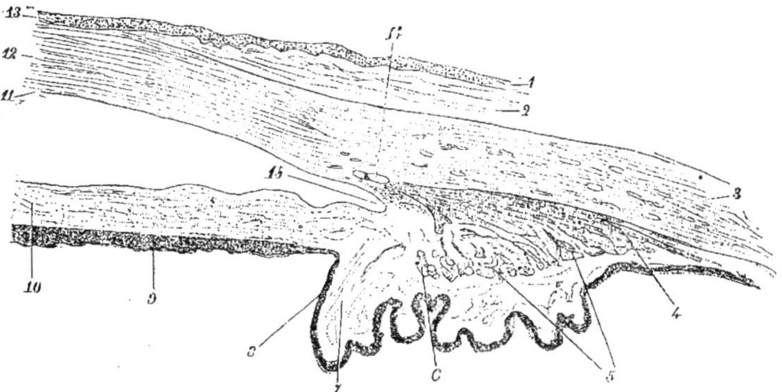

Fig. 211. — *Coupe méridienne à l'union de la cornée et de la sclérotique de l'homme.* (Gross. 30). — 1. Épithélium. — 2. Tissu conjonctif de la conjonctive. — 3. Sclérotique. — 4, 5, 6, 7, 8. *Corps ciliaire.* — 4. Fibres méridiennes. — 5. Fibres radiées. — 6. Fibres radiées du muscle ciliaire. — 7. Procès ciliaire. — 8. Portion ciliaire de la rétine. — 9. Portion irienne de la rétine. — 10. Stroma de l'iris. — 11, 12, 13. *Cornée.* — 11. Membrane basale postérieure. — 12. Substance propre. — 13. Épithélium. — 14. Canal de Schlemm. — 15. Angle de l'iris. (**Technique n· 158** *a.*).

II° Corps ciliaire. — Il se compose des procès ciliaires et de l'anneau musculaire, muscle ciliaire, qui les surmonte.

Les *procès ciliaires*, au nombre de 70 à 80, sont des replis dirigés suivant les plans méridiens ; ils commencent au niveau de l'*ora serrata* par une saillie d'abord légère, puis s'accusant de plus en plus jusqu'à atteindre la hauteur d'un mill.; ils se terminent brusquement au niveau du bord du cristallin. Chaque procès ciliaire se compose de tissu conjonctif fibrillaire, riche en vaisseaux élastiques, et est limité en dedans par un prolongement de la membrane vitreuse, remarquable à ce niveau par les replis entre-croisés qu'elle présente.

Le *muscle ciliaire* est un anneau musculaire, d'une épaisseur de 0,8 mm. en avant, d'une largeur de 3 mm. environ ; il naît au niveau de la paroi interne du canal de Schlemm. Les fibres musculaires lisses qui le composent présentent trois directions différentes (fig. 211, *4*). Nous distinguerons :

1) Des fibres méridiennes, immédiatement sous-jacentes à la sclérotique et atteignant la partie lisse de la choroïde en arrière ; on les connaît sous le nom de *muscle tenseur de la choroïde.*

2) Des fibres radiées, sous-jacentes aux précédentes, qui de dehors en dedans prennent de plus en plus une direction radiée (convergeant vers le centre du globe oculaire) et s'incurvent en arrière, toujours dans le champ du corps ciliaire, pour prendre une direction circulaire (fig. 211, *5*).

3) Des fibres circulaires (équatoriales), dites encore *fibres annulaires de Müller* (fig. 211, *6*).

III° Iris. — Il se compose d'un stroma divisé en trois couches : en avant

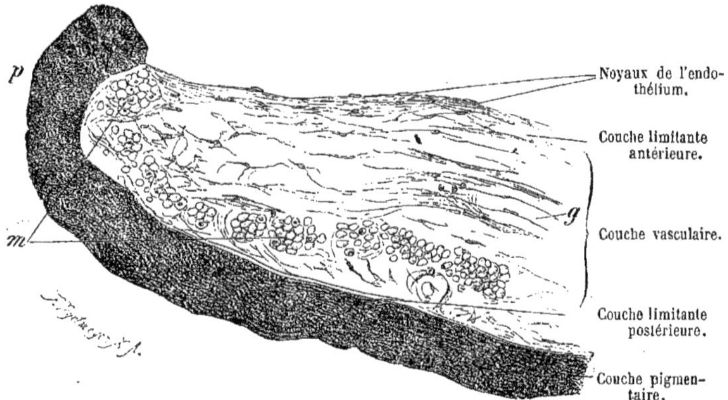

FIG. 212. — *Coupe perpendiculaire à travers la portion pupillaire de l'iris de l'homme.* (Gross. 100). Un cinquième environ de l'iris est représenté. — *g.* Vaisseaux sanguins avec gaîne conjonctive épaisse. — *m.* Muscle sphincter de la pupille coupé transversalement. — *p.* Bord pupillaire de l'iris. (**Technique n° 159** *c.*).

le prolongement de l'endothélium cornéen, en arrière le prolongement modifié de la rétine le recouvre. Nous distinguerons cinq plans dans l'iris :

1) L'*endothélium de la face antérieure* se compose, comme celui de la cornée, d'une seule couche de cellules plates, polygonales.

2) La *couche limitante antérieure* (couche réticulée) se compose de 3-4 plans de réseaux, formés par des cellules conjonctives étoilées. Ce tissu réticulé, analogue au réticulum du tissu adénoïde, se confond peu à peu en arrière avec.

3) La *couche vasculaire*, qui contient de nombreux vaisseaux à direction rayonnante (vers la pupille), plongés dans un stroma lâche de fins faisceaux conjonctifs. Dans la couche vasculaire on rencontre des faisceaux musculaires lisses, dont les uns sont concentriques au bord pupillaire de l'iris et forment un muscle d'une épaisseur de 1 mm. (*sphincter de la pupille*), dont les autres, beaucoup plus rares, prennent à partir de ce dernier une direction radiée, sans constituèr une couche distincte (*muscle dilatateur de la pupille*). Dans la couche limitante antérieure et dans la couche vasculaire, on rencontre en proportion variable des cellules pigmentaires, qui font cependant défaut dans les yeux bleus.

4) La *couche limitante postérieure* est une membrane vitreuse, de nature élastique.

5) La *couche pigmentaire* (portion irienne de la rétine) formée de deux plans, l'antérieur contenant des cellules pigmentaires fusiformes, le postérieur des cellules pigmentaires polygonales. Les granulations pigmentaires sont tellement abondantes dans cette couche que l'étude des éléments anatomiques devient impossible généralement. Dans les yeux d'albinos, le pigment manque. La face postérieure de la couche pigmentaire serait encore recouverte par une très fine membrane, la limitante de l'iris, prolongement de la membrane limitante interne de la rétine.

LIMBE CORNÉEN. — On désigne sous ce nom la zone de transition entre la sclérotique et la cornée, région particulièrement intéressante à cause des connexions entre l'iris, la cornée et le corps ciliaire.

Le passage de la sclérotique à la cornée se fait directement ; les faisceaux conjonctifs de la sclérotique, à direction plus onduleuse, passent sans interruption dans la cornée où ils prennent une direction rectiligne ; le système des canaux nourriciers de la sclérotique communique avec celui de la cornée. La zone de transition, peu précise sous le microscope, se fait suivant une ligne oblique d'avant en arrière et de dedans en dehors, la circonférence de la cornée étant coupée en biseau aux dépens de sa face antérieure. La partie la plus postérieure de la substance propre de la cornée, ainsi que la membrane basale postérieure, rencontrent à la périphérie le bord ciliaire de l'iris ; cette région constitue l'angle iridien (fig. 211, *15*). A ce niveau l'iris envoie vers la face postérieure de la membrane basale postérieure des faisceaux conjonctifs, les *prolongements iridiens*, qni acquièrent chez certains animaux (bœuf, cheval) un développement considérable et constituent ce qu'on a appelé le *ligament pectiné de l'iris* : les prolongements sont à peine marqués chez l'homme.

La membrane basale postérieure s'unit aux prolongements iridiens ; à sa périphérie, en effet, cette membrane se dissocie en fibrilles, qui se confondent avec les prolongements iridiens ; ces fibrilles sont encore renforcées par l'appoint des tendons élastiques et du tissu conjonctif inter-musculaire du muscle ciliaire, et l'appoint beaucoup plus faible de faisceaux provenant de la sclérotique. Tous les tissus se rencontrent en même temps au niveau du limbe cornéen, cornée, sclérotique, iris et muscle ciliaire entrent donc pour une part dans la constitution des fibres étendues dans l'angle iridien : ces fibres sont enveloppées par l'endothélium qui passe de la face postérieure de la membrane basale postérieure sur la face antérieure de l'iris. Les mailles limitées par les fibres, en libre communication avec la chambre antérieure de l'œil, et baignées par la même humeur prennent le nom d'*espaces de Fontana* ; elles sont très peu développées chez l'homme.

3. — Tunique interne.

Rétine. — La *rétine* s'étend depuis le point d'entrée du nerf optique jusqu'au bord pupillaire de l'iris ; dans ce parcours, elle se divise en trois zones :

1) La *portion optique* de la rétine, qui constitue l'expansion proprement dite du nerf optique. Cette portion, la seule sensible à la lumière, tapisse tout l'hémisphère postérieur du globe oculaire, presque jusqu'au corps ciliaire et se termine à ce niveau, par une ligne nette, dentelée, visible même sans le secours du microscope, l'*ora serrata*.

2) La *portion ciliaire* de la rétine, s'étendant depuis l'*ora serrata* jusqu'au bord ciliaire de l'iris.

3) La *portion irienne* de la rétine, qui tapisse la face postérieure de l'iris depuis le bord ciliaire, jusqu'au bord pupillaire.

1. — Portion optique de la rétine.

La *portion optique* de la rétine se divise en deux couches, une externe, la couche des cellules visuelles (*couche neuro-épithéliale*), et une interne, la *couche cérébrale* ; chacune de ces divisions se subdivise à son tour en plusieurs couches, la couche neuro-épithéliale en trois, la couche cérébrale en cinq. Si l'on y ajoute encore la couche pigmentaire (épithélium pigmentaire), qui se rattache embryologiquement à la rétine et se trouve immédiatement sous-jacente à la choroïde, on obtient neuf couches, qui sont en allant du dehors en dedans :

1. La couche pigmentaire (non représentée dans la figure).

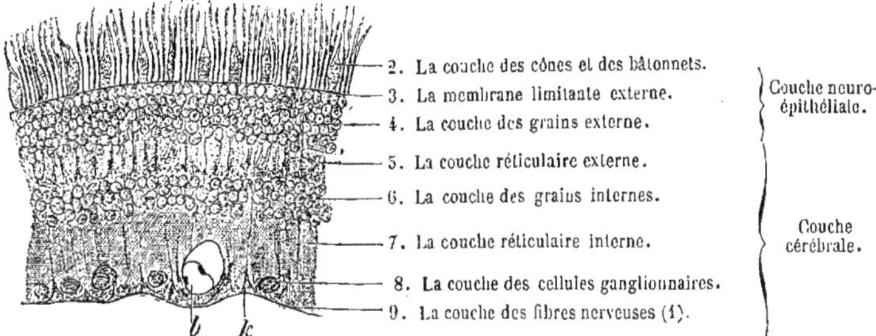

2. La couche des cônes et des bâtonnets.
3. La membrane limitante externe.
4. La couche des grains externe.
5. La couche réticulaire externe.
6. La couche des grains internes.
7. La couche réticulaire interne.
8. La couche des cellules ganglionnaires.
9. La couche des fibres nerveuses (1).

} Couche neuro-épithéliale.

} Couche cérébrale.

Fig. 213. — *Coupe perpendiculaire de la rétine humaine.* (Gross. 240). La couche des fibres nerveuses est peu épaisse, parce que la coupe ne passe pas par le fond de l'œil. — *b.* Vaisseaux sanguins. — *k.* Coin des fibres rayonnées. (**Technique n· 159** *e.*).

Les éléments des couches précédentes ne sont pas tous de nature nerveuse, c'est-à-dire épithéliale ; il en est qui représentent la *substance de soutènement*, qui n'est cependant pas de nature conjonctive (v. *moelle épinière*, p. 96). Les éléments les plus importants de la substance de soutènement sont les *fibres rayonnées* (fibres de soutènement de Müller), cellules allongées, qui traversent toute l'épaisseur de la rétine, depuis la surface interne jusqu'au niveau des cônes et des bâtonnets : leur extrémité interne est constituée par un pied, élargi en forme de coin, le *coin des fibres rayonnées* (*k*). Leurs pieds, intimement soudés entr'eux, donnent l'illusion d'une membrane située à la face interne de la rétine, la membrane limitante interne (fig. 214, *l*). De l'extrémité effilée du coin partent les fibres de soutènement, qui vont s'amincissant toujours de plus en plus à travers la couche réticulaire interne (sans entrer en connexion avec celle-ci), puis atteignent la couche des grains internes ; à ce niveau, elles émettent de fines expansions, arrondies ou aplaties, et présentent un noyau (fig. 214, *n*) ; à partir de là, les fibres traversent la couche réticulaire externe et celle des grains externes en donnant partout des expansions de soutènement, jusqu'à la membrane limitante (externe), avec laquelle elles se confondent. Outre ces fibres rayonnées, il existe dans la couche

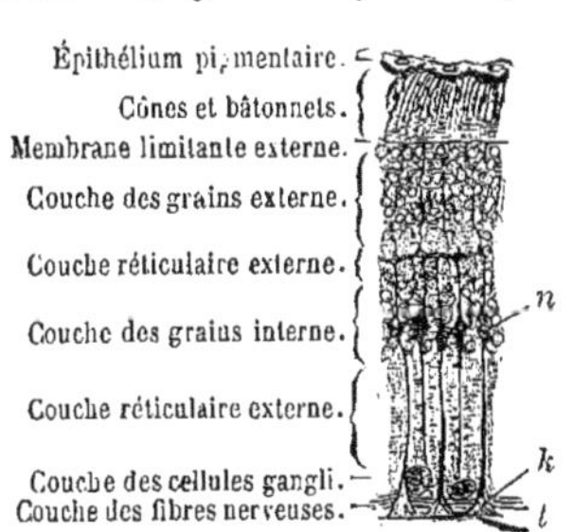

Épithélium pigmentaire.
Cônes et bâtonnets.
Membrane limitante externe.
Couche des grains externe.
Couche réticulaire externe.
Couche des grains interne.
Couche réticulaire externe.
Couche des cellules gangli.
Couche des fibres nerveuses.

n

k

l

Fig. 214. — *Coupe perpendiculaire de la rétine du lapin.* (Gross. 240). — *k.* Pied en coin des fibres radiées. — *n.* Portion nucléée des mêmes fibres. — *l.* Membrane limitante interne. (**Technique n· 159** *e.*).

(1) La membrane limitante interne, qui n'a pas d'existence propre (voir fibres de soutènement de Müller), peut être comptée comme une 10e couche.

réticulaire externe des cellules de soutènement concentriques ; ce sont des cellules aplaties parallèlement à la surface, munies de longs prolongements, les unes nucléées, les autres sans noyau. De la face externe de la membrane limitante externe se détachent encore de fines fibres, qui entourent comme d'un treillage les bases des cônes et des bâtonnets (fig. 218), et qui s'appellent fibres en corbeille (*Faserkorbe*).

Enfin la plus grande partie des deux couches réticulaires, et la petite quantité de substance cimentante de la couche ganglionnaire sont des dépendances de la substance de soutènement.

Étudions maintenant pratiquement les différentes couches de la rétine ; on compte de dedans en dehors les couches suivantes :

Couche cérébrale. — La couche des *fibres nerveuses* est composée de cylindraxes sans myéline, groupés en faisceaux prenant une disposition plexiforme ; son épaisseur la plus grande correspond au point de pénétration du nerf optique ; de là, les fibres rayonnent jusqu'au niveau de l'*ora serrata* : dans ce trajet, on voit continuellement des fibres gagner la périphérie pour se mettre en relation avec les couches plus superficielles de la rétine. La disposition radiée des fibres est interrompue au niveau de la *macula lutea*.

La couche des *cellules ganglionnaires* (ganglion du nerf optique) se compose d'une seule couche de grandes cellules ganglionnaires multipolaires, munies d'un prolongement centripète indivis (*prolongement cylindraxile*) du côté de la couche des fibres du nerf optique, et d'un ou plusieurs prolongements ramifiés (prolongements protoplasmiques) du côté de la couche réticulaire interne ; à ce niveau les prolongements ramifiés forment un treillis aplati dans le sens de la surface et constituent, grâce à leurs anastomoses avec les prolongements des autres cellules ganglionnaires, un réseau serré inextricable (fig. 218 et 219).

La couche *réticulaire interne* (couche granuleuse, nevrospongium) comprend un fin réseau de substance de soutènement, qui supporte une trame nerveuse serrée formée par tous les prolongements des cellules ganglionnaires de la rétine.

La couche *des grains internes* ; les éléments qu'on décrit sous le nom de grains sont de nature très différente. La couche la plus interne est formée par les *spongioblastes* (1), cellules ganglionnaires, qui envoient des prolongements ramifiés dans la couche réticulaire interne. De la plupart d'entre elles — mais non de toutes — on voit partir un prolongement cylindraxile qui gagne la couche des fibres du nerf optique (fig. 219). Les

(1) Cette dénomination provient de l'opinion erronée, d'après laquelle on supposait que ces cellules donnaient naissance au nevrospongium.

autres couches sont formées surtout de petites cellules ganglionnaires bipolaires (*ganglion de la rétine*), dont le prolongement central atteint la couche réticulaire interne et s'y décompose en fines fibrilles, tandis que le prolongement périphérique gagne la couche réticulaire externe où il se bifurque, prend une direction parallèle à la surface et se décompose en fibrilles très fines qui se perdent dans un réseau sous-épithélial, formé par l'anastomose des prolongements des cellules ganglionnaires voisines. Il existe un prolongement (1) qui monte entre les cellules visuelles (fig. 219).

Enfin l'on rencontre dans cette couche les noyaux des fibres rayonnées.

La couche *réticulaire externe* (couche intermédiaire, couche sous-épithéliale) constitue également un fin réseau de soutènement, qui contient le réseau nerveux que nous venons de décrire. Les cellules qu'on rencontre dans cette couche sont les cellules concentriques de soutènement, ainsi que des cellules étoilées « cellules ganglionnaires sous-épithéliales » ; ces dernières contribuent par leurs prolongements à la constitution du réseau nerveux sous-épithélial (fig. 219) ; de ces cellules part un prolongement centripète qui gagne la couche réticulaire interne, où il se divise en fibrilles ; celles-ci se perdent dans la trame nerveuse qu'on rencontre en ce point.

Couche neuro-épithéliale. — Cette couche comprend deux espèces d'éléments : les *cellules à cône* et les *cellules à bâtonnet*. Dans ces deux espèces, on trouve le noyau dans la moitié inférieure de la cellule ; la moitié supérieure, sans noyau, se trouve nettement séparée de l'inférieure par une membrane percée d'orifices (membrane limitante externe). D'où l'apparence de plusieurs couches : une interne, formée par la portion des cellules visuelles contenant le noyau, est dénommée couche des grains externes ; une externe, portion sans noyau, est dite couche des cônes et des bâtonnets. Entre les deux, se trouve la membrane limitante externe.

1) *Cellules visuelles à bâtonnets*. — Leurs portions externes sont constituées par les *bâtonnets*, cylindres allongés (60 μ de longueur, 2 μ d'épaisseur) comprenant un *segment externe* homogène et un *segment interne* finement granuleux. Les segments externes sont le siège exclusif du pourpre rétinien. Le segment interne présente à sa partie externe un corps ellipsoïde fibrillaire, l'*appareil filamenteux* (*Fadenapparat*). Les moitiés internes des cellules visuelles à bâtonnets sont appelées *fibres à bâtonnets* ; ce sont des fibres très fines, pourvues d'un renflement renfermant un noyau, le *grain des fibres*. Le noyau est pourvu de 1 à 3 bandes transversales claires.

(1) L'existence de ce prolongement n'a pu encore être démontrée chez les mammifères.

2) *Cellules visuelles à cônes.* — Leurs moitiés externes, les cônes, présentent également un segment externe et un segment interne. Les segments externes sont coniques et plus courts que les parties correspondantes des bâtonnets. Les segments internes sont épais, renflés ; la superposition de ces parties donne aux cônes l'aspect d'une bouteille. — Le segment interne des cônes renferme aussi un appareil filamenteux. A la lumière, les cônes deviennent plus courts et plus épais ; dans l'obscurité

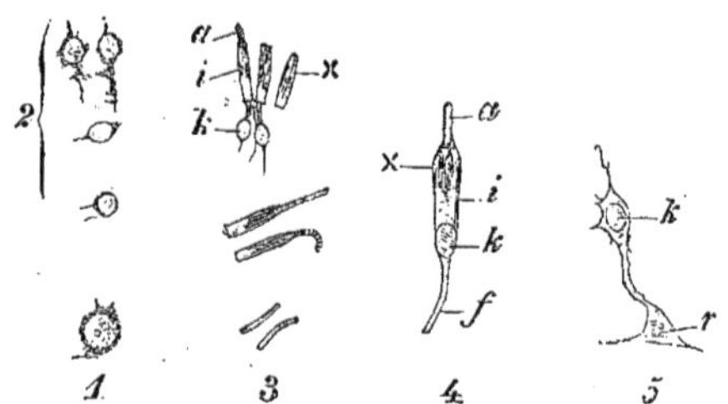

Fig. 215. — *Éléments isolés de la rétine du singe.* (Gross. 240).
1. Cellules tronquées du ganglion du nerf optique.
2. Éléments de la couche des grains interne.
3. Cellules visuelles à bâtonnets et fragments des mêmes cellules. A la partie inférieure deux segments externes dont l'un présente la striation transversale, commencement de la décomposition en plaquettes transversales. Au-dessus deux bâtonnets. Le segment externe du bâtonnet inférieur est décomposé. Au-dessus cellules à bâtonnets complètes. — *a.* Segment externe. — *i.* Segment interne. — *k.* Grain des bâtonnets. — *x.* Appareil filamenteux.
4. Cellules visuelles à cônes. — *a.* Segment externe. — *i.* Segment interne. — *k.* Grain du cône. — *f.* Fibre de cône brisée à sa partie inférieure. — *x.* Appareil filamenteux.
5. Cellule de soutènement de Müller. — *k.* Noyau de la cellule. — *r.* Coin de la fibre radiée. (**Technique n· 161**).

ils deviennent plus minces et s'allongent. Les moitiés internes des cellules visuelles à cônes sont dites *fibres des cônes* ; ces dernières sont larges et reposent par leurs pieds élargis en forme de cône sur la couche réticulaire externe. Le renflement contenant le noyau, *le grain des cônes*, se trouve en général immédiatement en dedans de la membrane limitante externe. Le nombre des bâtonnets est de beaucoup supérieur à celui des cônes ; on trouve en moyenne 3 à 4 bâtonnets entre 2 cônes voisins (fig. 213).

L'*épithélium pigmentaire* comprend une seule couche de cellules hexagonales, qui du côté de leur face externe, c'est-à-dire du côté de la choroïde où se trouve logé le noyau, ne contiennent pas de pigment (fig. 214), tandis que leur portion interne renferme de nombreuses granulations pigmentaires, en forme de bâtonnets d'une longueur de 1 à 5 μ. De cette face interne on voit se détacher de nombreux et fins prolongements, qui s'insinuent entre les cônes et les bâtonnets. Chez les albinos et dans le tapetum, l'épithélium n'est pas pigmentaire.

La structure de la rétine, telle que nous venons de la décrire, subit au niveau de la *macula lutea* et de la *fovea centralis*, ainsi que vers l'*ora serrata*, d'importantes modifications.

Macula lutea et *fovea centralis*. — Au niveau de la *macula*, la disposition des couches rétiniennes est la suivante. De fines fibres du nerf optique vont de la papille optique directement vers la partie interne de la *macula*, les fibres plus épaisses passant au-dessus et au-dessous des premières décrivent des courbes à convexité supérieure et inférieure, et arrivent sur les parties latérales où elles se réunissent. La couche des cellules ganglionnaires s'épaissit beaucoup ; en effet les cellules ganglionnaires bipolaires, au lieu de ne former qu'une seule couche, s'étagent à ce niveau en plusieurs couches (jusqu'à 9). Les couches réticulaire interne, granu-

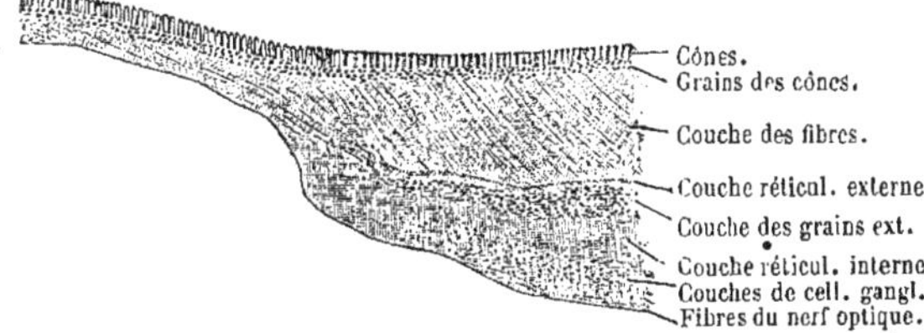

Fig. 216. — *Moitié droite d'une coupe perpendiculaire passant par la macula et la fovea centralis d'un homme adulte.* (Gross. 70). A droite on voit les couches épaissies de la macula, qui passent à gauche dans la fovea centralis. A ce grossissement on ne voit que des traces des fibres optiques, et l'on ne voit pas la membrane limitante externe. Les segments externes des cônes sont brisés. (**Technique n· 159,** *f*).

leuse interne et réticulaire externe ne subissent pas de modifications importantes. La couche neuro-épithéliale n'est plus formée que de cônes. Déjà, sur les bords de la *macula*, le nombre des cellules visuelles à bâtonnets diminue pour disparaître complètement dans la *macula* même. Il s'ensuit que les fibres de cônes sont très distinctes et sont décrites comme une couche de fibres. Les grains de cônes, très nombreux, forment dans cette région plusieurs couches.

Au niveau de la *fovea centralis* située au milieu de la *macula*, les couches rétiniennes s'amincissent graduellement, quelques-unes vont jusqu'à disparaître complètement. On voit disparaître d'abord la couche des fibres du nerf optique, puis celle des cellules ganglionnaires, puis la couche réticulaire externe et la granuleuse interne, enfin la couche réticulaire externe ne forme plus qu'un mince liseré, si bien qu'au centre de la *fovea* (*fundus foveæ*) on ne trouve plus que la couche neuro-épithéliale. Un pigment jaune, diffus, infiltre les couches de la portion cérébrale, il ne se rencontre pas dans la couche neuro-épithéliale ; le *fundus foveæ* reste par conséquent incolore.

Dans la région de l'*ora serrata* les couches rétiniennes diminuent rapidement. Déjà avant l'*ora* la couche des fibres du nerf optique et celle des cellules ganglionnaires ont disparu. Des cellules visuelles, celles à bâtonnets, sont les premières à disparaître ; les cellules à cônes subsistent, mais semblent perdre leur segment externe. Puis s'efface la couche réticulaire externe, ce qui amène la fusion des deux couches granuleuses externe et interne ; enfin l'on voit cesser la couche réticulaire interne. Les fibres de soutènement de Müller persistent au contraire, et sont même fortement développées. L'*ora serrata* est fréquemment le siège d'altéra-

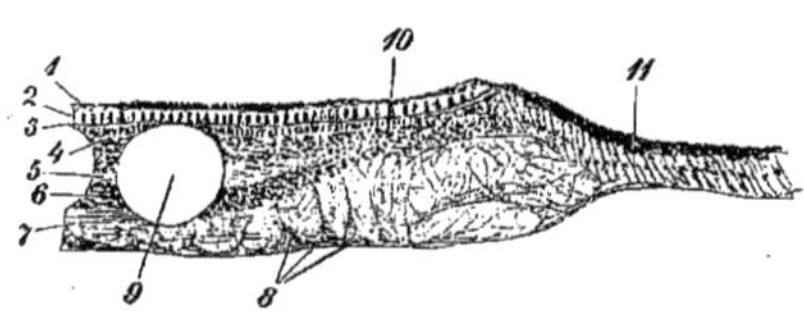

Fig. 217. — *Coupe méridienne de l'ora serrata et de la portion ciliaire avoisinante de la rétine d'une femme de 78 ans.* (Gross. 70). — 1. Épithélium pigmentaire. — 2. Cônes privés de leur segment externe. — 3. Membrane limitante externe. — 4. Couche des grains externe. — 5. Couche réticulaire externe. — 6. Couche des grains interne. — 7. Couche réticulaire interne. — 8. Fibres de soutènement de Müller. — 9. Lacunes dans la rétine. — 10. Fusion de la couche des grains interne et externe. — 11. Disparition des cellules de la partie ciliaire de la rétine. (**Technique n· 159** *d.*).

tions séniles. Souvent l'on y rencontre des lacunes qui paraissent d'abord dans la couche granuleuse externe, puis envahissent les couches plus internes (fig. 217).

2. — Portion ciliaire de la rétine.

Elle se compose d'une couche unique de cellules cylindriques allongées (fig. 217, *11*), qui proviennent par transformation graduelle de la couche résultant de la fusion des couches granuleuses interne et externe. Ces cellules sont pourvues sur leur face profonde (interne) par une membrane cuticulaire, véritable membrane limitante interne, qu'on ne retrouve pas dans les autres portions de la rétine. Leur face externe se trouve en rapport avec des cellules pigmentaires, qui continuent l'épithélium pigmentaire.

3. — Portion irienne de la rétine ou couche pigmentaire de l'iris.

Quant aux connexions des éléments de la rétine entre eux, il semble établi aujourd'hui que les cellules ganglionnaires du ganglion du nerf optique ainsi que la plupart des spongioblastes sont reliées aux fibres du nerf optique par un prolongement cylindraxile (fig. 218). D'ailleurs, il n'existe pas

de continuité directe entre les fibres nerveuses et les cellules ganglionnaires. Les éléments nerveux paraissent être en connexion surtout par
l'intermédiaire du fin réseau résultant des prolongements ramifiés et
anastomosés des cellules ganglionnaires. De ce réseau naîtraient de fines
fibrilles, qui en s'accolant formeraient des cylindres axiles (?), se rendant
à la couche des fibres du nerf optique (fig. 218, 219 XX). Il existerait
donc dans la rétine des anastomoses analogues à celles du système nerveux central.

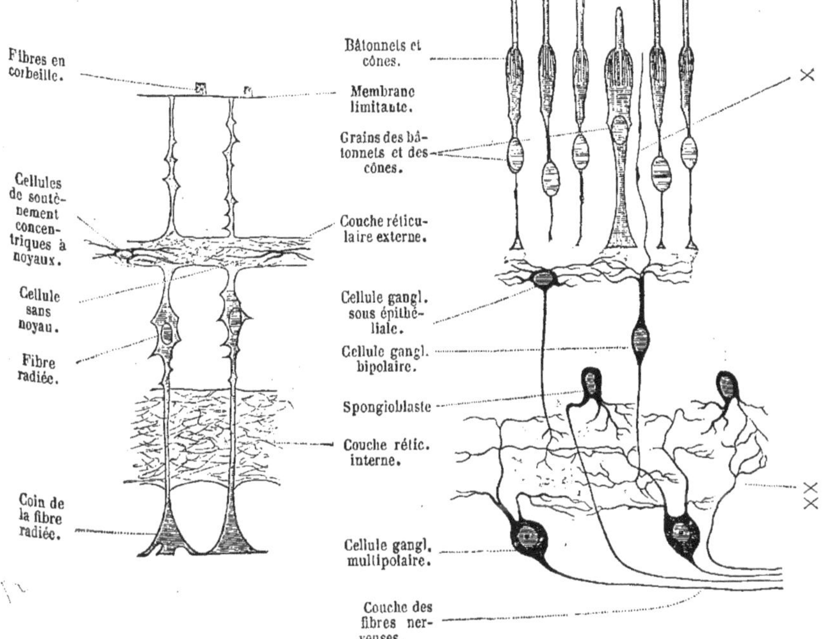

Fig. 218 et 219. — *Schéma des éléments de la rétine*. A gauche éléments de soutènement, à droite
éléments nerveux et épithéliaux.

La communication avec les cellules visuelles est établie par les prolongements qui se dégagent du réseau sous-épithélial pour se terminer entre
les cellules visuelles (mais non dans celles-ci). Il est très vraisemblable,
d'après les recherches physiologiques, que les cellules visuelles représentent la portion sensorielle (sensibilité lumineuse) de la rétine.

4. — Nerf optique.

Le nerf optique est entouré dans son trajet intra-orbitaire de gaînes, qui sont les prolongements des enveloppes du cerveau. En premier lieu on trouve la *gaîne dure-mérienne* (fig. 220), formée par des faisceaux conjonctifs longitudinaux compactes. En dedans de celle-ci existe la *gaîne arachnoïdienne*, très délicate, qui envoie en dedans sur la gaîne pie-mérienne de nombreuses travées conjonctives assez épaisses ; la gaîne arachnoïdienne n'est au contraire rattachée à la gaîne dure-mérienne que par quelques fines fibres. Puis vient la plus interne des membranes, la *pie-mérienne*, qui s'applique intimement sur le nerf optique et envoie de

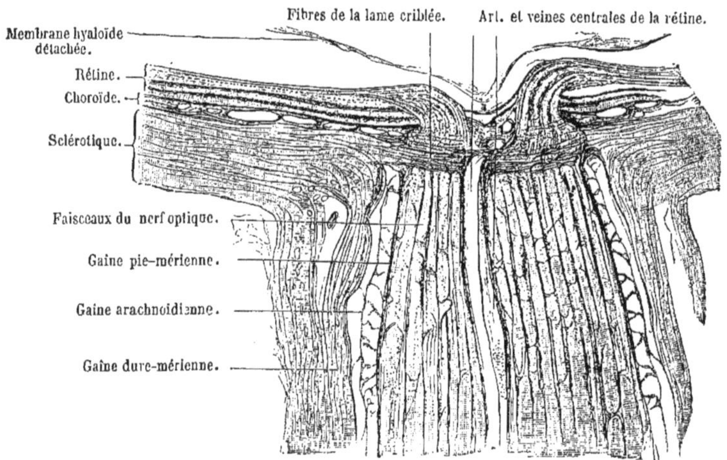

Fig. 220. — *Coupe longitudinale du nerf optique de l'homme au niveau de sa pénétration dans le globe oculaire.* Au-dessus de la lame criblée l'amincissement du nerf optique est très sensible. L'artère et la veine centrales de la rétine sont coupées d'abord longitudinalement, puis perpendiculairement à leur direction. (Technique n· 158 *d*).

nombreuses cloisons conjonctives enveloppant chacun des faisceaux de fibres nerveuses. Ces cloisons sont réunies les unes aux autres par des trabécules transversales, d'où résulte la formation d'un système alvéolaire.

Le tissu de la gaîne pie-mérienne ne pénètre pas dans l'intérieur des faisceaux de fibres nerveuses, mais les entoure seulement. Ces faisceaux de fibres sont formés de fines fibres à myéline, ne possédant pas de gaîne de Schwann. Le ciment qui les unit est constitué par de la névroglie, riche en noyaux ovalaires. Au niveau de la pénétration du nerf opti-

que, dans le bulbe, la gaîne dure-mérienne se continue avec la sclérotique ; la gaîne arachnoïdienne se résout à son extrémité antérieure en
fibres, en sorte qu'il s'établit une communication entre l'espace sub-dure-
mérien situé en dehors de la gaîne arachnoïdienne, et l'espace sous-arachnoïdien situé en dedans de cette gaîne. La gaîne pie-mérienne se confond
avec la sclérotique, percée à ce niveau de trous nombreux pour le passage des fibres nerveuses ; cette région constitue la *lame criblée (lamina
cribrosa)*. La choroïde elle-même contribue pour une part plus petite, il
est vrai, à la formation de la *lamina cribrosa*. Au moment où elles pénètrent la lame criblée, les fibres nerveuses perdent leur myéline ; il en
résulte une diminution notable du diamètre du tronc nerveux.

Vers son extrémité périphérique, le nerf optique loge dans son axe
l'artère et la veine centrale de la rétine ; le tissu conjonctif entourant ces
vaisseaux affecte de nombreux rapports avec la gaîne pie-mérienne aussi
bien qu'avec la *lamina cribrosa*.

5. — Cristallin.

Le cristallin se compose d'une substance propre, qui est recouverte sur
sa face antérieure par l'épithélium cristallinien ; le tout est contenu dans

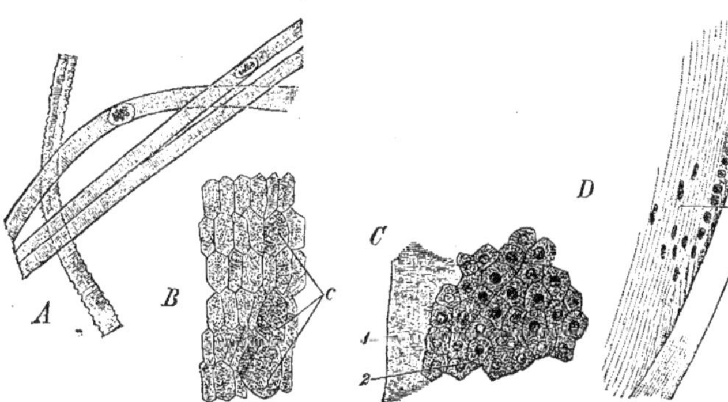

Fig. 221. — *Fibres cristalliniennes
d'un enfant nouveau-né.*
A. *Fibres cristalliniennes isolées*; trois
fibres ont des bords unis, l'une a des bords
dentelés. (Gross. 240. **Technique n·
167**).
B. *Coupe perpendiculaire des fibres
cristalliniennes de l'homme.* — c. Coupe
d'extrémités en massue. (Gross. 560,
Technique n· 168).

Fig. 222. — *Capsule cristallinienne et épithélium cristallinien de l'homme adulte.*
C. Vue de face. (Gross. 240, **Technique n· 169** *a*).
D. Vue de côté sur une coupe méridienne passant par l'équateur du cristallin. — 1. Capsule. — 2. Épithélium. — 3. Fibres
cristalliniennes. (Gross. 240, **Technique n· 169** *b*).

la capsule du cristallin. Dans la *substance propre* on distingue une couche
corticale assez molle et un noyau plus consistant ; des cellules épithéliales,

d'une longueur extrême, entrent seules dans sa structure ; ce sont les *fibres cristalliniennes*. Elles ont la forme de prismes hexagonaux allongés, renflés en forme de massue à leur extrémité postérieure. Les fibres cristalliniennes de la substance corticale ont des bords lisses et un noyau ovalaire au niveau de l'équateur ; celles du centre ont des bords dentelés et manquent de noyau. Ces fibres sont unies par un ciment, qui est abondant surtout au niveau des pôles antérieur et postérieur, et produit les images des étoiles cristalliniennes antérieure et postérieure, quand on fait macérer le cristallin. Toutes les fibres sont dirigées dans le sens des méridiens ; depuis l'étoile antérieure jusqu'à l'étoile postérieure, cependant aucune des fibres ne parcourt toute une moitié du cristallin ; plus son origine se trouve près du pôle antérieur, plus sa terminaison est éloignée du pôle postérieur.

L'*épithélium du cristallin* est formé par une couche unique de cellules cubiques, qui recouvrent la face antérieure du cristallin jusqu'à l'équateur ; à ce niveau ces cellules s'allongent peu à peu pour former des fibres cristalliniennes (fig. 222, D).

La *capsule cristallinienne* est une membrane vitreuse élastique d'une épaisseur de 11 à 15 μ pour sa face antérieure, de 5 à 7 μ seulement pour sa face postérieure ; elle représente en partie une formation cuticulaire (dérivée des cellules de l'épithélium du cristallin), en partie une formation de nature conjonctive (dérivée d'enveloppes conjonctives embryonnaires).

6. — Corps vitré.

Le *corps vitré* est formé d'une substance liquide, l'humeur vitrée, et de fibres cloisonnant ce liquide. La surface du corps vitré est recouverte d'une membrane plus résistante, la membrane hyaloïde. On trouve encore en certains points du corps vitré quelques fibrilles et de rares cellules. Ces dernières comprennent deux variétés : 1° des cellules arrondies, semblables aux leucocytes ; 2° des cellules étoilées et fusiformes. Les cellules contenant des vésicules claires (vacuoles) sont probablement en voie de dégénérescence.

7. — Zonule ciliaire.

De la surface de la membrane hyaloïde, au voisinage de l'*ora serrata*, partent des fibres fines, homogènes, qui gagnent le cristallin suivant les plans méridiens. Celles-ci sont attachées à la face interne des procès ciliaires, du sommet desquels on les voit se détacher pour gagner l'équateur du cristallin ; elles prennent insertion en avant, en arrière et sur l'équateur lui-même. Dans leur ensemble, ces fibres forment une membrane discontinue, la *zonula ciliaris,* le ligament ciliaire, le ligament suspenseur du cristallin. On appelle *canal de Petit* l'espace compris entre les fibres postérieures de la zonule et la face antérieure du corps vitré (1). Ce canal se trouve communiquer avec la chambre postérieure de l'œil.

8. — Vaisseaux de l'œil.

Les vaisseaux de l'œil comprennent deux systèmes très distincts, ne s'anastomosant qu'au niveau de l'entrée du nerf optique.

I. — DISTRIBUTION DES VAISSEAUX CENTRAUX DE LA RÉTINE (fig. 223). — L'*artère centrale de la rétine* (*a*) pénètre à 15-20 mm. du bulbe dans l'axe du nerf optique qu'elle parcourt jusqu'au niveau de l'expansion de ce nerf dans la rétine. En ce point, elle se divise en deux branches, l'une supérieure, l'autre inférieure, qui se ramifient à leur tour et fournissent toute la portion optique de la rétine jusqu'à l'*ora serrata*. Dans son trajet dans le nerf optique, l'artère donne de nombreuses et fines branches qui, situées dans les travées pie-mériennes, se répandent entre les faisceaux de fibres nerveuses et s'anastomosent d'une part avec les fines artérioles (*b*) du tissu adipeux enveloppant le nerf optique, et d'autre part avec des branches des artères ciliaires courtes postérieures (fig. 223, *c*). Dans la rétine, les capillaires qu'elle fournit arrivent jusqu'au niveau de la couche réticulaire externe (2). Les veines naissent des capillaires, suivent un trajet parallèle à celui des artères, et se réunissent enfin en une veine unique, la *veine centrale de la rétine,* également logée dans l'axe du nerf (fig. 223, *a'*).

Chez l'embryon, l'artère centrale de la rétine fournit une branche, l'*artère hyaloïdienne,* qui traverse le corps vitré et se rend à la face postérieure du cristallin. Cette artère disparaît bien avant la naissance ; mais le canal qui la contient peut se retrouver chez l'adulte, constituant le *canal de Cloquet* ou *canal hyaloïdien.*

II. — DISTRIBUTION DES VAISSEAUX CILIAIRES. — Ce système est remarquable par ce fait que les veines et les artères ont un trajet tout différent.

(1) D'autres auteurs appellent de ce nom l'espace triangulaire compris entre les fibres de la zonule qui vont s'attacher à la face antérieure de la capsule et celles qui se rendent à sa face postérieure.

(2) La portion cérébrale seule de la rétine est vasculaire ; dans le *fundus foveæ*, où la portion cérébrale manque, on ne rencontre pas de vaisseaux.

1º Les *artères* sont les artères ciliaires courtes postérieures (fig. 223, chiffres romains) pour la portion lisse de la choroïde ; les artères ciliai-

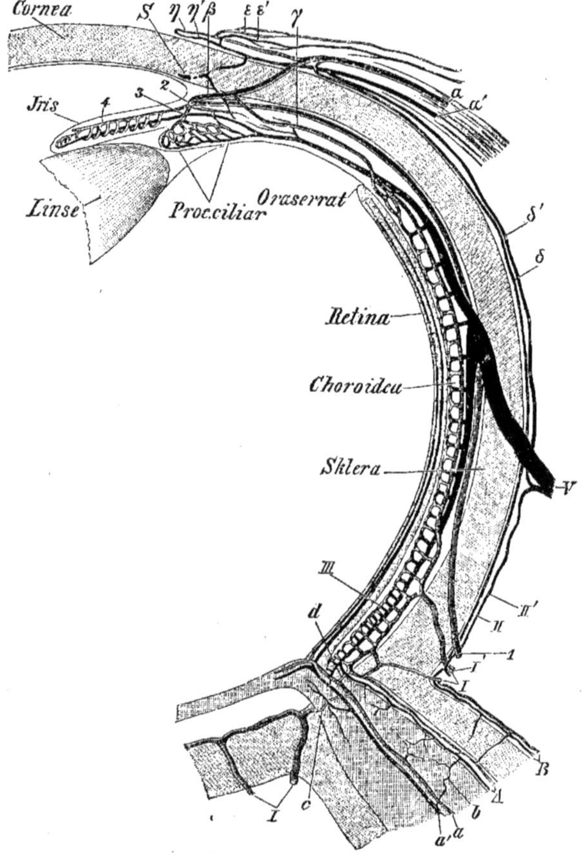

Fig. 223. — *Schéma des vaisseaux de l'œil.* Tunique externe pointillée, tunique moyenne blanche, tunique interne et nerf optique quadrillés. Les artères sont claires, les veines en noir.

Les petites lettres en italique indiquent le territoire de l'artère et de la veine centrales. — *a.* Artère. — *a'.* Veine centrale de la rétine. — *b.* Anastomose avec les vaisseaux des enveloppes.

Les majuscules italiques indiquent les vaisseaux des gaînes. — *A.* Vaisseaux de la gaîne interne. — *B.* Vaisseaux de la gaîne externe.

Territoire des vaisseaux ciliaires courts postérieurs (chiffres romains). I. Artère. — I'. Veine ciliaire courte postérieure. — II. Artère épisclérale. — II'. Veine épisclérale et ses branches. — III. Capillaires de la membrane chorio-capillaire.

Territoire des vaisseaux ciliaires postérieurs longs (chiffres arabes). 1. Artère ciliaire postérieure longue. — 2. Grand cercle de l'iris coupé transversalement. — 3. Branches destinées au corps ciliaire. — 4. Branches destinées à l'iris.

Territoire des vaisseaux ciliaires antérieurs (lettres grecques). α. Artère. — α'. Veine ciliaire antérieure. — β. Anastomose avec le grand cercle de l'iris. — γ. Anastomose avec la membrane chorio-capillaire. — δ. Branche artérielle épisclérale. — δ'. Branche veineuse épisclérale. — εε'. Branche artérielle et veineuse pour la conjonctive scléroticale. — ηη. Branches destinées au limbe cornéen.

V. Vena vorticosa. — S. Coupe transversale du canal de Schlemm.

res longues postérieures (fig. 223, chiffres arabes) et les artères ciliaires antérieures (fig. 223, lettres grecques) pour le corps ciliaire et l'iris.

a) Les *artères ciliaires courtes postérieures*, au nombre de 20 branches environ, perforent la sclérotique aux environs du nerf optique ; après avoir fourni des rameaux (II), qui se distribuent à la moitié postérieure de la surface de la sclérotique, les artères se résolvent en un réseau capillaire à mailles serrées, la *membrane choriocapillaire* (III). Au point d'entrée du nerf optique, ces artères s'anastomosent avec des branches de l'artère centrale de la rétine (fig. 223, *c*), formant ainsi le *cercle artériel du nerf optique* ; au niveau de l'*ora serrata*, elles s'anastomosent avec des branches récurrentes des artères ciliaires longues postérieures et des artères ciliaires antérieures (ces dernières anastomosées en γ, fig. 223).

b) Les deux *artères ciliaires longues postérieures* (1) perforent également la sclérotique aux environs de l'entrée du nerf optique ; l'une des artères est externe, l'autre interne ; elles sont situées entre la sclérotique et la choroïde jusqu'au corps ciliaire, où chacune d'elles se divise en deux rameaux divergents, qui suivent le bord ciliaire de l'iris ; ces artères, en s'anastomosant avec les rameaux des autres ciliaires longues, forment un anneau vasculaire, le *grand cercle de l'iris*, d'où partent de nombreuses branches destinées au corps ciliaire (en particulier aux procès ciliaires) (3) et d'autres à l'iris (4). Près du bord pupillaire de l'iris, les artères forment un second anneau incomplet, le *petit cercle de l'iris*.

c) Les *artères ciliaires antérieures* proviennent des artères musculaires, perforent la sclérotique près du limbe cornéen, et vont d'une part contribuer à la formation du grand cercle de l'iris (β), d'autre part irriguer le muscle ciliaire et fournir des branches récurrentes anastomatiques pour la membrane chorio-capillaire (γ). Au moment de perforer la sclérotique, ces artères fournissent des branches postérieures pour la moitié antérieure de la sclérotique, et des branches antérieures (δ) pour la conjonctive bulbaire (S) et le limbe cornéen (η). La cornée est privée de vaisseaux ; à sa périphérie seulement, on trouve dans les lamelles antérieures de la substance propre un réseau d'anses vasculaires marginales

2° Toutes les *veines* se dirigent vers l'équateur, où elles réunissent en quatre (plus rarement cinq ou six) troncules, *venæ vorticosæ*, qui perforent immédiatement la sclérotique (fig. 223) et s'abouchent dans l'une des veines ophthalmiques. De petites veines ciliaires courtes postérieures (fig. 223, I) et ciliaires antérieures parallèles aux artères du même nom, ne suivent pas ce parcours ; les veines ciliaires antérieures proviennent du muscle ciliaire, du réseau vasculaire épiscléral (fig. 223, δ'), de la conjonctive bulbaire (ε') et du réseau marginal de la cornée (n). Les veines épisclérales s'anastomosent encore au niveau de l'équateur avec les *vænæ vorticosæ* (en V). Enfin les veines ciliaires antérieures communiquent encore avec le canal de Schlemm (S). Ce canal est une fissure en forme d'anneau entonrant la cornée, il est situé dans la sclérotique. On le considère tantôt comme un espace lymphatique, en libre communication avec la chambre antérieure de l'œil, tantôt comme une veine.

9. — Lymphatiques de l'œil.

Il n'existe pas à proprement parler de vaisseaux lymphatiques dans l'œil, mais seulement une série d'espaces lymphatiques communiquant entre eux. On peut décrire dans l'œil deux systèmes d'espaces lymphatiques, desservant l'une la partie antérieure, l'autre la partie postérieure de l'œil.

Le système antérieur comprend : 1° les canalicules nourriciers de la cornée et de la sclérotique ; 2° la chambre antérieure, qui communique avec le canal de Schlemm et par la fente capillaire qui existe entre l'iris et le cristallin avec 3° la chambre postérieure de l'œil. Cette dernière est en libre communication avec 4° le canal de Petit. Ces trois derniers espaces sont reliés ensemble et peuvent être remplis par une injection faite dans la chambre antérieure.

Le système postérieur comprend : le canal hyaloïdien ; plus en arrière les fentes situées entre les enveloppes du nerf optique ; l'espace sous-dure-mérien, l'espace sous-arachnoïdien, puis l'étroite fente qui sépare la choroïde de la sclérotique ; l'espace périchoroïdien, et enfin l'espace de Tenon, qui se continue au-dessus de la gaîne durale du nerf optique jusqu'au trou optique.

Ces espaces peuvent être injectés par l'espace sous-arachnoïdien du cerveau. Le contenu des espaces est une sérosité provenant des vaisseaux, et alimentant également le corps vitré. La quantité de sérosité qu'on trouve à l'état normal dans l'espace périchoroïdien et l'espace de Tenon est minime. Ces deux espaces permettent les mouvements de la choroïde et du bulbe de l'œil, et doivent être considérés comme des séreuses articulaires.

10. — Nerfs de l'œil.

Les nerfs de l'œil perforent la sclérotique au pourtour du point d'entrée du nerf optique, et se dirigent en avant entre la sclérotique et la choroïde ; après avoir fourni à la choroïde des faisceaux pourvus de cellules ganglionnaires, ils forment un plexus annulaire situé sur le corps ciliaire et contenant des cellules ganglionnaires, l'*orbiculus gangliosus ciliaris*, d'où partent des branches se rendant au muscle ciliaire, à l'iris et à la cornée.

Les nerfs destinés à la cornée passent d'abord dans la sclérotique et forment là un réseau concentrique au limbe cornéen, le *plexus annulaire*, d'où partent des rameaux pour la conjonctive et la cornée. Ces derniers, après avoir pénétré dans la substance propre de la cornée, perdent leur gaîne de myéline et traversent toute la cornée, réduits à leur cylindre-axe. Ils forment ainsi des réseaux, qui d'après leur situation ont été distingués en *plexus fondamental*, situé dans les couches profondes de la

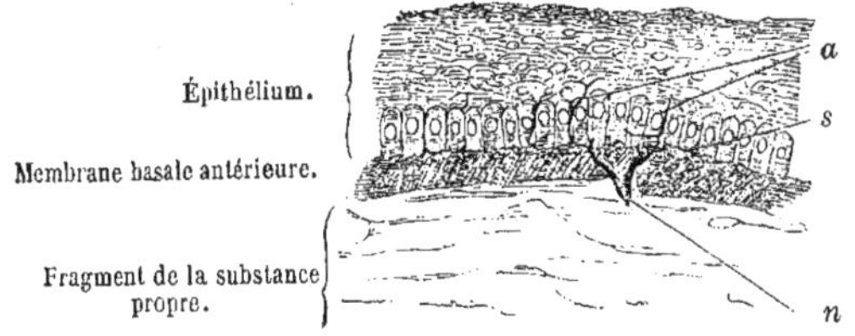

Fig. 224. — *Coupe perpendiculaire de la cornée de l'homme.* (Gross. 240). — *n.* Nerf se divisant traversant la membrane basale antérieure. — *s.* Plexus sous-épithélial situé sous les cellules cylindriques. — *a.* Fibres s'avançant entre les cellules épithéliales, et appartenant au plexus intra-épithélial. (**Technique n· 166**).

cornée, en *plexus sous-basal* sous-jacent à la membrane basale antérieure, et en *plexus sous-épithélial* qu'on trouve immédiatement sous l'épithélium. De ce dernier partent des fibrilles nerveuses très fines, qui s'engagent entre les cellules épithéliales et s'anastomosent enfin entre elles pour constituer un *plexus intra-épithélial*, d'où se dégagent des fibrilles qui se terminent librement entre les cellules épithéliales.

B. — PAUPIÈRES

Les paupières sont des replis cutanés, qui contiennent des muscles, du tissu conjonctif soit lâche, soit dense, enfin des glandes. La face superficielle de la paupière garde les caractères ordinaires de la peau ; la face profonde, appliquée sur le globe de l'œil, est au contraire profondément modifiée et constitue la *conjonctive palpébrale*. La peau de la paupière se réfléchit sur le mince bord palpébral et se continue avec la conjonctive palpébrale au niveau de la lèvre postérieure du rebord des paupières. Pour faire une étude d'ensemble de la structure des paupières, le mieux est de faire des coupes verticales (fig. 225).

D'avant en arrière, on rencontre les couches suivantes :

1) La *peau* : fine, renfermant les follicules des poils follets qui la recouvrent ; dans le chorion on trouve de petites glandes sudoripares, ainsi que des cellules conjonctives pigmentées, qu'on trouve rarement dans le chorion d'autres régions. Le tissu conjonctif est très lâche, riche en fibres élastiques fines, pauvre en cellules adipeuses, qui peuvent même manquer complètement. Le chorion devient plus serré vers le bord palpébral et présente alors des papilles plus hautes.

Dans la lèvre antérieure du bord des paupières sont implantés sur 2 ou 3 rangées des poils épais, les *cils*, dont les follicules sont enfoncés très profondément dans le derme. Les cils sont soumis à une mue fréquente ; la durée de chacun d'eux est d'environ 100-150 jours ; aussi rencontre-t-on de nombreux poils de remplacement, à différents stades d'évolution. Les follicules des cils sont munis de petites glandes sébacées : en outre, les conduits excréteurs des *glandes dites de Moll* (fig. 225, *M*) viennent également y déverser leur contenu ; les glandes de Moll sont par leur structure analogues aux glandes sudoripares, dont elles diffèrent seulement en ce que leur extrémité profonde forme un peloton moins développé.

2) En arrière de la peau, on trouve les faisceaux transversaux d'un muscle strié, l'*orbiculaire des paupières* : la portion de ce muscle qui est situé en arrière des cils est connue sous le nom de muscle du bord des paupières, *muscle ciliaire de Riolan* (fig. 225, *McR*).

3) En arrière du muscle, on rencontre l'expansion du tendon du muscle releveur de la paupière ; une portion de ce tendon se confond avec le tissu conjonctif qu'on rencontre à ce niveau avec le *fascia palpebralis* ;

une autre portion va s'insérer au bord supérieur du tarse (1) et contient des fibres musculaires lisses, le *muscle palpébral de Müller*, (*m.p.s.*).

4) Le *tarse* est une lame de tissu fibreux, qui assure la solidité de la paupière. Il est immédiatement situé sous la face profonde de la conjonctive palpébrale, avec laquelle il ne forme qu'une couche ; le tarse occupe les deux tiers inférieurs de la paupière. C'est dans le tarse que se trouvent incluses les glandes de Meibomius (*m*), corps allongés, présentant un tube excréteur fort long qui débouche en avant du bord des paupières ;

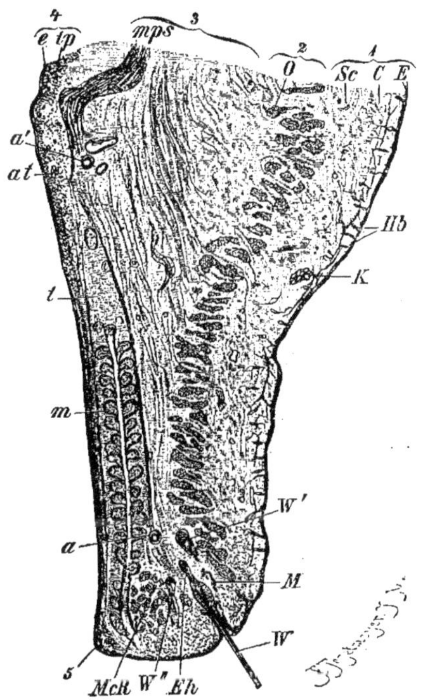

Fig. 225. — *Coupe perpendiculaire de la paupière supérieure d'un enfant de six mois.* (Gross. 10).
1. Peau. — E. Épiderme. — C. Chorion. — Sc. Tissu conjonctif sous-cutané. — Hb. Follicules pileux des poils follets. — K. Glande sudoripare. — W. Cil avec adjonction d'un cil de rechange. (Eh.) — W' W'' Fragments de follicule de cils. — M. Fragments d'une glande de Moll.
2. Couche du muscle orbiculaire des paupières. — O. Coupe perpendiculaire des faisceaux de ce muscle. — McR. Muscle ciliaire de Riolan.
3. Tendon épanoui du muscle élévateur de la paupière supérieure. — mps. Muscle palpébral supérieur.
4. Conjonctive. — e. Épithélium conjonctival. — tp. Tunique propre. — at. Glandes lacrymales accessoires. — t. Cartilage tarse. — m. Glande de Meibomius ; l'extrémité du conduit excréteur n'est pas comprise dans la coupe. — a. Coupe perpendiculaire de l'arc vasculaire palpébral. — a'. Coupe perpendiculaire de l'arc palpébral externe.
5. Bord palpébral. (**Technique n° 171**).

(1) Dans la paupière inférieure, l'expansion du tendon du muscle droit inférieur contient également des fibres musculaires lisses : muscle palpébral inférieur.

tout autour de celui-ci viennent se brancher les vésicules glandulaires. Leur structure fine les rapproche des glandes sébacées. A la partie supérieure du tarse et en partie dans l'épaisseur même de cette lame, on rencontre des glandes tubuleuses ramifiées, qui par leur structure doivent être rapprochées des glandes lacrymales et portent pour cette raison le nom de *glandes lacrymales accessoires* (fig. 225, *at*) ; elles sont abondantes vers la moitié interne (côté nasal) de la paupière.

En arrière du tarse se trouve la *conjonctive* proprement dite, qui comprend un épithélium (*e*) et une tunique propre (*tp*). L'épithélium est cylindrique stratifié ; les couches profondes, assez nombreuses, sont constituées par des cellules arrondies et la couche superficielle, par une seule assise de cellules cylindriques, généralement basses. Ces dernières présentent un liseré cuticulaire mince, hyalin. On trouve également des cellules caliciformes en nombre variable. Au niveau du bord de la paupière, l'épithélium se transforme peu à peu pour se continuer sous l'épithélium pavimenteux stratifié, qui parfois s'étend assez loin sur la conjonctive palpébrale.

La partie inférieure de la conjonctive palpébrale est lisse. Dans la partie supérieure l'épithélium forme des invaginations à festons irréguliers, sillons conjonctivaux (*conjunctivabuchten*), dont le développement est variable avec les individus : sur des coupes verticales ces sillons donnent exactement l'image de glandes.

La tunique propre de la conjonctive se compose de tissu conjonctif, de cellules plasmatiques plus ou moins abondantes, et de cellules lymphoïdes, dont l'abondance est également très variable. Ces dernières forment chez certains animaux et particulièrement chez les ruminants de véritables petits amas, dits *glandes trachomateuses*, d'où l'on voit des leucocytes émigrer vers la surface à travers l'épithélium ; chez l'homme on peut également constater cette migration de leucocytes, mais à un degré moindre. Au niveau des sillons conjonctivaux, la tunique propre forme des papilles par suite des invaginations épithéliales que nous venons de mentionner ; d'où le nom de *corps papillaire*.

La conjonctive palpébrale passe en haut (pour la paupière inférieure en bas) sur le bulbe oculaire, dont elle recouvre la surface antérieure. Au niveau du cul-de-sac ainsi formé, *fornix conjunctivæ*, la tunique propre est doublée d'un tissu sous-conjonctival lâche, composé de faisceaux conjonctifs. L'épithélium est le même que sur la portion palpébrale de la conjonctive, la tunique propre est plus pauvre en leucocytes mais contient cependant, même chez l'homme à l'état normal, de petits follicules en nombre variable (jusqu'à 20) et quelques glandes muqueuses. La con-

jonctive bulbaire se modifie, en ce que l'épithélium devient pavimenteux stratifié à quelque distance du limbe cornéen et se continue avec celui de la cornée (voir aussi fig. 211).

La *troisième paupière, rudimentaire (pli semi-lunaire)*, se compose de tissu conjonctif et d'un épithélium pavimenteux stratifié.

La *caroncule lacrymale* ressemble par sa structure fine à la peau (dont elle diffère seulement par l'absence de *stratum corneum*) ; elle renferme des poils fins, des glandes sébacées et sudoripares.

Les *vaisseaux sanguins* des paupières proviennent de rameaux qui convergent à partir des angles interne et externe de l'œil pour former une première arcade au niveau du bord ciliaire (fig. 225 *a*), l'*arcade tarsienne* et une seconde arcade près du bord supérieur du tarse, l'*arcade tarsienne externe* (*a'*). Ils se distribuent à la peau, entourent les *glandes de Meibomius*, perforent le tarse et forment un réseau capillaire situé sous l'épithélium conjonctival ; ils fournissent également le *fornix conjunctivæ*, la conjonctive bulbaire et s'anastomosent avec les artères ciliaires antérieures.

Les *vaisseaux lymphatiques* forment un réseau très serré dans la conjonctive tarsienne, un réseau très large au contraire à la face antérieure du tarse. Les lymphatiques de la conjonctive bulbaire se terminent d'après les uns en cul-de-sac près du limbe cornéen, tandis que d'après d'autres auteurs ils se continueraient par d'étroites voies de dérivation dans le tissu cornéen, et entreraient ainsi en communication avec le système des canaux nourriciers.

Les *nerfs* forment près du bord ciliaire un riche plexus ; dans la conjonctive bulbaire on rencontre des corpuscules terminaux immédiatement sous l'épithélium.

Appareil lacrymal.

La *glande lacrymale* est une glande tubuleuse composée, possédant de nombreux canaux excréteurs. Ces canaux sont tapissés par un épithélium cylindrique disposé sur deux couches et se continuent avec de longues pièces intercalaires, d'un diamètre étroit, tapissées d'un épithélium cubique. Ces dernières enfin aboutissent à des tubuli, recouverts de cellules glandulaires séreuses.

La paroi des *canalicules lacrymaux* se compose d'un épithélium pavimenteux stratifié, d'une tunique propre, riche en fibres élastiques et sous l'épithélium en éléments cellulaires, et de fibres musculaires striées dont la direction générale est longitudinale.

Le sac lacrymal et le canal nasal offrent un épithélium cylindrique à deux couches et une tunique propre qui se rapproche du tissu adénoïde. Cette tunique propre se trouve séparée du périoste sous-jacent par un riche réseau veineux.

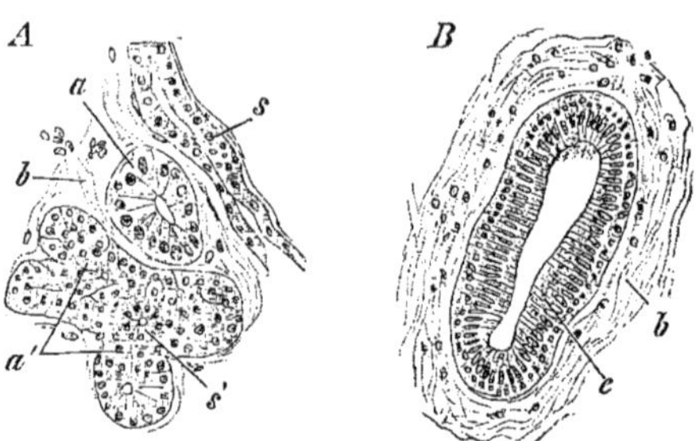

Fig. 226 et 227. — *Coupe fine d'une glande lacrymale de l'homme.*

A. Acini glandulaires. — *a.* Acinus coupé bien perpendiculairement. — *a'.* Groupe d'acini coupés en grande partie obliquement, la lumière d'un seul acinus situé en bas de la figure est seule visible. — *s.* Pièce intermédiaire, l'épithélium en haut et à gauche est cubique, en bas et à droite il est aplati. — *s'.* Coupe transversale d'une pièce intermédiaire pourvue d'un épithélium cylindrique assez élevé. — *b.* Tissu conjonctif.

B. Coupe transversale d'un conduit excréteur. — *c.* Épithélium cylindrique disposé sur deux couches. — *b.* Tissu conjonctif. (**Technique n° 172**).

TECHNIQUE

N° 158. Œil. — On énuclée l'œil frais avec précaution, en gardant le nerf optique sur une longueur aussi grande que possible ; on enlève alors avec les ciseaux les muscles et la graisse qui l'entourent, et l'on fait avec un bon rasoir sur l'équateur une incision d'une longueur de 1 cent. environ, intéressant toutes les membranes de l'œil. Le globe est placé alors dans 150 cent. cubes environ d'une solution d'acide chromique à 0,05 0/0 ; après 12 à 20 heures, on achève avec les ciseaux la section déjà commencée de façon à avoir un segment antérieur et un segment postérieur et l'on renouvelle le liquide ; après 12 à 20 heures encore, on lave et l'on durcit les pièces dans 100 cent. cubes d'alcool progressivement renforcé.

N° 158 *a*). Corps ciliaire et iris. — On enlève avec précaution sur le segment antérieur le cristallin, pour en faire des coupes (n° 168) ; puis on prélève un secteur, qu'on inclut dans le foie avec le corps ciliaire et l'iris y attenant et l'on fait des coupes passant par le limbe cornéen. Les coupes épaisses seront colorées avec l'hématoxyline de Boehmer et conservées dans le baume (fig. 211).

N° 158 *b*). Cornée. — Sur les trois quarts restant du segment antérieur du globe oculaire, on excise un morceau de cornée de 5 à 10 mm. de côté, qu'on inclut dans le foie pour faire des préparations destinées à montrer ces différentes couches (fig. 205). Les lamelles alternantes de la substance propre de la cornée ne se voient bien que sur des coupes non colorées et conservées dans la glycérine diluée.

Nᵒ 158 *c*). Sclérotique et choroïde. — On prélève sur le segment postérieur de l'œil un morceau d'environ 5 à 10 mm. de côté comprenant les 3 membranes, et l'on fait des coupes assez épaisses, sur lesquelles on peut étudier les couches de la sclérotique et de la choroïde (fig. 208). Colorer à l'hématoxyline de Boehmer et monter dans le baume. La rétine se détache ordinairement au moment où l'on pratique les coupes.

Nᵒ 158 *d*). Papille du nerf optique. — On resèque celle-ci en laissant tout autour les trois membranes sur une largeur de 5 mm. ; on l'inclut avec le nerf optique conservé sur une longueur de 1 cent. dans un morceau de foie et l'on pratique des coupes pas trop minces. On dirige le rasoir de la rétine vers la surface à travers la choroïde, la sclérotique et l'axe du nerf optique. Colorer avec du carmin faible et l'hématoxyline de Boehmer et monter dans le baume. Employer des grossissements faibles.

Nᵒ 159. — Enlever le bulbe suivant la méthode donnée nᵒ **158**, inciser suivant l'équateur (1), et placer dans environ 100 à 200 cent. cubes de liquide de Müller ; après 12 à 20 heures le diviser avec les ciseaux en une moitié antérieure et une postérieure. Après 2 à 3 semaines on lave les deux moitiés pendant 1 à 2 heures dans un faible courant d'eau. On excise alors un morceau comprenant toute l'épaisseur des 3 membranes et ayant environ 8 mm. de côté pour en faire des préparations.

Nᵒ 159 *a*). Préparations de la choroïde par dissociation. — Des lambeaux de la choroïde conservés dans une goutte de glycérine diluée permettent d'étudier soit les gros vaisseaux, soit les capillaires de la couche chorio-capillaire, soit les cellules pigmentaires étoilées et les fibres élastiques, soit la membrane vitreuse dont la striation est en général peu nette. Ces lambeaux isolés peuvent être colorés à l'hématoxyline de Boehmer (fig. 210) et conservées dans le baume, mais les fins détails de structure ne sont pas nets dans ces préparations.

Nᵒ 159 *b*). Rétine. — Le morceau excisé peut encore servir à l'étude des éléments de la rétine ; on dissocie avec précaution un lambeau de la rétine dans une goutte de liquide de Müller en se servant des aiguilles. La plupart des éléments sont fragmentés, mais quelques-uns restent ordinairement intacts. Dans l'œil de l'homme il existe des cônes d'une longueur et d'une beauté remarquables, tandis qu'ils sont petits chez la plupart des mammifères (2). Malheureusement les yeux de l'homme ne peuvent en général être obtenus dans un état de fraîcheur suffisant ; les segments externes des cônes aussi bien que des bâtonnets sont extrêmement délicats et se déforment rapidement après la mort ; ils s'incurvent d'abord en forme de crosse et disparaissent complètement plus tard. Pour

(1) On peut conserver un globe entier pendant 2 à 3 semaines dans le liquide de Müller, le laver et ne le couper en deux qu'avant de le plonger dans l'alcool.

(2) Le lapin surtout ne peut servir à cette étude.

obtenir de belles préparations de cônes, il faut examiner des yeux de poissons d'après la méthode sus-indiquée. (Voir plus bas n° **160** et n° **161**).

N° 159 *c*). **Iris.** — Le reste du bulbe est porté de l'eau dans 80 cent. cubes d'alcool progressivement concentré. Dès que le durcissement est terminé, on excise l'iris, on l'inclut dans le foie pour pratiquer des coupes suivant le méridien ; on les colore à l'hématoxyline de Boehmer et on monte au baume (fig. 179).

N° 159 *d*). **Rétine, ora serrata.** — Plus tard on enlève un morceau de rétine d'une longueur d'un cent., comprenant l'*ora serrata* qui paraît à l'œil nu comme une ligne festonnée, on l'inclut dans le foie et on la coupe dans le sens du méridien. Coloration par l'hématoxyline de Boehmer et conservation dans le baume (fig. 217).

N° 159 *e*). **Rétine. Fibres de Müller.** — On procède de même avec un morceau de rétine, pris sur le segment postérieur de l'œil, où la couche des fibres optiques est la plus développée. Les fibres de soutène-ment de **Müller** ne se voient bien dans toute leur longueur que sur des coupes exactement perpendiculaires à la surface de la rétine (fig. 213 et 214).

N° 159 *f*) **Rétine. Macula. Fovea.** — On fait de même des coupes suivant le méridien à travers la *macula* et la *fovea* (1) (fig. 216). Les cou-pes de la *macula* sont faciles ; celles de la *fovea*, si délicate, sont très difficiles à exécuter. La rétine assez adhérente à ce niveau à la choroïde ne doit pas en être séparée ; les coupes comprendront en même temps la rétine et la choroïde.

N° 160. Rétine à l'état frais. — Pour voir à l'état frais les élé-ments de la rétine, il faut prendre les yeux d'un animal récemment sacri-fié. On divise le bulbe suivant l'équateur, on enlève avec précaution le corps vitré du segment postérieur, puis on excise sur la rétine complète-ment transparente de petits morceaux de 3 mm. de côté environ, qu'on dissocie légèrement sur la lame dans une goutte de l'humeur du corps vitré. On cale la lamelle avec deux petites bandes de papier fin. On n'ob-tient que rarement des éléments isolés par cette méthode ; ordinairement on a ainsi de belles préparations d'ensemble et l'on voit en coupe optique des cônes et des bâtonnets qui se présentent de champ comme les pièces d'une mosaïque plus petites pour les premiers, plus larges pour les seconds ; sur les préparations où l'épithélium pigmentaire est resté adhérent, l'on voit même à un faible grossissement les cellules régulièrement hexago-nales de cet épithélium. Les taches claires dans les cellules sont leurs noyaux (fig. 10). Ces cellules sont également très altérables et perdent

---

(1) Parmi les animaux, les singes seuls ont une *macula* et une *fovea centralis*. Par contre on trouve une région d'une structure analogue à celle de la *macula*, mais non pigmentée en jaune, l'*area centralis*, chez le chat, le mouton et probablement chez tous les mammifères.

bientôt leurs contours nets ; souvent on peut observer les mouvements browniens des granulations pigmentaires.

Nᵒ 161. Rétine. Méthode de choix. — La meilleure méthode pour isoler les éléments de la rétine est la suivante. On place l'œil non ouvert, séparé de la graisse et des muscles (1), dans la solution d'acide osmique à 1 0/0 ; après un séjour de 24 heures on le coupe suivant le plan équatorial et on le fait macérer pendant 2 à 3 jours dans l'eau distillée. On excise alors un lambeau de rétine de 2 mm. de côté avec les ciseaux, et on le dissocie dans une goutte d'eau. On peut colorer alors sous la lamelle avec le picro-carmin et conserver dans la glycérine diluée. On trouve au milieu de cellules fragmentées, dont on s'explique difficilement la provenance, les éléments tels qu'ils sont représentés dans la figure 215.

Nᵒ 162. Lacunes et canalicules nourriciers de la cornée. — On prend un œil aussi frais que possible ; les yeux de bœuf, pris à l'abattoir, conviennent très bien. On gratte avec le tranchant du scalpel l'épithélium, puis on lave avec un filet d'eau la surface de la cornée ; on enlève alors le segment antérieur de l'œil en avant des insertions musculaires et on le place sur sa surface épithéliale ; le corps ciliaire, l'iris, le cristallin sont enlevés avec le scalpel et la pince ; on isole ainsi la cornée et la portion antérieure de la sclérotique, qu'on plonge dans 40 cent. cubes d'une solution de nitrate d'argent à 1 0/0 ; après un séjour de 3 à 6 heures dans une chambre obscure, on porte la pièce dans 50 cent. cubes d'eau distillée en l'exposant à la lumière solaire (pour les détails, voir page 21).

On fait durcir ensuite dans 50 cent. cubes d'alcool progressivement concentré ; les coupes seront faites tangentiellement à la surface ; on y réussit facilement, en couvrant la pulpe de l'index gauche avec la cornée comme d'un capuchon. Il est préférable de faire porter les coupes sur la face postérieure de la cornée, où les lacunes et les canalicules sont disposés plus régulièrement. Colorer à l'hématoxyline de Bœhmer et conserver dans le baume. On obtient des images négatives ; les canalicules et les lacunes se détachent en clair sur un fond brun ou jaunâtre (fig. 206). L'examen devra porter surtout sur les bords de la coupe ordinairement plus minces. L'hématoxyline colore en bleu pâle les gros noyaux des cellules fixes ; les contours des cellules sont ordinairement mal accusés.

Nᵒ 163. Cellules fixes de la cornée. — Elles sont mises en évidence par la méthode de l'or ; c'est une modification de la technique indiquée page 22. On exprime un citron frais et l'on filtre le jus à travers une flanelle. On sacrifie alors l'animal (2), dont on détache la cornée, pour la sou-

---

(1) Il est bon de prendre l'œil de petits animaux, par exemple d'une salamandre (triton tœniatus), dont la sclérotique est mince et se laisse facilement pénétrer par l'acide osmique. Pour un tel œil 1 à 2 cent. de la solution osmique sont suffisants. La forme des cônes est sensiblement différente de celle qu'ils présentent chez les mammifères ; ils sont épais et pourvus d'un segment externe très allongé ; les bâtonnets sont petits.

(2) La grenouille, chez qui les canalicules de la cornée sont disposés régulièrement et les lamelles postérieures de la cornée sont isolables facilement, est un bon sujet d'étude.

mettre pendant 5 minutes à l'action du jus de citron ; la cornée devient ainsi transparente. On la lave rapidement (1 minute) dans 5 cent. cubes d'eau distillée, pour la porter ensuite dans 10 cent. cubes de la solution de chlorure d'or à 1 0/0 pendant 1/4 d'heure à l'abri de la lumière. On transvase alors la cornée avec des baguettes de verre dans 10 cent. cubes d'eau distillée, on la lave rapidement, puis on l'expose au jour dans 50 cent. cubes d'eau distillée, acidifiée par 2 gouttes d'acide acétique. La réduction est obtenue au bout de 24-48 heures.

La pièce est mise dans 10 cent. cubes d'alcool à 70 0/0 dans l'obscurité. Le jour suivant on excise un petit morceau de la cornée et l'on en détache de fines lamelles sur la face postérieure avec le scalpel et l'aiguille, qui ne devront agir que sur les bords de la préparation. Avec quelque précaution, on réussit pleinement. Les lamelles sont conservées dans le baume et fournissent de très belles images.

Nᵒ 164. Cellules fixes de la cornée. — La méthode de D r a s c h fournit de belles préparations ; on se sert d'yeux pris non plus sur des animaux récemment sacrifiés, mais sur des cadavres conservés pendant 12 à 24 heures dans un endroit frais. On détache de petits morceaux de la cornée (de 6 mm. de côté environ), qu'on porte dans 5 cent. cubes de la solution de chlorure d'or à 1 p. 0/0 plus 5 cent. cubes d'eau distillée et on laisse pendant une heure dans l'obscurité ; il faut avoir soin d'agiter de temps en temps la pièce avec une baguette de verre. Les morceaux sont portés alors avec des tiges de verre dans 30 cent. cubes d'eau distillée, dans laquelle ils reposeront à l'abri de la lumière pendant 8-16 heures, puis on les expose au jour dans 25 cent. cubes d'eau distillée additionnée de 5 cent. cubes d'acide formique. Une fois la réduction opérée, les morceaux d'un violet foncé sont durcis dans de l'alcool progressivement concentré ; après 6 jours, on fait des coupes minces tangentielles à la surface (fig. 207), et on les conserve dans le baume.

Nᵒ 165. Nerfs et vaisseaux de la cornée fraîche. — On détache la cornée et la partie adjacente de la sclérotique en avant des insertions musculaires, on enlève avec la pince et le scalpel le corps ciliaire, l'iris et le cristallin, puis on excise un lambeau carré de la cornée, qu'on dépose sur une lame en tournant en haut la surface épithéliale ; on recouvre la préparation d'une lamelle, après avoir ajouté une goutte d'humeur vitrée.

On doit examiner cette préparation très épaisse avec des grossissements faibles. On remarquera en éloignant l'objectif que les anses vasculaires sont situées dans les couches les plus superficielles de la cornée près du limbe sclérotical ; les vaisseaux sont le plus souvent encore remplis de sang. Dans ces mêmes points, de même que dans les couches plus profondes, il existe des nerfs à myéline, qui sont groupés en faisceaux ; on ne peut les suivre que pendant un court trajet dans la cornée. Les traînées pigmentaires allongées, qu'on trouve dans les yeux du bœuf, ne doivent pas être confondues avec des nerfs.

On peut mettre en évidence le trajet ultérieur des nerfs en imprégnant au chlorure d'or comme suit.

N° 166. Nerfs de la cornée. — La cornée détachée 12-24 heures après la mort est séparée du corps ciliaire et de l'iris d'après les indications fournies n° **164**. Sur la pièce durcie, on pratique des coupes parallèles à la surface, comprenant l'épithélium et les couches les plus superficielles de la cornée et d'autres perpendiculaires à la surface, qu'on conservera dans le baume (fig. 224).

N° 167. Fibres du cristallin. — Le bulbe est ouvert avec des ciseaux en arrière de l'équateur, le corps vitré et le cristallin sont enlevés ; le pigment qui recouvre les procès ciliaires reste ainsi attaché au bord du cristallin. On sépare alors le cristallin du corps vitré et on le porte dans 50 cent. cubes d'alcool au tiers de Ranvier. Après 2 heures, on pique avec des aiguilles les faces extérieure et postérieure du cristallin pour détacher la capsule sur une petite surface ; l'opération réussit facilement ; peu importe si quelques fibres cristalliniennes restent adhérentes à la capsule. La piqûre détermine l'issue d'un liquide lactescent. On agite alors l'alcool, dans lequel on abandonne le cristallin pendant 10 et même jusqu'à 40 heures.

Après ce séjour, le cristallin se décompose facilement en lamelles ; on porte quelques fibres de l'une des lamelles sur un porte-objet et on les dissocie dans une goutte d'eau salée. Recouvrir d'une lamelle en évitant la pression. Si l'on veut conserver les fibres, il est bon de les colorer au picro-carmin (la coloration se fait en quelques minutes) et d'ajouter sous la lamelle de la glycérine diluée et acidifiée (fig. 221, A).

N° 168. Coupes transversales des fibres cristalliniennes. — Mettre un cristallin dans 50 cent. cubes d'acide chromique à 0,05 0/0. Il est bon de mettre un peu de ouate au fond du vase, pour empêcher le cristallin d'adhérer et d'éclater ; on arrive au même résultat en agitant souvent le flacon. Après 24 à 48 heures, on décompose le cristallin en lamelles avec des aiguilles, on le porte pendant 10 à 15 heures dans 30 cent. cubes environ d'alcool à 70°, qu'on remplace le lendemain par une égale quantité d'alcool à 90°.

On coupe ensuite avec des ciseaux les lamelles dans la région équatoriale et on inclut le fragment dans le foie de telle manière que les premières coupes passent par la zone la plus voisine de l'équateur du cristallin. Si les fibres sont coupées transversalement, elles apparaissent comme des hexagones à contours très nets : si au contraire ces fibres sont coupées obliquement, on constate sur la coupe, qui ne doit pas être très mince, des lignes irrégulièrement dentelées. Les coupes sont directement portées sur la lame et montées dans la glycérine diluée (fig. 221, B).

N° 169. Capsule du cristallin et son épithélium. — On place le bulbe oculaire, isolé des muscles et de la graisse, dans 100 ou 200 cent. cubes de liquide de Müller.

N° 169 *a*). — Pour faire des préparations superficielles de la *capsule du cristallin et de son épithélium*, on excise le bulbe oculaire ; 2 ou 3 jours après on enlève le cristallin ; à l'aide d'une pince à mors très fins, on enlève un fragment de la capsule, qu'on place pendant 5 minutes environ dans un verre de montre rempli d'eau distillée, et on colore ensuite à l'hématoxyline de Boehmer.

Les coupes seront montées dans le baume. La capsule est d'un bleu clair uniforme : les noyaux et les contours des cellules épithéliales ressortent admirablement (fig. 228, c). Si l'on veut avoir une préparation de la capsule seule, on enlève un fragment de sa partie postérieure.

N° 169 *b*). — Pour faire des coupes de la capsule et de l'épithélium, on laisse le bulbe oculaire pendant 14 jours environ dans le liquide de Müller et on extirpe ensuite le cristallin. On lave pendant une heure environ dans l'eau courante et on durcit dans 50 cent. cubes d'alcool progressivement renforcé. — Les coupes seront faites sur la face antérieure du cristallin, dans le sens du méridien, puis dans le sens de l'équateur ; on les colore avec l'hématoxyline de Boehmer et on les monte dans le baume (fig. 222, D).

N° 170. Vaisseaux de l'œil. — Pour étudier les vaisseaux de l'œil, il faut surtout faire des préparations de surface en ouvrant un œil frais au niveau de son équateur : on voit alors macroscopiquement le trajet de l'artère centrale de la rétine. — La préparation des vaisseaux de la choroïde exige une technique spéciale. Le bulbe oculaire, isolé des muscles et de la graisse qui l'entourent, est placé dans un petit entonnoir qu'on pose sur un petit flacon et, avec des ciseaux et des pinces, on dissèque la sclérotique en commençant au niveau de l'équateur ; avec un peu d'habitude, on arrive à disséquer toute la sclérotique jusqu'au niveau de l'entrée du nerf optique, sans léser la choroïde (1).

Il faut surtout éviter de tirer sur la sclérotique : les cordons qui relient la sclérotique à la choroïde seront coupés avec soin : on enlève ensuite à l'aide d'un pinceau imbibé d'eau la couche sus-choroïdienne assez adhérente. Ces dernières manipulations mettent facilement en évidence les gros vaisseaux de la choroïde. Ce sont là les seules recherches qu'on puisse faire sur un œil non injecté (Voyez n° **159**, *a*). Quant aux vaisseaux du corps ciliaire et de l'iris, il est bon d'avoir un œil injecté, fixé dans le liquide de Müller, durci dans l'alcool, qu'on divise en 2 moitiés par une section passant à travers l'équateur de l'œil. L'iris et le corps ciliaire se laissent facilement détacher de la sclérotique après l'extirpation du cristallin : il faut les conserver dans le baume. Il est toujours bon de commencer l'examen avec une loupe.

N° 171. Paupière. — On fixe la paupière supérieure d'un enfant pendant 1 à 3 jours dans 100 cent. cubes environ d'acide chromique à 0,5 0/0. Après un lavage de 2 heures dans l'eau courante, on durcit cette paupière dans 50 cent. cubes environ d'alcool progressivement renforcé. Les coupes épaisses conviennent pour les vues d'ensemble (fig. 225) : les coupes minces servent à étudier les détails (fig. 34 c). Au début, la colo-

---

(1) Les débutants feront bien de se contenter d'enlever de petits carrés de sclérotique.

ration à l'hématoxyline de Boehmer réussit difficilement : elle réussit plus facilement après que les fragments ont séjourné plusieurs mois dans l'alcool. Monter au baume.

N° 172. Glandes lacrymales. — On peut facilement enlever les glandes lacrymales chez l'homme, sans faire d'incision apparente à la peau. Chez le lapin, la glande est petite et ressemble à de la chair musculaire pâle. Il ne faut pas la confondre avec la glande de Harder, située dans l'angle interne de l'œil. Préparer comme au n° 102. — On peut utiliser même les petits fragments de 1 mm. de côté. Il est très facile de voir le conduit excréteur et les acini. Il n'en est plus de même des pièces intermédiaires dont l'épithélium, de hauteur très variable, est quelquefois tellement bas, qu'on peut le confondre avec l'épithélium des capillaires sanguins.

XI. — Organe de l'ouie.

L'organe de l'ouïe se compose de trois parties : la plus interne, l'*oreille interne*, comprend l'appareil terminal du nerf acoustique ; les deux autres parties, *l'oreille moyenne* et *l'oreille externe*, sont seulement des appareils accessoires.

1. — Oreille interne.

L'oreille interne se compose de deux vésicules membraneuses, qui communiquent entre elles par un fin conduit, le *ductus endolymphaticus*. L'une des vésicules, l'*utricule* (sacculus ellipticus) est réunie avec des tubes membraneux, les *canaux semi-circulaires*. Chacun de ces canaux présente au niveau de son ouverture dans la vésicule une dilatation, l'*ampoule*. L'autre vésicule, le *saccule* (sacculus sphæricus), est en connexion avec un long tube membraneux enroulé en spirale, le *limaçon*.

Vésicules, canaux semi-circulaires et limaçon forment le *labyrinthe membraneux*, et celui-ci est renfermé, sans les remplir complètement, dans des cavités du rocher semblablement disposées, qui constituent le *labyrinthe osseux*. L'espace que n'occupe pas le labyrinthe membraneux est occupé par un liquide aqueux, la *périlymphe*. Un liquide analogue, l'*endolymphe*, est contenu dans l'intérieur du labyrinthe membraneux.

Tandis que les deux vésicules et les canaux semi-circulaires présentent une structure à peu près identique, le limaçon au contraire est différent, c'est pourquoi il est indispensable de le décrire à part.

SACCULE, UTRICULE, CANAUX SEMI-CIRCULAIRES.

Leur paroi se compose de trois couches. La plus extérieure est formée de tissu conjonctif riche en fibres élastiques ; puis vient une fine membrane transparente garnie de petites villosités, dont la surface interne est tapissée par un épithélium plat disposé sur une seule couche. Cette structure simple change au niveau des points où s'épanouissent des branches du nerf acoustique, points qui constituent la *tache* dans les deux vésicules, et les *crêtes acoustiques*, dans les ampoules des canaux semi-circulaires. A ce niveau, le tissu conjonctif et la membrane transparente sont plus épais, l'épithélium pavimenteux est déjà remplacé par un épithélium cylindrique autour des taches ou des crêtes auditives, et cet épithélium se continue lui-même avec le neuro-épithélium de la *macula*.

Le neuro-épithélium est également disposé sur une seule couche et comprend deux espèces de cellules : 1º des cellules longues, qui occupent toute la hauteur de la couche épithéliale, qui sont un peu élargies aussi bien à leur extrémité supérieure qu'à leur extrémité inférieure, et possèdent un noyau ovalaire ; elles jouent le rôle de cellules de soutènement. — 2º des cellules ciliées, qui sont ovales et occupent seulement la moitié supérieure de la couche épithéliale ; elles présentent à leur partie inférieure un gros noyau sphérique et portent sur leur surface libre un faisceau de fins filaments agglutinés en un *cil auditif*. Des fibres nerveuses sont en rapport avec les cellules ciliées ; les fibres à myéline du rameau vestibulaire du nerf acoustique perdent à leur entrée dans la couche épithéliale leur gaîne de myéline et se mettent en rapport avec les cellules ciliées, sous forme ce cylindre-axe nu, sans cependant pénétrer à l'intérieur de ces cellules. Les cellules ciliées sont par conséquent les appareils terminaux du nerf acoustique. Les deux taches acoustiques sont recouvertes par une substance molle (une cuticule ?),

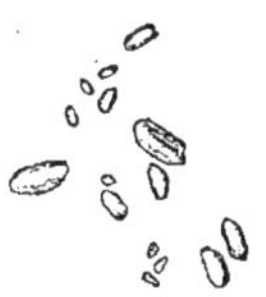

Fig. 228. — *Otolithes du saccule d'un enfant nouveau-né.* (Gross. 560). (Technique n° 173).

qui renferme d'innombrables corps prismatiques, mesurant 1 à 15 μ, les *otolithes*. Il existe aussi sur les crêtes acoustiques une formation particulière, la *cupula*, dont l'existence normale est toutefois douteuse. Peut-être s'agit-il d'un produit de coagulation, résultant de l'emploi des liquides fixateurs.

Les vésicules et les canaux demi-circulaires sont fixés par des tractus fibreux (ligamenta sacculorum et canaliculorum), à la surface interne du labyrinthe osseux, recouverte par un mince périoste et des cellules plates de tissu conjonctif.

LIMAÇON.

Le limaçon membraneux, *ductus cochlearis*, ne remplit pas non plus complètement la cavité du limaçon osseux. Il est contigu par une de ses parois à la paroi externe du limaçon osseux (1), la paroi supérieure (ves-

(1) Je suis ici la description habituelle d'après laquelle le limaçon est construit de telle façon que la base est dirigée vers le bas, le sommet vers le haut ; par conséquent est *interne* ce qui est voisin de l'axe du limaçon, et *externe* ce qui est à la périphérie.

tibulaire) ou membrane de Reissner confine à la rampe vestibulaire, et l'inférieure (tympanique) ou lame spirale membraneuse, à la rampe tympanique. L'angle au niveau duquel les parois vestibulaire et tympanique se rencontrent, répond à l'extrémité terminale de la lame spirale osseuse. Là, le tissu conjonctif du canal cochléaire est particulièrement développé et représente un bourrelet, *limbus* ou *crista spiralis*, qui s'étend sur la lame osseuse spirale, et se termine par un bord tranchant dirigé en dehors. Ce bord est nommé *labium vestibulare* (lèvre vestibulaire) ; le bord libre de la lame spirale osseuse, *labium tympanicum* (lèvre tym-

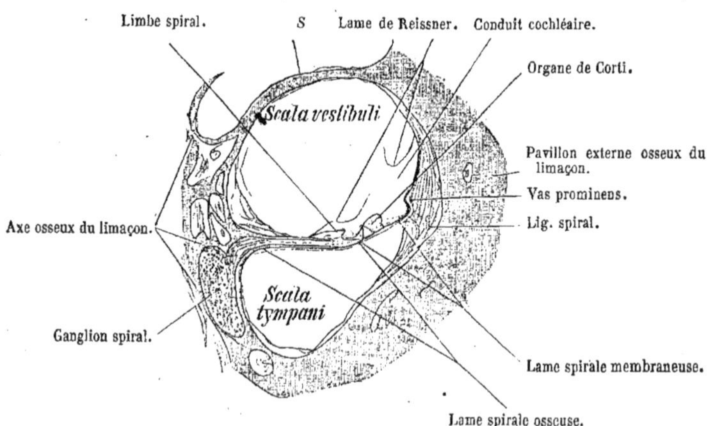

Fig. 229. — *Coupe du deuxième tour du limaçon d'un enfant nouveau-né* (gross. 25).
Le *modiolus* contient des sections obliques de canaux longitudinaux. — S. Cloison osseuse séparant les 2e et 3e tours du limaçon. — La membrane de Reissner est déchirée, le fragment supérieur rejeté vers le haut. — La *membrana tectoria* n'est pas visible (**Technique n· 175**).

panique) (1); entre les deux s'étend le *sulcus spiralis internus* (sillon spiral interne) (fig. 226). Les surfaces internes du canal cochléaire sont recouvertes d'un épithélium de nature très différente suivant les points ; les surfaces externes, tournées vers la rampe vestibulaire ou tympanique, sont recouvertes d'un prolongement mince du périoste qui revêt les deux rampes. Sur la paroi externe du limaçon le périoste s'épaissit en une large bande, en forme de croissant sur une coupe transversale, le *ligament spiral*, qui s'étend au-dessus comme au-dessous des points d'origine (Ansatzfluche) du canal cochléaire (fig. 229).

Après ce coup d'œil d'ensemble, nous allons maintenant examiner la

(1) Ces noms proviennent encore du temps où l'on rapportait le *limbus spiralis* à la lame spirale.

structure fine des trois parois du limaçon membraneux. D'eux d'entre elles, la paroi externe et la paroi vestibulaire, ont une structure relativement simple, la troisième ou paroi tympanique présente au contraire une structure extrêmement compliquée.

a) La *paroi externe* et le *ligament spiral* comprennent un épithélium et du tissu conjonctif. Celui-ci est formé au voisinage de l'os de fibres compactes (périoste) et se continue ensuite sous forme de tissu conjonctif lâche, qui constitue la masse principale du ligament spiral. L'épithélium consiste en une couche de cellules cubiques. Un réseau serré de vaisseaux sanguins (bande vasculaire, *stria vascularis*), occupe les trois

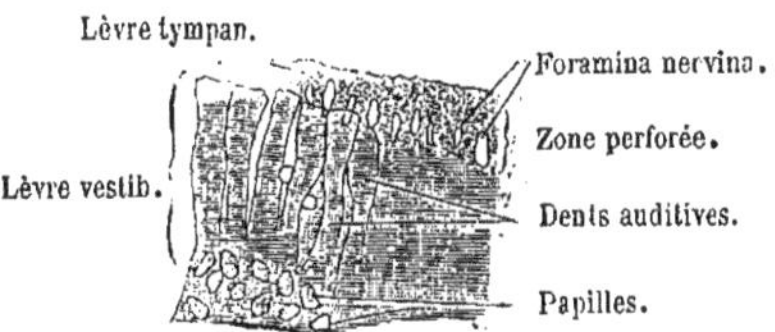

Fig. 230. — *Lame spirale du chat.* (Gross. 240). Coupe parallèle à la surface. Lèvre vestibulaire vue d'en haut ; entre deux dents auditives on voit deux noyaux de cellules épithéliales. A gauche le plan passe au niveau des dents auditives, à droite il comprend la zone perforée (**Technique n. 174**).

quarts de la hauteur de la paroi externe du limaçon, et se termine vers le bas par une grosse veine faisant saillie vers la lumière du limaçon, le *vas prominens* (prominentia spiralis) (fig. 229). Les capillaires du *stria vascularis* (bande vasculaire) sont très nombreux sous l'épithélium, c'est de ces capillaires que l'endolymphe tire son origine.

b) La *paroi vestibulaire, membrane de Reissner* (fig. 229) consiste en un prolongement du périoste de la rampe vestibulaire ; elle est composée de cellules plates et d'un tissu conjonctif à faisceaux délicats, tapissé, du côté correspondant au canal, par une couche unique de cellules épithéliales polygonales.

c) La *paroi tympanique* se divise en deux parties : 1° le *limbus spiralis* avec le bord libre de la lame spirale osseuse et 2° la lame spirale membraneuse.

1° Le *limbus spiralis* est composé d'un tissu conjonctif compacte, riche en cellules fusiformes, qui, par sa partie profonde, s'unit au périoste de la lame spirale, et présente sur sa surface libre des papilles de forme particulière. Elles ont une forme hémisphérique irrégulière ; vers la lèvre vestibulaire (*labium vestibulare*) elles forment des lames minces et longues, les *dents auditives de Huschke* (fig. 230 et 233), qui sont disposées sur un seul rang les unes à côté des autres. Une couche unique de cellules épithéliales très aplaties revêt la surface du *limbus* et se continue sur l'arête du *labium vestibulare* avec l'épithélium cubique du sillon spiral (fig. 233, A).

Le bord libre de la lame spirale osseuse est percé à sa face supérieure d'une rangée d'orifices en forme de fente, les *foramina nervina* (fig. 230),

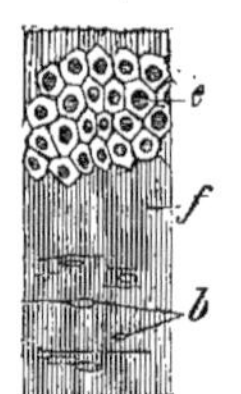

FIG. 231. — *Lame spirale membraneuse du chat.* (Gross. 240). Couches de la zone pectinée dessinées en faisant varier la mise au point. *e.* Plan supérieur, épithélium indifférent (cellules de Claudius) du conduit cochléaire.— *f.* Plan moyen, fibres de la membrane basale. — *b.* Plan profond, noyaux de la couche de revêtement tympanique. (Technique n° 174).

à travers lesquels passent les nerfs situés dans la lame osseuse, pour pénétrer dans la couche épithéliale de la lame spirale membraneuse. C'est pourquoi cette partie de la lame spirale osseuse porte le nom de *zone perforée.*

2° La lame spirale membraneuse est formée par la *membrane basilaire*, c'est-à-dire par la continuation du limbus spiralis aussi bien que du périoste de la lame spirale osseuse, puis par le *revêtement tympanique*, continuation du périoste de la rampe tympanique, qui revêt la surface inférieure de la membrane basilaire, et enfin par *l'épithélium du canal cochléaire*, qui recouvre la surface supérieure de la membrane basilaire.

La *membrane basilaire* est constituée par une membrane amorphe, qui renferme des fibres absolument rectilignes s'étendant de la lèvre tympanique jusqu'au ligament spiral, ainsi que des noyaux oblongs. Aussi la membrane présente-t-elle un aspect finement strié (fig. 231, *f.*).

La couche de revêtement tympanique consiste en un tissu conjonctif délicat renfermant des cellules fusiformes, et dont les fibres sont perpendiculaires à la direction des éléments de la membrane basilaire (fig. 231, *b*).

L'épithélium du canal cochléaire, dans la moitié qui est tournée du côté de l'axe du limaçon, est développé en neuro-épithélium, *l'organe de Corti*, tandis que la moitié externe correspondant au ligament spiral est formée de cellules épithéliales indifférentes. On divise à cause de cela la lame spirale membraneuse en deux zones : une interne, recouverte par l'organe de Corti, et une externe, la *zone pectinée* (1).

Ce qui constitue la partie essentielle des organes de Corti, ce sont les *cellules piliers* (Pfeilerzellen), de forme particulière, qui se trouvent sur deux rangées dans toute la longueur du canal cochléaire. Les piliers internes forment la rangée interne, les piliers externes la rangée externe (fig. 233). Les deux étant inclinées obliquement l'une vers l'autre, forment une arcade, l'*arcus spiralis*, qui recouvre un espace triangulaire, le tunnel,

---

(1) Ainsi nommée à cause des stries de la membrane basilaire.

dont la base répond à la membrane basilaire. Le tunnel n'est pas autre chose qu'un très grand espace intercellulaire, qui est rempli d'une masse

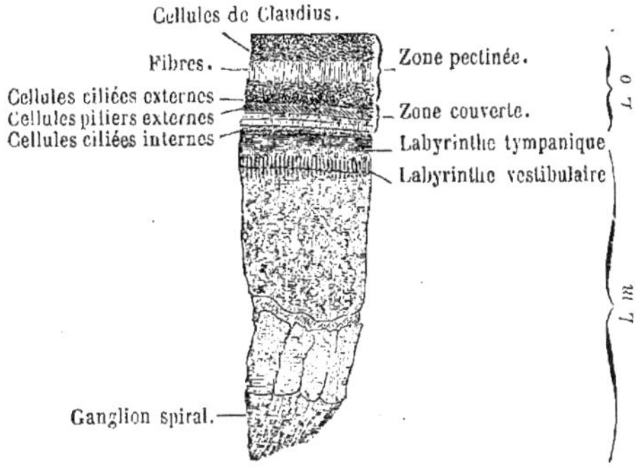

Fig. 232. — *Lame spirale du chat vue par la face vestibulaire. La membrana tectoria est enlevée.* (Gross. 50). *Lo.* Lame spirale osseuse, dans sa moitié inférieure elle forme des creux et des saillies, sur son bord inférieur on voit les cellules du ganglion spiral.— *Lm.* Lame spirale membraneuse. Les cellules de Claudius sont en partie tombées de sorte que l'on aperçoit les fibres de la membrane basale sous forme de fine striation. **(Technique n° 174).**

molle, la substance intercellulaire. Au point de vue de leur structure ces cellules piliers sont ainsi constituées : les cellules piliers internes

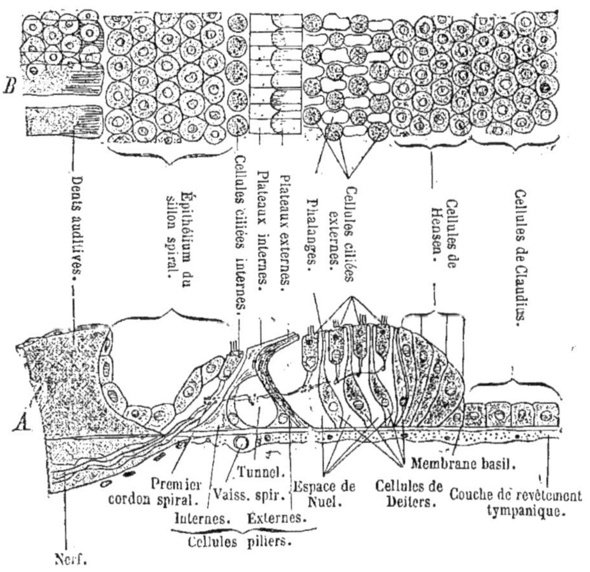

Fig. 233. — *Schéma de la structure de la paroi tympanique du canal du limaçon.* A. vue de côté. B, vue de face. La *membrana tectoria* n'est pas représentée. Les branches nerveuses spirales sont figurées par un point.

comprennent un pied renflé triangulaire, un corps étroit, et une tête concave en dehors. La tête porte un plateau étroit (fig. 233), le corps et le pied des cellules sont entourés d'un peu de protaplasma, qui est un peu plus abondant autour du pied dans le voisinage du noyau. Les cellules externes présentent les mêmes détails, mais la partie qui renferme le noyau est située en dedans du pied ; la tête arrondie repose dans l'excavation concave du pilier interne, le plateau, qui est plus large, étant recouvert en grande partie par celui du pilier interne. En dedans des piliers internes se trouve une couche unique de cellules cylindriques et courtes, les *cellu-*

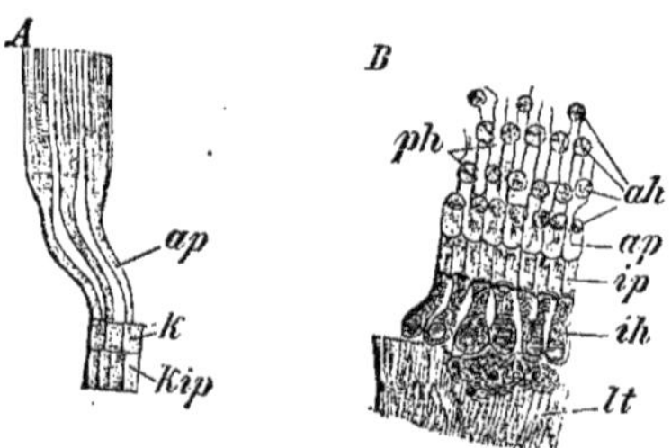

Fig. 234 et 235. — *Coupe parallèle de la lame spirale membraneuse du chat.* (Gross. 240).
A. Cellules piliers externes. — *k*. Plateau de ces cellules vues sur un plan supérieur.— *ap.* Corps et pieds des mêmes cellules dessinées en faisant varier la vis micrométrique. — *kip.* Fragments du plateau des cellules piliers internes.
B. *lt.* Lèvre tympanique recouverte en partie par l'épithélium du sillon spiral. — *ih.* Cellules ciliées internes, — *ah.* Cellules ciliées externes entre lesquelles on voit les phalanges *ph* formant la membrane réticulaire. — *ap.* Plateaux des cellules piliers externes. — *ip.* Plateaux des cellules piliers internes.

les ciliées, dont la base arrondie n'atteint pas la membrane basilaire et qui portent sur leur surface libre une vingtaine de cils rigides. En dedans des cellules ciliées internes se trouve l'épithélium cubique du sillon interne. En dehors des cellules externes se trouvent les cellules ciliées externes, qui ressemblent aux cellules ciliées internes, mais sont caractérisées par un corpuscule opaque, situé dans la moitié supérieure de la cellule, le *corpuscule spiral de Hensen* (1). Les cellules ciliées externes ne sont pas disposées sur une seule rangée, mais sur plusieurs, ordinairement quatre ; elles ne sont pas juxtaposées, mais sont séparées l'une de l'autre par des cellules allongées, les *cellules de Deiters*, qui renferment un filament rigide et portent à leur extrémité supérieure un petit plateau cuticulaire ; celui-ci a la forme d'une phalange digitale ; les espaces restant libres entre ces plateaux en phalanges sont remplis par l'extrémité supérieure des cellules ciliées (fig. 233).

Les cellules de Deiters sont des cellules de soutènement qui ont beaucoup de rapport avec les cellules-piliers ; comme celles-ci elles

(1) Représenté dans le schéma (fig. 233, A) par une tache sombre située au-dessous des cils acoustiques.

comprennent un prolongement (filament rigide) et une partie protoplasmique ; comme elles, elles ont un plateau (ou phalange). La seule différence consiste en ce que le développement du filament rigide est moins avancé dans les cellules de Deiters.

Les phalanges s'unissent entre elles, s'entrecroisent et forment une membrane réticulaire.

Les cellules ciliées externes n'atteignent pas la membrane basilaire; elles ne remplissent par conséquent que la moitié supérieure des intervalles situés entre les cellules de Deiters, la moitié inférieure de ces intervalles restant libre et constituant ce que l'on appelle les *espaces de Nuel*, ou, comme ils communiquent les uns avec les autres, l'espace de Nuel (fig. 233, A). L'espace de Nuel représente également un espace intercellulaire et est en rapport avec le tunnel.

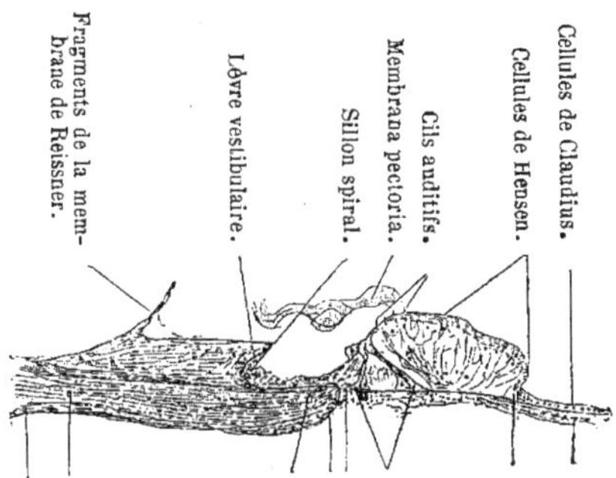

Fig. 236. — *Coupe perpendiculaire à travers la moitié périphérique de la lame spirale osseuse, et la lame spéciale membraneuse d'un enfant nouveau-né.* (Gross. 80). La membrana tertoria a été dôtachée de son insertion sur la lèvre vestibulaire. (**Technique n· 175**).

En dehors du dernier rang de cellules de Deiters se trouvent les *cellules de Hensen*, cylindres allongés, qui en diminuant progressivement de hauteur se confondent avec l'épithélium indifférent du canal cochléaire dont les éléments, aussi loin qu'ils recouvrent la membrane basilaire, portent le nom de *cellules de Claudius*.

Sur le sillon spiral et l'organe de Corti repose une formation cuticulaire, molle et élastique, la *membrana tectoria* (fig. 236). Elle est fixée à la lèvre vestibulaire et s'étend jusqu'à la rangée la plus externe des cellules ciliées.

Le rameau cochléaire du nerf acoustique pénètre, comme on le sait, dans l'axe du limaçon et donne dans son trajet spiral des branches qui se dirigent vers les racines de la lame spirale osseuse ; là les faisceaux de fibres nerveuses rencontrent un amas important de cellules ganglionnaires, constituant le *ganglion spiral* (fig. 229) qui entoure toute la périphérie de l'axe du limaçon ; puis les faisceaux nerveux, compris dans l'épaisseur de la lame spirale osseuse et formant un plexus à larges mailles, se dirigent vers le *limbus tympanicus*, où les fibres traversent les *foramina nervina* après avoir perdu leur gaîne de myéline et se terminent dans l'épithélium. Ils sont disposés de façon à former des cordons en spirale, dont le premier se dirige vers la partie interne des cellules piliers internes (fig. 233, A), le deuxième parcourant le tunnel, le troisième étant situé entre les cellules piliers externes et les premières cellules de Deiters, les trois derniers dans les intervalles qui séparent les cellules de Deiters. De ces cordons partent des fibres ténues qui se dirigent vers les cellules ciliées, auxquelles elles aboutissent (sans pénétrer dans leur intérieur).

Les *artères* du labyrinthe viennent de l'artère auditive et de l'artère stylo-mastoïdienne, qui envoie une branche vers le limaçon par la fenêtre ronde. De l'artère auditive partent : 1° des branches pour le saccule et les canaux demi-circulaires ; elles forment un réseau vasculaire qui en général est à mailles larges ; au niveau des taches et des crêtes les mailles du réseau sont étroites ; 2° la branche du limaçon, qui à son entrée dans le limaçon se divise en un grand nombre de petites branches. Les unes se portent directement vers le premier tour de spire, les autres s'élèvent dans l'axe du limaçon. De ces dernières branches partent de petites branches qui pénètrent dans la paroi osseuse du modiolus et forment les racines des glomérules artériels grands et petits du limaçon. Les premiers sont situés à peu près au niveau de l'origine de la lame spirale osseuse et alimentent la crête spirale, ainsi que les capillaires de la membrane de Reissner. Les seconds correspondent à la racine de la cloison de séparation de deux tours de spire, et alimentent deux territoires vasculaires indépendants l'un de l'autre : la *stria vascularis*, située immédiatement au-dessous, et la *lame spirale membraneuse*.

Les *veines* aboutissent au *vas prominens* (fig. 229) et au *vas spirale* (fig. 233, A), qui s'ouvrent dans une veine (vena spiralis modioli) située dans le *modiolus*, au-dessous du ganglion spiral. Celle-ci se jette vraisemblablement à travers l'aqueduc du limaçon dans la veine jugulaire interne.

La disposition des vaisseaux sanguins dans le limaçon est telle que la rampe vestibulaire est entourée d'artères, et la rampe tympanique de veines. La rampe tympanique touchant vers le haut à la lame spirale membraneuse est ainsi complètement soustraite à l'action des pulsations artérielles.

Vaisseaux lymphatiques. — L'endolymphe située dans l'intérieur du labyrinthe membraneux se trouve en communication avec les espaces lymphatiques sous-duremériens par de fins canalicules, qui sortent du fond du *ductus endolymphaticus* (du saccus endolymphaticus).

La périlymphe s'écoule à travers l'aqueduc cochléaire dans un vaisseau lymphatique accompagnant la veine jugulaire interne.

2. — Oreille moyenne.

La muqueuse de la caisse du tympan est intimement unie au périoste sous-jacent. Elle est formée par un tissu conjonctif mince et un épithélium cubique, disposé sur une seule couche, qui porte souvent des cils vibratiles au niveau de la base de la caisse, quelquefois aussi sur sa grande circonférence. Des glandes courtes, constituées par des tubes de 0,1 mm. de longueur, se rencontrent çà et là dans la moitié antérieure de la caisse. La muqueuse de la trompe d'Eustache est constituée par un tissu conjonctif fibrillaire, renfermant au voisinage de l'orifice pharyngien de nombreux leucocytes, et par un épithélium cylindrique vibratile stratifié ; le courant déterminé par les cils vibratiles est dirigé vers le pharynx. On rencontre des glandes muqueuses nombreuses, surtout dans la moitié pharyngienne de la trompe. Le cartilage de la trompe d'Eustache est hyalin là où il est fixé au conduit osseux et présente çà et là des amas de fibres rigides non élastiques ; plus en avant la substance fondamentale du cartilage renferme des réseaux serrés de fibres élastiques.

Les vaisseaux sanguins forment dans la muqueuse de la caisse du tympan un réseau capillaire à larges mailles, dans la trompe un réseau superficiel à mailles étroites et un réseau profond entourant les glandes muqueuses.

Les vaisseaux lymphatiques de la caisse du tympan circulent dans le périoste.

Nous ne possédons pas encore de données bien précises sur la façon dont les nerfs se terminent.

3. — Oreille externe.

La membrane du tympan est constituée par une lame de tissu conjonctif, *lamina propria*, dont les faisceaux fibreux, sur la face dirigée en dehors, sont rayonnés et sont en connexion avec le périoste du sillon tympanique ; sur la face qui regarde la caisse du tympan les faisceaux fibreux sont disposés circulairement. La membrane du tympan est tapissée en dedans par la muqueuse de la caisse, en dehors par le revêtement cutané du conduit auditif externe. Ces deux revêtements sont solidement unis à la *lamina propria*, ils sont lisses et ne portent aucune papille. Là où le marteau est contigu à la membrane du tympan, on observe une couche de cartilage hyalin qui l'enveloppe.

Le conduit auditif externe est tapissé par un prolongement du revêtement cutané, qui se distingue par un grand nombre de grosses glandes pelotonnées particulières, les *glandes cérumineuses*. Ces glandes se rapprochent sous bien des rapports des glandes sudoripares de la peau; elles présentent comme celles-ci un canal excréteur tapissé de plusieurs couches de cellules épithéliales ; les canaux du peloton glandulaire possèdent une seule couche de cellules glandulaires, cubiques pour la plupart, implantées sur une membrane propre qui renferme des fibres musculaires lisses (fig. 239) ; elles se distinguent des glandes sudoripares en ce

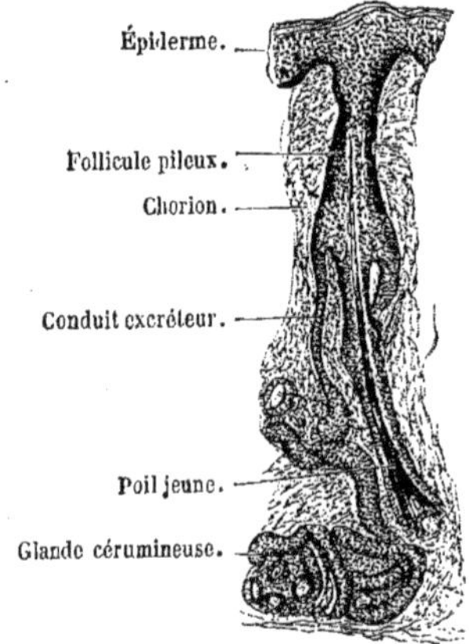

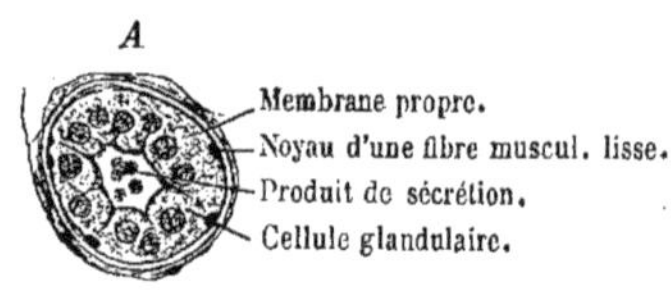

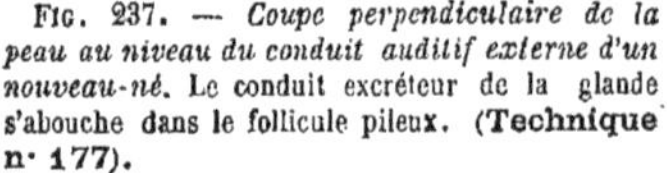

Fig. 237. — *Coupe perpendiculaire de la peau au niveau du conduit auditif externe d'un nouveau-né.* Le conduit excréteur de la glande s'abouche dans le follicule pileux. (**Technique n· 177**).

Fig. 238 et 239. — A. Coupe perpendiculaire d'un conduit glandulaire. — B. Coupe longitudinale du même conduit provenant d'un enfant de 12 ans. (Gross. 240, **Technique n· 177**).

que les tubes glandulaires ont une lumière plus large, surtout développée chez l'adulte, et en ce que les cellules glandulaires renferment un grand nombre de granulations pigmentaires et de gouttelettes de graisse ; souvent aussi elles présentent un plateau très net. Les canaux excréteurs sont étroits et s'ouvrent chez l'enfant dans les follicules pileux, chez l'adulte à côté des follicules pileux.

La sécrétion, ou *cerumen*, est formée de granulations pigmentaires, de gouttelettes de graisse et de cellules remplies de graisse; celles-ci proviennent vraisemblablement des glandes des follicules pileux.

Le cartilage du conduit auditif cartilagineux et de la conque auditive est du cartilage élastique.

Les *vaisseaux et nerfs* se comportent comme dans le tégument externe, et présentent seulement quelques particularités dans la membrane du tympan. A côté du manche du marteau descend une artère, qui se divise en branches rayonnées ; le retour du sang se fait par des veines qui cheminent le long du manche du marteau. Ces vaisseaux sont situés dans le revêtement de la membrane du tympan fourni par le revêtement cutané externe. Le revêtement muqueux de la membrane du tympan est également pourvu d'un réseau capillaire serré, qui s'anastomose avec le réseau externe par des branches perforantes.

Des vaisseaux lymphatiques se trouvent de préférence dans la couche cutanée de la membrane du tympan .

Les nerfs forment de fins plexus sous les deux revêtements.

TECHNIQUE

Il importe avant tout de connaître exactement l'anatomie descriptive du labyrinthe ; les difficultés et les insuccès sont dus pour la plupart à une connaissance insuffisante de l'anatomie macroscopique du labyrinthe osseux. Pour commencer la préparation, il faut enlever tous les éléments qui se trouvent sur la partie latérale du promontoire (osselets), afin de bien mettre en évidence ce promontoire.

N° 173. Otolithes. — On ouvre le promontoire en allant du bord inférieur de la fenêtre ovale jusqu'au bord de la fenêtre ronde ; on aperçoit alors, surtout lorsqu'on examine le rocher sous l'eau, les taches blanches du saccule et de l'utricule ; à l'aide d'une pince très fine on enlève le saccule et on étale un petit fragment de celui-ci sur une lame dans une goutte de glycérine diluée. Les otolithes y sont très nombreux ; mais comme ils sont très petits, il faut employer de forts grossissements (240 d) pour les distinguer nettement (fig. 228). — Il faut éviter d'employer une glycérine trop épaisse qui rend les otolithes absolument invisibles. Lorsqu'on enlève le saccule, on arrache assez fréquemment des fragments des conduits semi-circulaires qu'on peut colorer au picro-carmin et monter dans la glycérine diluée. On n'y voit que l'épithélium et par ci par là sur des coupes optiques transversales la fine membrane vitreuse. Le tissu conjonctif est très peu abondant.

N° 174. Préparation du limaçon. — Il faut se rappeler que la base du limaçon se trouve au fond du conduit auditif interne et que le sommet est dirigé vers la trompe : l'axe du limaçon est donc horizontal et coupe transversalement l'axe longitudinal de la pyramide du rocher. On isole la partie libre du limaçon, c'est-à-dire on enlève le promontoire tout près de la fenêtre ronde : on ouvre le sommet du limaçon et, après l'avoir débarrassé de la portion osseuse superflue, on le plonge dans 20 cent. cubes d'une solution d'acide osmique à 0,5 0/0 (5 cent. cubes d'acide osmique à 2 0/0 avec 15 cent. cubes d'eau distillée). Après un séjour de 12 à 20 heures dans l'acide osmique, on lave la préparation pendant 1 heure dans l'eau, et on la porte ensuite dans 200 cent. cubes de liquide de Müller. De 3 à 20 jours après on ouvre complètement le limaçon, et on l'examine sous l'eau. On voit les lames spirales, osseuses et membraneuses comme un fin feuillet fixé à l'axe du limaçon. A l'aide d'une pince fine on brise un fragment de la lame spirale osseuse, puis on le porte sur une lame dans une goutte de glycérine diluée, en se servant non pas de la pince mais d'une aiguille et de la spatule. Il est inutile de briser la portion axile de la lame spirale osseuse pour la porter sur la lame, car ce feuillet osseux relativement épais permet difficilement de placer la lamelle. La face vestibulaire de la lame spirale osseuse doit être dirigée en haut et on reconnaît ces dispositions à l'aide de la mise au point du microscope ; en élevant le tube on voit les dents auditives (fig. 230), et, pour voir les autres parties, il faut l'abaisser. A un faible grossissement on ne voit d'abord que les interstices des dents auditives (fig. 232), les papilles ne sont reconnaissables même à un fort grossissement que 2 à 3 jours après la préparation faite. La difficulté ne réside pas dans la préparation : ce qui est difficile, c'est l'interprétation de cette préparation : à la moindre variation de hauteur du tube microscopique, la préparation change immédiatement d'aspect : la fig. 233, B, représente d'une façon schématique la lame spirale membraneuse examinée par sa surface, le tube microscopique étant remonté, on ne voit donc que la surface libre de l'image qui est dessinée en A, vue de côté. Il est certain que, si on baisse le tube microscopique, on ne verra plus les extrémités supérieures des cellules piliers, mais seulement leur corps (sous forme de circonférences comme coupes optiques) ; il en est de même de la membrane réticulaire, qu'on ne saurait voir, le tube microscopique étant très haut ; etc. On peut, si l'on veut, colorer au picro-carmin et monter dans la glycérine diluée. — Les procédés que nous venons de décrire s'appliquent à l'organe auditif de l'homme (les labyrinthes d'enfant sont excellents) et à celui du chat.

N° 175. Portion osseuse et membraneuse du limaçon. — Il faut enlever en sculptant le limaçon d'un labyrinthe d'enfant (1). — La substance osseuse compacte du limaçon est entourée d'une substance spongieuse tellement molle qu'on peut l'enlever même avec une forte lame de canif. Une fois le limaçon ainsi isolé, on pratique à l'aide d'un burin dans le limaçon 2 ou 3 petits orifices d'un cent. carré environ pour faciliter le pénétration du liquide fixateur. Ensuite, on le plonge dans 15 cent.

---

(1) Parmi les limaçons d'animaux, ceux du cobaye et de la chauve-souris conviennent d'autant mieux qu'ils ne sont pas contenus dans une substance osseuse, spongieuse et qu'ils peuvent être examinés sans qu'on soit obligé de sculpter et d'ouvrir.

cubes d'eau distillée, additionnée de 5 cent. cubes d'acide osmique à 2 0/0. 24 heures après, on le retire et on lave pendant 1/4 d'heure dans de l'eau courante et on finit par le durcir dans 60 cent. cubes d'alcool progressivement renforcé. — Après durcissement complet, on décalcifie le limaçon dans un mélange d'acide chlorhydrique et de chlorure de palladium. Voici comment il faut faire ce mélange : à 1 cent. cube d'une solution aqueuse de chlorure de palladium à 1 0/0, on ajoute 10 cent. cubes d'acide chlorhydrique, et on mélange le tout à un litre d'eau distillée. — Le limaçon est placé dans 100 cent. cubes de ce mélange qu'on renouvelle souvent. Après décalcification complète, on le durcit de nouveau dans l'alcool, et on finit pour le couper par l'inclure dans du foie, si les coupes doivent passer par l'axe longitudinal du limaçon ; on colore au picro-carmin et on monte dans le baume. — Il n'est pas difficile d'obtenir ainsi des préparations d'ensemble. La lame de Reissner est habituellement déchirée de sorte que le conduit cochléaire et la rampe du vestibule forment un même espace vide (fig. 229). L'organe de Corti ne ressort pas toujours nettement : il faut faire des coupes fines perpendiculaires à la direction de l'organe pour avoir des images nettes. La coupe contient ainsi le plus souvent plusieurs cellules piliers internes ou externes, ou bien des fragments de ces piliers seulement : les cellules de Hensen sont gonflées et vitreuses (fig. 236), au point que le débutant éprouve de grandes difficultés pour s'orienter.

N° 176. Coupe transversale de la trompe d'Eustache. — Pour obtenir des coupes contenant le cartilage et la muqueuse, on isole toute la portion pharyngienne de la trompe avec les muscles qui l'entourent et l'on fixe dans 200 à 300 cent. cubes de liquide de Müller ; 3 à 6 semaines après, on lave la trompe ainsi fixée dans l'eau courante et on durcit dans 100 cent. cubes d'alcool progressivement renforcé. On peut colorer les coupes avec l'hématoxyline de Boehmer et monter ensuite dans le baume. — Ce sont là des préparations d'ensemble, qu'il faut surtout examiner à l'aide de faibles grossissements.

N° 177. Glandes cérumineuses. — On coupe l'oreille avec le conduit auditif cartilagineux en rasant le conduit auditif osseux : du conduit auditif cartilagineux on excise des fragments de 1 cent. carré environ et on les plonge dans 30 cent. cubes d'alcool absolu. Déjà le lendemain on peut faire des coupes qui doivent être assez épaisses (0 mm. 5), si l'on veut intéresser les glomérules et les conduits excréteurs (fig. 201). Colorer à l'hématoxyline de Boehmer. Des coupes plus fines seront examinées dans la glycérine diluée. De cette manière, on réussit à voir les granulations graisseuses et pigmentaires. Les oreilles des enfants nouveau-nés donnent des préparations excellentes ; chez l'adulte, les canaux sont fortement dilatés et ne donnent pas de belles préparations d'ensemble, mais, en revanche, on voit chez l'adulte mieux que chez le nouveau-né le plateau des cellules glandulaires (fig. 238, 239).

XII. — Organe de l'olfaction.

Dans ce chapitre nous décrirons toute la muqueuse nasale. La portion olfactive proprement dite est limitée aux deux tiers antérieurs du cornet supérieur et du cornet moyen, ainsi qu'à la partie correspondante de la cloison. Le reste de la muqueuse des fosses nasales, y compris la muqueuse des sinus, doit être rattachée à la muqueuse respiratoire, à l'exception pourtant de la portion qui tapisse le vestibule du nez et qui est un prolongement du revêtement cutané. La muqueuse nasale présente donc à considérer trois portions distinctes.

1. — Région vestibulaire.

La muqueuse de cette région comprend une tunique propre hérissée de papilles, et un épithélium pavimenteux stratifié : on y rencontre de nombreuses glandes sébacées et les follicules des poils du nez (vibrisses).

2. — Région respiratoire.

L'épithélium est stratifié cylindrique à cils vibratiles ; on y voit des cellules caliciformes, tantôt nombreuses, tantôt rares. Au niveau du cornet

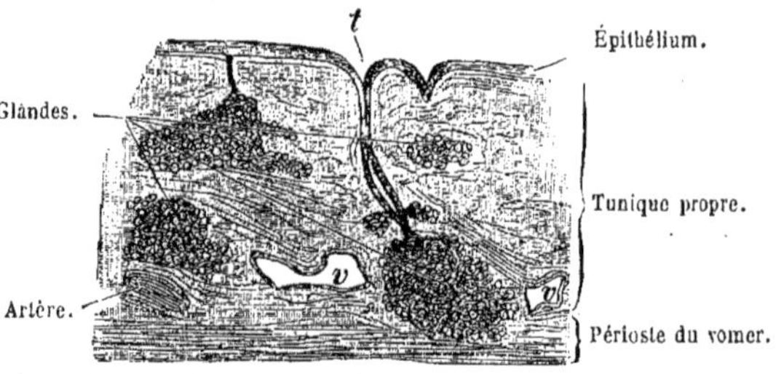

Fig. 240. — *Coupe épaisse de la membrane muqueuse de la cloison du nez de l'homme ; région respiratoire* (Gross. 20). La coupe passe à travers le conduit excréteur de deux glandes. *t*. Dépression infundibuliforme. — *v*. Veines. (Technique n° 179).

inférieur, la tunique propre peut atteindre 4 mm. d'épaisseur, elle est formée de tissu conjonctif fibrillaire, et renferme des leucocytes en grand nombre ; les leucocytes sont parfois réunis en follicules solitaires. A ce niveau, il se fait à travers l'épithélium une migration abondante de leucocytes dans la muqueuse nasale,

La tunique propre contient chez l'homme des glandes tubuleuses ramifiées dont la sécrétion est en partie muqueuse, en partie albumineuse, glandes mixtes par conséquent. Elles débouchemt fréquemment dans des dépressions en *infundibulum*, tapissées par la couche superficielle de l'épithélium qui se prolonge sur elles ; ces dépressions sont visibles à l'œil nu au niveau du cornet inférieur. Dans les sinus, l'épithélium, de même que la tunique propre, devient beaucoup plus mince (0.02 mm.), mais conserve la même structure ; on n'y rencontre que quelques glandes rares et petites.

3. — Région olfactive.

La muqueuse de cette région se distingue déjà macroscopiquement de celle de la région respiratoire par sa coloration, qui est d'un jaune brun au lieu d'être rosée. — Elle comprend un épithélium, l'*épithélium olfactif* et une *tunique propre*.

Nos connaissances relatives à la structure fine de l'épithélium olfactif sont encore très incomplètes ; l'interprétation des différents éléments n'est pas univoque. Il est hors de doute qu'on rencontre dans l'épithélium olfactif deux formes de cellules.

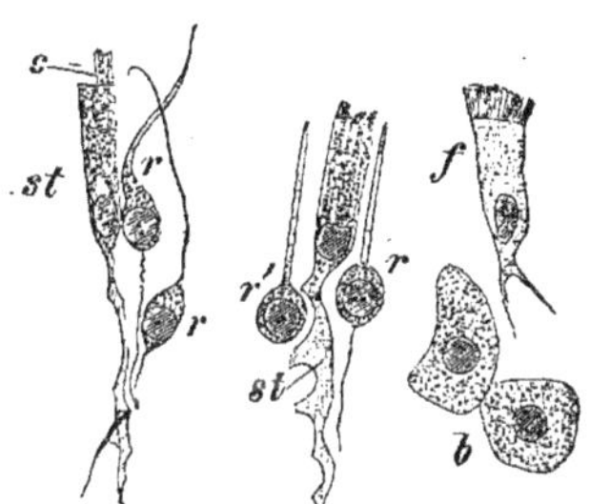

Fig. 241. — *Cellules isolées de la région olfactive du lapin.* (Gross. 560). — *st.* Cellules de soutènement. — *s.* Bouchons de mucus faisant saillie et simulant des cils vibratiles. — *r.* Cellules olfactives ; en *r'* le prolongement inférieur est détaché. — *f.* Cellule à cils vibratiles. — *b.* Cellules des glandes de Bowman. **(Technique n° 178).**

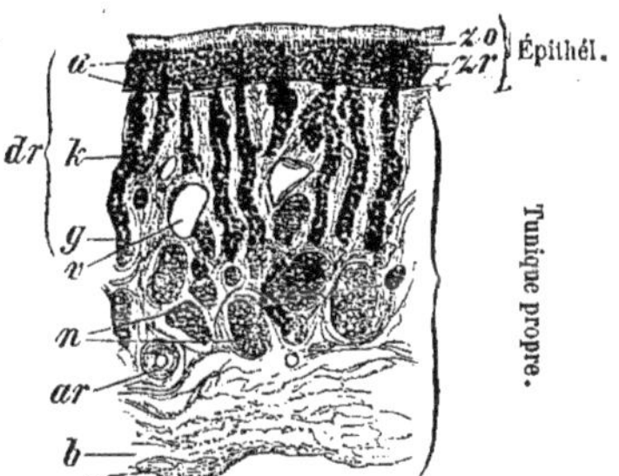

Fig. 242. — *Coupe passant par la région olfactive, du lapin* (Gross. 50). — *zo.* Zone des noyaux ovalaires — *zr.* Zone des noyaux arrondis. — *dr.* Glandes de Bowman. — *a.* Conduit excréteur. — *k.* Corps et *g.* fond de la glande. — *n.* Coupe transversale des rameaux du nerf olfactif. — *v.* Veine. — *ar.* Artère. — *b.* Faisceaux de tissu conjonctif coupés en travers. **(Technique n° 180).**

La première variété (fig. 241, *st*) est cylindrique dans sa moitié supérieure, qui renferme un pigment jaune et de petites granulations formant souvent des séries longitudinales ; l'extrémité libre de la cellule présente une modification spéciale ; il existerait sur ce bord libre (fig. 243, *s*) un plateau analogue à celui qu'on trouve dans l'épithélium intestinal (*mem-*

brane limitante olfactive). Pour d'autres auteurs il s'agirait de cils vibratiles ténus; pour d'autres encore de petits bouchons de mucus s'échappant par l'extrémité libre (fig. 241, *s*). La moitié inférieure est plus mince et présente des crêtes et des dépressions; l'extrémité inférieure est divisée en prolongements filiformes, qui s'anastomosent avec des prolongements semblables des cellules voisines pour former un réseau protoplasmique. Ces cellules s'appellent *cellules de soutènement*. Leurs noyaux, ordinairement ovalaires, se trouvent pour toutes au même niveau, et forment sur des coupes verticales une zone mince, la *zone des noyaux ovalaires* (fig. 242).

La seconde variété (fig. 241, *r*) ne présente une couche protoplasmique un peu abondante qu'au niveau du noyau, généralement arrondi; le protoplasma se continue pour former un prolongement périphérique mince, cylindrique et cilié, et un prolongement central extrêmement grêle. Ces cellules s'appellent *cellules olfactives*. Leurs noyaux pourvus de nucléoles sont arrondis, s'étagent à des hauteurs variables et constituent une large zone, la *zone des noyaux arrondis* (fig. 242, *zr*). Outre ces deux formes, il existe des formes intermédiaires, qui se rapprochent soit des cellules de soutènement, soit des cellules olfactives. A la limite de l'épithélium, du côté du chorion, existe un réseau protoplasmique pourvu de noyaux, les *cellules basales* (fig. 243).

La tunique propre forme un feutrage lâche composé de faisceaux conjonctifs entremêlés de fines fibres élastiques; chez quelques animaux (p. ex. le chat), elle se condense du côté de l'épithélium en une membrane anhyste. Elle contient de nombreuses glandes, dites *glandes de Bowman* : ce sont des glandes tubulées soit simples, soit (p. ex. chez l'homme) ramifiées; elles comprennent un conduit excréteur situé dans la couche épithéliale de la muqueuse, un corps glandulaire, et un cul-de-sac. Les cellules du corps glandulaire sont pigmentées. Les glandes de Bowman (chez l'homme comme chez les autres animaux) étaient considérées jusqu'à ces derniers temps comme des glandes séreuses. Récemment on en a fait des glandes muqueuses.

La tunique propre renferme aussi les ramifications du nerf olfactif. Les branches de ce nerf sont revêtues de prolongements de la dure-mère et composées exclusivement de fibres sans myéline qui se décomposent facilement en fibrilles; les fibres atteignent l'épithélium en s'incurvant légèrement, y pénètrent, et se terminent suivant un mode encore inconnu. On admet généralement que les fibrilles du nerf olfactif sont en connexion avec les fins prolongements centraux des cellules olfactives; mais la constatation directe n'en a pas été faite encore. D'après certains observateurs, les fibrilles de l'olfactif se perdraient dans le réseau des cellules basales, qui seraient à leur tour en relation directe avec les cellules de soutènement et les cellules olfactives. D'après cette interprétation, ces deux ordres de cellules contribueraient à l'olfaction.

Les *vaisseaux* de la muqueuse nasale fournissent des artérioles qui pénètrent dans la couche profonde de la tunique propre et se divisent en capillaires qui forment un réseau presque sous-épithélial (fig. 240 et 242). Les veines sont remarquables par leur développement (fig. 240) ; elles forment surtout vers l'extrémité postérieure du cornet inférieur un réseau si

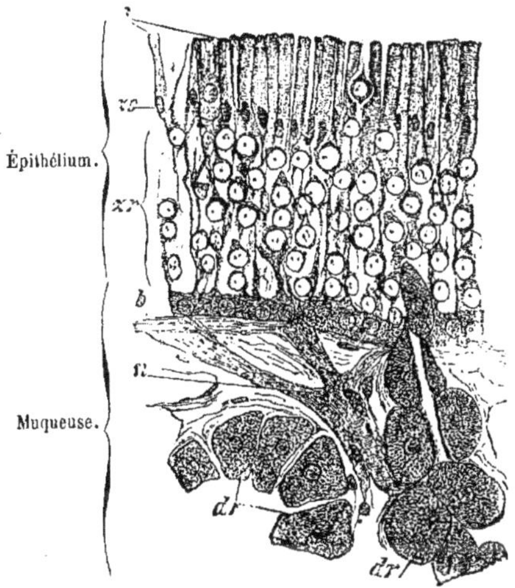

Fig. 243. — *Coupe de la région olfactive du lapin.* (Gross. 560). — *s.* Bord libre. — *zo.* Zone des noyaux ovalaires. — *zr.* Zone des noyaux arrondis. — *b.* Cellules basales. — *dr.* Portion des glandes de Bowman ; à droite l'extrémité inférieure du canal excréteur est comprise dans la coupe. — *n.* Rameau du nerf olfactif. (**Technique, n° 180**)

serré, que la tunique propre prend à ce niveau l'aspect d'un tissu caverneux.

Les *lymphatiques* constituent dans la couche profonde de la tunique propre des réseaux à larges mailles. Les gaînes que les enveloppes du cerveau fournissent aux rameaux de l'olfactif à travers la lame criblée, expliquent la possibilité d'injecter les lymphatiques de la région olfactive par l'espace sous-arachnoïdien.

Il existe des fibres à myéline du trijumeau, aussi bien dans la région respiratoire que dans la région olfactive.

TECHNIQUE

Nᵒ 178. Cellules olfactives. — Sciez suivant la ligne médiane la tête d'un lapin récemment sacrifié. La membrane olfactive est facilement reconnaissable à sa coloration brune. On détache avec de fins ciseaux un lambeau d'environ 5 mm. carrés, en y comprenant le cartilage sous-jacent, et on le plonge dans 20 cent. cubes d'alcool au tiers de Ranvier. Après 5 à 7 heures on porte le fragment dans 5 cent. cubes de picro-carmin et le jour suivant dans 10 cent. cubes d'eau distillée. Après 10 minutes environ on le sort pour le porter sur une lame, sur laquelle on aura déposé une goutte de glycérine diluée. Il faut éviter de remuer la préparation avec une aiguille et la recouvrir d'une lamelle avec précaution. On rencontre, à côté de nombreux fragments de cellules, des cellules de soutènement bien conservées ; le prolongement central des cellules olfactives sera brisé le plus souvent (fig. 241).

Nᵒ 179. Muqueuse de la région respiratoire. — Circonscrivez un lambeau de 5 à 10 mm. de côté sur la moitié inférieure de la cloison du nez, détachez-le, fixez et durcissez-le dans environ 20 cent. cubes d'alcool absolu. Pour des coupes fines on se sert de la muqueuse nasale du lapin, dont on inclut les lambeaux dans du foie : les coupes sont colorées avec l'hématoxyline de Boehmer et conservées dans le baume. Pour des vues d'ensemble on peut se servir de la muqueuse de cadavres humains, qu'on traite de la même manière ; il faut dans ce cas faire des coupes épaisses, non colorées, qu'on conserve dans la glycérine diluée (fig. 240).

Nᵒ 180. Muqueuse de la région olfactive. — On détache des fragments (de 3 à 6 mm. de côté) de la muqueuse olfactive brune de la partie supérieure de la cloison du lapin (nᵒ **178**) et on les porte pendant 3 heures dans 20 cent. cubes d'alcool au tiers de Ranvier, qui dissocie légèrement les éléments de l'épithélium olfactif ; puis on plonge avec précaution les fragments dans 3 cent. cubes de la solution osmique à 2 0/0 additionnée de 3 cent. cubes d'eau distillée, et on les laisse à l'abri de la lumière pendant 15 à 24 heures. Au bout de ce temps, on reporte les fragments dans 20 cent. cubes d'eau distillée, et après les y avoir laissés pendant une demi-heure, on les durcit dans 30 cent. cubes d'alcool progressivement concentré. Inclusion des morceaux durcis dans du foie : les coupes sont laissées pendant 20 à 30 secondes dans l'hématoxyline de Boehmer et conservées dans le baume.

Pour obtenir de bonnes préparations des glandes (fig. 242), faites des coupes épaisses, orientées perpendiculairement à la direction des fibres nerveuses. Pour étudier la disposition des fibres nerveuses et de l'épithélium, il est bon de faire des coupes minces parallèlement à la direction des fibres nerveuses (fig. 243).

XIII. — Organe de la gustation.

Les filets terminaux du nerf glossopharyngien contiennent à la fois des fibres à myéline et des fibres sans myéline. Tandis que les premières s'anastomosent entre elles et se terminent dans le tissu conjonctif (quelques-unes par des corpuscules terminaux), les fibres sans myéline au contraire pénètrent dans la couche épithéliale et se terminent soit par une extrémité libre, après avoir formé auparavant un plexus (fig. 244), soit dans des appareils terminaux spéciaux, les *bourgeons gustatifs*. Ce sont des organes allongés, ovalaires, d'environ 80 μ de longueur sur 40 μ de large, enfouis complètement dans l'épithélium. Leur extrémité inférieure repose sur la tunique propre, leur extrémité supérieure affleure à la surface libre de l'épithélium, qui présente en ce point une petite dépression souvent infundibuliforme, le *pore gustatif*.

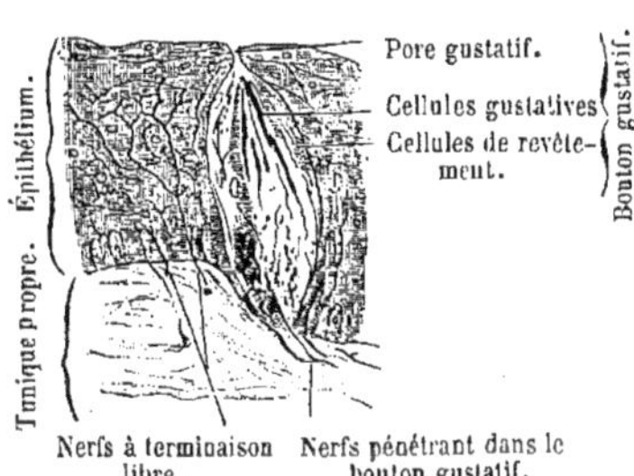

Fig. 244. — *Coupe d'une papille caliciforme d'un singe* (Hapale). — (Gross. 240, **Technique** n° 183).

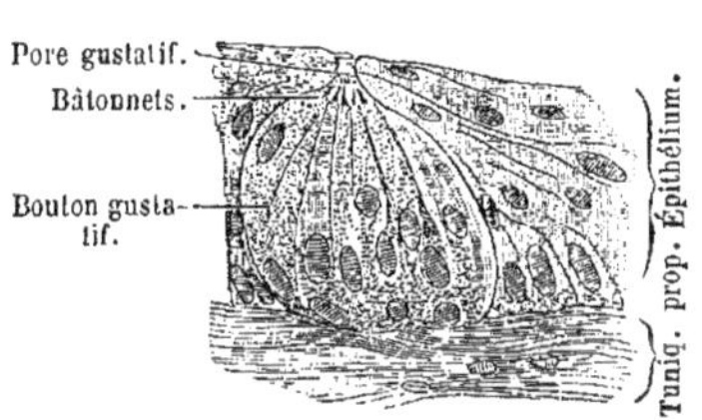

Fig. 245. — *Coupe d'une papille foliée du lapin.* — (Gross. 560, **Technique, n° 182**).

Chaque bourgeon gustatif se compose de deux espèces de cellules épithéliales allongées. Les unes sont ou bien de largeur partout égale, présentant ainsi la forme d'une douve, ou bien amincies à leur extrémité basale, qui peut se diviser en fourche, tandis que par leur extrémité périphérique elles se terminent en pointe. Ces cellules sont les plus nombreuses dans le bourgeon gustatif ; elles sont surtout abondantes à la périphérie du bourgeon et constituent les cellules de revêtement ; ce sont des cellules de soutènement et de revêtement pour les cellules gustatives, qui constituent les épithéliums sensitifs spéciaux. Les cellules gustatives sont étroites, renflées seulement à leur partie moyenne, où siège le noyau. L'extrémité supérieure est cylindrique ou plus fréquemment encore conique et se termine par un bâtonnet réfringent (fig. 245), qui est une formation cuticulaire. L'extré-

mité inférieure est effilée, et prend un aspect moniliforme sous l'influence de beaucoup de réactifs ; on suppose que cette extrémité est en
continuité avec les fibres nerveuses, quoique cette relation ne soit pas démontrée encore.

Les bourgeons gustatifs se rencontrent surtout sur les parois latérales
des papilles caliciformes (voyez aussi fig. 121) et des crêtes des papilles
foliées (fig. 246) ; ils sont plus rares dans les papilles fongiformes, sur le
voile du palais et la face postérieure de l'épiglotte.

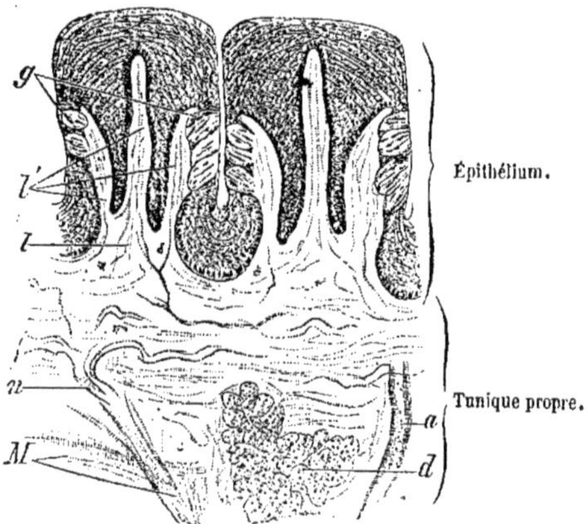

Fig. 246. — *Coupe comprenant deux crêtes de la papille foliée du lapin.* (Gross. 80). — Chaque
crête comprend trois crêtes secondaires. — *g.* Bourgeons gustatifs. — *n.* Nerfs à myéline. — *d.* Glandes
séreuses. — *a.* Portion du tube excréteur d'une de ces glandes. — *M.* Fibres musculaires de la langue.
(Technique n· 182).

TECHNIQUE

N° 181. Bourgeons gustatifs. — Il suffira d'appliquer les méthodes
indiquées au n° 87. Les papilles caliciformes de n'importe quel animal et la papille foliée du lapin sont de bons matériaux d'étude. La
papille foliée constitue un groupe saillant de replis de la muqueuse, qu'on
rencontre sur le bord latéral de la racine de la langue. Des coupes moyen-
nement fines, verticales, perpendiculaires à la direction des crêtes permettent de reconnaître à un faible grossissement les bourgeons gustatifs sous
forme de taches claires.

N° 182. Bourgeons du goût. — Pour l'étude de leur structure fine,
on détache avec une paire de ciseaux plats la papille foliée d'un lapin récemment sacrifié en la séparant autant que possible du tissu musculaire sous-
jacent. On épingle le lambeau sur une plaque de liège, en tournant la face
musculaire contre la plaque, pour l'exposer durant une heure aux vapeurs
d'acide osmique. Inclusion dans du foie; les coupes seront colorées pen-

dant 30 secondes dans l'hématoxyline de Boehmer et conservées dans le baume (fig. 245).

N° 183. Nerfs du goût. — On excise une papille caliciforme (en laissant en place le repli circulaire qui l'entoure) ; on la laisse pendant 10 minutes dans le jus d'un citron fraîchement exprimé ; puis elle est soumise pendant 1 heure environ à l'action de la solution à 1 0/0 de chlorure d'or (5 cent. cubes) dans une chambre obscure. Au bout de ce temps on enlève la papille de la solution d'or avec une baguette de bois, pour la porter dans un verre de montre contenant de l'eau distillée, dans laquelle on l'agitera pour enlever le chlorure ; enfin on la plonge dans 20 cent. cubes d'eau distillée, additionnée de trois gouttes d'acide acétique ; on y laisse la papille, exposée au grand jour, jusqu'à ce que la réduction soit complète (en général pendant 3 jours pleins). Puis on durcit la papille à l'abri de la lumière en la faisant passer par 30 cent. cubes environ d'alcool progressivement concentré. Les coupes, après inclusion de la pièce, doivent être aussi fines que possible. Conservation dans le baume.

Les fibres nerveuses sont d'un rouge sombre jusqu'au noir ; les cellules gustatives prennent également une coloration foncée (voy. fig. 244). La papille foliée du lapin ne se prête pas à ce genre de préparation.

GRADUATION DES EXERCICES TECHNIQUES.

Les exercices techniques indiqués dans les 183 numéros précédents sont d'une facilité d'exécution très inégale. Tandis que les uns sont si simples qu'on les réussit pleinement dès le premier essai, les autres au contraire exigent un certain tour de main qu'on n'acquiert que par l'expérience.

L'ordre dans lequel sont indiqués ces exercices est subordonné au texte du livre ; ils ne sont donc pas gradués d'après leur difficulté ; bien au contraire, un grand nombre des exercices indiqués dans les premiers numéros sont d'entre les plus difficiles ; la préparation des éléments anatomiques, par exemple, compte parmi les exercices les plus difficiles de l'histologiste ; aussi ai-je cru bien faire de présenter ces exercices techniques dans un ordre tel que le commençant puisse, en passant graduellement de l'un à l'autre, arriver à les exécuter tous.

CHAPITRE PREMIER.

1re SÉRIE.

Coupes.

Nos	Pages		
18	83	Cartilage costal.	} à l'état frais.
19	83	Cartilage élastique.	
12	81	Ligament élastique.	} à l'état de dessiccation.
14	81	Tendon.	
18	83	Cartilage.	
118	219	Reins.	
89	190	Œsophage.	
121	219	Uretère.	
106	197	Foie.	
87	189	Papilles et muqueuse de la langue.	Fixation dans le liquide de Müller et durcissement dans l'alcool progressivement concentré.
136	241	Épididyme.	
79	148	Rate.	
98	194	Gros intestin.	
149	259	Cuir chevelu.	
23	84	Os.	
25	85	Cartilage articulaire.	

2e SÉRIE.

Préparation fraîche sans dissociation.

Nos	Pages		
104	197	Cellules hépatiques.	
82	188	Épithélium plat.	
146	258	Cheveux.	
5	79	Faisceaux de tissu conjonctif.	
133	240	Éléments du sperme (Taureau).	dans la solution de chlorure de sodium à 0,75 0/0.
133	240	Éléments du sperme (Grenouille).	
99	194	Glandes du gros intestin.	
95	192	Glandes et villosités de l'intestin grêle.	
156	260	Éléments du lait.	
10	81	Fibres élastiques fines.	avec addition d'acide acétique.
111	199	Épiploon.	
24	85	Moelle osseuse.	
9	80	Cellules graisseuses.	avec addition de picro-carmin.
157	260	Éléments du colostrum.	
6	80	Cellules conjonctives.	

3ᵉ Série.

Dissociation dans le liquide.

CHAPITRE II.

1ʳᵉ Série.

Coupes.

2ᵉ Série.

Préparation fraîche sans dissociation.

3e Série.

Dissociation dans le liquide.

4e Série.

Dissociation.

CHAPITRE III.

1re Série.

Coupes.

2ᵉ SÉRIE.

Préparation fraîche sans dissociation.

3e Série

Dissociation dans les liquides.

N^{os}	Pages		
132	240	Éléments du testicule.	avec l'alcool au tiers de Ranvier.
37	115	Cellules ganglionnaires multipolaires.	avec acide chromique étendu.
117*b*	218	Canaux urinifères.	avec l'acide azotique.

4e Série.

Dissociation.

39	151	Fibres nerveuses à myé-line.	Dans la solution de chlorure de sodium à 0,75 0/0.
39*a*	115		
40	115	Gaîne de myéline.	avec addition d'eau.
41	116	Cylindraxe.	avec addition d'alcool.
37	115	Cellules ganglionnaires.	avec addition de picro-carmin.
42	116	Étranglements annulai-res.	avec addition de nitrate d'argent.
43	116	Fibres nerveuses sans myéline.	avec addition d'acide osmique.
44*a*	117	Cylindraxe.	avec emploi d'acide chromique.

5e Série.

Membranes.

63	143	Petits vaisseaux sanguins.	avec liquide de Müller.
169*a*	293	Capsule et épithélium du cristallin.	
66	144	Développement des capil-laires.	avec acide picrique.
110	198	Épithélium péritonéal.	Traitement par le nitrate d'argent.

6e Séries.

Coupes polies.

21	83	Os.
22	84	Fibres de Sharpey.
84	188	Dents.

7e Série.

Injections.

109	198	Foie.
120	249	Rein.
116	208	Poumon.

CHAPITRE IV.

1re SÉRIE.

Coupes.

2e SÉRIE.

Préparations fraîches sans dissociation.

3e SÉRIE.

Dissociation dans les liquides.

4e Série.

Dissociation.

5e Série.

Membranes.

6e Série.

Injections.

CHAPITRE V.

1re Série.

Coupes.

2e Série.

Préparation fraîche sans dissociation.

3e Série.

Dissociation dans les liquides.

4e Série.

Dissociation.

5e Série.

Membranes.

APPENDICE

Technique du microtome.

1. — Microtomes.

Les microtomes les plus employés sont construits d'après deux principes différents.

Dans les uns l'objet à couper s'élève par glissement du porte-objet sur un plan incliné.

Dans les autres l'objet s'élève verticalement au moyen d'une vis micrométrique.

Les deux espèces de microtomes sont excellentes. Toutes les parties du microtome doivent être tenues le plus proprement possible. Quand on s'en sert souvent, il faut les enfermer dans une boîte en bois pour les protéger de la poussière. La rainure, sur laquelle glisse le porte-couteau, doit aussi être parfaitement propre ; on la nettoie de temps en temps avec un linge imbibé de benzine et on la graisse avec de l'huile de moelle de bœuf ou de la vaseline, de façon que le chariot glisse sans secousses (1). Il faut avoir un soin particulier du couteau, et ce n'est qu'avec un couteau très bien aiguisé qu'on peut faire des séries de coupes très fines.

Un couteau coupant vraiment bien doit couper un cheveu fin, que l'on tient entre les doigts par une de ses extrémités.

2. — Inclusions.

A. — Dans la paraffine.

On emploie pour cela :

1° La *paraffine*. Il y en a deux sortes, une plus molle (fondant à 45° cent.) et une plus dure (fondant à 52° cent.) ; on en fait un mélange, qui fond environ à 50°. Tout dépend de la proportion exacte de ces deux paraffines, et bien des insuccès proviennent d'un mauvais mélange.

On ne peut indiquer exactement les proportions, car la consistance de la paraffine dépend essentiellement de la température extérieure. De même, pour obtenir des coupes très fines avec des objets plus durs, il faut employer des mélanges plus durs. Pendant l'hiver, à une température de

---

(1) Il faut au contraire huiler très peu la rainure du porte-objet du microtome Thomas, pour que le porte-objet ne soit pas repoussé par le couteau.

chambre de 20° cent., on peut employer un mélange de 30 grammes de paraffine molle avec 25 grammes de paraffine dure.

2° Le *chloroforme*, 20 cent. cubes.

3° Une *solution de paraffine dans le chloroforme* (5 grammes du mélange dans 25 cent. cubes de chloroforme). Cette solution est liquide à la température de la chambre.

4° Une *étuve en fer blanc* à doubles parois séparées par un intervalle rempli d'eau. Sous la boîte brûle une petite flamme de gaz. Au-dessus sont deux ouvertures : l'une conduit dans l'intervalle mentionné, où se trouve un régulateur de R e i c h e r t. La deuxième ouverture conduit dans l'intérieur de la boîte, où se trouve un thermomètre. La paroi antérieure est formée d'une plaque de verre qui glisse dans une rainure verticale. L'intérieur est divisé en trois compartiments par deux cloisons mobiles. La boîte a 25 cent. de longueur, 23 de haut, 16 de profondeur.

Cette étuve est presque indispensable à ceux qui se servent beaucoup de la paraffine ; cependant on peut faire fondre la paraffine au bain-marie et la maintenir liquide sur une lampe à acool.

5° Un *moule à inclusions*, composé de deux pièces métalliques coudées, qui sont ainsi juxtaposées ⌐ L

Au lieu de ce moule on peut se servir de petites boîtes de carton ou de papier dur (de vieilles cartes-postales).

Les objets à inclure doivent être complètement déshydratés par un séjour de 2 à 3 jours dans l'alcool absolu plusieurs fois renouvelé ; puis on les porte dans un flacon avec 20 cent. cubes de chloroforme, jusqu'au lendemain (1). Ensuite ils sont portés dans la solution de paraffine dans le chloroforme, et, après 2 à 8 heures selon le volume des fragments, mis dans une capsule contenant de la paraffine fondue, mais pas trop chaude (2). Après 1/2 heure on transporte les fragments dans une deuxième capsule (3) de paraffine fondue, où selon leur volume ils restent 1 à 5 heures. On prend ensuite une assiette creuse, on y place un porte-objet et on dispose sur ce dernier le moule à inclusions, dans lequel on verse en même temps la paraffine et l'objet. Puis, pendant que la paraffine est encore liquide, on donne à l'objet, au moyen des aiguilles, l'orientation voulue. Cela fait, on verse avec précaution dans l'assiette de l'eau froide, jusqu'au bord supérieur du moule ; la paraffine commence aussitôt à durcir ; l'on verse alors un peu plus d'eau, jusqu'à ce que le moule soit complètement immergé. Après cette manipulation la paraffine acquiert une consistance homogène, tandis qu'autrement elle devient facilement cristalline et est ensuite plus difficile à couper, en même temps que la structure de la pièce incluse peut être altérée.

(1) Pour les petits objets, 1 à 2 heures suffisent.

(2) La paraffine ne doit pas être chauffée à plus de 2 à 3 degrés au-dessus de son point de fusion ; pour le mélange indiqué plus haut, la température intérieure de l'étuve doit être de 50° cent.

Si l'on a fondu la paraffine au bain-marie, on règle la flamme de façon à maintenir à la surface de la paraffine une petite pellicule de paraffine solidifiée.

(3) Cela peut enlever de l'objet le dernier reste de chloroforme. Au bout d'un certain temps la première capsule contient beaucoup de chloroforme, dont on peut débarrasser la paraffine en la portant à une température plus élevée.

Après environ 10 minutes, les pièces de métal sont enlevées et le bloc de paraffine est laissé dans l'eau, sur le porte-objet, jusqu'à complet durcissement.

L'objet ainsi inclus est déjà bon à couper après 1/2 heure ; si l'on doit le débiter plus tard, on le marque avec une aiguille et il peut être conservé pendant un temps indéfini.

B. — DANS LA CELLOÏDINE.

Pour cela on se sert de :

a) Une solution faible de celloïdine. La celloïdine qui se vend chez le Dr Grübler a la consistance du fromage gras ; un morceau de 30 grammes est coupé en petits cubes et mis dans 30 cent. cubes d'alcool absolu additionné d'égale quantité d'éther.

b) Une solution un peu plus épaisse d'environ 30 grammes de celloïdine dans 20 cent. cubes d'alcool absolu et 20 cent. cubes d'éther. Cette solution a la consistance d'un sirop épais.

Les deux solutions sont conservées dans des flacons à col large, bien bouchés, et peuvent, lorsqu'elles se sont trop épaissies, être rendues plus liquides par de l'alcool-éther (1).

Les pièces à inclure doivent être complètement déshydratées, et avoir séjourné 1 à 3 jours dans de l'alcool absolu plusieurs fois renouvelé. De là, les pièces sont portées dans la celloïdine faible et le lendemain dans la celloïdine épaisse, dans laquelle elles peuvent rester aussi longtemps que l'on veut. La plupart sont suffisamment imbibées après 24 heures ; seulement les objets volumineux, renfermant de nombreuses cavités, doivent séjourner plus longtemps (jusqu'à 8 jours) dans la solution épaisse. Puis la pièce est placée rapidement sur un bouchon de liège sur lequel on verse un peu de celloïdine. Il faut prendre garde d'appuyer la pièce trop fortement sur le bouchon, autrement elle se détache facilement. Il doit y avoir entre le bouchon et la pièce une couche épaisse de 1-2 mm., mais pas davantage, car, la celloïdine convenablement durcie étant élastique, une couche trop épaisse donnerait à la pièce une certaine mobilité sous le choc du couteau.

Le tout sera alors placé 1/2 à 4 heures sous une cloche de verre non hermétiquement close pour obtenir une dessiccation lente, et ensuite dans un cristallisoir avec 30 cent. cubes d'alcool à 80 0/0. Pour submerger la pièce on colle le bouchon de liège par sa face inférieure, au moyen de celloïdine, à la face inférieure du couvercle du cristallisoir. Le lendemain l'alcool est remplacé par de l'alcool à 70°, dans lequel les pièces peuvent êtres conservées longtemps.

(1) Au bout d'un certain temps, les solutions deviennent troubles et laiteuses, il est alors préférable de laisser complètement sécher la solution et de dissoudre à nouveau les morceaux dans l'alcool-éther.

3. — Coupes.

A. — Objets dans la paraffine.

Le bloc de paraffine contenant l'objet est fixé dans le microtome de Yung sur un cylindre rempli de paraffine durcie, et dans le microtome de Schwanz sur une petite tablette (1) que l'on met en place de la pince. Sur la petite tablette l'adhérence s'établit simplement en appuyant le bloc de paraffine sur la tablette préalablement chauffée. Pour le cylindre creux rempli de paraffine on chauffe celle-ci ainsi que la face inférieure du bloc de paraffine, et on les appuye légèrement l'une contre l'autre; on achève de fixer solidement en promenant une aiguille chaude tout autour de la base du bloc de paraffine. Pour obtenir un refroidissement rapide, on immerge le cylindre ou la petite tablette pendant cinq minutes dans l'eau froide. On régularise ensuite le bloc de paraffine en lui donnant la forme d'un prisme à base carrée et en enlevant la paraffine qui recouvre la partie supérieure de l'objet.

Le prisme ne doit pas avoir plus d'un cent. de hauteur, et l'objet ne doit pas être entouré d'une couche de paraffine épaisse de plus de 1 à 2 millimètres.

Le cylindre ou la tablette est ensuite placé dans le microtome. On coupe avec une lame sèche.

La position du couteau dépend de la nature de l'objet.

1. — *Coupes avec le couteau placé obliquement.*

S'agit-il d'objets volumineux de consistance inégale, le couteau doit être fixé à angle le plus aigu possible par rapport à l'axe du microtome. Le prisme de paraffine doit être placé par rapport à la lame du couteau, de manière à ce que celle-ci entame le prisme par une de ses arêtes. Le couteau doit glisser lentement, pour éviter toute secousse.

2. — *Coupes avec le couteau placé transversalement.*

Le couteau est placé perpendiculairement à l'axe du microtome, et le bloc de paraffine est placé de façon que le tranchant de la lame entame le prisme par une de ses faces. Le couteau est promené rapidement comme si l'on rabotait, de telle façon que les coupes se collent les unes aux autres par leurs bords en formant un long ruban. Avec une bonne consistance de paraffine la première coupe reste plate sur la lame du couteau et se trouve poussée par la deuxième coupe dans la direction du dos du couteau. Mais si les premières coupes ont une tendance à s'enrouler, il faut avec précaution les ramener dans la bonne direction à l'aide d'un pinceau fin. On réussit le mieux les coupes en ruban avec une épaisseur de 1/100 de mm., les coupes de plus de 1/100 de mm. se roulent facilement et se collent plus difficilement l'une à l'autre par leurs bords.

(1) Au lieu de tablette je me sers d'un petit cylindre de bois tendre de 3 cent. environ de hauteur et de 1 cent.1/2 de diamètre, qui est placé dans la pince du microtome.

Difficultés qu'on rencontre en coupant et moyens d'y remédier.

Toute personne qui a travaillé à la paraffine a eu à enregistrer quelques insuccès.

1°. — *Le couteau glisse sur l'objet* et fait une coupe soit incomplète, soit nulle. La raison réside le plus souvent dans le microtone, soit que la rainure où glisse le couteau soit sale, soit que le couteau ne soit pas assez tranchant.

Dans d'autres cas il faut chercher la raison dans l'objet, qui est peut-être trop dur, ou de consistance trop inégale ou mal inclus. Dans ce dernier cas cela tient à ce que l'objet n'a pas été suffisamment déshydraté, c'est alors qu'on voit des taches opaques ; ou bien à ce qu'il contient encore du chloroforme. Dans les deux cas il faut tout recommencer dans un ordre inverse jusqu'à l'alcool absolu, ou jusqu'au bain de paraffine. — Enfin la consistance de la paraffine peut être la cause des échecs.

2°. — *Les coupes se roulent.* On peut remédier à cela, au moyen d'un pinceau ou d'une aiguille recourbée que l'on tient contre la coupe qui s'enroule.

La raison de cet enroulement des coupes est dans la dureté trop grande de la paraffine, de même que la raison du troisième inconvénient.

3°. — *Les coupes s'émiettent.* La bonne consistance de la paraffine dépend essentiellement de la température extérieure. La paraffine est-elle trop dure, il ne faut pas chercher immédiatement à lui donner une consistance convenable par l'adjonction de paraffine molle, — ce qui ne doit être que le dernier remède, — mais l'on essaye d'abord un moyen plus simple. On coupe pour cela au voisinage d'un poèle ou auprès d'une lampe à gaz. Souvent on arrive au résultat en chauffant le couteau légèrement (1).

4°. — *Les coupes se plissent* et sont pressées les unes contre les autres, et la forme des objets coupés se trouve altérée. Cela tient à ce que la paraffine est trop molle. L'immersion répétée du bloc de paraffine dans l'eau froide, l'installation du microtone dans une pièce froide, remédient à cet inconvénient.

B. — Objets dans la celloïdine.

L'épaisseur de la couche de celloïdine entourant l'objet doit être de 1 à 2 mm.

On place le couteau à angle très aigu par rapport à l'axe du microtome. Le couteau doit être mouillé avec de l'alcool à 70 0/0, que l'on applique avec un pinceau chaque fois que l'on a fait 2 ou 3 coupes. — Les coupes sont recueillies avec un pinceau et portées dans un cristallisoir, contenant de l'alcool à 70 0/0.

On n'obtient pas de très fines coupes (de moins de 1/100 de mm.) avec des objets dans la celloïdine.

____

(1) La meilleure paraffine peut s'émietter, lorsqu'on la coupe avec un couteau froid.

4. — Montage des coupes.

A. — Objets dans la paraffine

Lorsqu'il ne s'agit pas de coupes en série ou de coupes très fines, on les porte dans une capsule avec 5 cent. cubes d'essence de térébenthine, et lorsque la paraffine est dissoute, on les porte dans une deuxième capsule d'essence de térébenthine. De là les coupes, lorsqu'elles proviennent d'objets colorés en masse, sont portées sur le porte-objet et montées suivant les règles énoncées page 24. Mais si les coupes doivent encore être colorées, on les fait passer de l'essence de térébenthine dans environ 5 cent. cubes d'alcool absolu, qui doit être renouvelé après 2 minutes. Après 2 autres minutes les coupes se colorent parfaitement.

S'agit-il au contraire de séries et de coupes très fines, les coupes doivent d'abord être fixées. Les porte-objets dont on se sert dans ce cas doivent être absolument propres ; on les nettoie avec un peu d'alcool et un linge très propre. Sur le porte-objet bien sec on porte alors les coupes et l'on met sur leur bord, avec un pinceau fin, une goutte de solution de gomme très claire (1). Puis on place et on fixe de même à la gomme la coupe suivante ou le fragment suivant du ruban de coupes, et ainsi de suite. Il n'y a pas d'inconvénient à ce que les coupes flottent. On met alors le porte-objet sur la flamme d'une lampe à alcool ou bien pendant 1 à 3 minutes dans l'étuve (2). Ensuite on range encore une fois les coupes avec une aiguille, puis on enlève l'excès de gomme par une légère inclinaison du porte-objet ou avec un morceau de papier à filtre, et on laisse le tout sécher, à l'abri de la poussière.

Le lendemain, le porte-objet est arrosé avec de l'essence de térébenthine et, si les coupes sont déjà colorées, on monte dans le baume. Si au contraire les coupes ne sont pas encore colorées, l'essence de térébenthine est essuyée et le porte-objet porté dans l'alcool absolu (3). Après environ 5 minutes le porte-objet retiré de l'alcool est essuyé rapidement autour des coupes, puis placé dans le liquide colorant, ou bien on verse quelques gouttes du liquide colorant, d'hématoxyline par exemple, directement sur les coupes. De là le porte-objet est placé quelque temps dans un cristallisoir avec de l'eau distillée, puis monté soit dans la glycérine (page 25), soit dans le baume après lavage à l'alcool absolu et à l'huile de lavande.

(1) La solution doit être préparée fraîchement chaque fois. Une petite goutte de solution officinale de gomme arabique est mélangée dans un verre de montre avec 5 cent. cubes d'eau distillée.

(2) La paraffine ne doit pas fondre, le mélange de paraffine fondue et de gomme n'étant plus soluble dans l'essence de térébenthine.

(3) L'opération qui consiste à essuyer l'essence de térébenthine, aussi bien que l'alcool, sur le porte-objet, doit se faire lestement, car les coupes ne doivent pas sécher, sous peine d'être perdues.

B. — Objets dans la celloïdine.

Les coupes sont portées dans un cristallisoir avec 20 cent. cubes d'alcool à 90°. Si elles ne proviennent pas de fragments colorés en masse — qui sont à recommander — elles peuvent être encore colorées ; l'hématoxyline même donne à la celloïdine un ton légèrement bleuâtre. Les coupes ne doivent pas être portées dans l'alcool absolu, car celui-ci dissout la celloïdine. Elles sont portées de l'alcool à 90-95° dans environ 5 cent. cubes d'huile d'Origan et lorsqu'elles sont éclaircies, montées dans le baume.

Les séries de coupes d'objets dans la celloïdine sont utiles seulement pour des cas tout à fait spéciaux, par exemple pour le système nerveux central. On trouvera dans les articles de Weigert (*Zeitschrift für wissenschaftliche Mikroskopie*) des détails très intéressants à ce sujet (1).

(1) Vol. II, page 490 ; vol. III, page 480 ; vol. IV, page 209.

TABLE ANALYTIQUE

Imp. G. Saint-Aubin et Thevenot, Saint-Dizier. Haute-Marne. 30, Passage Verdeau, Paris.